U0229380

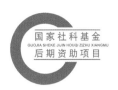

国家社科基金
后期资助项目
GUOJIA SHEKE JIJIN HOUQI ZIZHU XIANGMU

简帛道家文献研究
（下）

苏晓威　著

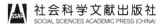
社会科学文献出版社
SOCIAL SCIENCES ACADEMIC PRESS (CHINA)

第五章 《文子》研究

　　《文子》是重要的先秦道经之一，长期以来研究却很薄弱，远不及《老子》，现在随着简本《文子》的发现，先前是伪书的说法不攻自破。国内外学界对它的研究也兴盛起来，相关论著出现不少。[①] 此处仍立足于文献学、历史学本位，同时也对部分思想进行探讨。

　　《文子》研究有如下热点。文子其人研究，书中所言的"平王"为何人？而这又牵涉到成书时代的研究。《文子》与《淮南子》关系如何？这牵涉到古书成书及流传特点的研究。《文子》思想研究，这牵涉到它与《老子》的关系，以及在道家思想体系中的评价问题。这些热点当中，对文子其人的研究，众说纷纭，至今无定论，[②] 在没有新材料出现

[①]　相关研究论著如下——丁原植：《文子新论》，台北：万卷楼图书有限公司，1999 年；丁原植：《〈淮南子〉与〈文子〉考辨》，台北：万卷楼图书有限公司，1999 年；王三峡：《文子探索》，武汉：湖北人民出版社，2003 年；何志华：《〈文子〉著作年代新证》，香港：香港中文大学出版社，2004 年；赵雅丽：《〈文子〉思想及竹简〈文子〉复原研究》，北京：北京燕山出版社，2005 年；葛刚岩：《〈文子〉成书及其思想》，成都：巴蜀书社，2005 年；张丰乾：《出土文献与文子公案》，北京：社会科学文献出版社，2007 年；郑国瑞：《〈文子〉研究》，台北：花木兰文化出版社，2010 年；姜李勤：《〈文子〉思想研究》，成都：巴蜀书社，2017 年；何志华：《竹简〈文子〉研究之回顾与反思》，北京：中华书局，2019 年；张彦龙：《论〈文子〉对儒道思想的修正》，北京：九州出版社，2020 年。还有不少以《文子》为研究对象的硕士学位论文，此处不一一列举。注释、资料性论著如下——丁原植：《文子资料探索》，台北：万卷楼图书有限公司，1999 年；王利器：《文子疏义》，北京：中华书局，2000 年；李定生、徐慧君校释《文子校释》，上海：上海古籍出版社，2004 年；彭裕商：《文子校注》，成都：巴蜀书社，2006 年；何志华、朱国藩、樊善标编著《〈文子〉与先秦两汉典籍重见资料汇编》，香港：香港中文大学出版社，2010 年。另外，《子藏·道家部·文子卷》收录了目前所知有关《文子》的白文本、注释本、节选本、稿抄本、批校本及相关研究著述，集《文子》各种版本及研究文献之大成，详参华东师范大学《子藏》编纂中心编《子藏·道家部·文子卷》（全 10 册），北京：国家图书馆出版社，2013 年。

[②]　先秦古书书名往往与人名同一，这是古书命名方式之一。诸子之书亦不例外，翻检《汉志》即可得知。班固《汉志》记载道家文献时，多随文指出作者的姓、名，未曾指出姓名的道家文献有《文子》《鹖冠子》二书。从商周姓氏制度来看，"西周至春秋中期之前，庶民肯定没有姓与氏。这是周初赐姓命氏制度的实施所决定的。至于春秋中期以后，随着宗法等级制度的崩溃，贵族之姓氏流入民间，庶民阶层中（转下页注）

的情况下，仅就现有材料进行讨论，无疑是已有研究基础之上的叠床架屋，结论不能坐实，姑且认同汉班固的文子为老子弟子的说法。

第一节　出土《文子》文献研究

此处所言"出土《文子》文献"包括简本和敦煌本，敦煌本为中古时期的文本，是简本发展至今本过程中的关键文本，非常重要，此处一并研究。本节内容包含简本内容的复原及其文本特点，还有中古《文子》文献研究。

"复原"是相对于今本内容的"复原"，具体做法是以简本内容为研究对象，参酌其他相关文献，回溯简本《文子》。虽然从文本演化序列来看，简本《文子》在前，今本《文子》在后，前者对后者应该有所影响，但此处研究从后往前看。之所以如此，一是由于定州八角廊汉简《文子》盗扰火烧、散乱残佚、炭化严重，保存情况极差。"定州汉简中被初步认为是《文子》的竹简有277枚，2790字。……现据今本《文子》可看出其中属《道德篇》的竹简有87枚，1000余字，另有少量竹简文字与《道原》《精诚》《微明》《自然》中的内容相似，余者皆是于今本《文子》中找不到的佚文。"①据此做出的释文只是最初放到墓穴中的《文子》的一部分内容（不排除简本《文子》也是节本或单篇文献的可能），简本《文子》内容不完整。二是传世本《文子》较为完整，方便以此审视不完整的简本。

从后往前进行简本《文子》复原研究，前辈先贤已经做过相关工作。②赵雅丽亦曾做过简本《文子》分篇、章序重构研究，值得商榷的

（接上页注②）也就逐渐拥有了姓氏，姓氏普及渐露端倪。不过，但从现有材料看，姓氏的真正普及一直到西汉末年或两汉之际才得以完成。"（陈絜：《商周姓氏制度研究》，北京：商务印书馆，2007年，第428页。）尽管《文子》与《鹖冠子》没有作者详细信息，但从书中内容（多有作者与君王的对话）及当时姓氏制度来讲，两个作者绝非普通庶民，应当是有具体姓名、有地位的中下层贵族。只是限于材料，不能确知。

① 河北省文物研究所定州汉简整理小组：《定州西汉中山怀王墓竹简〈文子〉的整理和意义》，《文物》1995年第12期，第39页。

② 晁福林：《定州汉简〈文子·道德〉篇臆测》，《中国历史博物馆馆刊》2000年第2期，第72～86页。张固也：《八角廊简〈文子·圣知〉的复原及其思想》，《文献》2002年第4期，第28～37页。

地方如下：一是所补文字内容有时过多，过于强调文意连续性，失去竹简文字的真实性；二是简序问题有误。如她所言"丁篇"有关内容即是如此，篇首言"天之道何如"，此乃平王所问，但其后简 2219 又有文字"平王曰：请问天道"，① 这与上文明显重复。又，"己篇"简 2246 与简 607 连在一起，其文中"平王曰：何〔谓〕万物"，和与简 607 连在一起的简 2240 中的"〔平王〕曰：何谓万物"重复。

一　简本内容复原

以整理者释文为基础，并给出相关校勘及注释。竹简编号位于释文后面，用括号内的阿拉伯数字标明；释文未识的文字，保留原字形；笔者把五字以内的缺字补足，也有极少数补字字数在五字至十字之间的情况，补字在方括号"〔〕"内，注释说明，未作出说明者，则是整理者未校对的文字。笔者所补内容，一是据今本《文子》内容（采用版本为李定生、徐慧君整理的《文子校释》一书，在注释校勘过程中，如需引用该书，标明篇章，为避繁琐，不出注页数）；二是分段及标点，不唯整理者释文为从，也积极吸取前辈学者的意见。②

〔修德非一〕听，[1] 故以耳听〔者，[2] 学在〕皮肤；以心听〈2482〉〔者〕，学在肌肉；以□听者〈0756〉，[3]……〔不深者知不远，而不能尽其功，不能〕〈2500〉。[4]……产于有，始于弱而成于强，始于柔而〈0581〉〔成于刚〕；[5]〔始〕于短而成于长，始于寡而成于众。[6] 始〈2331〉……之高，始于足下，[7] 千〔方之群始于寓强〕〈1178〉。圣人法于天道，〔民者以自下〕〈0871〉。[8]……卑、退、敛、损，所以法天也。[9] 平王曰〈0912〉：……〔德之〕元也，[10] 百事之根〈1181〉，〔万物待之而〕生，[11] 侍之而成，侍〈0792〉。……〔天〕子有道，则天下皆服，长有〈0590〉□社稷。公侯〈0629〉〔有〕道，[12] 则人民和睦，长有其国；士〔庶有□〕〈2218〉，[13]〔则

① 赵雅丽：《〈文子〉思想及竹简〈文子〉复原研究》，第 148 页。

② 王三峡：《竹简〈文子〉释文的标点商榷》，《荆州师范学院学报》（社会科学版）2000 年第 6 期，第 95～97 页。李缙云：《〈文子·道德篇〉传世本与八角廊竹简校勘记》，陈鼓应主编《道家文化研究》第 18 辑，第 133～150 页。

全〕其身，[14] 葆其亲；必强大有道，[15] 则不战〔而克〕〈0619〉。[16] □。弱小有道，则〔不诤得识。举事有〕〈2462〉〔道〕，[17] 则功成得福。[18] 是以君臣之间有道，[19] 则〈0625〉〔忠惠〕；[20]〔父子间有道，则〕慈孝；[21] 士〔庶间有道，则〈2445〉相爱〕。[22]……〔由是观〕之，[23] 道之于人也〈1179〉，……□□，[24] 小行之小得福，大行之〔大得福〕〈0937〉。[25]……则帝王之功成矣。[26] 故帝者，天下之〔適也〕〈0929〉，[27]〔王〕者，[28] 天住也，[29] 天下不適不住〈0990〉，〔不可谓帝王〕矣。[30] 是故帝王者不得人不成，得人□[31]……徒暴□，广奢骄洫，谩裾陵降，见余〈1194、1195〉〔自显自明〕，[32]……〔为兵始，为〕乱首。[33] 小人行〔之，身受大殃〕，大〔人行〈2437〉之，国家灭亡〕。[34]

[校注]

〔1〕今本《道德》作："学问不精，听道不深。凡听者将以达智也，将以成行也，将以致功名也。不精不明，不深不达。故上学以神听，中学以心听，下学以耳听。"整理者认为，此数句似乎应是对"修德非一听"的训释，今本似乎把后人训释的东西变成正文。①

〔2〕"故以耳听者"之"故"字，今本无。

〔3〕与今本相较，"以□听者"中缺字似当为"神"字。

〔4〕"不深者知不远，而不能尽其功，不能"，今本作"故听之不深，即知之不明。知之不明，即不能尽其精。不能尽其精，即行之不成"。

〔5〕"成于刚"，笔者根据句式及语义补。"产于有，始于弱而成于强，始于柔而成于刚"，今本作"夫道者，原产有始，始于柔弱，成于刚强"。

〔6〕"始"，根据句式及语义补。"始于短而成于长，始于寡而成于众"，今本作"始于短寡，成于众长"。

〔7〕"……之高，始于足下"，今本作"十围之木始于把，百仞之台始于下"。帛书乙本《老子》作"百千（仞）之高，始于足下"；通行本《老子》第六十四章作"千里之行，始于足下"。简本《文子》所言与帛书《老子》接近。

〔8〕"圣人法于天道，民者以自下"，今本作"圣人法之，卑者所以自下也"。

〔9〕"卑、退、敛、损，所以法天也"，今本作"卑则尊，退则先，俭则广，损

---

① 河北省文物研究所定州汉简整理小组：《定州西汉中山怀王墓竹简〈文子〉的整理和意义》，第 39 页。

则大，此天道所成也。"整理者认为应是对"卑、退、敛、损，所以法天也"的训释，今本似乎把后世训释的文字变成了正文。①《文子·道原》载："夫道者，以亡取存，以卑取尊，以退取先。"所言之意，与此思想一致。

〔10〕"德之"，据今本补。

〔11〕"万物待之而"，据今本补。

〔12〕"有"，据今本补。

〔13〕"士庶有□"中缺字似当为"道"字。

〔14〕"则全"，据今本补。

〔15〕"必"，今本无。"强大"后，整理者断开，今不从。

〔16〕"而克"，据今本补。

〔17〕"道"，据今本补。

〔18〕"则"，今本无。

〔19〕"之间"，今本无。

〔20〕"忠惠"，据今本补。

〔21〕"父子"，据今本补。"间有道，则"为整理者补。

〔22〕"相爱"，据今本补。

〔23〕"由是观"，据今本补。

〔24〕"……□□"，据今本，方框代表的字似应当为"夫道者"数字。

〔25〕"小行之小得福，大行之大得福"，它书有类似表述。《管子·白心》载："道者，……小取焉，则小得福；大取焉，则大得福。"②

〔26〕"则帝王之功成矣"，今本无。

〔27〕"適"，据今本补。简本后文出现"不適不住"句，与今本亦同。"不適往"之適，整理小组原释作"适"，因此处读dì，故使用对应的繁体字。下同。

〔28〕"王"，据今本补。

〔29〕"天住也"，今本作"天下之往也"。"住"当为"往"之误。

〔30〕"不可谓帝王"，据今本补，此处整理者以两方框代替。《文子》对帝、王的定义采取声训方式，古书常见这种形式。《吕氏春秋·下贤》载："帝也者，天下之適也；王也者，天下之往也。"③《韩诗外传》卷五载："君者何也？曰：群也，能群天下万物而除其害者，谓之君。王者何也？曰：往也，天下往之，谓之王。"解释

---

① 河北省文物研究所定州汉简整理小组：《定州西汉中山怀王墓竹简〈文子〉的整理和意义》，第39页。

② 黎翔凤撰，梁运华整理《管子校注》，第793页。

③ 陈奇猷校释《吕氏春秋新校释》，第886页。

了"君"与"王"的含义。① 汉代文献承之,亦有言。《春秋繁露·灭国上》载:"王者,民之所往;君者,不失其群者也。故能使万民往之,而得天下之群者,无敌于天下。"②《文子》此处所谈,应当较早,与《吕氏春秋》一致。

〔31〕"是故帝王者不得人不成",今本作"故帝王不得人不能成"。"得人□",今本作"得人失道"。

〔32〕"自显自明",据今本补。"广奢骄洫,谩裾陵降,见余自显自明",今本作"夫失道者奢泰骄佚,慢倨矜傲,见余自显自明"。

〔33〕"为兵始"之"始",今本作"主",整理者属下读,今不从。李缙云已经指出,"兵始""兵主"意近,是战争的肇事者,不应在"始"字上断句。③ 马王堆帛书中的《十大经·顺道》载:"不为兵邾,不为乱首,不为怨媒。"④《文子》所言与之相同。

〔34〕"人行",为整理者补。"之,国家灭亡",据今本补。

……□为下〔则守节,偱道宽缓,穷〕〈0582〉,[1]……则敬爱、损退、〔辞让、守□,服之以〕〈0615〉……。[2]生者道也,养□〈2466〉,[3]……〔不慈不爱〕,不能成遂;不正〈0600〉〔不匡,不能久长〕;[4]……〔义者民〕之所畏也,[5]礼者民之所〔敬〕也。[6]此四〈2259〉〔者,文之顺也〕,[7]……逾节谓之无礼。毋德则下怨,无〔仁〕〈0591〉则下净,[8]无义则下暴,无礼则下乱。四〈0895、0960〉〔经不〕立,谓之无道,而国不〔亡者,未之有也〕〈0811〉。[9]

[校注]

〔1〕"□为下则守节,偱道宽缓,穷"数句,不见于今本。

〔2〕"则敬爱、损退、辞让、守□,服之以",今本作"为下则卑敬,退让守柔,为天下雌"。

〔3〕"养",今本作"长"。

〔4〕"不匡,不能久长",据今本补。

〔5〕"义者民",据今本补。

---

① 许维遹校释《韩诗外传集释》,第197~198页。
② 苏舆撰《春秋繁露义证》,钟哲点校,北京:中华书局,1992年,第133页。
③ 李缙云:《〈文子·道德〉篇传世本与八角廊竹简校勘记》,第138页。
④ 陈鼓应:《黄帝四经今注今译》,第332页。

〔6〕"敬"，据今本补，整理者用方框代替。

〔7〕"者，文之顺也"，据今本补。

〔8〕"仁"，据今本补。

〔9〕"经不"和"亡者，未之有也"，据今本补。

　　……□之□而知之乎？"文子曰："未生者可"〈0904〉[1]

　　〔平王问圣〕知。[2]平王曰；"何谓圣知？"文子曰："闻而知之，圣也〈0896、1193〉；[3]〔见而知之〕，知也。[4]故圣者闻〈0803〉〔祸福所生〕，[5]而知择道；知者见祸福〈1200〉……〔刑〕，而知择行。故闻而知之，圣也〈0765〉。知也成者，可见而〈0834〉。[6]"

　　……未生，知者见成〈0711〉。……[7]

[校注]

〔1〕"文子曰：'未生者可'"，不见于今本。

〔2〕与今本相比，同时从简2465所载"《文子》上经圣□明王"来看，简本《文子》应有篇题，篇下分章，记述形制仿《老子》。此处"平王问圣知"应为篇下之一章，以平王与文子关于"圣知"的问答为一章。

〔3〕"闻而知之，圣也"，它书有类似表达。郭店楚简《五行》载："闻而知之，圣也，圣人知天道也。"① 帛书《老子》甲本卷后古佚书《德圣》载："圣，天知也。知人道曰知，知天道曰圣。圣者，声也。……其谓之圣者，取诸声也。"② 古文字听、圣、声为同源字，诸字相互声训，简本《文子》所言"圣"的层次要高于"知"。

〔4〕"见而知之"，据今本补。

〔5〕"圣者"，今本作"圣人"；"祸福所生"，据今本补。

〔6〕"知也成者，可见而"，今本作"智者先见成形，故知祸福之门"。

〔7〕"未生，知者见成"，不见于今本。简本以平王与文子的对话为一章，到此结束。今本有"闻未生，圣也。先见成形，智也"，似乎与此相似。

　　〔平王曰：[1]"吾闻古圣立天下，以道立天下〕〈2262〉，〔为之奈〕〔何？"[2]文子曰："执一无为。"[3]平王曰：……〕〈0564〉文子

---

① 李零：《郭店楚简校读记》（增订本），第102页。

② 国家文物局古文献研究室编《马王堆汉墓帛书》〔壹〕，释文第39页。

曰：^{〔4〕}〈2360〉……地，大器也。不可执，不可为，为者败，执者失〈0870〉。^{〔5〕}是以圣王执一者，见小也；^{〔6〕}无为者〈0593〉，……〔守静能为天〕下正。"^{〔7〕}平王曰："见小守静奈何？"^{〔8〕}文子曰〈0775〉：……也。见小，故能成其大功，^{〔9〕}守静□〈0908〉……也。大而不衰者，所以长守□〈0806〉。……高而不危。^{〔10〕}高而不危者，所以长守民〈0864〉。^{〔11〕}有天下，贵为天子，富贵不离其身〈2327〉。

文子曰："一者，万物之始也。"^{〔12〕}平王曰："〔何〕〈2246〉……"□□万物也，国家〈2288〉……^{〔13〕}

平〔王曰："王者〕几道乎？"文子曰："王者〔一道〈2419〉。"〔平〕王曰："古者有〈0829〉以道王者，^{〔14〕}有以兵〈0850〉〔王者〕，〔何〕以一道也？"^{〔15〕}文子曰："古之以道王者〈2210〉，〔德也〕；^{〔16〕}以兵王者，〈1035〉〔亦德也〕。^{〔17〕}……〔者〕，谓之贪〔兵。^{〔18〕}恃其国家之大，矜其人民〕〈0572〉众，^{〔19〕}欲见贤于敌者，谓之骄〔兵〕。^{〔20〕}义〔兵〕〈2217〉，^{〔21〕}……〔故王道唯德乎！臣故曰一道。"平王〈2385〉^{〔22〕}

〔校注〕

〔1〕"平"，据简文对话对象补。

〔2〕"为之奈"，据今本补，整理者作方框。

〔3〕马王堆帛书《老子》甲乙本第二十三章载"是以圣人执一，以为天下牧"。通行本《老子》第二十二章作"是以圣人抱一，为天下式"。①《文子》此处所言当本《老子》。古书对"执一"的强调，比比皆是。如《管子·心术下》载："执一而不失，能君万物。"②《荀子·尧问》载："尧问于舜曰：'我欲致天下，为之奈何？'对曰：'执一无失，行微无怠，忠信无倦，而天下自来。'"③《吕氏春秋·执一》载："王者执一而为万物正"。④

〔4〕"文子曰"，不见于今本，疑整理者所置位置不确。

〔5〕"不可执，不可为，为者败，执者失"，今本作"不可执也，不可为也，为者败之，执者失之"。《老子》第二十九章载："天下神器，不可为也。为者败之，

① 高明：《帛书老子校注》，第340页。
② 黎翔凤撰，梁运华整理《管子校注》，第780页。
③ （清）王先谦撰《荀子集解》，第547页。
④ 陈奇猷校释《吕氏春秋新校释》，第1143页。

执者失之。"《文子》此处当本《老子》。又，《文子·上仁》载："天之道，为者败之，执者失之。"与此类似。

〔6〕"是以圣王执一者，见小也"，今本作"执一者，见小也"。

〔7〕"守静能为天"，据今本补。"守静能为天下正"，今本作"无为者守静也，守静能为天下正"。

〔8〕"见小守静奈何"，不见于今本。

〔9〕"见小，故能成其大功"，今本无"功"字。

〔10〕"高而不危"后，整理者逗号点开，今以句号断开。

〔11〕"所以长守民"，今本作"所以长守贵也"。它书有类似语句，意思相近。如《孝经·诸侯章》载："在上不骄，高而不危；制节谨度，满而不溢。高而不危，所以长守贵也；满而不溢，所以长守富也。"① 《吕氏春秋·察微》亦引《孝经》此文。②

〔12〕"一者，万物之始也"，今本作"一也者，无適之道也，万物之本也。"

〔13〕"□□万物也，国家……"，不见于今本。

〔14〕"平"，据简本对话主体补。

〔15〕"王者""何"，据今本补。

〔16〕"德也"，据今本补。

〔17〕"亦德也"，据今本补。

〔18〕"谓之贪兵"之"兵"字，今本无。

〔19〕"民"之后，"众"之前，今本有"之"字，疑简本脱。

〔20〕"敌"字后，今本有"国"字；"骄"字后，今本无"兵"字。

〔21〕它书亦提及"义兵"，如马王堆汉墓帛书《十大经·本伐》载："世兵道三：有为利者，有为义者，有行忿者。……所谓为义者，伐乱禁暴，起贤废不肖。"③《慎子》《汉书·魏相传》也提到"义兵""忿兵"。今本《文子》此处道及"用兵者五"，即五种用兵种类，贪兵、骄兵、义兵等在其中。《吴子·图国》亦提到"五兵"："凡兵之所起者有五：一曰争名，二曰争利，三曰积恶，四曰内乱，五曰因饥。其名又有五：一曰义兵，二曰强兵，三曰刚兵，四曰暴兵，五曰逆兵。"④"五兵"名称与《文子》稍异。

〔22〕此句今本无。

---

① （唐）玄宗注，（宋）邢昺疏《孝经》，第2547页。
② 陈奇猷校释《吕氏春秋新校释》，第1013页。
③ 陈鼓应：《黄帝四经今注今译》，第302、304页。
④ 徐勇主编《先秦兵书通解》，第95页。

平王曰：[1]"为正（政）奈何？"文〔子曰：[2]"御之以道，养〕〈0885〉之以德，[3] 勿视以贤，勿加以力，[4] □以□□〈0707〉□〔言。"[5] 平王曰："〔御〕〈2205〉〔之以道则民〕[6]……〔勿视〕以贤则民自足，[7] 毋加以力则民自〈2324〉可以治国。[8] 不御以道则民离散；[9] 不养〔以德〕〈0876〉则民倍（背）反（叛）；[10] 视之贤，则民疾诤；[11] 加之以〔力〕〈0826〉则民苛；[12] 兆民离散，则国势衰；[13] 民倍（背）〈0898〉〔上位危。"[14] 平王曰："行此四者何如？"文子〕〈0886〉……

〔平〕王曰："子以道德治天下，夫上世之王〈2255〉……。[15] 观之古之天子以〔下，至于王侯，无□□〕〈2376〉，[16] 欲自活也，其活各有薄（薄）厚，[17] 人生亦有贤〈0877〉……□使桀纣修道德，[18] 汤〔武虽贤，毋所建〕〈2252〉〔其功也。〕……〔所以〕以相生养，[19] 所以〈2213〉相畜长也，相□〈2206〉……〔朝〕请不恭，而不从令，不集……"[20]

平王〈2212〉……□者奈何之？"[21] 文子曰："仁绝，义取者〈0567〉，[22] 诸侯倍（背）反（叛），众〔人力政，[23] 强〕乘弱，大凌小，[24] 以〈2321〉……

〔平〕王曰：[25] 人主唯（虽）贤，[26] 而遭淫暴之世，[27] 以一〈0880〉〔人之权〕，[28] 欲化久乱之民，其庸能〈0837〉？[29] 然臣闻之，[30] 王者盖匡邪民以为正，[31] 振乱世以为治，[32] 化淫败以为〔仆〕，〔淳〕德〈1172、0820〉〔复生〕，[33] ……〔人主者，民〕之师也，[34] 上者下之义法也〈2208〉。[35] ……〔上有道〕德，[36] 则下有仁义，下有仁义则治矣〈0575〉。……道德，则下毋仁义之心，下毋仁义之〈2248〉〔心则〕……"[37]

〔文子曰〕：[38] "积怨成亡，积德成王，[39] 积〔石成山〕〈0737〉[40] ……天之道也，不积而成者，寡矣。[41] 臣〔闻〕〈2315〉有道之君，天举之，地勉之，鬼神辅〈0569〉〔之〕，[42] ……〔天下〕之德也。[43] 以毋道立者，[44] 天下之贼也。以〔□六日君〕〈2442〉[45] ……一人任，与天下为雠，其能久乎？[46] 此尧〈0579〉〔舜以是昌〕[47]……"

［校注］

〔1〕"平王"，今本作"文子"。

〔2〕"文子"，今本作"老子"。

〔3〕"养"，据今本补"养"，整理者以方框代替。《管子·幼官》载："畜之以道，养之以德。畜之以道，则民和；养之以德，则民合。"① 所言与此处内容似乎有关。

〔4〕"视"，今本作"示"。两"勿"字，今本作"无"，简本后文又出现"无"，抄手用字不严格，两者通。

〔5〕今本"无加以力"后数句为"损而执一，无处可利，无见可欲，方而不割，廉而不刿，无矜无伐"。简本无，简本此处"□以□□□言"与今本句式不类。后文言"行此四者何如"，"此四者"当指御之以道、养之以德、勿视以贤、勿加以力。今本"无加以力"后数句，皆是后人增补，简本内容准确。

〔6〕"之以道则民"，据简本句式补。

〔7〕"勿视"二字，据简本句式补，整理者作两方框。今本无"自"字。

〔8〕"毋加以力则民自可以治国"，今本作"无加以力，则民朴"。

〔9〕"不御以道则民离散"，今本作"不下则离散"。

〔10〕"不养以德则民倍反"，今本作"弗养则背叛"。"以德"二字，据前文"养之以德"补。

〔11〕"视之贤，则民疾净"，今本作"示以贤则民争"。

〔12〕"力"，据今本补。"加之以力则民苟"，今本作"加以力则民怨"。整理者将"苟"与"兆"连读，且读"兆"为"逃"，不确。此处断句，从张丰乾说法。②

〔13〕"兆民离散，则国势衰"，今本作"离散则国势衰"，无"兆民"二字。

〔14〕"民倍上位危……"，今本作"民背叛则上无威"。

〔15〕"平王曰：'子以道德治天下，夫上世之王……'"，今本作"文子问曰：'夫子之言，非道德无以治天下。上世之王……'"

〔16〕"观之古之天子以下，至于王侯，无□□"，今本作"自天子以下，至于庶人"。简本"无□□"，不见于今本。

〔17〕"其"字前，今本有"然"字。

〔18〕"使桀纣修道德"，今本作"使桀纣循道行德"。

〔19〕"所以"，据今本补。

〔20〕"朝请不恭，而不从令，不集……"，今本作"则朝廷不恭，纵令不顺"，

---

① 黎翔凤撰，梁运华整理《管子校注》，第178页。

② 张丰乾：《出土文献与文子公案》，2007年，第24页。

无"不集……"下句。

〔21〕此又为平王发问，所问内容不知，今本无。今本"则朝廷不恭，纵令不顺"后接"仁绝义灭，诸侯背叛"云云，在简本中，该部分内容是文子与平王之间又一新的对话，当为新的一章，以简本体例，笔者于此分段。

〔22〕"仁绝，义取者"，今本作"仁绝义灭"。

〔23〕"力"字，据今本补，整理者作方框。

〔24〕"强乘弱，大凌小"，今本作"强者陵弱，大者侵小"。

〔25〕"平王曰"，今本作"平王问文子曰"，极少处保存早期《文子》原貌。

〔26〕"人主唯贤"，今本作"今贤人虽有道"。

〔27〕"而遭淫暴之世"，今本作"而遭淫乱之世"。

〔28〕"人"，据今本补。"之权"，为整理者所补。

〔29〕"其庸能"，今本句末有"乎"字。

〔30〕"然臣闻之"，不见于今本。

〔31〕"王者盖匡邪民以为正"，今本无"王者""民"字。

〔32〕"振乱世以为治"，今本无"世"字。

〔33〕"淳""复生"，据今本补。

〔34〕"人主者，民"，据今本补。

〔35〕"上者下之义法也"，今本"义"作"仪"，无"法"字。

〔36〕"上有道"，据今本补。

〔37〕"必则"，据前文"下有仁义则治矣"补。整理者认为：上句称"下有仁义"，该句称"下毋仁义之心"，似应连为下句，但今本无。

〔38〕"文子"二字，笔者补。"曰"，为整理者所补。在平王与文子的对话中，文子自称"臣"，该段后文出现"臣"字，同时从文义上来看，此段文字是文子回答平王提问的答话，另外分段。

〔39〕"积怨成亡，积德成王"两句，今本倒。马王堆汉墓帛书《十大经·雌雄节》载："故德积者昌，〔殃〕积者亡，观其所积，乃知〔祸福〕之乡（向）。"① 所言与此类似。

〔40〕"石成山"，据今本补。

〔41〕"天之道也"，今本无；"不积而成者，寡矣"，今本作"不积而能成者，未之有也"。

〔42〕"臣闻有道之君"，今本作"积道德者"；"举"，今本作"与"；"勉"，今本作"助"；句末"之"，据今本补。

---

① 陈鼓应：《黄帝四经今注今译》，第 277 页。

〔43〕"天下"，据今本补。

〔44〕"以毋道立者"，今本作"无道莅天下"。

〔45〕"以□六曰君"，不见于今本。

〔46〕"一人任，与天下为雠，其能久乎"，今本作"以一人与天下为雠，虽欲长久，不可得也"。

〔47〕"此尧舜以是昌"，今本无"此"字；"舜以是昌"，据今本补。

……而生，侍之而成〈2469〉，……[1]

……毋形、毋声，万物□〈2481〉……[2]

[校注]

〔1〕今本《文子·道原》载："天常之道，生物而不有，成化而不宰，万物恃之而生。"简本内容与此相近。

〔2〕今本《文子·道原》载："无形而有形生焉，无声而五音鸣焉"，"道者一立，而万物生矣"。又载："有形则有声，无形则无声。有形产于无形，故无形者，有形之始也。"简本内容与此相近。

此功者，天道之所成，听圣人守道□〈0766〉[1]

下，先始于后，大始于小，多始于少〈0899〉[2]

[校注]

〔1〕今本《文子·道原》载："夫道有无相生也，难易相成也。是以圣人执道，虚静微妙以成其德。故有道即有德，有德即有功……有名复归于道，功名长久，终身无咎。"这几句话似乎是简本的注释。

〔2〕今本《文子·精诚》载："天地之道，大以小为本，多以少为始。"与此相关。

令远者〔来〕，令□□□□□〈0818〉[1]

[校注]

〔1〕今本《文子·微明》载："近者悦，远者来，与民同欲即和。"与此相关。

江海以此道为百谷王，故能久长，功 〈0916〉[1]

[校注]

〔1〕今本《文子·自然》载："江海无为以成其大，宗下以成其广，故能长久为天下溪谷，其德乃足。无为故能取百川，不求故能得，不行故能至，是以取天下而无事，不自贵故富，不自见故明，不自矜故长，处不有之地，故为天下王。不争故莫能与之争，终不为大，故能成其大。江海近于道，故能长久与天地相保。"与此相关。

国无有贤不宵□不□□□ 〈0724〉[1]

[校注]

〔1〕今本《文子·自然》有"无愚智贤不肖，莫不尽其能"之句，与此相关。

〔道。"平〕王曰："请问天道？"文〔子曰："天之〈2219〉□。""天之道何如？"文子曰："难言于天□〈1184〉□，故天形其物各不同，能〔文〕其□〈2371〉。""胡象于天道？"文子曰："天之道，高〈0585〉大者，损有损之；持高者，下有下之〈0926〉。"[1]〔平王〕曰：[2]"何谓损有损之，下有下之？"文〈0813〉〔子〕曰：[3]"〔此〕不生而喜□，不□〔而□〕〈0822〉，……道。"平王曰："此天道也。〈0887〉……〔乎是。"平〕王曰："吾不能尽〔学道，能□学人〕〈2470〉……法天道。"平王曰："人法天道奈何？〈0689〉……□请问人道。"[4]文子〔曰〕〈0918〉："……观之，难事，道〔于易也；大事，道于细也。〕〈0595〉不道始于弱细者，未之〔有也〕。"百一十八字〈0696〉。[5]

[校注]

〔1〕今本《文子·上德》有"天之道，衰多益寡"句，《九守·守弱》有"天之道，抑高而举下，损有余补不足"句，句意皆与此相近。《老子》第七十七章载："天之道，其犹张弓与！高者抑之，下者举之；有余者损之，不足者补之。天之道，损有余而补不足。人之道则不然，损不足以奉有余。"《文子》所言当本《老子》。

〔2〕"平王"二字，依句意补。

〔3〕"子"，据句意补，整理者以方框代替。

〔4〕一连三个平王问，笔者疑整理者顺序不对。

〔5〕此部分内容分合，依整理者所定，似乎与今本《文子·上德》对应。在笔者看来，简序安排，可商。依《文子》平王、文子对答类型来看，应当分为两部分，一部分谈"天道"，一部分谈"人道"；同时如果这两部分合起来，就残简而言，共有字数157字，远超过简后所言"百一十八字"，此字数应当是仅就谈论的"人道"内容而言。

□□□□□□平王曰："何谓□〈0901〉……平王曰：□□□□□□公侯之上也，吾〈0890〉乎？"文子曰："不然，臣……〈0740〉□□□也，非君子之所闻也。"平王曰〈0873〉：……□者。"平王曰："〔善。好乎道，吾未尝闻道也〕〈0976〉。……道哉乎？"文〔子曰："其禀□不〔0993〉……也。"文子曰〈1054〉……文子曰："□〈2336〉……之，以□奈何？"文子曰〈2220〉：……道。"平王曰："□〈1024〉□"平王曰："吾未明也。"文〔子曰："□〕〈2214〉……平王曰：用仁何如？"文子曰："君子〈0917〉……〔是谓用仁〕……〔不仁者，虽立不□□其〕〈1097〉……理事，故必仁且〈0208〉……兹谓之无仁。淫〈0874〉"〔1〕

[校注]

〔1〕此段谈论"何谓用仁"、何谓"无仁"等问题，今本《文子·上仁》有三处文子与老子对话，第三处"文子问仁义礼何以为薄于道德也"。简本所言与今本《文子·上仁》有一定关系。

耶。·平王曰："用义何如？"文子〔曰："君子□〕〈0869〉……有行义者如是〈0852〉……义，而〔兄〕〈0759〉……□□是〔谓用义〕〈2436〉……□也，义者以之象德也，而〔艰〕〈2236〉……不〔义〕，是〔谓〕〈2373〉……〔足〕佳生义，义〈2356〉……之所〔义，唯〕〈1188〉……"

〔之。"文子曰："用〕道德。"平王曰〈2201〉：……无道之

〈1812〉……矣。故有道者立天下，则天下治〈0717〉……〔治
矣〕，毋道而立之者则乱。故治〔乱〕〈0695〉……〔毋〕道以立
〔天下者，□□□，故曰〕〈2273〉……行，道所以立〈1007〉……
一道，〔知〕其不行奈何之？"文子曰〈0573〉：……美壹，至于此之
大耶？"文子曰："然能〈0588〉……〔辞曰：道者，先圣人之传〕也。
天王不〔贲不□〕〈2391〉……用道〈2204〉……之道也，故命曰
〈2446〉：……王者无道，如〔此而咸□，以子之事〕〈1086〉……无
道。"平王曰："请问无道之过。"文子曰〈0780〉：……德而毋息，
邻国之兄于竟内乎。〔上有道〕〈2309〉……〔之〕天。王若能得其
道，而勿废，传之后嗣〈0892〉……天下者，〔有失其国者，故其
所道者□〕〈2339〉

　　万物。"文子曰："万物者，天地之谓也。"〈0607〉……〔平
王〕曰：[1]"何谓万物？何谓天地？"文子曰："王者〈2240〉……
为本。"平王曰："天地之间物几，独人者□〈0772〉……□□□人
也。"平王曰："诸物几〈1171〉……〔文〕子曰：[2]"臣闻，道者
万物以〈0868〉……

［校注］

〔1〕"平王"，据对话主体补。
〔2〕"文"，据辞例补，在平王、文子对话中，文子常自称"臣"。

　　〔仁〕？"文子曰："□夫御以道者，下之也者〈2364〉……□而
□乎？文子曰："不然，〔王〕〈0755〉……〔□何〕可谓德？"文
子曰："不然，夫〔教〕人〈2389〉……世必无患害。"平王曰：
"〔请问其道。〕"〈0815〉

　　〔亦用德，用德则不〕〈0723〉〔德。"平王曰："不修德〕
〈2397〉……〔有德而〕上下亲矣，上下亲则君〈2293〉……
□〔鬼，鬼〕则服矣，是谓〔王〕德〈0712〉。……者，是殆德也
〈0613〉。是殆德也，人□□〈0647〉……□德□□□□□□□

〈1130〉……〔者，□德则士女〕〈0747〉……者必残〔亡〕，德义在人者〈0624〉……兮何而德〔加〕〈1773〉……〔有殆德，王若知〕〈0952〉

之也。"文子曰："臣闻传曰：'致功之道〈0565〉……地之守也，故王者以天地为功〈0574〉……□□善，致其功□□□〔功〕，不以〈0754〉……以养其神，故功成名遂，与天地欤宵宵以致〈2438〉……□曰："王〔知〕者，〔先〕王行成败功，谓之〈2390〉

〔教〕化之。"平王曰："何谓以教化之？"文子〈2310〉……民何如？"文子曰〈2461〉：古圣王以身先之，命曰教。"平王〔曰〕〈0694〉……□不化，为之奈何？"文子曰："不□人〈0570〉……反本教约而国富，故圣〈0635〉……□焉，已必〔教之，所以〕〈1803〉……〔献。故〕民之化教也，〔毋卑小行则君服之。甚〕〈2260〉……道也。然议兵诛〔□□□，不足禁会〕〈2278〉……〔主〕国家〔安〕宁，其唯化也。刑罚不足〈2243〉

而无诤，心亦可得耶。"文子曰："等〈0865〉……文子曰："圣人〈0992〉……〔□。平王曰："□□□□□道。"文子曰："臣闻〈1176〉……道。"平王〈2265〉……也，其用之也，物异。"平王曰："其用之异何？"〈2312〉……何故难言？"文子曰："臣窃闻传曰：'不〈2404〉……道产。"

·平王曰："道之于人也，亦有所不□〈2439〉……〔祸福。"平〕王曰："何谓祸福？"〔曰：〕〈2444〉……〔夫以文王之贤辅〕〈1157〉……〔《文子》上经《圣□》、《明王》〕〈2465〉

祸福得失之枢，而〈0204〉……□天子设明堂□中□，天子□□□〈0211〉足以□所欲，□□〔长史□□□，足以〕〈0222〉欢愉而无忧者〈0251〉，……积硕，生淳德。淳德与大恶之端以□〈0300〉而义可〔极〕，所必不可随，所立不可□，□〈0379〉……矣，故王道成。闻忠而陈其所□言〈0571〉，〔而〕民〔毋维〕，毋多；〔积□〕，而民毋病，毋好〔味〕〈0583〉……□〔亲〕随，是以国家之昌而功名〈0587〉……然也，何失于人乎，以此观之。道德〈0613〉……□从时也。由是观之，人主若能修〈0614〉……言则分争，〔凤〕〈0633〉……百姓。百国之君，皆〔欢〕然思欲爱〈0699〉……〔文〕子曰：[1]"君子之骄奢不施，谓之〔无德〕〈0716〉。……闻之传曰：'道者〔博〕〈0741〉……〔平〕王曰：[2]"请问〈0743〉……毋骄于臣，毋敬不肖，毋贤〈0773〉……唯，未尝之有〈0809〉……□不能富，不能贵，□〈0830〉……纯则不矜其〈0836〉……道德之力也。夫〔宿其夜取务循之，后〕〈0902〉……□〔则〕行下，行下则畏其威，下畏其威则不〈0907〉……□经者，[3]圣知之道也。〔王〕也不可不〈0909〉……〔平〕王曰：[4]"王天下者，宅〈0919〉……尽行之。帝王之道也〈0925〉，……〔以〕矜其贤则□，〔则〕□〔下不〕□□〔养，养则〕〈0940〉……□则息〔津汤〕下，息〔津汤〕下，耳目悦□；耳目悦□，〔则〕□□□；□□□，〈0962〉……□□远者。"曰："未富□□〈1002〉……〔文〕子曰："天地之间〈1018〉……□〔王者〕，以友为佐□□〈1145〉……中，是谓上章下塞，忠臣死伤，万民〈1180〉所不得〔言焉〕，言而得之，则其人〈1841〉……其对曰："所曰修者〈1858〉……未尝不然谓之信〈2326〉。……〔辅〕细弱，公正而不以私为已，故□〈0584〉□也，外各物耳。世而适过，是则不必〈0883〉也。兵之门，天地之间物〈0914〉……曰："主哉乎？"是故圣王务修道德〈2211〉，……〔天道，德之〕行也。自天地分畔至今，未〈2216〉……积之乃能适之，此言多积之谓也。尧□〈2249〉……七十里，举伊尹而天下归之，[5]故圣人之治□〈2329〉……〔知所〕亲，不知所信。今余何修何昭，使□〈2341〉[6]……

[校注]

〔1〕"文"，据文意补。

〔2〕"平"，据文意补。

〔3〕张丰乾怀疑此处的"□经者"为《文子》某篇篇名，而加书名号。①

〔4〕"平"，据文意补。

〔5〕汤为商朝贤王，伊尹为商朝著名大臣。《孟子·公孙丑上》载："以力假仁者霸，霸必有大国，以德行仁者王，王不待大。汤以七十里，文王以百里。"②《孟子》所言内容与《文子》此处相近。

〔6〕此段所言仍为"道德"的重要性，应该是《文子·道德》内容，不见于今本。

〔信足〕以壹异，知足以〔知权，强足以独立，节□〕〈0198〉[1]……者□之〔实也，文之质也，□□之□也〕〈0617〉，如四时之□〔受，如风雨之〕〈0645〉〔□□〕□洒洒□，〔□者〕怀〔其离心，唯〕〈0651〉……□〔而〕□□□〔不生，祸乱不起〕〈0674〉，……□□〔仁者取人，百〕〈0749〉……□□圣□□子成〈0753〉……〔欲〕，足则贞廉，〔贞廉则无□心，无□心则〕〈0846〉……□〔臣于〕物〔不可生知□〕〈0856〉……〔王嗣〕后〈0978〉……之王者，期〔于此矣〕〈1015〉。……□〔文〕□对曰："〔我自有立，何下之有？〕"〈1061〉……〔损〕而〔下。其君子者，□有此〕〈1068〉……□□富□□天子□〈1196〉……□可〔以无罪矣，请问师徒之道〕〈1198〉。……传曰：'〔人主□〕〈1805〉……间言〔不当义行〕〈1816〉……〔工器左右〕□□，〔不〕□□□〈1827〉……〔□平而先，知〕人〈1828〉……〔不敢恶〕，所以无怨。而〔容〕□〔以〕〈1843〉……〔曰〕："不可□，此言甚浅，用之甚隧，行〔之□〕〈2209〉……〔不敢〕者，所以自□也，天子居中〔央〕者〈2215〉，不敢作骄暴之人，不敢起比臣之□〈2242〉……〔君〕子〔自爱〕也，[2]小人自气也〈2322〉。……故天〔孰〕不乐，则天下〈2353〉……□，是以圣人周徽谁举过〈2359〉，□人喜，故□者，毋□毋〔行〕，〔过〕喜则□□〈2366〉……〔其失□生君〕不死，六畜不〔繁〕，人民不〈2379〉……已闻道矣。请□〈2477〉……〔□□〕理，则祸〔乱不起〕〈2485〉。

---

① 张丰乾：《出土文献与文子公案》，第 238 页。
② （清）焦循撰《孟子正义》，沈文倬点校，第 221 页。

〔不〕得〔意〕焉。赏则〔虚府〕□〔毋□〕〈2486〉……〔□国之道也〕〈1182〉。

〔校注〕

〔1〕整理者原断句为"以壹异知足,以〔知权强足,以独立节□〕"。今不从。"信足"二字,据《淮南子》补。《淮南子·泰族》载:"信足以一异,知足以知变者,人之英也。"① 今本《文子·上礼》载:"智足以知权,人英也;……信足以得众,明足以照下,人俊也。"《淮南子》所言与简本《文子》更接近一些。

〔2〕"君"字,据下文"小人"补,整理者仅有补字标记。

　　〔平王曰:"何谓□□?"文子曰〕〈2501〉:……〔雏龙庆〕〈2502〉……〔闻说□□□〕〈0451〉……〔文子曰:[1]"道产之,德畜之。道有博〕〈0722〉……〔无为信,不足以□其心,故谓〕〈0735〉……〔者,□得失之谓也,故斯人得失者〕〈0984〉,……〔耆欲者〕〈1739〉,……〔非见,听之不闻〕〈2472〉。……〔于天地之间〕〈2475〉……〔夫受之□之,行□□□□〕〈2503〉……〔子,子可而□〕〈2504〉

〔校注〕

〔1〕"文",笔者补。

二　简本文本特点

首先从简本内容多寡来看,简本受各种因素影响,保存状况不太好,其中被认定为《文子》的竹简有277枚,2790字。就这277枚竹简而言,发表的图版中有一支完整的竹简,那就是标号为1172及0820的竹简"然臣闻之,王者盖匡邪民以为正,振乱世以为治,化淫败以为〔仆〕,〔淳〕德"。共有27个字。如果277枚竹简中的每枚竹简都写满27字,那么总共可写7479字。

---

① 刘文典撰《淮南鸿烈集解》,第682页。

　　总共 7479 字的简本《文子》，相对于今本《文子》（全文 39200 多字）全书而言，自然不全。古书往往单篇流传，满打满算的 277 枚竹简记载的内容可能只是《文子》数篇，被下葬至墓中。还有一种可能是，八角廊汉简《文子》原为全书，由于朽坏残损，现在仅剩下 277 枚竹简。就这两种可能性而言，李学勤认为后一可能性大些，理由是残存的一支简似乎记载了书的标题。①

　　竹简文字主要分布在《道德》篇，一千余字；另有少量文字与今本《文子》的《道原》《精诚》《微明》《自然》等篇内容相似，其他文字均不见于今本《文子》。简本以对话体展开"用仁""用义"的讨论，今本《文子》中《上仁》《上义》两篇也有文子与老子的对话，但两者没有重合的内容，后世《文子》有可能据以增益、改写，只是今人不能清楚地看到痕迹。据此，可以认为简本《文子》或许没有今本的篇名，但含有后世分篇的内容。

　　其次，从简本《文子》记载形制来看，2465 号简载"《文子》上经圣□明王"，这些文字如何断句，笔者认同李学勤的说法，应该断为：《文子》上经：《圣□》、《明王》……②如果这一设想不错，那么竹简《文子》原分为上、下经，每一"经"包含若干篇，每篇下再分若干章。例证如下：

　　一是竹简《文子》有的简首有黑点，如 2419 号简"·平〔王曰：'王者〕几道乎？……"，0885 号简"·平王曰：'为正（政）奈何？'……"都是一章的开始，说明竹简各篇分章。

　　二是 0696 号简"'不道始于细弱，未之有也。'百一十八字"，末尾字数太少，恐不能是一篇，只能是一章；这说明竹简《文子》每一章章尾都可能题写字数，此点与先秦秦汉简帛文献书写体例一致。笔者认为，在道家文本族内，简本《文子》分章形制受《老子》文本形制影响，即前文所言的一定文本族内，核心文本形制对边缘文本形制有一定的示范意义。

---

① 李学勤：《试论八角廊简〈文子〉》，见氏著《古文献论丛》，第 117～118 页。

② 李学勤：《试论八角廊简〈文子〉》，见氏著《古文献论丛》，第 118 页。但也有不同声音，如赵建伟不这样认为。详参赵建伟《〈文子〉六论》，陈鼓应主编《道家文化研究》第 18 辑，第 133～135 页。

今本《文子》完全没有以上记述形制，只有确定的篇卷，两者于此有显著差异。从简本透露的信息来看，篇章题目、分合，与今本有差异。条件所限，无法与今本做比较。

再次，简本《文子》对话对象是平王与文子，但今本《文子》中都变成老子与文子。简本中文子答，处于主导地位；今本中文子问，处于附属地位。且今本凡作问答体的诸章，在竹简内都能找到对应的文字；而只作"老子曰"的各章，也就是论说体的诸章，在竹简中都没有相应的文字。把包括可能是平王说或文子说的内容都计算在内，简本《文子》中"平王曰"45处，"文子曰"48处，也就是二人至少讨论过不同的问题45次，远高于今本《文子》老子与文子的对话次数。今本《文子》有以下诸处以问答体行文：《道原》有"孔子向老子问道"1处；《道德》有文子与老子对话8处（也就是简本《文子》中的平王与文子的对话），另最后1处是平王问文子；《微明》有文子与老子对话2处；《上仁》有文子与老子对话3处；《上义》有文子与老子对话1处。不计孔子向老子问道的对话，尚余15处，其中《道德》有对话8处，占一半以上。所以简本到今本，文体形式存在显著差异，总体趋势是从问答体过渡到语录体。

汉代《文子》对话主体是平王与文子，还有其他证明。《汉志》著录《文子》九篇，自注："老子弟子，与孔子并时，而称周平王问，似依托者也。"[1]《汉志》本刘歆《七略》，李学勤据此认为，刘向刘歆父子所见《文子》应该和竹简本一致，或者是相似的。[2] 今本《文子》只有《道德》文末有平王问、文子答的内容，笔者估计向歆父子所见《文子》周平王与文子对答十分普遍，特意把"周平王问"作为《文子》九篇的特点提出。

因此，先秦《文子》最初原本似乎依托平王与文子对话形式行文，流传至汉代的简本《文子》仍然如此，但汉代之后的学者可能感觉"依托"人物的时间不能相应，将对话主体改为文子与老子，同时再加上大

---

① （汉）班固撰，（唐）颜师古注《汉书》，第1729页。
② 李学勤：《试论八角廊简〈文子〉》，见氏著《古文献论丛》，第114页。

量以老子论说为名义的文字,① 再分篇,于是有了今本《文子》。

最后,从文风差异角度而言,简本《文子》多用虚词,而今本讲究对仗、排比,所以句式相对整齐、工整。此举一例:

> ……产于有,始于弱而成于强,始于柔而〈0581〉〔成于刚〕;〔始〕于短而成于长,始于寡而成于众。始〈2331〉……之高始于足下,千〔方之群始于寓强〕〈1178〉。圣人法于天道,〔民者以自下〕〈0871〉。……卑、退、敛、损,所以法天也。(简本)
>
> 夫道者,原产有始,始于柔弱,成于刚强,始于短寡,成于众长,十围之木始于把,百仞之台始于下,此天之道也。圣人法之,卑者所以自下也,退者所以自后也,俭者所以自小也,损之所以自少也,卑则尊,退则先,俭则广,损则大,此天道所成也。(今本)

竹简本"而成于"变成了今本"成于";单音词变成复音词,如柔变为柔弱,刚变成刚强;又就卑、退、敛、损进行演绎,句式工整。这种文风变化与前文说到的《老子》早晚期文本变化特征——虚词大量减少,句式工整相一致。这说明古书产生与流传的一个体例,即先秦古书多经后世的改写和增益,尤其是简帛时代未经典化的古书更是如此。

三 中古《文子》文献学述略

此处讨论分为两部分。一部分内容侧重于敦煌本《文子》篇卷特征的分析。敦煌本《文子》是中古时期典型文本代表,学界对它的研究较为透彻、充分。为看清相比于简本、今本《文子》变化特点,此处略述之。另一部分内容简单梳理中古时期目录书的相关记载。

(一)敦煌本《文子》篇卷特征

敦煌遗书中《文子》写本有如下数种:S. 2506、P. 2456、P. 2810、P. 3635、P. 3768、P. 4073。还有 P. 2380,黄永武《敦煌宝藏》题名为《开

---

① 今本《文子》总共 187 章,以"老子曰"起首的章节出现 185 次。王三峡总结了"老子曰"出现的时间、形制及流变特点,她认为,这 185 次"老子曰"中,除了《文子》引用《老子》的五十余章,剩下的"老子曰"才可能是古本中的"文子曰"。(王三峡:《今本〈文子〉"老子曰"探疑》,《文献》2002 年第 4 期,第 15~27 页。)

元廿七年写文子题记》，但此卷内容无《文子》内容，只有抄写年月、抄写缘由，以及初校者、再校者、三校者姓名。[①] 朱大星质疑这个题名。[②] 盛朝晖将其定名为《道经题记》，[③] 笔者从盛氏说法。

前述写本正面、背面内容不仅仅与《文子》有关，学者们据其内容的不同，缀合了不同的写本，已有研究者进行过综述。[④] 此处依据高清 IDP 图版，[⑤] 以及《英藏敦煌文献》和《法国国家图书馆藏敦煌西域文献》，仅讨论与《文子》有关的篇章问题，不讨论它们与今本《文子》的文字校勘。

P. 3635，残损较为严重，仅存五行。第一行仅余下半三至四字，不能辨识，最后一行仅存下面一半。从今本《文子·精诚》"上多求即下交争"句之"求"字起，至"所修者本也"句止。本卷原题名为"《淮南子·主术训》"，许建平认为是《文子·精诚》。[⑥] 今本《文子》用"即"字之处，《淮南子》改用为"则"，这是两者显著区别，此卷用"即"，笔者认同许说。

P. 3768，为目前发现的篇幅最长、字数最多的一件《文子》写本。从"……道，不战而克"句起，至"寡人闻命"句止。有尾题"《文子·道德》苐五"，[⑦] 以及抄写年代和抄手的说明。

S. 2506B，为今本《下德》部分内容，从"……足者，曰其所有而并用之也"句起，至"大可睹者，可得而量也；明可……"句止。S. 2506A，从"……心有目则眩"句起，至"……君人者，不出户以知天下者，曰物以识"句止。

---

① 黄永武主编《敦煌宝藏》第 120 册，台北：台湾新文丰出版公司，1985 年，第 88~89 页。

② 朱大星：《试论敦煌本〈文子〉诸写本之写作时代及其价值》，《文献》2001 年第 2 期，第 204 页。

③ 盛朝晖：《敦煌写本 P. 2506、2810（a）、2810（b）、4073、2380 之研究》，《敦煌研究》2001 年第 4 期，第 123~128 页。

④ 何明明：《敦煌本〈文子〉残卷研究》，西北师范大学历史文化学院硕士学位论文，2017 年，第 17~20 页。

⑤ IDP 为 International Dunhuang Project（国际敦煌项目）的缩写，本书使用中古《文子》写本，从该网站（http://idp. nlc. cn/）上检索而得。

⑥ 许建平：《英伦法京所藏敦煌写本残片八种之定名并校录》，《敦煌文献丛考》，北京：中华书局，2005 年，第 327 页。

⑦ 引者按：艹、竹作为偏旁，无别，此即今天"第"字，不径改为今字，下同。

P. 2810A，亦为《下德》部分内容，从"……人，地之生财"句起，至"德有心则险"句止。此下可紧接 S. 2506A 起句。S. 2056A 末句"曰物以识"之"物以识"三字与 P. 4073 起首三字相合，P. 4073 从"……（因）物以识物，因人以知人，故积力之所举，则无不胜也"数句起，图版上的此数句文字只显示一半或三分之一，至"……霸者则四（时）"句止。P. 2810B 紧接 P. 4073 止句起，即从"……（霸者则四）时，君者用六律"句起，至"秋收冬藏，取与……"句止。以上部分文字书写秀美、灵动，令人赞叹不已。

P. 2456，题名为"《大道通玄要卷》第一并序"，摘抄了《文子》部分篇章。分述如下：篇题为"《文子·道元》第一"，从"老子曰：'道者，虚无'"句起，至"心不忧乐，德之至也"句止。"《文子·九守》第三"，从"老子曰：'天地未形'"句起，至"冲气以为和"句止。"《文子·微明》第七"，从"中黄子曰：'天有五方，故地有五行'"句起，至"万物玄同，无非无是"句止。

从篇卷抄录上来看，敦煌本系列《文子》有明确的篇名，位置或在篇章前，或在篇章后。篇名与篇序并称，篇序与今本篇序无别。最前篇序为"《道元》第一"，最后为"《文子·微明》第七"，但有《下德》内容，实际最后篇序为"《文子·下德》第九"。尽管无明确分章符号，但一般以"老子曰"，或"文子问老子曰"单独起行，存在篇下分章事实。因此，唐代《文子》篇名、篇序已经固定下来，且篇下分章，当无可疑。

（二）中古目录书《文子》篇卷记载

《汉志》记载《文子》九篇，中古时期，篇数有了新的变化。《隋志》记载《文子》十二卷，注曰："文子，老子弟子。《七略》有九篇，梁《七录》十卷，亡。"[1] 篇为简牍文本单位，卷为帛、纸文本单位，从皆为文本单位角度来讲，无本质区别。从《隋志》注解来看，汉代九篇到南朝梁十卷，表明篇章分合差异。《文子》十二卷当为正文篇数十二卷，遂启后世篇数固定化的记载。《旧唐书·经籍志》记载《文子》十二卷。[2]《新唐书·艺文志》记载两种注解《文子》的论著，徐灵府注

---

① （唐）魏徵、令狐德棻撰《隋书》，第 1001 页。
② （后晋）刘昫等撰《旧唐书》，第 2029 页。

《文子》十二卷，李暹注《文子》十二卷。① 卷数一仍《隋志》记载之旧，推测徐、李二人"注解"紧随篇章正文，所以再无分篇分卷必要。《郡斋读书志》记载李暹注《文子》十二卷，默希子（徐灵府之号）注《文子》十二卷，朱玄注《文子》十二卷。②《直斋书录解题》记载默希子注《文子》十二卷。③ 宋后目录书《文子》篇卷数目记载基本不出上述范围，不一一具引。

隋《文子》十二卷（篇）的记载奠定了后世的基础，此后篇数、篇题、篇序十分固定，从距其时代较近的敦煌本《文子》抄录情况来看，至少如此。但汉至隋，篇卷数目并不固定，篇序无从得知，存在"九篇（卷）"，到"十卷"，再到"十二卷"的变化。篇数增加的原因，推测如下：《文子》为先秦文本，经秦火而来，相比于《老子》《庄子》等较为"有名"的道经，关注者不多，传抄率不高，先秦古书又多是单篇流传，致使篇章收全不易。《汉志》以《七略》为基础而成，向歆父子其时所见《文子》可能只有"九篇（卷）"，《汉志》照录之。但《七略》记录的不是《文子》"十二篇（卷）"全本，汉后人们又发现"九篇（卷）"之外失收的"三篇（卷）"，遂变为"十二篇（卷）"，而限于各种条件，历代目录书中往往会出现失收的情况。④ 但无论怎么说，正是这种篇卷的"增益"，赋予今本《文子》与《淮南子》先后关系以巨大的想象空间。

第二节　今本《文子》与《淮南子》关系

今本《文子》全文不足 4 万字，其中 3 万余字重见于《淮南子》，使得两者先后关系成为学界长期关注的热点。如果说前面的探讨只是《文子》文本纵向线性变化的研究，那么现在对《文子》与《淮南子》关系的再认识，则是对汉代《文子》文本的横向研究。

在研究二者关系时，学者们多从《文子》与《淮南子》相合内容入手，进行研究。除了《淮南子》，与《文子》内容相合的先秦秦汉文献

---

① （宋）欧阳修、宋祁撰《新唐书》，第 1518 页。
② （宋）晁公武撰，孙猛校证《郡斋读书志校证》，第 474～476 页。
③ （宋）陈振孙撰《直斋书录解题》，徐小蛮、顾梅华点校，第 289 页。
④ 余嘉锡：《诸史经籍志皆有不著录之书》，见氏著《古书通例》，第 188～200 页。

主要有《老子》《庄子》《吕氏春秋》；就其文字重合情况，赵雅丽《〈文子〉思想及竹简〈文子〉复原研究》一书的《附录四》进行了详细的研究,① 笔者据此表统计，《文子》与《老子》内容上有 65 处交叉，与《庄子》有 147 处交叉（有些篇章与《淮南子》的交叉内容被误归为《庄子》这样的 7 处例子除外），与《淮南子》有 187 处交叉，与《吕氏春秋》有 72 处交叉；实际文字内容交叉之处数量，还应该多于此数，如《微明》第 16 ~ 18 章与《淮南子·道应》及《吕氏春秋·分职》有交叉，第 19 章还与《庄子·外物》有内容上的交叉，这些为赵雅丽所未及。此外还有《子思》《逸周书》《管子》《孟子》《荀子》《韩非子》《尸子》《列子》《说苑》《邓析子》等文献与《文子》有内容上的交叉，但比重没有前面几种文献大。

尽管有学者从思想角度研究其成书时代,② 但笔者不拟采用此法。此处以文献学研究方法为主导，兼及历史研究法，研究二者关系。具体说来，有七个方面。一是考察明引格式下与《文子》有内容交叉关系的引文，即某文献明言它书所载，或其他文献（非唯《淮南子》）所载与《文子》所载有交叉关系的文字。二是考察带有暗引标志的文字，即没有明确引文标志，但与《文子》有文字交叉关系的先秦秦汉文献，分析彼此之间的关系，辨析、校正相互征引的内容,③ 这个考察以不同文献种类为写作单元。三是考察没有明引、暗引标志，但与《文子》有文字重合关系的先秦秦汉文献，分析文献记述系统的差异，以见于《文子》的论述性材料，但在它书为史实、故事叙述材料者为考察对象。四是考察与《文子》有文字交叉关系的简帛文献，分析它们与《文子》先后关系。五是从古文字、文字史角度，探讨《文子》某些字词书写系统。六是从校勘学角度，以王念孙《读书杂志》有关内容为研究对象，探讨

---

① 赵雅丽：《〈文子〉思想及竹简〈文子〉复原研究》，第 532 ~ 537 页。
② 白奚：《〈文子〉的成书年代问题——由"太一"概念引发的思考》，《社会科学》2018 年第 8 期，第 105 ~ 110 页。杨杰：《今本〈文子〉成书年代再探——以"自然""无为"为线索的讨论》，《中国哲学史》2021 年第 3 期，第 12 ~ 18 页。
③ 这个角度的写作，多受王三峡《从竹简〈文子〉看"传本"〈文子〉》一文的启发，谨致谢意，小文使用的材料与之也多有重合。详参王三峡《从竹简〈文子〉看"传本"〈文子〉》，《武汉大学学报》（人文科学版）2002 年第 5 期，第 566 ~ 575 页。但我们在理解"传曰"云云上，有差异，后文详细论述，此略。

《文子》之于《淮南子》的校勘价值。七是探讨《文子》提到的"中黄子"在历史上出现的大致时间，确定《文子》与《淮南子》先后关系，此讨论方式与前面所言方式略有不同。

一 与《文子》相同内容的文献非一辨

世人大多认为今本《文子》抄袭《淮南子》，重要依据是《文子》绝大部分文字见于《淮南子》，如果相同或相近的文字仅仅在二书中出现，那么依靠文献学研究手段，可以判断彼此先后。但实际情况并非如此，除了《淮南子》，还有不少与《文子》文字重合的先秦秦汉文献。此处以类相从，校勘它们相同或相近的文字内容。在此基础上，分析其先后关系及存在的多种可能性。仅仅见于《文子》与《淮南子》两书的文字材料（其实这样的材料极少），弃之不用。当然笔者选择的例子仅仅是一部分，没有穷尽上述所言的一切例子。①

（一）《文子》与《子思》相同文字

先秦秦汉儒学研究一直是孔、孟、荀三段论式的结构，孔孟之间的儒学发展情况，即七十子及其后学的研究，限于各种条件，付之阙如。现在凭借出土文献，学界认为先秦儒学史上存在"思孟学派"，学者们对此看法不一。《子思》当是孔孟之间的儒书，《汉志》载："《子思》二十三篇（名伋，孔子孙，为鲁缪公师）。"② 先秦秦汉文献所言《子思》当即此书，今已不见。

《文子·上德》载："声自召也，类自求也，名自命也，人自官也，无非己者，操锐以刺，操刃以击，何怨于人，故君子慎其微。"徐幹《中论·贵验》载："子思曰：事自名也，声自呼也，貌自眩也，物自处也，人自官也，无非自己者。"马王堆汉墓帛书《经法·论》载："名实相应则定，名实不相应则静（争）。物自正也，名自命也，事自定也。"《申子·大体》载："动者摇，静者安。名自正也，事自定也。"《尸子·

---

① 宋王应麟《困学纪闻》卷一〇列举了《文子》与其他文献相交叉的例子，大多是汉以后的文献，不具备鉴别《文子》形成时间的价值。在简本《文子》出土前提下，它应为先秦古籍，这是一个基本事实。笔者所言绝大部分例证是与《文子》有交叉关系的先秦秦汉文献（尤其侧重先秦文献）。

② （汉）班固撰，（唐）颜师古注《汉书》，第1724页。

分》载："执一以静，令名自正，令事自定。"《韩非子·主道》载："故虚静以待，令名自命也，令事自定也。"《扬权》亦载："故圣人执一以静，令名自命也，令事自定也。"《淮南子·缪称》载："声自召也，貌自示也，名自命也，文自官也，无非己者，操锐以刺，操刃以击，何怨乎人。"①《淮南子》"文"当为"人"之误，引文未及《文子》准确。从《中论》所引"子思"云云来看，《文子》该句从其而来，所以慎言《文子》抄袭《韩非子》《淮南子》。

《文子》他处亦与"子思"云云相关，如《精诚》载："故同言而信，信在言前也，同令而行，诚在令外也。圣人在上，民化如神。"《后汉书》卷二七《王良传》引："语曰：同言而信，则信在言前，同令而行，则诚在令外也。"唐李贤注：此皆《子思子·累德》篇之言，故称"语曰"。此处"语曰"即后文所言古人暗引标志。《淮南子·缪称》于此作"同言而民信，信在言前也，同令而民化，诚在令外也"②。此处不可轻言《文子》抄袭《淮南子》。

《文子·微明》载："故君根本也，臣枝叶也，根本不美而枝叶茂者，未之有也。"《意林》卷一引《子思子》："君本也，臣枝叶也，本美则叶茂，本苦则叶凋。"《淮南子·缪称》载："君根本也，臣枝叶也，根本不美，枝叶茂者，未之闻也。"③ 此处亦不可轻言《文子》抄袭《淮南子》。

清人黄以周、近人杨树达都曾注意到《淮南子·缪称》对《子思》的引用，今人郭沂在前人研究的基础上，认为《缪称》除了首尾两端文字，其他部分悉为《子思·累德》篇佚文。④ 先秦古书的形成非常复杂，

① 李定生、徐慧君校释《文子校释》，第258页。（东汉）徐幹：《中论》，（明）程荣校辑《汉魏丛书》，第570页。陈鼓应：《黄帝四经今注今译》，第141、423页；《马王堆汉墓帛书》〔壹〕，第54页。（东周）申不害：《申子》，（清）严可均校辑《全上古三代秦汉三国六朝文》第1册，第33页。（清）汪继培辑《尸子》（与《商君书》合刊），据浙江书局本影印，上海：上海古籍出版社，1989年，第7页。陈奇猷校注《韩非子新校注》，第66、145页。刘文典撰《淮南鸿烈集解》，第327页。
② 李定生、徐慧君校释《文子校释》，第84页。（南朝宋）范晔撰，（唐）李贤等注《后汉书》，第934页。刘文典撰《淮南鸿烈集解》，第324页。
③ 李定生、徐慧君校释《文子校释》，第291页。（唐）马总《意林》，《四部丛刊》影印清武英殿聚珍本。刘文典撰《淮南鸿烈集解》，第334页。
④ 郭沂：《〈淮南子·缪称〉篇所见子思〈累德〉篇考》，孔子2000网，2003年12月27日。

前面说道，古书内容相互借用；限于材料，二者相互借用的情况，不易知晓，所以他的结论不无可商。但指出《缪称》对《子思》的继承，值得思考，这为我们思考《子思》与《文子》的关系提供了一个新的角度。

（二）《文子》与《尸子》相同文字

《尸子》真伪及思想性质，前文已论，此处不言。《文子》与《尸子》先后关系，不易遽定。两者有如下几处相同文字。

《文子·精诚》载："是故圣人象之，其起福也，不见其所以而福起，其除祸也，不见其所由而祸除。"《尸子·贵言》载："圣人之道亦然也，其兴福也，人莫之见而福兴矣，其除祸也，人莫之知而祸除矣。"《淮南子·泰族》载："圣人象之，故其起福也，不见其所由而福起，其除祸也，不见其所以而祸除。"① 《文子》以"是故"起首，似乎是后文所言的暗引标志词。

《文子·上仁》载："故不言而信，不施而仁，不怒而威。"《尸子·神明》载："是故不言而信，不怒而威，不施而仁。"② 《淮南子·泰族》同《尸子》。三者文字内容无别。

《文子·符言》载："犹忧河水之涸，泣而益之也。"《尸子》载："（子思曰）是忧河水浊，而以泣清之也。"《淮南子·诠言》载："犹忧河水之少，泣而益之也。"③ 《文子》所言与《尸子》所引《子思》相近，与《淮南子》同。

《文子·上义》载："屈寸而申尺，小枉而大直，圣人为之。"《尸子》载："孔子曰：诎寸而信尺，小枉而大直，吾为之也。"《孟子·滕文公下》载："且志曰：'枉尺而直寻'，宜若可为也。"《淮南子·氾论》载："诎寸而伸尺，圣人为之；小枉而大直，君子行之。"④ "信"与

---

① 李定生、徐慧君校释《文子校释》，第53页。（清）汪继培辑《尸子》，第5页。刘文典撰《淮南鸿烈集解》，第663页。
② 李定生、徐慧君校释《文子校释》，第388页。（清）汪继培辑《尸子》，第14页。
③ 李定生、徐慧君校释《文子校释》，第169页。（清）汪继培辑《尸子》，第23页。清汪继培从《艺文类聚》卷三五、《太平御览》卷三八七辑录上述"费子阳"与"子思"的对话中"子思"的言论。刘文典撰《淮南鸿烈集解》，第487页。
④ 李定生、徐慧君校释《文子校释》，第435页。（清）汪继培辑《尸子》，第30页。（清）焦循撰《孟子正义》，沈文倬点校，第409页。刘文典撰《淮南鸿烈集解》，第446页。

"申"通，古书中常见。"孔子曰"及"且志曰"云云表明《尸子》及《孟子》亦有所本，《文子》此句当非向壁虚造，不可轻言《文子》抄袭《淮南子》。

《文子·上仁》载："学而不厌，所以治身也；教而不倦，所以治民也。贤师良友，舍而为非者，寡矣。"《尸子·劝学》载："学不倦，所以治己也；教不厌，所以治人也。"《说苑·谈丛》载："贤师良友在其侧，诗书礼乐陈于前，弃而为不善者，鲜矣。……学问不倦，所以治己也；教诲不厌，所以治人也。"① 《尸子》简，《文子》详，不知二者孰先孰后，但《说苑》当本诸二者。

（三）《文子》与《逸周书》相同文字

前文已论《逸周书》成书、时代及性质，此处不言。就它与《文子》关系而言，笔者认为《文子》借用《逸周书》的可能性很大。先秦诸子多将《逸周书》称为《周书》，所以亦对比诸子所言《周书》与《文子》相同文字。

《文子·符言》载："其文好者皮必剥，其角美者身必杀，甘泉必竭，直木必伐，华荣之言后为愆，石有玉伤其山，黔首之患固在言前。"《逸周书·周祝》载："文之美而以身剥，自谓智也者故不足。角之美杀其牛，荣华之言后有茅。凡彼济者必不怠，观彼圣人必趣时，石有玉而伤其山，万民之患在口言。"② 所言比《文子》详细，"茅"当为"愆"之误，致误过程不详，当以《文子》为是。

《文子·符言》又载："老子（文子）曰：时之行，动以从，不知道者福为祸。天为盖，地为轸，善用道者终无尽，地为轸，天为盖，善用道者终无害。陈彼五行必有胜，天之所覆无不称。"《逸周书·周祝》载："时之行也勤以徙，不知道者福为祸。……故天为盖，地为轸，善用道者终无尽；地为轸，天为盖，善用道者终无害。……陈彼五行必有胜，

---

① 李定生、徐慧君校释《文子校释》，第408页。（清）汪继培辑《尸子》，第2页。向宗鲁校证《说苑校证》，第386～388页。

② 李定生、徐慧君校释《文子校释》，第145～146页。黄怀信、张懋镕、田旭东撰，黄怀信修订，李学勤审定《逸周书汇校集注》（修订本），第1051～1053页。

天之所覆尽可称。"①《周祝》强调"时"的运行特点是"勤以徙",《文子》似在强调"用道者"要"动以从"时,两者稍有差异,当以《周祝》为是。

《文子·上仁》载:"如临深渊,如履薄冰。天地之间,善即吾畜也,不善吾即仇也。"《吕氏春秋·慎大》载:"《周书》曰:'若临深渊,若履薄冰。'以言慎事也。"又《适威》载:"《周书》曰:民善之则畜也,不善则仇也。"②《文子》引用《周祝》未注明出处,且合两处《周祝》所言内容为一处文字。

《文子·道德》载:"上言者下用也,下言者上用也;上言者常用也,下言者权用也,唯圣人为能知权。"《韩非子·说林下》载:"此《周书》所谓:下言而上用者,惑也。"《淮南子·氾论》载:"昔者,《周书》有言曰:上言者下用也,下言者上用也。上言者,常也;下言者,权也。此存亡之术也,唯圣人为能知权。"③《文子》与《韩非子》、《淮南子》通过引用《周书》而有文字的重合,《韩非子》与《淮南子》所言详,《文子》略,且《文子》引文不具出处。《淮南子》两合于先秦文献,何必轻言《文子》抄袭《淮南子》?

《文子·上德》载:"蝮蛇不可为足,虎不可为翼。"《韩非子·难势》载:"故《周书》曰:毋为虎傅翼,将飞入邑,择人而食。"《韩诗外传》卷四引《周书》同前,"毋"作"无"。《淮南子·说林》载:"蝮蛇不可为足,虎豹不可使缘木。"④ 从上可以看出,《文子》、《韩非子》及《淮南子》皆引用前世文献,尽管文字不一,但不可轻言《文子》抄袭《韩非子》《淮南子》。

(四)《文子》与《慎子》相同文字

《文子·精诚》载:"故匠人智为,不以能以时闭,不知闭也,故必

① 李定生、徐慧君校释《文子校释》,第147页。黄怀信、张懋镕、田旭东撰,黄怀信修订,李学勤审定《逸周书汇校集注》(修订本),第1053、1065、1066页。
② 李定生、徐慧君校释《文子校释》,第386～387页。陈奇猷校释《吕氏春秋新校释》,第850、1289页。
③ 李定生、徐慧君校释《文子校释》,第210页。陈奇猷校注《韩非子新校注》,第495页。刘文典撰《淮南鸿烈集解》,第442页。
④ 李定生、徐慧君校释《文子校释》,第229页。陈奇猷校注《韩非子新校注》,第941页。许维遹校释《韩诗外传集释》,第132页。刘文典撰《淮南鸿烈集解》,第568页。

杜而后开。"《淮南子·道应》载:"故《慎子》曰:匠人知为门,能以门,所以不知门也,故必杜然后能门。"①《文子》所言未及《淮南子》所引《慎子》准确,如果没有它书所引《慎子》内容作比对,几乎不知《文子》所言意思,此处亦不可言《文子》抄袭《淮南子》。

《文子·符言》载:"天有明不忧民之晦也,地有财不忧民之贫也。"《慎子·威德》载:"天有明,不忧人之暗夜也;地有财,不忧人之贫也。"《淮南子·诠言》载:"天有明不忧民之晦也,百姓穿户凿牖,自取照焉;地有财不忧民之贫也,百姓伐木芟草,自取富焉。"马王堆汉墓帛书《称》载:"[夫]天有明而不忧民之晦也,[百]姓辟其户牖而各取昭焉,天无事焉。地有[财]而不忧民之贫也,百姓斩木刈(荆)新(薪)而各取富焉,地亦无事焉。"②《文子》所言与《慎子》同,《淮南子》所言与《称》同,较《文子》《慎子》所言详细。《文子》此句来源甚为复杂,不可遽言《文子》抄袭《淮南子》。

(五)《文子》与《荀子》相同文字

《文子·符言》载:"老子曰:人有三怨:爵高者人妒之,官大者主恶之,禄厚者人怨之。"《荀子·尧问》载:"语曰:缯丘之封人,见楚相孙叔敖曰:吾闻之也:处官久者士妒之,禄厚者民怨之,位尊者君恨之。"③"语曰"云云表明《荀子》引用它文,当有所本;而"吾闻之"又表明以上数句有更早的来源。《列子·说符》则把该句作为狐丘丈人对孙叔敖的"人有三怨"的答话。④《说苑·敬慎》及《韩诗外传》卷七也有相关记载。《文子》改为"老子曰"云云,记述传统的改变并不意味着它的成书一定在后。

《文子·上德》载:"玉在山而草木润,珠生渊而岸不枯。"《淮南子·说山》载:"故玉在山而草木润,渊生珠而岸不枯。"《荀子·劝学》载:"玉在山而草木润,渊生珠而岸不枯。"《大戴礼记·劝学》载:"玉

---

① 李定生、徐慧君校释《文子校释》,第88页。刘文典撰《淮南鸿烈集解》,第414页。
② 李定生、徐慧君校释《文子校释》,第164页。(清)钱熙祚校《慎子》,《诸子集成》第5册,第1页。刘文典撰《淮南鸿烈集解》,第478页。陈鼓应:《黄帝四经今注今译》,第382页。
③ 李定生、徐慧君校释《文子校释》,第170页。(清)王先谦撰《荀子集解》,第551~552页。
④ 杨伯峻撰《列子集释》,第259页。

居山而木润，珠生渊而岸不枯。"① 当以"珠生渊"为是，与"玉在山"对文。

《文子·上德》载："山致其高而云雨起焉，水致其深而蛟龙生焉，君子致其道而德泽流焉。"《荀子·劝学》载："积土成山，风雨兴焉；积水成渊，蛟龙生焉。"与《文子》所载相比，《淮南子·人间》无"雨"字，"德泽流焉"作"福禄归焉"。《说苑·贵德》载："山致其高，云雨起焉；水致其深，蛟龙生焉。君子致其道德，而福禄流焉。"所言与《淮南子》基本相同。《论衡·龙虚》载："传曰：山致其高，云雨起焉；水致其深，蛟龙生焉。"②"传曰"云云当是引用它文标志，本《文子》所言。

（六）《文子》与《管子》相同文字

《管子》成书情况，前文亦已说明，此处不论。《文子》与它相同文字，有如下数处。

《文子·符言》载："宦败于官茂，孝衰于妻子，患生于忧解，病甚于且愈。"《管子·枢言》载："妻子具则孝衰矣，……家室富足则行衰矣，爵禄满则忠衰矣。"《荀子·性恶》载："妻子具而孝衰于亲，嗜欲得而信衰于友，爵禄盈而忠衰于君。"《说苑·敬慎》载："官怠于宦成，病加于少愈，祸生于懈惰，孝衰于妻子，察此四者，慎终如始。"③《文子》与《说苑》似为一个叙述系统。除此之外，类似的话还见于《韩诗外传》卷八及《邓析子·转辞》。

《文子·上德》载："故勇于一能，察于一辞，可与曲说，未可与广应。"《上仁》载："夫通于一伎，审于一事，察于一能，可以曲说，不可以广应也。"《管子·宙合》载："是故辩于一言，察于一治，攻于一

① 李定生、徐慧君校释《文子校释》，第227页。刘文典撰《淮南鸿烈集解》，第522页。（清）王先谦撰《荀子集解》，第11页。（清）王聘珍撰《大戴礼记解诂》，王文锦点校，第134页。

② 李定生、徐慧君校释《文子校释》，第260页。（清）王先谦撰《荀子集解》，第7页。刘文典撰《淮南鸿烈集解》，第596页。向宗鲁校证《说苑校证》，第96页。黄晖撰《论衡校释》，第282页。

③ 李定生、徐慧君校释《文子校释》，第178页。黎翔凤撰，梁运华整理《管子校注》，第254页。（清）王先谦撰《荀子集解》，第444页。向宗鲁校证《说苑校证》，第247页。

事者，可以曲说，而不可以广举。"《淮南子·缪称》载："故通于一伎，察于一辞，可与曲说，未可与广应也。"《泰族》载："夫彻于一事，察于一辞，审于一技，可以曲说，而未可广应也。"① 《管子》内容与《文子》《淮南子》稍异，《上德》和《上仁》是一个系统，《缪称》和《泰族》是一个系统。彻有"通"义，"彻于一事"，通于一事也，与"通于一伎"意思相同。

（七）《文子》与《说苑》《新序》等文献的相同文字

《文子》中《符言》《九守》两篇多语录式、格言式的语句，表述方式与先秦秦汉文献《逸周书·周祝》、《邓析子·转辞》、《韩非子》之《内外储说》与《说林》、《淮南子》之《说山》与《说林》、《说苑·谈丛》类似，文体相近，语料来源可能一致，诸篇章语句相合之处甚多。

《文子·上德》载："水火相憎，鼎鬲在其间，五味以和；骨肉相爱也，谗人间之，父子相危也。"《说苑·杂言》载："君子欲和人，譬犹水火不相能然也，而鼎在其间，水火不乱，乃和百味。"《淮南子·说林》载："水火相憎，鬵在其间，五味以和，骨肉相爱，谗贼间之，而父子相危。"② 《文子》与《淮南子》同，《说苑》与之意思有一定的差别。

《文子·上德》载："与死同病者，难为良医；与亡国同道者，不可为忠谋。"《说苑·权谋》载："吾闻病之将死也，不可为良医；国之将亡也，不可为计谋。"《韩非子·孤愤》载："与死人同病者，不可生也；与亡国同事者，不可存也。"桓谭《新论·谴非》载："传曰：与死人同病者，不可为医；与亡国同政者，不可为谋。"王符《潜夫论·思贤》载："与死人同病者，不可生也；与亡国同行者，不可存也。"③ 桓谭"传曰"云云，当为引用它书的标志；其与《潜夫论》所言皆本《文子》。

---

① 李定生、徐慧君校释《文子校释》，第225、388页。黎翔凤撰，梁运华整理《管子校注》，第234页。刘文典撰《淮南鸿烈集解》，第338、678页。

② 李定生、徐慧君校释《文子校释》，第228页。向宗鲁校证《说苑校证》，第440页。刘文典撰《淮南鸿烈集解》，第558页。

③ 李定生、徐慧君校释《文子校释》，第229页。向宗鲁校证《说苑校证》，第320页。陈奇猷校注《韩非子新校注》，第246页。（汉）桓谭：《新论》，（清）严可均校辑《全上古三代秦汉三国六朝文》第1册，第542页。（汉）王符著，（清）汪继培笺，彭铎校正《潜夫论笺校正》，第76页。

《文子·符言》载："人有三死，非命亡焉：饮食不节，简贱其身，病共杀之；乐得无已，好求不止，刑共杀之；以寡犯众，以弱凌强，兵共杀之。"《称》载："天下有参（三）死：忿不量力死，耆（嗜）欲无穷死，寡不辟众死。"①《文子》所言三死是以病死、以刑死、以兵死；《称》所言三死只是《文子》所言三种死法下的具体例子，二者所言稍有差别。《说苑·杂言》载鲁哀公与孔子的对话后，就孔子所言进行阐释："夫寝处不时，饮食不节，佚劳过度者，疾共杀之；居下位而上忤其君，嗜欲无厌，而求不止者，刑共杀之；少以犯众，弱以侮强，忿怒不量力者，兵共杀之。此三死者，非命也，人自取之。"②所言较《文子》详细，且包括了《称》篇内容。其他文献如《韩诗外传》卷一之四、《孔子家语·五仪解》所言与之相类。

《文子·微明》载："江河之大溢，不过三日，飘风暴雨，日中不出须臾止。德无所积而不忧者，亡其及也。夫忧者所以昌也，喜者所以亡也。"《说苑·谈丛》载："江河之溢，不过三日；飘风暴雨，须臾而毕。"③《吕氏春秋·慎大》、《列子·说符》及《淮南子·道应》皆有相关记载，但所言未及《文子》《说苑》准确。后文对数者引文相互关系及语句字词对错皆有辨析，此处不论。

（八）《文子》与其他文献相同文字

《文子·上德》载："有鸟将来，张罗而待之，得鸟者罗之一目，今为一目之罗，则无时得鸟，故事或不可前规，物或不可预虑，故圣人畜道待时也。"④《淮南子·说山》所言比《文子》详细，意思无别。《鹖冠子·世兵》载："一目之罗，不可以得雀。"⑤《申鉴·时事》亦有类似记载，且带有暗引格式的"语有之曰"之词。⑥

《文子·上仁》载："故小辩害义，小义破道，道小必不通，通必简。"《淮南子·泰族》载："孔子曰：小辩破言，小利破义，小艺破道，

① 李定生、徐慧君校释《文子校释》，第150页。陈鼓应：《黄帝四经今注今译》，第378页。
② 向宗鲁校证《说苑校证》，第420页。
③ 李定生、徐慧君校释《文子校释》，第271页。向宗鲁校证《说苑校证》，第394页。
④ 李定生、徐慧君校释《文子校释》，第227页。
⑤ 黄怀信撰《鹖冠子汇校集注》，第293页。
⑥ （东汉）荀悦：《申鉴》，《诸子集成》第7册，第14页。

小见不达，必简。"《大戴礼记·小辩》载："子曰：辨而不小，夫小辩破言，小言破义，小义破道。道小不通，通道必简。"① 简，大也。《淮南子》载"小辩破言"云云与"必简"缺乏转折关系，当以《文子》《大戴礼记》所载为是，不必言《文子》抄袭《淮南子》。

《文子·精诚》载："唱而不和，意而不载，中必有不合者也。不下席而匡天下者，求诸己也。"《韩诗外传》载："夫倡而不和，动而不偾，中心有不合者矣。夫不降席而匡天下者，求之己也。"《新序·杂事》载："唱而不和，动而不随，中必有不全者矣。夫不降席而匡天下者，求之己也。"《淮南子·缪称》载："故舜不降席而王天下者，求诸己也。"② 诸篇所载皆较《缪称》详细。

《文子·微明》载："人之将疾也，必先甘鱼肉之味；国之将亡也，必先恶忠臣之语。"③《艺文类聚》卷二三引《晏子》曰："人之将疾，必先不甘粱肉之味；国之将亡，必先恶忠臣之语。"④《晏子》所言较《文子》准确，《文子》"不"字脱。《越绝书·德序外传记》载："夫差狂惑，贼杀子胥；勾践至贤，种蠡为诛？范蠡恐惧，逃于五湖，盖有说乎？夫吴知子胥贤，犹昏然诛之。传曰：'人之将死，恶闻酒肉之味；邦之将亡，恶闻忠臣之气。'身死不为医，邦亡不为谋。还自遗灾。"⑤《越绝书》"传曰"当为引用它文标志，考虑到与"先恶（恶闻）"的对应关系，《微明》《晏子》所言的"先甘""不甘"似当有一误。

从以上诸例可以看出，《文子》与先秦秦汉文献所载相同文字的特点如下：一是儒家、道家、法家、名家类文献皆有与《文子》重合的内容，分布广泛；二是与《文子》存在重合关系的文献多为先秦文献；三是同一处文字"复现率"较高，即不是只有一种文献与《文子》内容重

---

① 李定生、徐慧君校释《文子校释》，第 388 页。刘文典撰《淮南鸿烈集解》，第 677 页。（清）王聘珍撰《大戴礼记解诂》，王文锦点校，第 206 页。

② 李定生、徐慧君校释《文子校释》，第 87 页。许维遹校释《韩诗外传集释》，第 231 页。（汉）刘向编著，石光瑛校释，陈新整理《新序校释》，第 619~620 页。刘文典撰《淮南鸿烈集解》，第 321~322 页。

③ 李定生、徐慧君校释《文子校释》，第 295 页。

④ （唐）欧阳询撰，汪绍楹校《艺文类聚》，第 415 页。

⑤ （东汉）袁康、吴平辑录《越绝书》，乐祖谋点校，上海：上海古籍出版社，1985 年，第 101 页。

复，而是多种文献。从其被引用而言，说明《文子》的广泛传播（那么《文子》成书会很早）；从其引用它书而言，则说明《文子》兼收并蓄其他古书内容，成书过程相对复杂。以上特点说明今本《文子》有一个强大存在传统，与其内容相同或相近的先秦秦汉文献并不少。这就提醒我们，《文子》成书有多种可能，或者它书抄袭《文子》，或者《文子》抄袭它书。今人仅仅依靠两者文字相同或相近关系，不足以判断《文子》抄袭《淮南子》而成书。

二　暗引《文子》的研究

引书是古人重要的学术表达方式，有着截然不同于今的特点；也是古书创作的重要体例，在古人学术研究中有重要的价值。[①] 古书引用分为两大种类，一是明引，二是暗引。明引是引用古书时，标出书名或人名，如《文子》引用《老子》，常以"老子曰"引用之，古书书名多为人名，此点不难理解。暗引很复杂，通常不具书名或人名。对暗引这个问题，古今学者讨论不少。[②] 如果说前一小节讨论《文子》明引方式，

[①]　王念孙颇谙此道，常把古书体例作为校勘方法。如《汉书·地理志》载弘农郡卢氏县有"熊耳山在东，伊水出，东北入雒"。王念孙认为："出"上当有"所"字，今脱，言熊耳山为伊水所出也。"凡上言某山，则下言某水所出，班志皆然。"［（清）王念孙撰《读书杂志》，南京：江苏古籍出版社，2000 年，第 249 页。］引用班志他处文字表述格式，校勘文字。清段玉裁论述过许慎《说文解字》发凡起例问题，周祖谟《论段氏〈说文解字注〉》对此有详论。［周祖谟：《论段氏〈说文解字注〉》，见氏著《问学集》（下册），北京：中华书局，1966 年，第 852～884 页。］古人引书也有体例，不可不察。

[②]　宋王楙《野客丛书》卷一二《古人引用经子语》云："古人有引用经、子语，不纯用其言，往往随意增减。"［（宋）王楙撰《野客丛书》，北京：中华书局，1987 年，第 135～136 页。］明方以智《通雅》卷首之一《古书参差说》云："古人称引，略得其概，则以意摘辞。"［（明）方以智：《通雅》，据清康熙姚文燮浮山此藏轩刻本影印，北京：中国书店，1990 年，第 25 页。］近代以还的学者，多有类似说法。如程树德之"古人引书，常隐括大意，不必尽系原文"。（程树德撰《论语集释》，北京：中华书局，1990 年，第 626 页。）《风俗通义》卷二《封泰山禅梁父》"论语曰'古皆没'"，王利器案"今《论语·颜渊》篇作'自古皆有死'，古人引书，往往删改原文，牵就己说"。（王利器撰《风俗通义校注》，北京：中华书局，1981 年，第 80 页。）杨伯峻《列子集释·例略》："类书以及其他古籍所征引之《列子》正文与张湛注……文字之出入有颇大者。盖古人引书率多臆改。"（杨伯峻撰《列子集释·例略》，第 2 页。）陈尚君先生："古人引录古籍，不像今人严格规定应忠实原文，常带有极大的随意性，或全录，或节录，或撮述大意，或辗转袭引。"（陈尚君：《喜读〈杜诗赵次公先后解辑校〉》，《杜甫研究学刊》1996 年第 2 期，第 69 页。）

此处讨论的则为它的暗引方式。

《文子》暗引多以"故曰""闻之曰""语曰""传曰""辞曰""是故"等文字起首("故曰"与"是故"也有可能表示语义转折,在把它们作为暗引标志的时候,此点需注意)。对此,也有学者持不同意见,如荷兰学者叶波(Paul Van Els)在其博士学位论文《文子:一个中国哲学文本的创作和编撰》中认为竹简本《文子》"辞曰""传曰""命曰"等均可证明其晚出,是西汉前期的道家作品。① 笔者与叶波看法恰恰相反,这是《文子》暗引标志性格式,对思考《文子》成书时间大有裨益。还有一种"此之谓也"引文格式,"此之谓也"之前文字往往是引文,如《文子·下德》载:"兽穷即触,鸟穷即啄,人穷即诈,此之谓也。"② "兽穷即触,鸟穷即啄,人穷即诈"即为《荀子·哀公》所载"颜渊对曰:臣闻之,鸟穷则啄,兽穷则攫,人穷则诈",以及《淮南子·齐俗》所载"故谚曰:鸟穷则噣,兽穷则牟,人穷则诈,此之谓也"所引。③ 该句当是有着悠久历史的谚语,或托于某历史名人(但该名人也言"臣闻之",亦有所本),这种格式也值得关注。

暗引缺少明确的书名或人名标志,和古书成书体例有莫大关系,非常复杂。本节讨论"某书"对《文子》的暗引时,为示严谨,节下小标题的"暗引"前加"可能"二字,毕竟不能完全排除《文子》引用它们的可能。

(一)《韩非子》对《文子》内容的可能暗引

将这个问题与现在学者讨论的韩非子是否读过《文子》这个问题一起考察,如果韩非子真正读过《文子》,二者文字有交叉关系,也就自然而然了。

《韩非子》对文子其人或其书的记载,见于《韩非子·内储说上》中的《七术·必罚》:"赏誉薄而谩者,下不用;赏誉厚而信者,下轻死。其说在文子,称若兽鹿。"在下文"说三"内容中解释道:

① Paul Van Els, *The Wenzi: Creation and Manipulation of a Chinese Philosophica Text*, Leiden University, Netherlands, 2006. 转引自张丰乾《出土文献与文子公案》,第 22 页。
② 李定生、徐慧君校释《文子校释》,第 360 页。《荀子》对《诗经》的解释往往采用这种形式,先是列出具体事实,然后"《诗》曰"云云,最后说"此之谓也"。
③ (清)王先谦撰《荀子集解》,第 547 页。刘文典撰《淮南鸿烈集解》,第 371 页。

　　齐王问于文子曰:"治国何如?"对曰:"夫赏罚之为道,利器
也。君固握之,不可以示人。若如臣者,犹兽鹿也,唯荐草
而就。"①

　　对这条记载的理解,有两种不同意见:一种意见是韩非子确曾读过
《文子》,② 另一种意见认为韩非子未曾读过。③ 笔者认为《韩非子》与
《文子》不少地方关系密切,韩非子确曾读过《文子》。论证如下。

　　不同意韩非子读过《文子》的学者的一个论据是"文子"是人名,
不是书名,此说可商。古书多以人名为书名,前辈时贤于此论述甚多,
这是古书书名体例,所以"文子"完全可以是书名。那么"文子"又可
否是道家类文献《文子》呢?韩非子强调赏罚是国君统治群臣的利器,
应该紧握手中,不能轻易示人;这也是他一贯的思想,其《二柄》专论
"赏罚"是国之二柄。在这句话里,兽通狩,二字相通,古书常见,君
王以赏罚对待大臣,就好比猎人有无荐草来猎获鹿一样。今本《文子》
无"若兽鹿"数字,早期《文子》尚有,后来流传中数字丢失,但《文
子·上德》载:"饥马在厩,漠然无声,投刍其旁,争心乃生。"④ 投刍
饥马云云,差可与以荐草而兽鹿相比拟。从《文子》思想来看,《微明》
载:"明主之赏罚,非以为己,以为国也。"⑤《上义》载:"善赏者,费
少而劝多;善罚者,刑省而奸禁。"⑥ 表明《文子》强调赏罚的重要性,
与《韩非子》此点思想一致。《文子》还有其他思想与《韩非子》相同,
见下。

　　从暗引格式来看,《文子》与《韩非子》文字交叉现象还有——

① 陈奇猷校注《韩非子新校注》,第 565、593 页。
② 李定生:《韩非读过〈文子〉——论〈文子〉的年代与原始道家的关系》,《哲学与文
　　化》1996 年第 9 期。王三峡:《从竹简〈文子〉看"传本"〈文子〉》,《武汉大学学
　　报》(人文科学版) 2002 年第 5 期,第 570 ~ 571 页。
③ 王博:《关于〈文子〉的几个问题》,《哲学与文化》1996 年第 8 期。张丰乾:《出土文
　　献与文子公案》,第 164 ~ 167 页。葛刚岩:《〈文子〉成书及其思想》,第 27 ~ 37 页。
④ 李定生、徐慧君校释《文子校释》,第 229 页。
⑤ 李定生、徐慧君校释《文子校释》,第 281 页。
⑥ 李定生、徐慧君校释《文子校释》,第 431 页。

《文子·精诚》载:"至人潜行,譬犹雷霆之藏也,随时而举事,因资而立功。"《微明》载:"(圣人)随时动静,因资而立功……是以终身行之无所困。"《自然》载:"故圣人举事,未尝不因其资而用之也。"《上仁》载:"与骥逐走,即人不胜骥,托于车上,即骥不胜人。故善用道者,乘人之资以立功,以其所能,托其所不能也。"① 前两处用来说明世异则事异,圣人常与时俱进;后两处用来解释善用道者"无为"之理论。

其他文献中也可见到这两个意思。就第一个意思而言,《淮南子·齐俗》载:"故圣人论世而立法,随时而举事。"《汜论》载:"是故圣人者……随时而动静,因资而立功。"有前文我们所言的暗引标志"故""是故"。《说林》载:"圣人者,随时而举事,因资而立功。"② 就第二个意思而言,《韩非子·喻老》载:"随时以举事,因资而立功,用万物之能而获利其上,故曰:'不为而成'。"③ 这是纲领性总说。《韩非子·难三》载:"且夫物众而智寡,寡不胜众,智不足以遍知物,故因物以治物;下众而上寡,寡不胜众者,言君不足以遍知臣也,故因人以知人。"④《吕氏春秋·用众》载:"夫以众者,人君之大宝也。"⑤ 可谓前面纲领性总说在现实政治生活中君王如何驾驭群臣的具体实现。而《说苑·谈丛》载:"乘舆马不劳致千里,乘舟楫不游绝江海。"《荀子·劝学》载:"假舆马者,非利足也,而致千里;假舟楫者,非能水也,而绝江海。"⑥ 则是生活中解释前述纲领性总说的具体例子。

因此,就《精诚》诸篇论述"至人""圣人"的角度多样性及丰富性而言,它种文献不可比拟;且其主语"至人""圣人"也是道家文献一贯称谓,在其他文献中则变成对君王如何驾驭群臣的强调,似是对《文子》的解释性文字。

又,《文子·道德》载:"故世治则愚者不得独乱,世乱则贤者不能

① 李定生、徐慧君校释《文子校释》,第93、275、327、407页。
② 刘文典撰《淮南鸿烈集解》,第361、446、583页。
③ 陈奇猷校注《韩非子新校注》,第454页。
④ 陈奇猷校注《韩非子新校注》,第914页。
⑤ 陈奇猷校释《吕氏春秋新校释》,第236页。
⑥ 向宗鲁校证《说苑校证》,第389页。(清)王先谦撰《荀子集解》,第4页。

独治。"①《韩非子·难势》载："故曰势治者则不可乱，而势乱者则不可治也，此自然之势也。"② 有我们前文所言的暗引标志 "故曰"。《淮南子·俶真》载："故世治则愚者不得独乱，世乱则智者不能独治。"③《文子》与《淮南子》接近，但与《韩非子》也有交叉，因为《文子》亦言 "势"，其《上义》载："夫得威势者，所持甚小，所在甚大，所守甚约，所制甚广。"④《韩非子·人主》载："万乘之主，千乘之君，所以制天下而征诸侯者，以其威势也。"⑤ 所以《文子》思想与《韩非子》有一致的地方。

（二）《吕氏春秋》对《文子》内容的可能暗引

前文已经说到，《文子》与《吕氏春秋》相同文字的地方共有 72 处，实际不止这个数目。这 72 处文字重合关系有两种可能，一是《吕氏春秋》引用《文子》，二是《文子》引用《吕氏春秋》。此处讨论《吕氏春秋》引用《文子》过程中带有暗引标志的引文，举例如下。

《吕氏春秋·君守》载："故曰：中欲不出谓之扃，外欲不入谓之闭。"毕沅注："二语见《文子·上仁》篇、《淮南·主术训》。"今本《文子·上仁》载："中欲不出谓之扃，外邪不入谓之闭。中扃外闭，何事不节？外闭中扃，何事不成？"⑥《淮南子·主术》"闭"字作 "塞"字。《吕氏春秋》用 "故曰"标示引文，当是引自《文子》。

（三）《庄子》对《文子》内容的可能暗引

《庄子》与《文子》文字重合之处，在先秦秦汉文献中，仅次于《淮南子》。《庄子》是否受到《文子》的影响呢？《庄子》外杂篇，一般被认为是庄子后学的作品，成书相对较后，如果承认《文子》是先秦古书，那么《庄子》成书较晚的篇章受到《文子》影响不无可能。《庄

① 李定生、徐慧君校释《文子校释》，第 195 页。
② 陈奇猷校注《韩非子新校注》，第 945 页。
③ 刘文典撰《淮南鸿烈集解》，第 77 页。
④ 李定生、徐慧君校释《文子校释》，第 432 页。《淮南子·主术》作："是故得势之利者，所持甚小，其存甚大；所守甚约，所制甚广。"句首多了暗引标志词 "是故"二字。刘文典撰《淮南鸿烈集解》，第 302 页。
⑤ 陈奇猷校注《韩非子新校注》，第 1162 页。
⑥ 陈奇猷校释《吕氏春秋新校释》，第 1059、1062 页。李定生、徐慧君校释《文子校释》，第392 页。

子》带有暗引格式的文字，有如下几处。

《庄子·刻意》载："故曰：悲乐者，德之邪；喜怒者，道之过；好恶者，德之失。"《庄子·天道》载："故曰：知天乐者，其生也天行，其死也物化。静而与阴同德，动而与阳同波。"《庄子·刻意》载："故曰：圣人之生也天行，其死也物化。静而与阴同德，动而与阳同波。"《庄子·刻意》载："故曰：形劳而不休则弊，精用而不已则劳，劳则竭。"①

上述四条用"故曰"为暗引文字的标志，《庄子》以上数处"故曰"云云集中见于今本《文子·九守·守虚》："夫哀乐者，德之邪；好憎者，心之累；喜怒者，道之过。故其生也天行，其死也物化。静即与阴合德，动即与阳同波。……形劳而不休即蹶，精用而不已则竭，是以圣人遵之，不敢越也。"②

这四条文字，每一条都明明白白标有"故曰"，虽未指出引自何书，但为引文无疑。现存《庄子》以前或时代相近的先秦文献，未见有相同文字者。《文子》这些文字是作为一个章节而存在，详尽、完整；而《庄子》则把这些话分开，前有阐释性话语，然后引用它书进行总结。笔者认为《庄子》可能暗引《文子》。

（四）《韩诗外传》对《文子》内容的可能暗引

《韩诗外传》卷一载："传曰：喜名者必多怨，好与者必多辱。唯灭迹于人，能随天地自然，为能胜理而无爱名，名兴则道不用，道行则人无位矣。夫利为害本，而福为祸先。唯不求利者唯无害，不求福者唯无祸。"《文子·符言》载："善怒者必多怨，善与者必善夺，唯随天地之自然而能胜理。故誉见即毁随之，善见即恶从之，利为害始，福为祸先，不求利即无害，不求福即无祸。"③《韩诗外传》成书稍早于《淮南子》，前者当无借用后者的可能，可以认为《韩诗外传》明确标示"传曰"的这段文字引自《文子》。

《韩诗外传》载"传曰：水浊则鱼喁，令苛则民烦"。《文子·精诚》

---

① （清）王先谦撰《庄子集解》，第133、114、133、133页。
② 李定生、徐慧君校释《文子校释》，第112页。
③ 许维遹校释《韩诗外传集释》，第14～15页。李定生、徐慧君校释《文子校释》，第164页。

载:"夫水浊者鱼噞,政苛者民乱。"《淮南子·主术》载:"夫水浊则鱼
噞,政苛则民乱。"①"传曰"云云标明当有所本,《文子》与《淮南
子》同。

(五)《淮南子》对《文子》内容的可能暗引

《汉志》将《淮南子》视为杂家代表性著作,其特点是兼儒墨、合
名法。在笔者看来,杂家没有自己所主的学说,也没有经典性著作。与
其说杂家是一个学派,不如说它代表一种整合已有思想的生产方式,且
现存杂家类著作出现时间较晚,接受先前已有思想的后发优势非常明显。
这些存在特点,势必使得《淮南子》引用大量的先秦文献。就《淮南
子》引用先秦文献的情况,马庆洲《淮南子考论》在已有研究的基础
上,辟出专门章节讨论过。②

在《淮南子·修务》中,有一处称引"传书曰",其前后文字与今
本《文子》多相同。"盖闻传书曰:神农憔悴,尧瘦臞,舜黴黑,禹胼
胝。由此观之,则圣人之忧劳百姓甚矣。故自天子以下至于庶人,四肢
不动,思虑不用,事治求澹者,未之闻也。"《文子·自然》作:"神农
形悴,尧瘦癯,舜黧黑,禹胼胝。伊尹负鼎而干汤,吕望鼓刀而入周,
百里奚传卖,管仲束缚,孔子无黔突,墨子无暖席,非以贪禄慕位,将
欲事起天下之利,除万民之害也。自天子至于庶人,四体不勤,思虑不
困,于事求赡者,未之闻也。"③《文子》从"神农"至"禹",列举天
子忧民;从"伊尹"至"墨子",列举庶人忧民,其后用"天子至于庶
人"总括。《淮南子》将"伊尹"云云放在"盖闻传书曰"之前,其后
用"天子以下至于庶人"收束,文脉次序不如《文子》顺畅。有《淮南
子》明确标出的"传书曰"作证,不无引用《文子》的可能。

《文子·精诚》载:"故听其音则知其风,观其乐即知其俗,见其俗
即知其化。"《淮南子·主术》载:"故曰:乐听其音则知其俗,见其俗
则知其化。"④《淮南子》"乐"字似衍,《文子》所言较《淮南子》详细

① 许维遹校释《韩诗外传集释》,第 24 页。李定生、徐慧君校释《文子校释》,第 72 页。
刘文典撰《淮南鸿烈集解》,第 272 页。
② 马庆洲:《淮南子考论》,北京:北京大学出版社,2009 年,第 108 ~ 138 页。
③ 刘文典撰《淮南鸿烈集解》,第 634 页。李定生、徐慧君校释《文子校释》,第 331 页。
④ 李定生、徐慧君校释《文子校释》,第 79 页。刘文典撰《淮南鸿烈集解》,第 275 页。

且准确，《淮南子》"故曰"云云一方面承前文收束（《淮南子》多以"故"作为语句转折连词，且其书常用"故曰"引导《老子》所言），另一方面所言似有所本，姑且认为《淮南子》本《文子》。

《文子·九守》载："故嗜欲使人气淫，好憎使人精劳，不疾去之，则志气日耗。"《淮南子·精神》载："故曰：嗜欲者使人之气越；而好憎者使人之心劳；弗疾去则志气日耗。"①二者语句基本相同，只是《文子》更为简省而已，皆有表示暗引标志词，二者关系不太容易判断。

如果说以上对《淮南子》暗引《文子》的论证还很勉强，那么下面的论证更有力一些。仔细研读简本《文子》后，发现《文子》可能征引过某些古书，以前面所言暗引格式视之，举例如下：

……之也。"文子曰："臣闻传曰：致功之道……〈0565〉
……何故难言？"文子曰："臣窃闻传曰：不……〈2404〉
闻之传曰："道者〔博〕〈0741〉
传曰："〔人主□〕〈1805〉
然臣闻之，王者盖匡邪民以为正，振乱世以为治，化淫败以为〔仆〕，〔淳〕德〈1172、820〉〔复生〕
臣〔闻〕〈2315〉有道之君，天举之，地勉之，鬼神辅〈0569〉〔之〕

以上"闻传曰""传曰""闻之""闻"引领下文，当为《文子》暗引它书的方式。王三峡认为"传"应该作狭义的理解，是阐释解说《老子》的某种著作。② 笔者不认同这种说法，应该指《文子》引用的古书或者语料，范围很大，不专指某一类书而言。耐人寻味的是，竹简中三次出现"道者"一语，而且都与"传曰"有关系，也就是《文子》引用的古书讲到"道者"云云。如：

闻之传曰："道者〔博〕〈0741〉

---

① 李定生、徐慧君校释《文子校释》，第 103 页。刘文典撰《淮南鸿烈集解》，第 223 页。
② 王三峡：《从竹简〈文子〉看"传本"〈文子〉》，《武汉大学学报》（人文科学版）2002 年第 5 期，第 567 页。

〔文〕子曰："臣闻，道者万物以〈0868〉

〔辞曰：道者，先圣人之传〕也。天王不〔赍不□〕〈2391〉

这三支简所言"道者"云云，皆在"传曰""闻""辞曰"之内，《文子》引用已有文献之迹，历历可见。今本《文子》16 处处于句首主语位置的"道者"，其中 5 处所领文字不见于《淮南子》；4 处所领文字与《淮南子》一致；7 处所领文字见于《淮南子》，但"道者"一语均被改称为"圣人"等其他词语，其例如下：

例一：《文子·符言》载："道者守其所已有……"

　　　《淮南子·诠言》作："圣人守其所以有……"①

例二：《文子·微明》载："道者敬小微……"

　　　《淮南子·人间》作："圣人敬小慎微……"②

例三：《文子·符言》载："道者直己而待命……"

　　　《淮南子·诠言》作："至德道者……直己而足物……"③

例四：《文子·上德》载："夫道者，内视而自反……"

　　　《淮南子·说山》作："魄曰：吾闻得之矣，乃内视而自反也……"④

例五：《文子·道原》载："夫道者，陶冶万物，终始无形……"

　　　《淮南子·俶真》作："有未始有有无，……陶冶万物……"⑤

例六：《文子·微明》载："道者，所谓无状之状，无物之象也。"

　　　《淮南子·道应》作："此老聃之所谓'无状之状，无物之象'者也。"⑥

例七：《文子·微明》载："道者，寂寞以虚无……"

---

① 李定生、徐慧君校释《文子校释》，第 154 页。刘文典撰《淮南鸿烈集解》，第 468 页。
② 李定生、徐慧君校释《文子校释》，第 276 页。刘文典撰《淮南鸿烈集解》，第 612 页。
③ 李定生、徐慧君校释《文子校释》，第 167 页。刘文典撰《淮南鸿烈集解》，第 478 页。
④ 李定生、徐慧君校释《文子校释》，第 227 页。刘文典撰《淮南鸿烈集解》，第 520 页。
⑤ 李定生、徐慧君校释《文子校释》，第 17 页。刘文典撰《淮南鸿烈集解》，第 44 页。
⑥ 李定生、徐慧君校释《文子校释》，第 266 页。刘文典撰《淮南鸿烈集解》，第 381 页。

《淮南子·俶真》作："道出一原，……寂漠以虚无……"①

以上"道者"有两种含义，一是可指"得道之人"，在这层含义上，可与"圣人"同义；二是指"道"。"道者"云云显示出简本、今本《文子》的一贯性，皆不与"圣人"相混；"圣人"在《淮南子》中是记述传统称谓，不与"道者"相混。简本《文子》在《淮南子》之前存在，那么与简本《文子》记述一致的今本《文子》是否也可以在《淮南子》之前存在呢？

在文献暗引方面，还可比较其他文献与《文子》相关内容。《文子·符言》载："道曰：芒芒昧昧，从天之威，与天同气。"《上仁》载："道之言曰：芒芒昧昧，因天之威，与天同气。"②《吕氏春秋·应同》载："黄帝曰：芒芒昧昧，因天之威，与元同气。"《淮南子·缪称》载："黄帝曰：芒芒昧昧，从天之道，与元同气。"③《吕氏春秋》与《淮南子》皆作"黄帝曰"，且两者中的"元"为"天"之误，后文详论。类似例子，还见于其他古书。《庄子·知北游》载："黄帝曰：……夫知者不言，言者不知，故圣人行不言之教……故曰'失道而后德，失德而后仁，失仁而后义，失义而后礼。礼者，道之华而乱之首也。'故曰'为道者日损，损之又损，以至于无为，无为而无不为也'。"《列子·天瑞》载："黄帝曰：精神入其门，骨骸反其根，我尚何存？"《文子·九守》载："老子（文子）曰：……精神入其门，骨骸反其根，我尚何存？"④ 众所周知，以上几处"黄帝曰"云云，皆为《老子》或《文子》中的内容，为何依托于"黄帝"？黄老学说盛行于战国中晚期、汉初，《庄子》、《吕氏春秋》及《淮南子》中的"黄帝曰"，正是其时黄老学说多托名于"黄帝"的反映。《文子》作"道曰"或"老子（文子）曰"云云，显示出尚未受黄老学说影响的痕迹，似当较其他文献为早。

---

① 李定生、徐慧君校释《文子校释》，第283页。刘文典撰《淮南鸿烈集解》，第55页。
② 李定生、徐慧君校释《文子校释》，第154、388页。
③ 陈奇猷校释《吕氏春秋新校释》，第683页。刘文典撰《淮南鸿烈集解》，第318页。
④ （清）王先谦撰《庄子集解》，第185～186页。杨伯峻撰《列子集释》，第21页。李定生、徐慧君校释《文子校释》，第99页。

三　《文子》史实研究

今本《文子》绝大多数篇章以"老子（文子）曰"开头，所言云云以论述体行文，只有"文子问老子"数处及一处"平王问文子"的对话以叙述形式行文。"老子（文子）曰"内容见于其他古书则是一定的史实材料，这是《文子》行文一大特点。学者们多从这个角度探讨《文子》与《淮南子》先后关系，如胡文辉认为传世本《文子》以古本为基础，抄袭《淮南子》中有关联的语句，以"老子曰"的形式附在古本《文子》各章之后，相反的可能是不存在的；① 葛刚岩认为《淮南子》多用一些具体的历史人物、年代、古籍名称，今本《文子》则将这些具体的名称虚化为类名，这正是抄袭者担心露出马脚而故意使用的抄袭手段；② 张丰乾认为传世本《文子》之作伪，最大的特征就是把诸多不同人物言论均作为老子曰的内容，或作为"文子"或"孔子"与"老子"的问答。③ 曾达辉亦从这个角度，认为《文子》"老子（文子）曰"云云抄袭它书而成。④ 学者讨论上述《文子》相关内容集中在以下几个史实上，笔者从之一一辨析。另外，也会涉及《文子》断代的其他史实。

（一）白公问于孔子

《文子·微明》载："文子（平王）问曰：人可以微言乎？老子（文子）曰：何为不可。唯知言之谓乎？夫知言之谓者，不以言言也。争鱼者濡，逐兽者趋，非乐之也，故至言去言，至为去为，浅知之人，所争者末矣。"⑤《淮南子·道应》、《吕氏春秋·精谕》及《列子·说符》诸篇亦载相关内容，但对话主体变成了"白公问于孔子"。

---

① 胡文辉：《〈文子〉的再考辨》，王元化主编《学术集林》卷一七，上海：上海远东出版社，2000 年，第 65～87 页。

② 葛刚岩：《〈文子〉成书及其思想》，第 115～121 页。

③ 张丰乾：《出土文献与文子公案》，第 86 页。

④ 曾达辉：《今本〈文子〉真伪考》，陈鼓应主编《道家文化研究》第 18 辑，第 251～263 页。

⑤ 李定生、徐慧君校释《文子校释》，第 264 页。《列子·黄帝》载："故曰：至言去言，至为无为，齐智之所知，则浅矣。"（杨伯峻撰《列子集释》，第 68 页。）"故曰"亦当为暗引标志词。

今按"白公问于孔子"不能成立,两人没有对话的可能。《史记·楚世家》载:"(楚)惠王二年,子西召故平王太子建之子胜于吴,以为巢大夫,号曰白公。"① 楚惠王二年,即鲁哀公八年,周敬王三十三年,也就是公元前487年,是年平王之孙胜始被封为白公。孔子已于公元前489年在楚国北方边境见过叶公,这是孔子周游列国到达的最南方,他一心要去楚国和晋国两个大国,但都没去成,也就是《史记·孔子世家》所言"于是孔子自楚反乎卫。是岁也,孔子年六十三,而鲁哀公六年也";② 在卫国他待到67岁,然后回到鲁国,至死未再离开;所以公元前487年始有封号的白公胜无缘得见孔子,顶多听说过孔子,随后两人都死于公元前479年,更没有见面机会。

以上"白公问于孔子"的对话,显然是依托。既然《淮南子》、《吕氏春秋》及《列子》依托白公与孔子的对话讨论问题,那么《文子》改变对话主体,讨论同样问题,有何不可?以此之非求彼之是,大可不必。我们应该注意的是,数者背后记述系统之于古书体例的影响。

(二) 吴起问于屈宜臼

《文子·下德》载:"老子(文子)曰:善治国者,不变其故,不易其常。夫怒者逆德也,兵者凶器也,争者人之所乱也,阴谋逆德,好用凶器,治人之乱,逆之至也。非祸人不能成祸,不如挫其锐,解其纷,和其光,同其尘。"③ 同样的语句也见于《说苑·指武》:

> 吴起为苑守,行县适息,问屈宜臼曰:"王不知起不肖,以为苑守,先生将何以教之?"屈公不对。居一年,王以为令尹,行县适息。问屈宜臼曰:"起问先生,先生不教。今王不知起不肖,以为令尹,先生试观起为之也!"屈公曰:"子将奈何?"吴起曰:"将均楚国之爵而平其禄,损其有余而继其不足,厉甲兵以时争于天下。"屈公曰:"吾闻昔善治国家者不变故,不易常。今子将均楚国之爵而平

---

① (汉)司马迁撰,(南朝宋)裴骃集解,(唐)司马贞索隐,(唐)张守节正义《史记》,第1718页。
② (汉)司马迁撰,(南朝宋)裴骃集解,(唐)司马贞索隐,(唐)张守节正义《史记》,第1933页。
③ 李定生、徐慧君校释《文子校释》,第349~350页。

其禄，损其有余而继其不足，是变其故而易其常也。且吾闻兵者凶
器也，争者逆德也。今子阴谋逆德，好用凶器，殆人所弃，逆之至
也，淫佚之事也，行者不利。且子用鲁兵不宜得志于齐而得志焉；
子用魏兵不宜得志于秦而得志焉。吾闻之曰：'非祸人不能成祸。'
吾固怪吾王之数逆天道，至今无祸。嘻！且待夫子也。"①

《淮南子·道应》则载"吴起与屈宜若"的对话，与此稍异，言吴
起"为楚令尹，适魏，问屈宜若"云云。②此说不确，吴起在魏受排挤
而奔楚，不太可能去魏而问屈宜若，且所言"屈宜若"当为"屈宜咎"
之误。③

今按吴起奔楚之年，说法不一，主要受《史记·六国年表》中魏文
侯与魏武侯在位时间长短的影响，两人在位时间应据《竹书纪年》进行
修订。④钱穆认为从吴起入楚至其死，只有两三年的时间，吴起死于楚
悼王二十一年（公元前381年），也就是说吴起公元前384年入楚。⑤缪
文远亦如此认为。⑥吴起在楚国颇有作为，时间不应当太短。郑昌琳从
《资治通鉴》的说法，认为吴起于楚悼王十五年（公元前387年）入
楚。⑦笔者认可杨宽根据《竹书纪年》修订《六国年表》相关记载，认
为吴起于楚悼王十四年（前388）入楚，⑧那么他与屈宜臼的对话可能在
前388年或前387年。吴起针对楚国封君制度的弊端有感而发，此点正
如《韩非子·和氏》称其教诲悼王所言，楚国之俗，"大臣太重，封君

---

①　向宗鲁校证《说苑校证》，第367~368页。在《文子》与《淮南子》关系认识上，向
　　宗鲁较为传统，认为《文子》乃抄袭《淮南子》而成。此段中"吾闻兵者凶器也，争
　　者逆德也"句，亦见于《文子·下德》，向氏认为该篇袭《淮南子》而文多误，对
　　《说苑》此段文字的依据不加考校。

②　刘文典撰《淮南鸿烈集解》，第396~397页。

③　王念孙认为隶书"咎"字与"若"相似而误，《说苑·指武》作"臼"，《权谋》作
　　"咎"，"是臼、咎古字通……亦犹平王宜臼之为宜咎矣"。[（清）王念孙撰《读书杂
　　志》，第871页。]

④　李零：《平山三器与中山国史的若干问题（草稿）》，见氏著《待兔轩文存》（读史卷），
　　桂林：广西师范大学出版社，2011年，第242页。

⑤　钱穆：《先秦诸子系年》，第220~221页。

⑥　缪文远：《战国史系年辑证》，成都：巴蜀书社，1997年，第29~30页。

⑦　郑昌琳编著《楚国史编年辑注》，武汉：湖北人民出版社，1999年，第520页。

⑧　杨宽：《战国史》，第193页。

太众……不如使封君之子孙，三世而收爵禄，绝灭百吏之禄秩，损不急之枝官，以奉选练之士"①。这正是吴起遭屈宜臼反对的地方，屈宜臼在《说苑》后来对话中被称为"屈公"，其身份当是楚国北部边境息地的封君，而屈氏公族在楚国的整个战国时期，一直是老牌贵族。②

除了以上文献所言"屈宜臼（咎）"，该人还见于《史记·韩世家》："（韩昭侯）二十五年，旱，作高门。屈宜臼曰：'昭侯不出此门。何也？不时'。"《集解》引许慎言曰："屈宜臼，楚大夫，在魏也。"③ 此为许慎注释《淮南子·道应》篇中吴起"适魏，问屈宜若"所说的话，为《集解》所取，但此处变为韩昭侯与屈宜臼的对话。另外，屈宜臼此番言论，在《六国年表》中也可见到。如果吴起见到的屈宜臼正当壮年，以 40 岁计，到公元前 334 年，为 95 岁；如果以 20 岁计，为 75 岁。《说苑》所载吴起说话甚为谦卑，言必称"先生"，此时屈宜臼似乎年龄不小，前种可能性更大些。因此，承认《说苑》是，当否认《史记》非，反之亦然，两者所言似当有一处可商，

而从《说苑》所言，屈宜臼三处"吾闻"云云，表示其有所本，也就是前文所言暗引标志；"吾闻"云云恰恰是《文子·下德》相关内容，应当先有这些内容，然后才有对话主体，据此笔者认为《文子》当在《淮南子》《说苑》之前成书。

（三）中山公子牟问于瞻子

《文子·下德》载："老子（文子）曰：身处江海之上，心在魏阙之下，即重生，重生即轻利矣。犹不能自胜，即从之，神无所害也。不能自胜而强不从，是谓重伤，重伤之人无寿类矣。"④ 同样的内容在《庄子·让王》中也可见到：

中山公子牟谓瞻子曰：身在江海之上，心居乎魏阙之下，奈

---

① 陈奇猷校注《韩非子新校注》，第 275 页。
② 李零：《"三闾大夫"考——兼论楚国公族的兴衰》，见氏著《待兔轩文存》（读史卷），第 218～235 页。
③ （汉）司马迁撰，（南朝宋）裴骃集解，（唐）司马贞索隐，（唐）张守节正义《史记》，第 1869 页。
④ 李定生、徐慧君校释《文子校释》，第 341 页。

何?"瞻子曰:"重生,重生则轻利。"中山公子牟曰:"虽知之,未能自胜也。"瞻子曰:"不能自胜则从,神无恶乎?不能自胜而强不从者,此之谓重伤。重伤之人,无寿类矣!"①

这段文字亦见于《吕氏春秋》之《审为》《执一》、《淮南子·道应》,"瞻子"作"詹子",瞻从詹得声,二者可通,所以瞻子与詹子即为一人。其他古书也提到詹何,如《韩非子·解老》载"詹何坐,弟子侍,有牛鸣于门外"云云,②《吕氏春秋·重言》载:"圣人听于无声,视于无形,詹何、田子方、老聃是也。"③所以詹何(瞻子或詹子)亦是先秦一道者。中山公子牟见于《庄子》《吕氏春秋》《战国策》《淮南子》《说苑》《列子》等书,《汉志》道家类文献载:"《公子牟》四篇。(魏之公子也,先庄子,庄子称之。)"④即其人之书。他应是封于中山故地的魏国公子或其后裔,历来学者对此无异议。魏文侯于公元前408年灭中山国,然后封给其14岁的长子子击,三年后,易少子挚出封,子击、子挚先后就封的中山国就是"魏之别封"的中山国,现在还不太清楚中山国下限。魏灭中山不久,原来的中山国复国了,蒙文通推测中山桓王于公元前378年复国,⑤至前367年再亡。根据河北出土的平山三器铭文推测,桓王后的成王称王始年不详,止年为前322年;中山王错为前321年至前308年在位,然后是中山其他君王在位,直到前293年中山国为赵所灭。⑥照此来看,魏牟当在前408年至前378年,或在前367年后中山成王称王之前称为中山公子,后一种可能性较大。钱穆所言魏牟(中山公子牟)生卒年限为前320年至前245年,⑦偏晚,笔者认为中山公子牟生年应该在公元前4世纪中段偏早,与詹何为同时代人。

① 《庄子集解》,第256~257页。《淮南子·道应》"恶"作"怨"字,"强不从者"之"不"作"弗"。刘文典撰《淮南鸿烈集解》,第390页。
② 陈奇猷校注《韩非子新校注》,第383页。
③ 陈奇猷校释《吕氏春秋新校释》,第1167页。
④ (汉)班固撰,(唐)颜师古注《汉书》,第1730页。
⑤ 蒙文通:《周秦少数民族研究》,成都:巴蜀书社,1994年,第86~87页。
⑥ 李零:《平山三器与中山国史的若干问题(草稿)》,见氏著《待兔轩文存》(读史卷),第244~254页。
⑦ 钱穆:《先秦诸子系年》,第514~518页。

中山公子牟与詹何皆为先秦道家代表，二人所谈自然与道家思想有关。《庄子》中两人对话变成《文子》中的论述性语言，两人对话在先秦古书中多次出现，应当存在一个这样的传统，又何必非言《文子》抄袭《淮南子》不可？

（四）楚庄王问于詹何

《文子·上仁》载："文子（平王）问治国之本。老子（文子）曰：本在于治身，未尝闻身治而国乱者也，身乱而国治者，未有也，故曰'修之身，其德乃真'。道之所以至妙者，父不能以教子，子亦不能受之于父，① 故'道可道，非常道也，名可名，非常名也'。"② 相近语句在《淮南子·道应》中变成楚庄王与詹何的对话内容：

> 楚庄王问詹何曰："治国奈何？"对曰："何明于治身，而不明于治国？"楚王曰："寡人得立宗庙社稷，愿学所以守之。"詹何对曰："臣未尝闻身治而国乱者也，未尝闻身乱而国治者也。故本任于身，不敢对以末。"楚王曰："善。"③

《列子·说符》中也可见到这个对话，与《淮南子》无别。楚庄王为春秋时期楚国国君，公元前 613 年至前 591 年在位，不可能与生活在战国中期偏早的詹何对话。钱穆认识到这一明显错误，认为楚顷襄王也可称庄王（楚顷襄王于公元前 298 年至前 263 年在位）。④ 此说法不确，楚顷襄王为双字谥，古代谥法，除常见的单字谥，还有双字谥和三字谥（唐以来还有多达十几字的长谥），⑤ 楚顷襄王有可能被称为楚倾王或楚襄王，但绝无可能还有楚庄王的称谓形式。这样看来，《列子·说符》及《淮南子·道应》记载的春秋楚庄王与战国詹何超越时空的对话，不啻于

---

① 《淮南子·道应》及《庄子·天道》所载齐桓公与轮扁的对话中有"臣不能以教臣之子"句，《韩诗外传》所载楚成王与轮扁的对话中有"臣不能以喻臣之子"句，《文子》所言与此两句意思相近。
② 李定生、徐慧君校释《文子校释》，第 386 页。
③ 刘文典撰《淮南鸿烈集解》，第 390 页。
④ 钱穆：《先秦诸子系年》，第 469～470 页。
⑤ 李零：《楚景平王与古多字谥——重读"秦王卑命"钟铭文》，见氏著《待兔轩文存》（读史卷），第 212～217 页。

"关公战秦琼"，扞格不入，如非出于伪托，那么只有一种可能——古人记述的错误。这种情况下，何必非说《文子》一定抄袭了《淮南子》？

（五）赵襄子攻翟

《文子·微明》载："江河之大溢，不过三日；飘风暴雨，日中不出须臾止。德无所积而不忧者，亡其及也，夫忧者所以昌也，喜者所以亡也，故善者以弱为强，转祸为福，'道冲而用之又不满也。'"① 类似内容见于《淮南子·道应》：

> 赵襄子攻翟而胜之，取尤人、终人。使者来谒之，襄子方将食，而有忧色。左右曰："一朝而两城下，此人之所喜也。今君有忧色，何也？"襄子曰："江、河之大也，不过三日，飘风暴雨，日中不须臾。今赵氏之德行无所积，今一朝两城下，亡其及我乎！"孔子闻之，曰："赵氏其昌乎！"夫忧，所以为昌也；而喜，所以为亡也。胜非其难也，持之者其难也。贤主以此持胜，故其福及后世。齐、楚、吴、越，皆尝胜矣，然而卒取亡焉，不通乎持胜也。唯有道之主能持胜。孔子劲杓国门之关，而不肯以力闻。墨子为守攻，公输般服，而不肯以兵知。善持胜者，以强为弱。故老子曰："道冲，而用之又弗盈也。"②

这个故事还见于《吕氏春秋·慎大》、《列子·说符》及《说苑·谈丛》。诸篇记载当与《国语·晋语九》中的一则故事相关：

> 赵襄子使新稚穆子伐狄，胜左人、中人，遽人来告，襄子将食，寻饭有恐色。侍者曰："狗之事大矣，而主之色不怡，何也？"襄子曰："吾闻之，德不纯而福禄并至，谓之幸。夫幸非福，非德不当雍，雍不为幸，吾是以惧。"③

---

① 李定生、徐慧君校释《文子校释》，第 271～272 页。
② 刘文典撰《淮南鸿烈集解》，第 383～385 页。
③ 徐元诰撰《国语集解》，王树民、沈长云点校，第 453～454 页。

　　两相对比，笔者发现，除了狄通翟、终通中，① 《淮南子》的"尤人"当为"左人"之误，《吕氏春秋》中的"老人"当为"左人"之误，数字因字形相近而误，左人和中人为狄（翟）之二邑，在今河北唐县以西和西南。同时，《吕氏春秋》及《淮南子》中的"江河之大也，不过三日"文意不通，当以《文子》所言"江河决堤（大溢），三日就可流尽"文意为是，这样才能与后面语句协调，语意才算完整。

　　"晋出公十七年，简子卒，太子毋卹代立，是为襄子。"② 又过了两年，知伯同韩、魏举兵围困赵襄子于晋阳，赵氏坚守一年多，后韩魏反与赵联合，于公元前 453 年灭掉知氏。其后，赵襄子攻打中山的戎狄部族。上述文献讲述的即是其事。众所周知，孔子卒于公元前 479 年，无缘得闻其事。所以《吕氏春秋》、《淮南子》及《列子》此点为非，《国语》于此为是。

（六）商鞅相坐与吴起减爵

　　《文子·微明》载："相坐之法立，则百姓怨；减爵之令张，则功臣叛。"③《淮南子·泰族》载："商鞅为秦立相坐之法，而百姓怨矣；吴起为楚减爵禄之令，而功臣畔矣。"④ 两者文字表述差别不大，只是《淮南子》给出了具体人物主体。这两则史实较为重要，在今本《文子》不伪的前提下，对思考《文子》成书时间有较大帮助。

　　相坐，又称连坐、缘坐、从坐、随坐，指的是本人无罪，因关系人犯罪受到牵连而入罪，关系人涉及亲属、邻里、官吏、士兵等各类人群。此处仅就前两类内容略言之。亲属相坐是基于关系人之间的血缘联系而产生的"集体惩罚"，商周时期出现，春秋时期甚为常见，略举如下。《左传》记载昭公二十年（前 522 年）楚王杀伍奢并及其子与亲戚，昭公二十七年，子常杀费无极与鄢将师，尽灭其族。邻里相坐和古代基层居民居住方式有很大关系。先秦居住层级关系的记录较为驳杂，如《周礼·地官·司徒》卷一〇载："令五家为比，使之相保。五比为间，使

---

① 高亨纂著，董治安整理《古字通假会典》，第 469～470、22 页。
② （汉）司马迁撰，（南朝宋）裴骃集解，（唐）司马贞索隐，（唐）张守节正义《史记》，第 1793 页。
③ 李定生、徐慧君校释《文子校释》，第 269 页。
④ 刘文典撰《淮南鸿烈集解》，第 695 页。

之相受。四闾为族，使之相葬。五族为党，使之相救。五党为州，使之相赒。五州为乡，使之相宾。"卷一二《族师》载："五家为比，十家为联；五人为伍，十人为联；四闾为族，八闾为联；使之相保相受，刑罚庆赏，相及相共，以受邦职，以役国事，以相葬埋。"① 两处记载稍有差异，但大体可以看出依靠基层居住不同层级关系建立起一种责任、利益相互负责的关系。《管子·立政》对齐国基层居民居住层级关系也有说明和解释。② 春秋时期，利用基层居住特点实行邻里相坐之法的诸侯国，并不多。汉何休注疏《春秋公羊传·僖公十九年》"鱼烂而亡也"句："梁君（指魏王）隆刑峻法，一家犯罪，四家坐之，一国之中无不被刑者。"③ 战国时期，真正把相坐变为制度管理百姓的国家是秦国，这和商鞅有莫大关系。《史记·秦始皇本纪》卷六载：秦献公立十年（前375年），"为户籍相伍"④，以五家为伍，将户籍编写在册，彼此担保负责，以便政府管理和征排徭役。这很可能是编户齐民的先声。在这个基础上，商鞅变法过程中，强化基层居民邻里彼此之间的监督作用，上升到刑罚的要求。《史记·商君列传》卷六八载："令民为什伍，而相牧司连坐。不告奸者腰斩，告奸者与斩敌首同赏，匿奸者与降敌同罚。"《索隐》于此解释道："一家有罪而九家连举发，若不纠举，则十家连坐。"⑤ 商鞅从根本上改变了之前基层居民邻里关系之间的相保、相受、相及、相共、相葬的救助或监督功能，将其发展为残酷、苛刻的"集体惩罚"性质的"连坐"制度，这对后世影响巨大，又发展出官吏职务连坐以及军队什伍连坐制度。"相坐之法立，则百姓怨"，当即指商鞅变法时使用相坐制度后，引起民怨沸腾的后果。

《文子》所言"减爵之令"的主导者当即《淮南子》提及的吴起，他在楚悼王的支持下变法，推行削减贵族、封君爵禄之令，也就是本节前文吴起与屈宜臼讨论的中心问题。屈宜臼作为贵族，认为此举触动自

---

① （汉）郑玄注，（唐）贾公彦疏《周礼注疏》，第707、719页。

② 黎翔凤撰，梁运华整理《管子校注》，第65页。

③ （汉）何休注，（唐）徐彦疏《春秋公羊传注疏》，第2256页。

④ （汉）司马迁撰，（南朝宋）裴骃集解，（唐）司马贞索隐，（唐）张守节正义《史记》，第289页。

⑤ （汉）司马迁撰，（南朝宋）裴骃集解，（唐）司马贞索隐，（唐）张守节正义《史记》，第2230页。

己的利益，显然不同意吴起的做法。待悼王去世后，旧贵族联合起来，杀害了吴起。楚国封君源流以及吴起变法前后楚国封君的变化问题，学界有讨论，详参之。①

商鞅去世于前 338 年，吴起去世于前 381 年，《文子》记载了二人变法引起的后果，则成书上限不太可能早于商鞅去世的时间，当在前 338 年战国中期之后成书。

除了以上史实材料，《文子》中的"老子曰"云云，或"文子问老子"云云，在其他古书中为历史故事、史实的例子还有。《文子·道原》第五章"孔子问道"云云，见于《淮南子·道应》"啮缺问道于被衣"及《庄子·知北游》。《文子·道德》第二章"文子曰"云云，见于《吕氏春秋·顺说》及《列子·黄帝》中"惠盎见宋康王"的对话、《淮南子·道应》中"惠孟见宋康王"的对话。②《文子·微明》第三章"文子问老子"部分，见于《淮南子·道应》中翟翦与惠王的问答及《吕氏春秋·淫辞》中魏惠王与翟翦的问答。《文子·上仁》第五章文子与老子的问答，见于《淮南子·道应》"成王问政于尹佚"部分，亦见于《说苑·政理》。《文子·精诚》第二十一章"文子曰"第一段见于《淮南子·修务》，其中南荣趎见老子又见于《庄子·庚桑楚》及汉贾谊《新书》。《文子·微明》第一章见于《淮南子·道应》"无为""无始"对"太清"的答话，"太清"数者的对话又见于《庄子·知北游》；《微明》第四章见于《道应》田骈答齐王之语，又见于《吕氏春秋·执一》；《微明》第十九章第一段见于《道应》石乞对白公语，而石乞之语又见于《吕氏春秋·分职》。《文子·符言》第二十一章实际上与先秦秦汉古

---

① 刘泽华、刘景泉：《战国时期的食邑与封君述考》，《北京师范学院学报》（社会科学版）1982 年第 3 期，第 66~77 页。何浩：《战国时期楚封君初探》，《历史研究》1984 年第 5 期，第 100~111 页。何浩：《论楚国封君制的发展与演变》，《江汉论坛》1991 年第 5 期，第 72~77 页。〔日〕工藤元男：《"卜筮祭祷简"所见战国楚的王权与世族、封君》，楚文化研究会编《楚文化研究论集》第 6 集，武汉：湖北教育出版社，2005 年，第 393~405 页。郑威：《吴起变法前后楚国封君领地构成的变化》，《历史研究》2012 年第 1 期，第 24~35 页。

② 钱穆认为《吕氏春秋》与《列子》中的"惠盎"之"盎"，当即惠施的字。其证如下：一是吕书成于众手，他事皆称惠施，此不当突然出现惠盎；二是"盎"有盛厚之意，古人名字相应，"惠施字盎，犹弦施之字多矣"。（钱穆：《先秦诸子系年》，第 396 页。）这样看来，《淮南子》"惠孟"当为"惠盎"之误。

书中常见的孙叔敖与壶丘（或孤丘）丈人的对话一致，二人对话在《庄子·田子方》《荀子·尧问》《韩诗外传》《列子·说符》《说苑·敬慎》中也可见到。

如何认识上述《文子》与先秦秦汉古书史实、故事材料的交叉重合问题？第一，这些史实材料的叙述与前述明引、暗引格式下的引文一样，告诉我们与《文子》有交叉关系的古书绝非仅仅只有《淮南子》一种，而且多是先秦古书。即便退一步讲《文子》抄袭《淮南子》，但由于其故事并非仅仅见于《淮南子》一书，所以《文子》也有抄袭其他先秦古书的可能。第二，如果上述史实材料为真，那么史实中的人物大多在春秋末期至战国早中期存在，这为《文子》《庄子》《列子》成书上限提供了大致的时间，《文子》不超过战国中期成书。第三，这些史实、故事材料主要分布在子书中，相较于史书，子书往往多造作故事。有如下几种方法："托之古人""造为古事""谬引古事""叙事遂过其实""设为故事，假为问答""虚构异闻，造为小说"。① 以此来看，《淮南子》驳杂不一的史实、故事材料，无可厚非。同一个故事驳杂不一的记载，恰恰反证无确定的叙述模式，《淮南子》子虚乌有的叙述只是众多叙述模式之一，② 以其"非"要求《文子》"是"，大可不必，但这种情况很微妙地告诉今人，如果《淮南子》抄袭《文子》相关语句，然后将其分配至一定的人物身上，要比《文子》直接的原创，相对容易一些。

在这种情况下，应该注意古书叙述传统及体例特点。笔者认为，古书相互借用内容是其流传中的重要特点，后人不必将其作为判断古书真伪的绝对标准。同一类型的古书史实、故事叙述传统有一定继承性，同是杂家，《吕氏春秋》对《淮南子》影响相当大，二者在故事讲述上有

---

① 余嘉锡：《古书通例》，第 254～264 页。

② 除了以上提到的《淮南子》"生编硬造"故事例子，再举例如下。《道应》载："子发攻蔡，逾之，宣王郊迎，列田百顷而封之执圭。"（刘文典撰《淮南鸿烈集解》，第 399 页。）据《史记·管蔡世家》记载，楚惠王四十二年，即前 447 年，楚灭蔡。楚宣王于前 369～前 340 年在位，此时上距灭蔡之时已经有一段时间，不必再次攻楚，所以《道应》于此所言，实为错误。又，《齐俗》载："鲁日以削，至三十二世而亡。"（刘文典撰《淮南鸿烈集解》，第 346 页。）据《史记·鲁周公世家》记载，"鲁起周公至倾公，凡三十四世"。[（汉）司马迁撰，（南朝宋）裴骃集解，（唐）司马贞索隐，（唐）张守节正义《史记》，第 1546 页。]所以《齐俗》记载错误，它书如《吕氏春秋·长见》及《韩诗外传》"二"皆为"四"，此点确当。

一致性，而《文子》故事讲述则是另外一个系统。因此，在对两者内容详略的认识上，学者们常以《淮南子》的详否定《文子》的略，进而认定《文子》抄袭《淮南子》，这个判断标准并不科学；以此标准如何解释《文子》详于《淮南子》的地方？同时，从以上故事材料来看，《淮南子》出现错误次数也要多于《文子》。由史实、故事材料记述的差异来看，绝非今本《文子》抄袭《淮南子》那么简单。

四 简帛文献与《文子》的重合

清华大学藏战国竹简、郭店楚简、睡虎地秦简及马王堆汉墓帛书中的不少内容与《文子》一致，值得关注。从它们抄写时间来看，最确切的文献写定时间是秦始皇三十年（前217），因为睡虎地十一号墓墓主很可能是其墓出土的《编年记》提到的喜，他生于秦昭王四十五年（前262），卒于秦始皇三十年（前217），① 是年早于《淮南子》成书。这里在前文提到的与《文子》相对应的简帛文献内容之外，再列相关材料如下，所列多从唐兰所言，② 但亦有增补。

清华大学藏战国竹简《汤在啻门》载："唯彼五味之气，是哉以为人。其末气，是谓玉种，一月始扬，二月乃裹，三月乃形，四月乃固，五月或收，六月生肉，七月乃肌，八月乃正，九月显章，十月乃成，民乃时生。"③《文子·九守》载："人受天地变化而生，一月而膏，二月血脉，三月而胚，四月而胎，五月而筋，六月而骨，七月而成形，八月而动，九月而躁，十月而生。形骸已成，五藏乃分。"④《淮南子·精神》载："一月而膏，二月而胅，三月而胎，四月而肌，五月而筋，六月而骨，七月而成，八月而动，九月而躁，十月而生。形体以成，五藏乃形。"⑤ 这三段文字讲述胎儿每月孕育情况，所用术语稍有差异。其他文献也有相关论述，张瀚墨认为《文子·九守》、《淮南子·精神》、《广雅》、《太素经》（据《医心方》卷二四引）和《太素经》（据《医心方》

① 睡虎地秦墓竹简整理小组编《睡虎地秦墓竹简·出版说明》，第2页。
② 唐兰：《马王堆汉墓帛书〈老子〉乙本卷前古佚书的研究——兼论其与汉儒法斗争的关系》，《考古学报》1975年第1期，第17～27页。
③ 清华大学出土文献研究与保护中心编《清华大学藏战国竹简（伍）》，释文第142页。
④ 李定生、徐慧君校释《文子校释》，第102页。
⑤ 刘文典撰《淮南鸿烈集解》，第219页。

卷二二引）中的十月怀胎描述用语基本一致。① 在战国竹简《汤在啻门》
出土、《太素经》也可能是先秦典籍的前提下，②《九守》和《精神》显
然是一个系统，《精神》篇中的"肤"字，在其他文献中作"脉"字。
笔者认为"肤"当为"脉"之误，理由如下。一是从肤义来看，《说文》
意为"骨差也"，段注："谓骨节差忒不相值，故肤出也。"③ 后世多认为
是凸出、凸起义，用在这里解释不通，二月后的月份方生肌、筋、骨等，
形体才会凸出，二月份胎儿特征不会如此。二是《说文》无脉字，有衇
字，或体为脈（所从"月"，实为"肉"），籀文为𧖴。永、辰互为反文，
古文字正反无别。脉，在《说文》实为"𧖴"字，肉、血为义近形旁，
衇、脈、𧖴皆为辰声，义同，诸字为一字。秦汉时代，肤所从"失"、脉
所从"永"，以及反文"辰"，形体相近，易混。另外，战国楚系文字通
常把用为"失"的字写成"遾"，或隶定为"𨔶""𡕗"，即逃逸之
"逸"，④ 此点已成为学界共识。肤字一种传抄古文写法为𦚢，隶定作
"𦟖"，⑤ 笔者认为右半的"𡕗"为遾、𨔶、𡕗的省误写法，应当是战国
"失"字又一种写法。汉承秦系文字，秦汉时期的人们不识、不知"失"
的战国写法，将"脉"或"𧖴"误认为与之形近的"肤"，这恰恰证明
《淮南子·精神》于汉代抄写上述流传于战国时期的《文子》诸句的
事实。

　　《文子·上仁》载："夫太刚则折，太柔则卷。"《淮南子·氾论》
载："太刚则折，太柔则卷。"《说苑·敬慎》载："金刚则折，革刚则

① 张瀚墨：《〈汤在啻门〉、十月怀胎与早期中国术数世界观》，《饶宗颐国学院院刊》
　　2017 年第 4 期，第 187 页。
② 隋唐时期著名医家杨上善（生平、籍贯不详）有感于当时《黄帝内经》传本在内容和
　　体例编排上的繁杂，将《素问》、《灵枢》162 篇拆散，按其内容的不同性质，归纳为
　　摄生、阴阳、人合、脏腑、经脉等若干大类，并于每一个大类之下又分若干小类，详
　　加注解，名之为《黄帝内经太素》，凡三十卷。以道家、道教思想诠释医理，是其特
　　色。《医心方》卷二四引《太素》"玄元黄帝"云云即张瀚墨文提及的胎儿每月孕育内
　　容。[（唐）杨上善撰注，（清）萧延平校正，王洪图、李云重订《黄帝内经太素》，北
　　京：科学技术文献出版社，2013 年，第 1106 页。]"玄元黄帝"即"老子"，但《老
　　子》各类文本中无此语，杨上善引用的可能是先秦文献内容，但依托为老子之言。
③ （汉）许慎撰，（清）段玉裁注《说文解字注》，第 172 页。
④ 赵平安：《战国文字的"遾"与甲骨文"𡕗"为一字说》，安徽大学古文字研究室编
　　《古文字研究》第 22 辑，第 275～277 页。
⑤ 徐在国编《传抄古文字编》，北京：线装书局，2006 年，第 407 页。

裂。"《汉书·隽不疑传》则作"太刚则折，太柔则废"。① 前二者两句文意一正一反；《敬慎》两句意同，皆言物"刚"的结果；《隽不疑传》句意与前二者近同。数者与清华大学藏战国竹简《治政之道》所载"刚之矗毁，柔之矗鈺"两句相关。何义军认为"矗"字应该仍读为"疾"，但"疾"不能像以往研究者那样训为"弊"或"患"，而应该训为"速"。"刚之疾毁，柔之疾鈺"，是说过于刚强很快就会折毁，过于柔软很快就会弯曲。② 何说有理，此处从之。

郭店楚简《说之道》载："善使其下，若蚑蚑之足，众而不割，割而不仆。"《文子·上德》载："善用人者，若蚑之足，众而不相害。"《淮南子·说林》载："善用人者，若蚑之足，众而不相害。"③ 割，从刂，害声，割读为害，《说之道》与《文子》《淮南子》句意相同，较全。

睡虎地秦简《为吏之道》载："口，关也；舌，机也。一曙失言，四马弗能追也。"④ 曙，旦也。"一曙失言"，一旦失言。《文子·微明》载："言者祸也，舌者机也，出言不当，驷马不追。"⑤《说苑·谈丛》载："口者关也，舌者机也，出言不当，四马不能追也。"⑥ 是篇又载"一言而非，四马不能追；一言不急，四马不能及"。⑦《邓析子·转辞》载："一声而非，驷马勿追；一言而急，驷马不及。"前三者相近，后二者相近，似乎有两个记述系统。

《经法·君正》载："兼爱无私，则民亲上。"《文子·道德》载："兼爱无私，久而不衰。"⑧

《经法·六分》载："主上执六分：以生杀，以赏〔罚〕，以必伐。"

---

① 李定生、徐慧君校释《文子校释》，第401页。刘文典撰《淮南鸿烈集解》，第432页。向宗鲁校证《说苑校证》，第245页。（汉）班固撰，（唐）颜师古注《汉书》，第3035页。

② 何义军：《读清华简第九册札记》，《出土文献》2022年第3期，第21页。

③ 李零：《郭店楚简校读记》（增订本），第57页。李定生、徐慧君校释《文子校释》，第230页。刘文典撰《淮南鸿烈集解》，第576页。

④ 睡虎地秦墓竹简整理小组编《睡虎地秦墓竹简》，第176页。

⑤ 李定生、徐慧君校释《文子校释》，第295页。

⑥ 向宗鲁校证《说苑校证》，第402页。

⑦ 向宗鲁校证《说苑校证》，第391页。

⑧ 陈鼓应：《黄帝四经今注今译》，第73页。李定生、徐慧君校释《文子校释》，第192~193页。

《文子·下德》及《淮南子·本经》诸篇载："君者用六律，……六律者，生之与杀也，赏之与罚也，予之与夺也。"① 马王堆汉墓帛书整理小组将"六"隶定为"大"，古文字中，二字易混，而《六分》文中提到"六顺""六逆"，所以笔者认同陈鼓应将整理者的"大"改为"六"的意见。

《经法·名理》载："如景（影）之随形，如向（响）之随声。"《文子·精诚》作"如响之应声，影之像形"。《淮南子·主术》"影"字作"景"。②

《十大经·观》载："今始判为两，分为阴阳，离为四〔时〕，……柔刚相成，牝牡若形。"《文子·九守》载："离而为四时，分而为阴阳，……刚柔相成，万物乃生。"③《观》中的"牝牡"与"柔刚"相对。

《十大经·雌雄节》载："观其所积，乃知〔祸福〕之乡（向）。"《文子·道原》载："观其所积，以知存亡。"《淮南子·原道》载："观其所积，以知祸福之乡。"④《淮南子》与《雌雄节》似同。

《十大经·成法》载："一之解，察于天地；一之理，施于四海。"《文子·道原》载："故一之理施于四海，一之嘏察于天地。"《淮南子·原道》载："是故一之理施四海，一之解际天地。"《管子·心术下》载："是故圣人一言解之，上察于天，下察于地。"⑤ 后三者都带有暗引标志的"故"或"是故"，而《成法》没有。《管子·心术下》如果准于《十大经》、《文子》及《淮南子》所言，将"察"读为"际"，那么"一言解之"似乎有误。

《十大经·成法》载："万物之多，皆阅一空。"《文子·道原》及《淮南子·原道》皆为"万物之总，皆阅一孔"。⑥

① 陈鼓应：《黄帝四经今注今译》，第86页。李定生、徐慧君校释《文子校释》，第374页。刘文典撰《淮南鸿烈集解》，第258～259页。
② 陈鼓应：《黄帝四经今注今译》，第188页。李定生、徐慧君校释《文子校释》，第73页。刘文典撰《淮南鸿烈集解》，第272～273页。
③ 陈鼓应：《黄帝四经今注今译》，第210页。李定生、徐慧君校释《文子校释》，第99页。
④ 陈鼓应：《黄帝四经今注今译》，第277页。李定生、徐慧君校释《文子校释》，第39页。刘文典撰《淮南鸿烈集解》，第24页。
⑤ 陈鼓应：《黄帝四经今注今译》，第291页。李定生、徐慧君校释《文子校释》，第29页。刘文典撰《淮南鸿烈集解》，第30页。黎翔凤撰，梁运华整理《管子校注》，第786页。
⑥ 陈鼓应：《黄帝四经今注今译》，第291页。李定生、徐慧君校释《文子校释》，第33页。刘文典撰《淮南鸿烈集解》，第30页。

《十大经·前道》载:"圣〔人〕举事也,阖(合)于天地,顺于民,羊(祥)于鬼神。"《文子·上义》载:"当于世事,得于人理,顺于天地,详于鬼神,即可以正治矣。"《淮南子·氾论》"详"作"祥","即"作"则",① 其他皆同于《文子》。

《十大经·行守》载:"直木伐,直人杀。"《文子·符言》载:"甘泉必竭,直木必伐。"②

《十大经·顺道》载:"安徐正静,柔节先定。晁湿(委蘖)恭俭,卑约主柔。常后而不失〈先〉。"《称》载:"安徐正静,柔节先定。善予不争。此地之度而雌之节也。"《文子·道原》载:"守清道,抱雌节。因循而应变,常后而不先。柔弱以静,安徐以定。功大靡坚,不能与争也。"其《上德》载:"故圣人虚无因循,常后而不先。"③《淮南子·原道》相关内容所言与《文子》差别不大。

《十大经·顺道》载:"立于不敢,行于不能。单(战)视(示)不敢,明埶不能,守弱节而坚之,胥雄节之穷而因之。"《文子·道德》载:"退让守柔,为天下雌。立于不敢,设于不能。"其《道原》载:"藏于不取,行于不能。"《淮南子·原道》载:"所谓志弱而事强者,柔毳安静,藏于不敢,行于不能。"《管子·势》载:"行于不敢而立于不能,守弱节而坚处之。"④《管子》所言不全,下面脱"胥雄节"云云。前面已经说道,裘锡圭认为古书中的"埶"一读为"设",《顺道》"埶"如读为"设",与《文子·道德》"设于不能"相合,《文子》文字更准确一些。

《十大经·顺道》载:"不为兵邾,不为乱首。"《文子·道德》载:"为兵主,为乱首。"⑤

---

① 陈鼓应:《黄帝四经今注今译》,第 310 页。李定生、徐慧君校释《文子校释》,第 424 页。刘文典撰《淮南鸿烈集解》,第 429 页。

② 陈鼓应:《黄帝四经今注今译》,第 323 页。李定生、徐慧君校释《文子校释》,第 145 页。

③ 陈鼓应:《黄帝四经今注今译》,第 326、394 页,又见第 435、440 页。李定生、徐慧君校释《文子校释》,第 40、223 页。

④ 陈鼓应:《黄帝四经今注今译》,第 329 页。李定生、徐慧君校释《文子校释》,第 193、39 页。刘文典撰《淮南鸿烈集解》,第 24 页。黎翔凤撰,梁运华整理《管子校注》,第 888 页。

⑤ 陈鼓应:《黄帝四经今注今译》,第 332 页。李定生、徐慧君校释《文子校释》,第 186 页。

《称》载:"圣人不为始,不剸(专)己,不豫谋,不为得,不辞福,因天之则。"《文子·符言》载:"不为善,不避丑,遵天之道。不为始,不专己,循天之理。不豫谋,不弃时,与天为期。不求得,不辞福,从天之则。"①《淮南子·诠言》与此同。

帛书《道原》载:"鸟得而蜚,鱼得而流(游),兽得而走。"《文子·道原》及《淮南子·原道》载:"兽以之走,鸟以之飞。"② 又,帛书《道原》载:"万物得之以生,百事得之以成。"《文子·道原》载:"万物不得不生,百事不得不成。"《淮南子·原道》同,第一个"不"字作"弗"。③《文子》与《淮南子》差别不大。又,帛书《道原》载:"虚其舍也,无为其素也。"《文子·道原》载:"虚无者道之舍也,平易者道之素也。"《淮南子·诠言》载:"平者,道之素也;虚者,道之舍也。"④ 从句式上来看,《文子》与《淮南子》近同。

汉简也有相关内容与《文子》所言相近,湖南虎溪山汉简《阎氏五胜》载:"水之数胜火,万石之积燔,一石水弗能胜;金之数胜木,一斧之力,不能辟一山之林;土之数胜水,一絫〔之〕壤,不能止一河之原(源)。"《文子·上德》载:"金之势胜木,一刃不能残一林;土之势胜水,一掬不能塞江河;水之势胜火,一酌不能救一车之薪。"⑤ 两者说法意思相同,具体语句表述不同,《淮南子》无相关内容。考古工作者推测出土《阎氏五胜》的沅陵一号汉墓的时代下限为公元前162年,略早于《淮南子》成书时间。笔者认为《阎氏五胜》此处所言当本《文子》,后出转精,较《文子》完整。又,银雀山汉简《奇正》载:"同不足以相胜也,故以异为奇。是以静为动奇,失(佚)为劳奇,饱为饥奇,治为乱奇,众为寡奇。"⑥《淮南子·兵略》与此相差不大,《文子·

① 陈鼓应:《黄帝四经今注今译》,第348页。李定生、徐慧君校释《文子校释》,第154页。
② 陈鼓应:《黄帝四经今注今译》,第399页。李定生、徐慧君校释《文子校释》,第1页。刘文典撰《淮南鸿烈集解》,第2页。
③ 陈鼓应:《黄帝四经今注今译》,第399页。李定生、徐慧君校释《文子校释》,第34页。刘文典撰《淮南鸿烈集解》,第27页。
④ 陈鼓应:《黄帝四经今注今译》,第402页。李定生、徐慧君校释《文子校释》,第12页。刘文典撰《淮南鸿烈集解》,第467页。
⑤ 湖南省文物考古研究所、怀化市文物处、沅陵县博物馆:《沅陵虎溪山一号汉墓发掘简报》,《文物》2003年第1期,第51页。李定生、徐慧君校释《文子校释》,第228页。
⑥ 银雀山汉墓竹简整理小组编《银雀山汉墓竹简》〔贰〕,第155页。

上礼》也有相关文字，《文子校释》将其断句为："同莫足以相治，故以异为奇。奇，静为躁，奇，治为乱，奇，饱为饥，奇，逸为劳，奇正之相应，若水火金木之相伐也。"① 蔡伟据此指出，以银雀山汉简所言来看，《上礼》诸句本身有错误，第二个"奇"字衍，文末"奇正之相应"之"奇"前还少一个"奇"字，属上读。应当断为："同莫足以相治，故以异为奇。静为躁奇，治为乱奇，饱为饥奇，逸为劳奇，奇正之相应，若水火金木之相伐也。"② 虽然《文子》语句为非，但并不能说它一定抄袭它书而成，恰巧说明与《文子》有文字重合关系文本的复杂性，而与之存在重合关系的文本越多，那么越有利于《文子》文本流变的研究。

另外，在与简帛《老子》文本比勘前提下，从《文子》征引《老子》角度，也可探讨《文子》文本准确性。今本《文子》征引《老子》共65章，剩下16章未见于《文子》，具体引用情况见赵雅丽《〈文子〉思想及竹简〈文子〉复原研究》一书，③ 这些引文多以"故曰""故"领起下文，为避繁琐，兹不举例，但更多的是没有任何标记形式的征引。有些引文与出土《老子》文本内容一致，如《文子·自然》载："圣人兼而用之，故'人无弃人，物无弃材'。"④ 此处引用《老子》第二十七章，但通行本《老子》"弃材"作"弃物"，《淮南子·道应》作"弃物"，⑤而帛书甲乙本《老子》皆作"弃材"。⑥ 两相比较，《文子》引文准确。

简本《文子》1178号简载："……之高始于足下，千方之群始于寓强。"此处内容化用通行本《老子》第六十四章内容"千里之行，始于足下"，帛书甲本《老子》作"百仞之高，始于足下"，帛书乙本误"仞"为"千"，⑦简本《文子》与帛书《老子》相近，但未被今本《文子》所继承。

彭裕商指出，《道原》篇"以退取先"，前人或疑"退"当作"后"，

---

① 李定生、徐慧君校释《文子校释》，第487页。
② 蔡伟：《据汉简校读〈文子〉一则》，《中华文史论丛》2011年第1辑，上海：上海古籍出版社，第90页。
③ 赵雅丽：《〈文子〉思想及竹简〈文子〉复原研究》，第476页。
④ 李定生、徐慧君校释《文子校释》，第327页。
⑤ 刘文典撰《淮南鸿烈集解》，第399页。
⑥ 高明：《帛书老子校注》，第365页。
⑦ 高明：《帛书老子校注》，第137页。

帛书《老子》甲、乙本均作"退其身而身先",可见以"退"与"先"相对是较早的说法。《文子》书中"退"与"先"相对不止一处,如《道德》篇"卑则尊,退则先",《上仁》篇"不敢行者,退不敢先也"。①

　　并不是《文子》引用的《老子》文本都准确,如《文子·微明》引用《老子》"法令滋彰,盗贼多有"。《淮南子·道应》亦引作"法令滋彰,盗贼多有"。② 而郭店楚简本及帛书甲乙本《老子》"法令"作"法物",作"法物"是,丁四新对此有很好的解释。③

　　从以上文字来看,《文子》与简帛文献有交叉重合关系的文字相当多,且这些出土文献多成文于《淮南子》之前,有为其所未及者,如果今本《文子》本于《淮南子》而作,那么如何解释《文子》中见于简帛文献而不见于《淮南子》的内容?唐兰据此认为《文子》有很多内容为《淮南子》所无,应当是先秦古籍之一。④ 笔者认为《文子》自有传承系统,且不依凭《淮南子》而存在。即便同于《淮南子》之处的《文子》文本,在简帛文献映衬下也较为准确。考虑到简帛文献成书年代往往早于抄写年代,《文子》与之重合的内容早至战国中期,迟至战国中期偏晚已经出现,不应当是今本《文子》抄袭汉代《淮南子》这么简单。

五　《文子》字词书写系统

　　数千年来,汉字使用过程中,有一影响深远的改变,即秦始皇统一文字,致使今天的文字承秦系文字而来,也使得秦文字统一前的战国文字在历史上长期不易进入后人视野,现在凭借简帛文献的发现,我们对战国文字尤其是楚系文字有深入的了解,那么秦文字统一对《文子》书写系统有无影响呢?

　　《文子》文字书写系统有几种情况,一是产生于秦始皇之前的《文

---

① 彭裕商:《文子校注〈前言〉》,第 3 页。
② 李定生、徐慧君校释《文子校释》,第 265 页。刘文典撰《淮南鸿烈集解》,第 381 页。
③ 丁四新:《郭店楚竹书〈老子〉甲编校考四则》,台湾大学中文系主办"先秦文本与思想"国际学术研讨会会议论文,2010 年 8 月 7 日至 8 日。
④ 唐兰:《马王堆汉墓帛书〈老子〉乙本卷前古佚书的研究——兼论其与汉儒法斗争的关系》,《考古学报》1975 年第 1 期,第 27 页。

子》，经秦汉人文字转写之后，流传至今；二是形成于秦始皇之后的《文子》，采用秦始皇统一之后的秦系文字书写；三是产生于秦始皇之前的《文子》，后人继续用战国文字书写；四是形成于秦始皇之后的《文子》，后人为追求高古，继续用战国文字进行书写。后两种可能性不大，汉承秦制，其小学讲授"秦书八体"（见许慎《说文解字序》），只承认小篆、隶书合法。张家山 247 号汉墓出土《二年律令》中的《史律》亦提到相关律条，李学勤据此探讨"尉律"名称对错与否，及该律制定时间，还讨论"八体"问题。① 另外，据史书记载，汉惠帝四年（前 191）废除"挟书律"之前，禁止民间收藏诗书百家语，在这种只使用承秦而来被称为"今文"的古隶或汉隶的背景下，也没有古文文本的出现（大批古文文本出现在文帝、武帝及其后），自然整个社会识读"古文"能力极为薄弱。② 《史记·儒林传》载："秦时焚书，伏生壁藏之。……即以教于齐鲁之间。……自此之后，鲁周霸、孔安国，雒阳贾嘉，颇能言尚书事。孔氏有古文《尚书》，而安国以今文读之，因以起其家。逸《书》得十余篇，盖《尚书》滋多于是矣。"《索隐》案："孔臧与安国书云：旧《书》潜于壁室，欻尔复出，古训复申。……即知以今雠古，隶篆推科斗，以定五十余篇，并为之传也。"③ 《史记·袁盎晁错列传》也有相关内容。④ 从这些记载来看，汉人以当时隶篆笔法转写战国蝌蚪文，一是因为当时承秦系文字而来的隶书成为主流字体，汉字由此笔画化，汉人须因应时代需要；二是认识蝌蚪式"古文"的人非常稀少。

---

① 李学勤：《试说张家山简〈史律〉》，见氏著《中国古代文明研究》，上海：华东师范大学出版社，2005 年，第 242～246 页。
② "古文"的定义，有分歧。东汉许慎认为"孔子壁中书"使用"古文"书写，清末吴大澂及陈介祺认为许慎承认"古文"是周末文字的看法，王国维创"战国时秦用籀文，六国用古文说"，为后人重新理解今、古文奠定了基础。（王国维：《战国时秦用籀文六国用古文说》，《王国维遗书》第 1 册，第 319～321 页。）裘锡圭认为《说文解字》和三体石经残石上的古文其实就是简帛文字。（裘锡圭：《文字学概要》，北京：商务印书馆，1988 年，第 56 页。）李零认为汉代所谓"古文"，泛言之，则指汉代以前的一切古文字，同时修订和补充了王国维的说法。（李零：《出土发现与古书年代的再认识》，《李零自选集》，第 32～40 页。）
③ （汉）司马迁撰，（南朝宋）裴骃集解，（唐）司马贞索隐，（唐）张守节正义《史记》，第 3124～3126 页。
④ （汉）司马迁撰，（南朝宋）裴骃集解，（唐）司马贞索隐，（唐）张守节正义《史记》，第 2746 页。

因此，在汉初识读及书写"古文"极其困难的情况下，汉代《文子》书写只有前两种可能，而第一种可能才使得当时人用"今文"转写先秦《文子》文本时，在不能辨认某些奇形异体"古文"情况下，照旧摹写之，以至于这样的"古文"散落在今本《文子》中，或者受"今文"影响，搞混古文写法。以上情况致使今本《文子》出现不少与古文形近的讹误字，它们与《淮南子》文字对比强烈，构成异文关系。

古代其他文献传抄过程中也会出现异文，与之相比，《文子》与《淮南子》彼此相对的"异文"，并无二致，不外乎三种情况：通假、同义换读、讹误或讹混。通假是文字传抄时在字词音近或音同前提下的特殊"使用文字"方法，这是文字音借现象。今人或许认为通假后的文字是"错别字"，但在古代语境下文字就是如此使用，不能为非。同义换读是在字词义同或义近的前提下，甲字被乙字换读，这是文字的义借现象。以意引文中常出现这种现象。这两种"异文"是古人传抄古书的不自觉行为，一般不会引起彼此文意的偏差。讹误或讹混因彼此文字形体相近，将某文字误认为另外一个字，这是错误的文字形借现象。这种异文受限于古人认知文字的能力而错误地使用文字，往往带来文意的偏差。此处从《文子》和《淮南子》彼此相对应的讹误或讹混异文入手，努力揭示出先秦《文子》楚系文字写法，或秦系文字一统前"古文"的写法，或古文字阶段文字的讹误或讹混，或秦系文字一统导致隶楷阶段文字的讹误或讹混。限于本书主题，此处并未穷尽两者讹误或讹混的异文。分为如下几类情况考察。

（一）详考者

1. 壄和埜

《文子·道德》载"壄无百蔬"，《自然》载"田壄辟而无秽"，① 两句中的"壄"即"野"的古文写法之一。以《文子缵义》（《四库全书》本）为底本的《文子校注》后句作"田埜辟而无秽"。② 《淮南子》无对应句子，但其他地方有"野"字，无"壄""埜"字。

---

① 李定生、徐慧君校释《文子校释》，第 230、322 页。
② 彭裕商：《文子校注》，第 164 页。

野，甲骨文形体作 （前四·三三·五） （后二·三·一），① 从林从土会郊野之意，土亦声。西周晚期克鼎铭文作，② 与甲骨文写法相差不大，六国文字承袭金文，秦系文字加予声，或省林旁，或加田旁。汉以后历代辗转抄写的古文字（主要指战国文字），我们称为"传抄古文"。③ 野字传抄古文形体如下：（《说文》古文）、（汗 6.73 尚）、（汗 3.30 尚），④ 依次隶定为壄、壄、埜，第一、二种字形差别在于"予"与"矛"的隶定，春秋金文中始有予字，从八从吕，八为分化符号，有时省去八形，直接作吕字，其两口常交叉作、、、，⑤ 王念孙认为："凡言吕者，皆相连之意，众谓之旅，袟衣谓之絽，脊骨谓之吕，椊端榫联谓之梠，其义一也。"⑥ 从以上字形来看，确实如此。古文字中，方形"口"也常写作正三角形"△"或倒三角形"▽"，隶定为"厶"或"マ"，如總或作總，左或作右，兑或作兖等皆是其例。"予"字本作上下两口，再加上下面口字下拖着的尾巴，演变至今，而成今天的模样；"予""吕"二字皆鱼部来声，二字可通。因此，予字从吕字分化而来，汉字演变过程中，分化字往往与母字字形稍有区别，"予"字下的竖钩起区别作用。第二种字形"壄"字上部两木中间所夹的"矛"，当是"予"字错误隶定。春秋金文尚未有从"矛"声的野字古文写法，当是战国时候出现的讹误。另外，"壄"作为《说文》"野"字古文当为秦系文字写法，由睡虎地秦简作（睡·日乙 178）、（睡·编 45）、（睡·日甲 32）诸形可知。⑦ 前两种形体隶定为壄，最后一种形体省略"林"字，隶定作壄，从土，予声。"野"第三种古文写法"埜"，在甲骨文、金文流变中渊源有自，是楚系文字主流写法，由（包 2.171）、（包 2.183）、（九·56.43）、（上〈2〉·容·28）等形可知，⑧

---

① 中国科学院考古研究所编著《甲骨文编》，北京：中华书局，1965 年，第 521 页。
② 容庚编著，张振林、马国权摹补《金文编》，北京：中华书局，1985 年，第 891 页。
③ 徐在国编《传抄古文字编》，前言 V 页。
④ 徐在国编《传抄古文字编》，第 1379 页。
⑤ 何琳仪：《战国古文字典》，北京：中华书局，1998 年，第 567～569 页。
⑥ （清）王念孙撰《广雅疏证》，第 209 页。
⑦ 张守中撰集《睡虎地秦简文字编》，北京：文物出版社，1994 年，第 203 页。
⑧ 滕壬生编著《楚系简帛文字编》（增订本），武汉：湖北教育出版社，2008 年，第 1146 页。

后世流传甚少。

　　野，从里，予声，在古文字阶段还没出现这种写法。在峄山刻石秦系写法中作⬛形，在秦印编 261、秦陶 335 和 337 中，也作此形。① 隶定作壄，从田，从土，予声；田单写，上予与下土连写。汉代继承这种写法，张家山汉简作⬛（二.448）、⬛（盖.31）诸形，② 银雀山汉简也作此形。③ 从里，予声的野字，应当在田、土分开书写的基础上，发展为田、土合写为里，予独写而成。隶楷阶段何时出现，不详。野字小篆虽作⬛，看似为古文字阶段最后一种字形，但目前无出土材料证明，且《说文》小篆有根据后来楷体再造后起的现象，④ 野字小篆有可能是这种情况。

　　总之，从甲骨文形体从林从土会郊野之意，发展到后世从田，从土，予声之字，（后造）小篆误连田与土变为里字，遂成今天所见的"野"字。秦系文字一统后，秦汉人用战国时期秦系文字"壄"转写《文子》楚系文字"埜"，导致今本《文子》出现"壄"字，尽管是秦系文字"壄"的讹误字形，但战国时期已经出现，发展流变历历可见，未经《淮南子》改窜，一直流传到现在。某些篇章的战国楚系写法"埜"字未被转写殆尽，仍有零星保留。成书于西汉文景之际的《淮南子》无"壄""埜"，只有"野"（在汉代"壄"字基础上产生）。对于先秦"壄""埜"两字与秦汉"野"字写法差别，今本《文子》抄袭《淮南子》的说法无法解释。

　　另外，考虑到《淮南子》成于众手，参编水平参差不齐，不能高估它转写先秦文献的能力。《文子·上礼》载："至伏羲氏，昧昧懋懋，皆欲离其童蒙之心。"《淮南子·俶真》载："而知乃始昧昧㽒㽒，皆欲离其童蒙之心。"刘文典引王念孙之说："㽒㽒当为楙楙，昧昧、楙楙，一声之转，皆欲知之貌也。……今作㽒㽒者，楙误为林，又因昧字而误加日旁耳。"⑤ 王说极是。楙，从林，矛声，树木茂盛的意思，秦汉小篆

① 王辉主编《秦文字编》，北京：中华书局，2015 年，第 1903 页。

② 张守中编撰《张家山汉简文字编》，北京：文物出版社，2012 年，第 357 页。

③ 骈宇骞编《银雀山汉简文字编》，北京：文物出版社，2001 年，第 430 页。

④ 李家浩：《〈说文〉篆文有汉代小学家篡改和虚造的字形》，《安徽大学汉语言文字研究丛书·李家浩卷》，第 373 页。

⑤ 李定生、徐慧君校释《文子校释》，第 454 页。刘文典撰《淮南鸿烈集解》，第 65 页。

"茂"字古文。西周中期癲钟铭文作𣏗，癲簋作𣏗，① 出现较早，以它为声旁的字不多，古文献使用它的次数较少。待后世广泛使用"茂"字后，楙作为废字，不再使用。致使《淮南子》将"楙"误认为"𣏗"字，更不用说比"楙"字复杂的"壄"字了。

2. 炁

《文子·上德》载："天二炁即成虹，地二炁即泄藏，人二炁即生病。"《淮南子·说山》载："天二气则成虹，地二气则泄藏，人二气则成病。"②《下德》载："炁乱则智昏""万物皆乘一炁而生，上下离心，炁乃上蒸……炁蒸乎天地。"《淮南子·本经》载："是故上下离心，气乃上蒸。"③《文子》"炁"字，在《淮南子》中皆作"气"，前者是后者的古文写法。

气在甲骨文中作三（前七．三六．二）、三（京都九四九）、三（甲二八三三），④ 作三横，上下两横长，中间一横短，构形不明。于省吾认为此即今气字，俗作乞，在甲骨文中用法有三，分别训为气（乞）求、至、终义。⑤ 金文基本承此形而来，早期金文与甲骨文等同，后期金文稍有变形，如春秋晚期洹子孟姜壶铭文作𠃉、𠃌。⑥ 一部分战国文字承袭这种金文类型而来，在字形上，多加饰符，作𠃉、𠃌。

"气"字传抄古文有如下形体：≋（四 4.9 汗）、𤑳（碧）、𥼫（海 4.9）、𤒱（汗 4.55 说）、𠃌（四 4.9 天）、吃（四 4.9 崔）。⑦ ≋承甲骨文而来，形体古老。𤑳、𥼫隶定为煢、㷿，前者从火，既声，后者从米，既声。两字声旁相同，从"火"与从"米"，因形近讹误。这两种写法为战国"气"字的形声字写法，在楚系简帛文字中常见，如𤒱（包 2.218）、𤒱（郭．老甲．35）。⑧ 𤒱即炁字，来源于楚系文字写法"𤒱（上

---

① 容庚编著，张振林、马国权摹补《金文编》，第 410 页。
② 彭裕商：《文子校注》，第 114～115 页。刘文典撰《淮南鸿烈集解》，第 528 页。
③ 彭裕商：《文子校注》，第 178、179 页。刘文典撰《淮南鸿烈集解》，第 249 页。
④ 中国科学院考古研究所编著《甲骨文编》，第 17 页。
⑤ 于省吾：《甲骨文字释林》，第 79～83 页。
⑥ 容庚编著，张振林、马国权摹补《金文编》，第 27 页。
⑦ 徐在国编《传抄古文字编》，第 698～699 页。
⑧ 滕壬生编著《楚系简帛文字编》（增订本），第 53 页。

〈1〉. 性 . 1)"，① 该写法应为前述写法的省写，字形分析为从火，既省声。在 形基础上，省略"火"字，由该形上部 发展而成 形。吃，从日，乞声。乞与气为一字之分化，古文字中气声、乞声与既声互相通用，② 所以气之古文有从乞、既字得声者。

今天"气"字写法从秦系文字而来，由秦简牍"气"作 （睡 . 法 115）形可知，③ 远承甲骨文、春秋晚期金文形体，象形字。炁来源于战国楚系文字写法，为"燹"字省体，形声字，出现于战国中晚期，这说明《文子》用字习惯较古。

3. 眎

《文子·微明》载："镜太清者眎大明""眎于冥冥"。《淮南子·俶真》载："镜太清者视大明""视于冥冥"。④《文子·上仁》载："以天下之目视。"《淮南子·主术》载："以天下之目视。"⑤《文子》作"眎"，《淮南子》作"视"；"眎"即"视"古文写法。

甲骨文中有 字，又有 字，下部人形有跪人与立人之别，旧释为"見"字。裘锡圭在张桂光的基础上，根据郭店楚简《老子》"视"作 ，"見"作 ，推知甲骨文" "字应当释为"视"。⑥ 蔡哲茂亦认为 为"見"字，有"看见""献""出现""覲见"，以及作为地名与人名的意思。⑦ 这样说来，古文字"视"与"見"的分化相当早。但实际使用中，二字区别并不明显，目与见作为形旁常通用。⑧ 西周早期何尊铭文作 ，

---

① 滕壬生编著《楚系简帛文字编》（增订本），第 54 页。

② 高亨纂著，董治安整理《古字通假会典》，第 525~526 页。王引之亦认为："凡字之从气、从既者，往往通用。"〔（清）王引之撰《经义述闻》，南京：江苏古籍出版社，2000 年，第 127 页。〕

③ 张守中撰集《睡虎地秦简文字编》，第 4 页。

④ 李定生、徐慧君校释《文子校释》，第 283 页。刘文典撰《淮南鸿烈集解》，第 51、58 页。

⑤ 李定生、徐慧君校释《文子校释》，第 382 页。刘文典撰《淮南鸿烈集解》，第 293 页。

⑥ 裘锡圭：《甲骨文中的见与视》，复旦大学出土文献与古文字研究中心网，2008 年 5 月 10 日。

⑦ 蔡哲茂：《释殷墟卜辞中的"见"字》，中国古文字研究会、中山大学古文字研究所编《古文字研究》第 24 辑，第 95~99 页。

⑧ 高明：《古体汉字义近形旁通用例》，《高明论著选集》，北京：科学出版社，2001 年，第 35 页。

春秋晚期侯马及温县盟书覘、覒，① 从见，氏或氏声。氏由氐字分化而来，二字音近可通。②《金文编》又把西周早中期员方鼎铭文中的"𧡙"字隶定为从目，氐声的眂，将其单列，③ 不妥，应归到"视"字下。

"视"字传抄古文有如下形体：𥄵（《说文》古文）、𥄬（《三体石经》）、眂（四4.5崔），𥄴（汗2.16石）、𥄬（《说文》古文）、𥌓（汗2.16石）、𥌒（四4.5天）、𥌎（《碧落碑》），𥌐（四4.5天）。④ 以上字形隶定为三类字：眎、眂、睼。第一类字形从目，示声，𝕀为"示"的省写，战国文字长横上多有一短横作为饰符，但也有省写者，眎字所从爪为𝕀的讹误隶定。这类写法首见于战国中期楚系文字，从𥾿（上〈2〉.鲁.2）形可知，⑤ 隶定为𥌇，⑥ 从见，示声。与眎相比，两者有结构差别，但从目与从见通用无别，皆为示声，为一字无疑。第二类字形从目，氐声。同样的写法，还见于战国中期楚系文字𥌒（上〈1〉.纺.1）形，⑦ 隶定作睼，与眂相比，结构不同而已。第三类字形从目，氏声。楚系文字中的氐和氏易混，前者作𡳿（上〈2〉.容.53背），后者作𢎖（曾123）、𢎖（包2.13）、𢎖（郭.忠.8），⑧ 两者区别是氐字中竖末端与横线相接，氏字中竖或直，或向右下方拖曳为弧笔。第二、第三种写法

---

① 容庚编著，张振林、马国权摹补《金文编》，第619页。眂亦见于《周礼》，明焦竑（1540—1620）《俗书刊误》卷七"略记字始"把它作为"视"的奇字。[（明）焦竑：《俗书刊误》，《四库全书珍本初集》经部小学类，上海：商务印书馆，1935年。] 眂，氐声；视，示声；两声可通，所以眂是视的古文，《周礼》为古文经，使用视字在两周金文中"眂"的写法，显然成书于先秦。

② 黄德宽主编《古文字谱系疏证》，北京：商务印书馆，2007年，第2038～2042页。实际上，氐和氏古音不同部，但不少研究者认为，氏字本由氐字分化而来。见李家浩：《战国货币考（七篇）》之《叁 𨝯邑布考》，《著名中年语言学家自选集·李家浩卷》，合肥：安徽教育出版社，2002年，第174页。陈剑：《〈孔子诗论〉补释一则》，见氏著《战国竹书论集》，上海：上海古籍出版社，2013年，第3页。

③ 容庚编著，张振林、马国权摹补《金文编》，第233页。

④ 徐在国编《传抄古文字编》，第858～859页。

⑤ 滕壬生编著《楚系简帛文字编》（增订本），第791页。

⑥ 此字隶定有不同说法，战国文字中，"由"形与"目"形易混，屈彤据此把上博简《鲁邦大旱》中的该字隶定为魊，即鬼之古文。（屈彤：《读玺札记五则》，《出土文献》2022年第3期，第33页。）《说文》鬼之古文作𩲡形，右半与目形差别较大。笔者此处与屈说不同。

⑦ 滕壬生编著《楚系简帛文字编》（增订本），第792页。

⑧ 滕壬生编著《楚系简帛文字编》（增订本），第1050、1049页。

源于前述两周金文

　　总之，𝈐为立人顶目形，这是视字表意写法，源于甲骨文，在楚系文字中为主流写法，例烦不举。眡或䁅字，为视字两周金文写法，后世出现较少，且从氏声或氏声不定。眎，从目，示声，或为上下结构，或为左右结构，在楚系文字中最先出现。示、氏二声相通，① 从二声者，皆为"视"的古文。今天"视"字从见，示声，源于秦系文字，写法一直很保守，没有太大变化，由 𥄂（睡．语 12）、𥄂（睡．封 68）等形可知，② 似受楚系文字写法影响，出现并不是很早。《文子》使用"眎"字书写，用字习惯较《淮南子》为古。

　　另外，简本《文子》0707 简"勿视以贤"、0826 简"视之贤"两句中的"视"字，使用汉承秦系文字而来的写法，与之对应的今本《文子》皆作"示"，可证简本《文子》用字习惯较为"现代"，今本《文子》用字习惯较古。

　　4. 𡓖

　　《文子·上德》载："累𡓖不止，丘山从成。"《荀子·修身》载："累土而不辍，丘山崇成。"《淮南子·说林》载："累积不辍，可成丘阜。"《文子校注》中的《上德》载："上食晞塊，下饮黄泉。"以《正统道藏》中的徐灵府《通玄真经注》为底本的《文子校释》，"晞"作"晍"，"塊"作"堁"。③ 数者用字不同，意思差别不大，《文子》与《荀子》句式上更为接近一些。

　　《说文》载："𡓖，墣也。从土、凵，凵屈象形。塊，俗𡓖字。"④ 这样说来，塊、𡓖为一字，只是塊为其俗字而已。塊字古文形体有如下两种：𡐱（《集篆古文韵海》卷四）、𡉠（《集篆古文韵海》卷四）。⑤ 前者从土，贵声，隶定作墤；后者如《说文》所言，即为𡓖字，二字为一

————————

①　高亨纂著，董治安整理《古字通假会典》，第 565 页。

②　张守中撰集《睡虎地秦简文字编》，第 138 页。

③　李定生、徐慧君校释《文子校释》，第 231 页。（清）王先谦撰《荀子集解》，第 32 页。刘文典撰《淮南鸿烈集解》，第 583 页。彭裕商：《文子校注》，第 114 页。李定生、徐慧君校释《文子校释》，第 227 页。

④　（汉）许慎撰，（清）段玉裁注《说文解字注》，第 684 页。

⑤　徐在国编《传抄古文字编》，第 1357 页。

字。从贵声者与从鬼声者，常通，① 所以塊字传抄古文为塪。

由义为壥，也就是土块。由，从土，从凵。凵为坎的表意初文，坎穴里有土，即为土块意。凵也可表示土筐类器物，土筐盛土块，也可讲通。无论何种说法，都表示由应为表意字，对该字起源和发展的研究并不充分。林志强认为甲骨文从◊，从▱，即从土，从凵，为由字初文。西周文字承之，但有两个变化，一是土形用肥笔填实，一是另加声符✝（读若"介"）。这一系字形从《说文》小篆正体后变化不大，最后写成"由"。战国时期也出现从立，鬼声的形声字写法，《说文》小篆或体改从土，鬼声。② 林氏所言"由"的西周两个变化，不确，在《金文编》里是"古"字的两个变化。从目前出土文献资料来看，"由"首见于马王堆汉墓帛书中，《五十二病方》"疣"105 简载："以月晦日，日下舖时，取由（块）大如鸡卵者，男子七，女子二七。"③ "由"字作⬙形，④考虑到文字使用的延续性，战国可能已经出现该字。从文字发展历史来看，一般表意字写法在前，形声字写法在后，由为表意字，出现较早；塊为形声字，应在其后，只是尚未见更早证据。笔者据此认为《文子》用"由"，用字习惯较古。

5. 害和众

《文子·精诚》有"害众者倕而使断其指"句，《淮南子·道应》作"故周鼎著倕而使龁其指"，《本经》作"故周鼎著倕，使衔其指"；《吕氏春秋·离谓》作"周鼎著倕而龁其指"，《达郁》又载"周鼎著鼠，令马履之"。⑤ "害众"与"周鼎"相对为文，就文字准确性而言，《文子》非，后数者是。注意到二者差异的历代注家不少，多认为形近致误，但对致误原因及时间缺少解释。另外，《文子》"断"字，《淮南子》与《吕氏春秋》作"龁"，显然《文子》为一个记述系统，后两者为另一个记述系统。

---

① 高亨纂著，董治安整理《古字通假会典》，第 489 页。

② 李学勤主编《字源》，天津：天津古籍出版社，2012 年，第 1181 页。

③ 马王堆汉墓帛书整理小组编《马王堆汉墓帛书五十二病方》，北京：文物出版社，1979 年，第 56 页。

④ 陈松长编著《马王堆简帛文字编》，北京：文物出版社，2001 年，第 545 页。

⑤ 李定生、徐慧君校释《文子校释》，第 88 页。刘文典撰《淮南鸿烈集解》，第 414 页。陈奇猷校释《吕氏春秋新校释》，第 1188、1382 页。

害，甲骨文形体作矛头形状。金文作🄰（师克鼎）、🄰（师害簋）、🄰（伯家父簋），[1] 矛头形下加"口"字，作伤害之害讲。金文写法，尚中规中矩。战国时期，楚系文字作🄰（郭・老丙・4）、🄰（郭・成・22）、🄰（郭・成・30）、🄰（郭・语4.21）、🄰（上〈1〉・孔・7）、🄰（上〈1〉・孔・10）诸形，[2] 矛锋多有变异，大致呈🄰、🄰、🄰、🄰四类，造成"害"字极为复杂的写法。[3] 害字在秦系简牍中作🄰（睡・法1）、🄰（睡・秦161）形。[4] 在秦系刻石和玺印文字中，作🄰（绎山刻石）、🄰（集证・161.452）、🄰（秦印编143）诸形。[5] 害字传抄古文有一种写法作🄰（海4.18），[6] 隶定作周，为秦系文字写法。秦系写法远绍两周金文形体，写法相对保守，不及战国文字尤其楚系文字多变。在隶变过程中，"害"字上部"宀"与广、冂、人、亻、勹等形易混，很容易造成隶定的错误。

周，甲骨文作🄰（甲四三六）、🄰（前七・三一・四）、🄰（续五・二・二）。[7] 金文在此基础上加口为饰，或省去四点，作🄰（何尊）、🄰（成周戈）、🄰（克钟）诸形。[8] 战国文字周字写法多变，其田旁或作🄰，遂似用字。或🄰竖笔上饰点延伸为斜笔作🄰、🄰，或有脱笔作🄰、🄰、🄰。[9] 楚系文字作🄰（信1.012）、🄰（包2.29）、🄰（包2.34）、🄰（包2.22）、🄰（郭・穷・5）、🄰（望2.1）诸形，[10] 上部田旁作🄰、🄰、🄰、🄰、🄰、🄰，与两周金文差别很大，下部从日或从口。秦系"周"

---

① 容庚编著，张振林、马国权摹补《金文编》，第531页。
② 滕壬生编著《楚系简帛文字编》（增订本），第693～694页。
③ 楚系文字"害"的上述几种写法，传世文献中极少见到。明焦竑《俗书刊误》卷七"略记字始"记载《亢仓子》（引者按：即《庄子》所言的"庚桑子"）"害"的奇字作"烖"。该字形似乎来源于楚系文字"害"，上部与楚系文字"害"字上部甚为相似，因"火"容易造成灾害事故，后又改"口"为"火"。
④ 张守中撰集《睡虎地秦简文字编》，第117页。
⑤ 王辉主编《秦文字编》，第1184页。
⑥ 徐在国编《传抄古文字编》，第722页。
⑦ 中国科学院考古研究所编著《甲骨文编》，第43～44页。
⑧ 容庚编著，张振林、马国权摹补《金文编》，第70～71页。
⑨ 何琳仪：《战国古文字典》，第182页。
⑩ 滕壬生编著《楚系简帛文字编》（增订本），第116页。

字写法承自两周金文，上为"田"，下为"口"，① 写法相对稳定，变化不大。周字传抄古文有如下形体：𪓐（《说文》古文）、𪓇（《古文四声韵》卷二）、𪑖（《汗简》卷一）、𪑞（《汗简》卷三）、𪑟（《古文四声韵》卷二），② 分别隶定为：閉、周、圊、俏或舟。閉所从"了"为战国文字的脱笔或坏字写法，周或圊近似，正是它们隶变时与害字易混。俏、舟存在从人、从门的形旁差异，皆为舟声，周声与舟声通，③ 所以周字古文为俏，它们与害字不易混。因此，秦汉之际，害与周字形极为接近，《文子》于此讹误不难理解，恰恰说明"今文"认知背景里的汉人在转写先秦《文子》的"周"字时，将其误认为"害"。

文字易混有一定的时代性，在某特定时代之前、之后不易混。也有一定的地域性，尤其是发展至战国时期，文字系统较为混乱，某字的甲地写法与乙地写法相混，但与丙地、丁地写法不相混。殷商、西周、春秋时代，害、周形体差别较为明显，不易混淆，但战国中期之后秦系、楚系文字中的害、周形体甚为相似，在秦系文字一统后，后人不能正确识别害、周两系文字之间的细微差别，在转写先秦文本时，常常混淆两字。前述《文子》语句中的"害"为"周"字的讹误，先秦文献中"周"为"害"（或从害声者）讹误的例子也不少见。如《尚书·君奭》载："在昔上帝割申劝宁王之德，其集大命于厥躬。"④ 上海博物馆藏战国竹简《缁衣》该句残缺，郭店楚墓竹简《缁衣》则作："昔才（在）上帝戡（割）绅观文王悳（德），其集大命于厥身。"⑤ 传世本《礼记·缁衣》引该句作："昔在上帝，周田观文王之德，其集大命于厥躬。"汉郑玄注："古文'周田观文王之德'为'割申劝宁王之德'，今博士读为'厥乱劝宁王之德'，三者皆异，古文近似之。"⑥ 承郑注所言，注意到上述异文并给出解释的历代研究者不少，如清孙星衍、今人杨筠如和曾运

---

① 王辉主编《秦文字编》，第 227～228 页。
② 徐在国编《传抄古文字编》，第 115～116 页。
③ 高亨纂著，董治安整理《古字通假会典》，第 778 页。
④ （汉）孔安国传，（唐）孔颖达等正义《尚书正义》，第 224 页。
⑤ 荆门市博物馆编《郭店楚墓竹简》，北京：文物出版社，2005 年，第 130 页。
⑥ （汉）郑玄笺，（唐）孔颖达等正义《礼记正义》，第 1651 页。

乾从郑注，① 清皮锡瑞则从今文，② 也有学者利用出土楚简进行过相关研究。③ 笔者认为，之所以战国时期《缁衣》文本中的"戝"字不误，是因为该时秦楚两系文字中的该字差别较大；传世本的讹误，应当是秦汉时期的学者在抄写先秦《缁衣》文本时，将与害字相通的"戝"字误认为与之极为接近的"周"字，导致的结果。其他例子还有，《墨子·非攻下》载"又计其费，此为周生之本"，王念孙认为："'周'字义不可通，'周'当为'害'。财者生之本也，用兵而费财，故曰害生之本。"他还举出《逸周书》、《管子》及《韩非子》等先秦文献中"周"为"害"字讹误的例子。④ 因此，不少先秦文本中的害、周两字，在秦汉时期传抄过程中，受秦系文字一统天下的影响，彼此双向易混，截然不同于甲字仅仅讹误为乙字的单向易混，非常有特点。

众字繁体"眾"，甲骨文形体，上部为日，下部为三人形；金文形体上部"日"讹为"目"，为后世战国文字、篆隶文字之所本，下部仍为三人形。会意字，日下三人之形，为众人义。简体"众"字为重合部件式会意字，会意方式与繁体的不同。楚系文字作（帛丙11.3）、（天卜）、（上〈1〉.性.25）、（上〈2〉.容.42）诸形，⑤ 秦系文字作（睡.法52）、（睡.秦78）诸形，⑥ 两类文字皆从目，从伙（乑），构形相同。传抄古文中的众字作（汗3.43说）、（海4.1）、（海4.1）、（海4.1）。⑦ 第一种形体有甲骨文、金文及战国文字形体支持，容易理解，只是上部目字应为日字讹误。第二种形体相比于前者，讹误变形较大，三人形在上，日变为口，在下。第三种字形隶定为"佑"字，不知它为何是众字古文？最后一个字形，也不好隶定，"见"字古文

① （清）孙星衍撰《尚书今古文注疏》，陈抗、盛冬铃点校，北京：中华书局，1986年，第452页。杨筠如著，黄怀信标校《尚书覈诂》，西安：陕西人民出版社，2005年，第370页。曾运乾：《尚书正读》，北京：中华书局，1964年，第230页。
② （清）皮锡瑞撰《今文尚书考证》，盛冬铃、陈抗点校，北京：中华书局，1989年，第387页。
③ 臧克和：《楚简与"割申""周田"联系及相关问题》，中国文字研究会、华南师范大学文学院编《古文字研究》第26辑，北京：中华书局，2006年，第287～292页。
④ （清）王念孙撰《读书杂志》，第575页。
⑤ 滕壬生编著《楚系简帛文字编》（增订本），第764页。
⑥ 张守中撰集《睡虎地秦简文字编》，第131页。
⑦ 徐在国编《传抄古文字编》，第814页。

有作 ⬚ 形者，两形上部皆同，笔者据此疑为目字，古文字中墨点与横线无异，此形似乎当隶定为从目从十之字，但与众字关系还是不明，此处存疑。

鼎，从古至今，一直都是象形字。商代金文作 ⬚（文鼎），象鼎身、双耳、三足之形，甲骨文作 ⬚（甲二五八），省一鼎足，足上饰有扉棱作 ⬚ 形。西周金文作 ⬚（盂鼎），或省去双耳作 ⬚（函皇父簋）。春秋金文作 ⬚（虢文公鼎）。战国文字承袭春秋金文。① 实际商周金文中的"鼎"字较何氏所言复杂，大略而言，写法有三：商周早期"鼎"字多有双耳，足上有扉棱；西周晚期函皇父簋、毛公鼎铭文中的"鼎"多无双耳，鼎腹变为"目"形，扉棱足形；还有一类是上部从"卜"，与"目"一起，构成"贞"形，其下为扉棱的足或直足形，这种形体出现较早，如西周早期攸作旅鼎铭文中"鼎"字作 ⬚ 形。② 楚系文字鼎作 ⬚（上〈1〉.性.1）、⬚（上〈1〉.性.38）、⬚（上〈1〉.性.37）、⬚（信2.014）、⬚（包2.254）、⬚（包2.265）、⬚（包2.265）诸形。③ 前三种形体为商周金文的第二类写法，第四、第五种写法为商周金文的第三类写法，第六、第七种写法是第四、第五种写法的省体。秦系鼎字写法，一直变化不大，从春秋早期秦公鼎铭文至封泥上的"鼎"，皆上为目，下为扉棱的足形，④ 源于商周金文的第二类写法。因此，战国中期之后鼎误为众的过程似乎是，鼎腹被误认为目字，鼎足被误认为繁体眾下部的乑字，结果变为眾字。这恰证明战国时期《文子》用楚系文字书写的"鼎"字，后世秦汉人不能及时认出，致使在传抄过程中，用疑似"眾"字代替。由于秦代《吕氏春秋》本来就用秦系文字书写，《淮南子》或本《吕氏春秋》记述系统而来，"鼎"（也包括前述的"害"字）一仍《吕氏春秋》之旧，没有出现错误。

6. 无

（1）《淮南子》"夫"为《文子》"无"误

《文子·自然》载："无權不可为之势，而不循道理之数，虽神圣人

---

① 何琳仪：《战国古文字典》，第792页。
② 容庚编著，张振林、马国权摹补《金文编》，第489～494页。
③ 滕壬生编著《楚系简帛文字编》（增订本），第668页。
④ 王辉主编《秦文字编》，第1107～1108页。

不能以成功。"《文子校释》引清俞樾的说法，认为"无"是"夫"声
之误。《淮南子·主术》载："夫推而不可为之势，而不修道理之数。"
刘文典引王念孙意见云：第一个"而"字涉下文而衍。① 何宁《淮南子
集释》认为《文子》"无"为"夫"之误，但"修"当从《文子》作
"循"。②

　　在下文第六章第二节《鹖冠子》"某些字词书写系统及古义研究"
中，讨论"橆"字的古文字早期发展特点，此处略述后期发展特点。橆、
樆、橆、舞、橆是后世"無"字商周时期的隶定形体，今天的"无"字
是《说文》"無"字的奇字。李家浩认为该字由战国文字"夫"的异体
分化出来，据秦汉古隶"无"的写法，中间有一画都出头。《说文》奇
字"无"不出头，当是西汉末甄丰等人改定的结果。③ 楚系文字"無"
字写法承自商周金文，较为传统，没有太大变化。秦系文字"無"字写
法作橆（睡·日乙40）、樆（睡·秦8）诸形，奇字"无"作无（睡·
为43）、无（睡·为42）诸形。④ 明显看出分为两种写法：前两个字与
楚系文字一样，出自商周金文，为"無"字战国时期的主流写法，笔法
复杂，形体较繁。后两个字写法为秦汉古隶写法，隶定为无，李氏所言
不虚。这种秦末汉初上部出头的"无"字写法晚于前述商周金文写法，
似乎由橆字舞具省略为无而来，为其简体形式，何琳仪亦如此认为，⑤ 是
汉代简体"无"字来源基础。马王堆帛书"无"字作无（阳甲·040）、
无（阳·197）、无（春·082）、无（战·010）诸形。⑥ 银雀山汉简作无
（48）、无（130）、无（66）、无（250）、无（250）、无（681）、无（903）
诸形。⑦ 从目前出土材料来看，汉代保留繁简这两种写法，但使用简体
的次数更多一些；且现在出土的西汉文字材料中，简体上部竖笔几乎都

① 李定生、徐慧君校释《文子校释》，第327~328页。刘文典撰《淮南鸿烈集解》，第284页。
② 何宁撰《淮南子集释》，第638页。
③ 李家浩：《〈说文〉篆文有汉代小学家篡改和虚造的字形》，《安徽大学汉语言文字研究丛书·李家浩卷》，第365页。
④ 张守中撰集《睡虎地秦简文字编》，第90页。
⑤ 何琳仪：《战国古文字典》，第614页。
⑥ 陈松长编著《马王堆简帛文字编》，第512页。
⑦ 骈宇骞编《银雀山汉简文字编》，第404~405页。

出头，西汉末东汉初甄丰等人改为不出头，此点似乎还缺少直接证明，目前来看东汉建宁四年（171）《西狭颂》中的"无"字才不出头，① 这是甄丰去世 161 年后的事。

战国时期，楚系文字"無"的写法与"夫"差别很大，不太可能相误。但秦系文字一统后，先秦《文子·自然》楚系写法"無（无）"字被形近于"夫"字的秦系较晚写法"无"转写，遂致抄写《文子》的《淮南子》不能准确认识该字，误为"夫"字，但"夫權不可为之势"不辞，又改"權"为"推"（"權"右下与"推"右半形近），涉下文又衍"而"字，最后变为"夫推而不可为之势"。"无權不可为之势"句，无，不也；權，权衡、衡量义。与下面两句一起翻译，意为不衡量不能做的情况（大势），不遵循事物的客观规律，即便圣人也不能成功。语义非常完整。以上文字情况，不是《文子》成书于《淮南子》之后能够解释清楚的。

（2）《淮南子》"无"为《文子》"夫"误

《文子·符言》载："夫须臾无忘其为贤者。"《淮南子·诠言》载："无须臾忘为质者，必困于性。"何宁认为：

> "无忘其为贤者"，与"不忘其为容者"相对为文，"无"字在"须臾"上则句式不一律，且不对矣。盖"夫"字误作"无"字，又写作"無"，后人以两"无"字义不可通，故删下"无"字以就上"无"之误耳。且"夫"字以上，泛论精神文质，"夫"字一下，具论为贤为容，与上文"立名于为贤"相应，故以"夫"字冠首为起下之词。②

何说有理，今从之。秦汉时期，无与夫形体接近，《淮南子》将"夫"误认为"无"抄写下来，后来又转写为繁体"無"。

另外，颇疑《诠言》"质"为"贤"之误，但从两者古文字写法上，暂时解释不清讹误过程。

---

① 秦公、刘大新编著《碑别字新编》（修订本），北京：文物出版社，2016 年，第 12 页。
② 何宁撰《淮南子集释》，第 1021 ~ 1022 页。

（3）《文子》"无"误为"先"

《文子·符言》载："约束誓盟，约定而反先日。""反先日"，《荀子·富国》作"畔无日"，《淮南子·诠言》作"反无日"。彭裕商认为"先"当为"無"字之误，战国文字"無"与"先"字形相近，故误。反无日，即说不定哪天就要背叛之意。①畔和反通，《符言》和《诠言》为一个系统。笔者认可彭氏说法，推测讹误过程如下，秦系文字一统后，后人用秦系"无"字写法"旡"转写《文子》楚系写法，汉人将其误认为"先"，遂致《文子》此处的错误。

先秦古文字阶段，"無"与"先"差别极大，不易混淆。到了秦末汉代隶楷阶段，秦简"先"字作旡（睡·效25）、旡（睡·日甲125背）诸形，②汉简作旡（二.91）、旡（二.122）诸形，③汉承秦系文字，两者形体相差不大。受到"（無）无"变为"旡"形的影响，无、先彼此双向易混。马王堆三号汉墓出土的《战国纵横家书》有"缭舞阳之北以东临许，南国必危，国先害己"。《史记·魏世家》作："绕舞阳之北以东临许，南国必危，国無害己。"裘锡圭认为："《魏世家》'国無害己'语，于义难通，当从帛书改作'国先害己'。盖'先'字先被误认为'无'，又被改作'無'。"④郑邦宏据此指出秦简、马王堆帛书《周易》中更多的"先"是"无"的形近讹字例子。⑤

（4）《文子》"无"误为"天"

《文子·上仁》载："是以天心动化者也。"《文子校释》引清俞樾说法："天心动化本作无心动化，因'無'字作'无'，故误为'天'耳。《文子·上仁》篇亦作'天心'，误与此同。而《精诚》篇曰：'一言而大动天下，是以无心动化者也。''无'字不误，可据以订正《上仁》篇，即可以正《淮南子》矣。"⑥杨树达认为："《精诚》篇作'无'者，

---

① 彭裕商：《文子校注》，第82页注释③。
② 张守中撰集《睡虎地秦简文字编》，第136页。
③ 张守中编撰《张家山汉简文字编》，第241页。
④ 裘锡圭：《读〈战国纵横家书释文注释〉札记》，见氏著《古代文史研究新探》，南京：江苏古籍出版社，1992年，第93页。
⑤ 郑邦宏：《出土文献与古书形近讹误字校订》，上海：中西书局，2019年，第21～23页。
⑥ 李定生、徐慧君校释《文子校释》，第388～391页。

乃'天'之形近误字。俞氏不求文义之安……谬矣。"① 笔者不从杨说，从俞说。楚系文字的"天"写法极为多变，其中一种作天（郭．语1.2）、天（郭．语1.12）、天（郭．语1.29）、天（郭．语1.68）诸形，② 古隶"无"字写法"无"与之极为类似，所以致误如此。

（5）《淮南子》"芜"与"无"通，"无"为《文子》"而"误

《文子·上礼》载"悖拔其根而弃其本"，《淮南子·览冥》作"悖拔其根，芜弃其本"。③ 萧旭指出，拂、悖、拔一声之转，义同，皆为拔义。④ 而，《览冥》作"芜"。"而"字未见于甲骨文，始见于西周晚期金文，写法中规中矩。战国楚系文字"而"写法，变化多端。仅举如下诸形：乔（包2.13）、乔（包2.134）、元（上〈1〉.性.19）、禾（郭．老甲.7）、禾（郭．老丙.4）、天（郭．成.17）。⑤ 前几种写法与亓、天形体相近，最后一种写法与秦汉"无"极为相似。《淮南子》编撰者将楚系文本《文子》该字写法认为是"无"，"无（否定副词，不也）弃其本"与"悖拔其根"语义相反（根、本义同），加草字头"艹"，变为"芜"，将"无"读为"芜"，理解为"使……荒芜"，"弃"是及物动词，为放弃、抛弃义。古代汉语中，两个连动性动词一起使用时，一般义近或义同，且用法相同，使动性动词和及物动词似乎很少并列使用。考虑到《淮南子》参酌《文子》的背景，当以《上礼》为是，"而"作连词，进一步说明情况，进而、又义，意为拔了它的根，又抛弃了它，语义其为完整。

7. 攻

《文子·下德》载："民饰智以惊愚，设诈以攻上。"《淮南子·本经》"攻上"作"巧上"。⑥ 攻为欺骗义，"巧上"不辞，巧为攻之误。

攻，从攵（支），工声，形声字。未见甲骨文形体，由与之通假的

① 杨树达：《淮南子证闻》（与《盐铁论要释》合刊），上海：上海古籍出版社，2006年，第196页。
② 滕壬生编著《楚系简帛文字编》（增订本），第9页。
③ 李定生、徐慧君校释《文子校释》，第481页。刘文典撰《淮南鸿烈集解》，第215页。
④ 萧旭：《〈文子〉解诂四十八则》，《文津学志》第11辑，北京：国家图书馆出版社，2018年，第34页。
⑤ 滕壬生编著《楚系简帛文字编》（增订本），第830页。
⑥ 李定生、徐慧君校释《文子校释》，第364页。刘文典撰《淮南鸿烈集解》，第251页。

"工"字承担其职务。攻字在东周金文中方才出现，春秋中期夻镈铭文作𢀛，春秋晚期臧孙钟铭文作𢀛、𢀛，战国中期鄂君启节铭文作𢀛，①形旁变为与攴义同的又、殳，其中从攴，工声者为后世"攻"字来源。楚系简帛文字作𢀛（帛甲 7.6）、𢀛（曾 145）、𢀛（包 2.116）、𢀛（天卜）、𢀛（新零.552）、𢀛（上〈2〉.容.2）诸形，与金文相比，声旁"工"字变化形式较多，中间竖笔分叉，上面横画上多有短横饰符；形旁也有作"戈"者。秦系文字作𢀛（睡.日甲 40）、𢀛（睡.日甲 136 背），②写法远承金文，相对保守。

　　巧，从工，丂声，形声字。它出现较晚，秦系写法为𢀛（睡.秦 113）、𢀛（睡.日乙 98），③为后世写法来源。先秦时期，多借丂字或从丂得声的字为巧，《说文》载："丂，气欲舒出，𠃌上碍于一也。丂，古文以为亏字，又以为巧字。"段玉裁认为："亏与丂音不同而字形相似、字义相近，故古文或以丂为亏。"丂借为巧，"此则同音假借"。④许慎说解的"丂"字本义，在文献中未见使用，疑误。《字源》清楚地梳理了字形，认为是"柯"的象形初文，斧柄义，⑤聊备一说。早期文献常借为"考"，多为死去的祖先（尤指父亲）和长寿义。另外，笔者颇疑丂、亏为一字分化，这种分化很可能出现于东周时期，只是"亏"一般写作"于"。何琳仪认为秦文字"夸"从于，六国文字夸均不从于，而从丂。对此，陈剑解释道，一方面，楚文字之外六国文字中已经看到从大、从于的夸字；另一方面，楚文字没有看到"夸"，是因为夸及从夸之字的职务当时可能就是由从于之字所分担的。⑥春秋中期夻镈铭文中"丂"作𢀛，如果将最上短横看成饰符，该字就成了"于"字。它和甲骨文时期已经出现、《说文》释为"於也"的"于"字形混同，但来源体

①　容庚编著，张振林、马国权摹补《金文编》，第 219～220 页。
②　张守中撰集《睡虎地秦简文字编》，第 48 页。
③　张守中撰集《睡虎地秦简文字编》，第 69 页。
④　（汉）许慎撰，（清）段玉裁注《说文解字注》，第 203 页。
⑤　李学勤主编《字源》，第 419 页。
⑥　陈剑：《试说战国文字中写法特殊的"亢"和从"亢"诸字》，见氏著《战国竹书论集》，第 338 页。甲骨文有"夸"字，作左"于"，右"大"形。作人名或方国名使用。金文作上"大"，下"于"形。小篆演变为上"大"，下"亏"。（李学勤主编《字源》，第 909 页。）因此，小篆中才出现亏字。

系并不一样。

目前楚文字中没有发现"巧"字，多借声旁相同的"攷"为"巧"。楚文字"攷"作㧬（郭．老甲．1）、㪣（郭．老乙．14）、㪣（郭．性．64）、㪣（郭．性．45）诸形。① 前三种写法基本相同，左边"丂"形来源于齌镈铭文，横画上面只是有无短横饰符的区别。古文字中，墨块与横画相同，这样左边部分变为"于"字。最后一种字形，左边是"丂"的主流写法，其上一横，中间相接竖笔，末端向左弯曲，甲骨文至战国文字一直如此。小篆竖笔中段先向右弯曲，然后末端向左边甩去。笔者认为，很容易把向左弯曲的弧笔看成横画，正是借用为"巧"的"攷"字这种写法与"攻"字易混。后世秦汉抄写者不能正确识别《文子》此处的"攻"字，将其误认为"攷"字（实读为"巧"），后来直接写成"巧"字，《淮南子》承其误而来。

另外，《文子·上义》载："夫夏后氏之璜，不能无瑕。"《文子校释》引《淮南子·氾论》"瑕"作"攷"，《淮南鸿烈集解》作"考"。② 攷、考皆从丂声，两字可通，但"无攷"或"无考"，不辞。瑕从叚声，所以与叚通。学界对叚字有研究，③ 但并不是非常清楚来源和发展。金文始见，战国文字承之，传抄古文作㕛（《说文》古文）、㑇（海4.29），④ 后世将其隶定为"𠬸"字。如果将左下部分"彳"字上面一撇看为饰符，剩下一撇与横画同，与向右下弯曲的弧笔搭配，则与"丂"字极为相似，右下为"攵"（古文字中，与攴、支通用无别）。因此，笔者颇疑汉代《淮南子》将《文子》"叚"（读为瑕）误认为"攷"而传抄下来，《文子》不误。

8. 其

《文子·九守》载："因其资而宁之，弗敢极也。弗敢极，即至乐极矣。"《淮南子·精神》作："随其天资而安之不极。"⑤《九守》篇句中，

---

① 滕壬生编著《楚系简帛文字编》（增订本），第 310 页。
② 李定生、徐慧君校释《文子校释》，第 436～438 页。刘文典撰《淮南鸿烈集解》，第450 页。
③ 李零：《关于碬、碫两字的再认识》，《书品》2011 年第 6 期，第 32～35 页。
④ 徐在国编《传抄古文字编》，第 288 页。
⑤ 李定生、徐慧君校释《文子校释》，第 103 页。刘文典撰《淮南鸿烈集解》，第 224 页。

因，依凭；资，条件，也即天性义；宁，安也；极，尽也、至也。意为依凭天性而安，不敢尽生命之乐；不敢尽，则尽享至乐。语义甚完。《精神》语句不全，与《九守》句意相背离。

今按《精神》"其"字衍，"天"为"其"字另一种写法"亓"之误。其，象形字，最开始作为"箕"字的表意初文，后被借为虚词使用，古人造出"箕"字专门表示"其"的本义。其，商代甲骨文一般写出表示簸箕的开口，左右及下部的边框。商代末期金文写法中，有底部加一横画饰符者，西周金文的底部横画下又加一横画，或又加断开的两短横，后来两短横斜立成"八"字形，或连或不连其上横画。如西周中期师虎簋铭文作𝖇，西周中期犀父己尊铭文作𝖇，西周晚期叔向父簋铭文作𝖇，西周晚期伯孝鼓盨铭文作𝖇，西周晚期函皇父盘铭文作𝖇，春秋早期毛叔盘铭文作𝖇。战国文字继承两周金文写法，如楚系文字作𝖇（郭.缁.35）、𝖇（上〈1〉.孔.9）诸形。[1] 秦系文字作𝖇（睡.效1）、𝖇（睡.秦84）、𝖇（睡.日乙48）、𝖇（睡.为18）诸形。[2] 上部向左右折转的短画贯通成长横，中间"×"笔，变"+"笔，或变上部为"甘"形，下部为"丌"。又经秦汉的发展，变为今天楷书"其"的模样。

丌、亓都是"其"的省体，两者只是有无短横饰符的区别。战国时期出现，如子禾子釜铭文作丌、亓诸形。[3] 战国秦系文字有这两种省体，但写法中规中矩，数量也不太大。在楚系简帛文字中却非常流行，数量很大，作𝖇（曾190）、𝖇（郭.老甲.3）、𝖇（信2.07）、𝖇（包2.49）、𝖇（上〈2〉.容.14）、𝖇（新甲3.188、197）诸形，[4] 后几种写法最上一短横末端变为横折结构，与第二笔横画相接，正是这种写法让人容易误识为"天"字。笔者认为先秦《文子》"其"字很可能也是这种写法，《淮南子》抄写《文子》该句时，似将"亓"标记为汉代常用的"其"字，同时也保留着该字为"天"的误识，结果将"其天"都抄写在句子中，又改其他字词，随后变成今天的模样。

---

① 滕壬生编著《楚系简帛文字编》（增订本），第444页。

② 张守中撰集《睡虎地秦简文字编》，第68页。

③ 容庚编著，张振林、马国权摹补《金文编》，第308页。

④ 滕壬生编著《楚系简帛文字编》（增订本），第444～451页。

《文子·下德》载:"以害一性。"彭裕商认为,"一性",《淮南子·泰族训》作"其性",较为通顺。战国古文"其"作"亓",易误为"一"。① 此处存疑,亓误为一的例证太少。

总之,先秦"其"字古文分为两个系统,一个是商周金文、战国文字的全体写法,一个是战国文字的省体写法。在先秦文本中省体写法非常流行,"《穆天子传》中的其字亦往往作亓,魏三体石经古文字其作亓,《墨子》书中的亓字多讹作亦"②。另外,先秦文本经秦汉流传时,省体写法"亓"也有讹误为而、六、示、下、云等字的情况。③

9. 使

《文子·上礼》载:"除战队,使阵死路。"彭裕商认为,队读为隧,通道。使阵死路,不可通。《淮南子·览冥训》作"(除战道),便死路",此"使"字当为"便"之误,"阵"为衍文。便,便利。此作动词使用,使之便利。死路,死亡之路,也即战队。疏通战争通道,使之通畅无碍。④ 彭说有理,笔者认可。

先秦文献中的"便"字,经秦汉传抄后,易讹为"使"字。马王堆汉墓帛书《战国纵横家书》"虞卿谓春申君"章简253载"臣至魏,便所以言之",今本《战国策·楚策四》载"臣请到魏而使所以信之"。刘娇据此认为帛书"便"字,《战国策》误作"使"。帛书"言"字,为游说义,《战国策》误作"信"。⑤ 银雀山汉墓竹简《守法守令等十三篇》简796载:"毋得□十七尺,后可以守及便斯(鬭)。"银雀山汉墓竹简整理小组引《墨子·备城门》"城上广三步到四步,乃可以为使斗"句,疑《备城门》"使"即"便"字之讹。⑥《文子》本作"便"字,与"使"极为相似,被后人传抄时误作"使",又衍"阵"字。裘锡圭指出,隶书"更""叟"二字极易相混。⑦ 隶书叟和吏字也极似,加上相同

---

① 彭裕商:《文子校注》,第175页注释⑨。
② 于省吾:《泽螺居诗经新证》,北京:中华书局,1982年,第163页。
③ 郑邦宏:《出土文献与古书形近讹误字校订》,第290~294页。
④ 彭裕商:《文子校注》,第241页注释⑩。
⑤ 刘娇:《言公与剿说——从出土简帛古籍看西汉以前古籍中相同或类似内容重复出现现象》,北京:线装书局,2012年,第83页。
⑥ 银雀山汉墓竹简整理小组编《银雀山汉墓竹简》[壹],释文第131页注释【三二】。
⑦ 裘锡圭:《新发现的居延汉简的几个问题》,见氏著《古文字论集》,第615页。

偏旁 "亻",所以汉人很容易将先秦 "使" 误作 "便",这种错误似乎发生于隶楷阶段。

10. 象

《文子·下德》载:"雷霆之声可以钟鼓象也。"《淮南子·本经》作"雷震之声,可以钟鼓写也"。高诱注:"写,犹放赦也。"刘文典引王念孙说,认为 "震" 为 "霆" 之误。① 敦煌本 S. 2506B《下德》此句同今本。笔者认为,"写" 为 "象" 的误字。甲骨文中已有象字,出现甚早。战国楚系文字作𧰼(郭.老乙.12)、𧰼(郭.老丙.4)诸形。② 秦系文字作象(睡.为 17),③ 为后世 "象" 字来源。两系写法都强调象鼻较长显著特征,只是向左和向右的区别,象体写法也稍不同。传抄古文有作𧰼(四 3.23 籀)、𧰼(四 3.23 籀)、𧰼(三 16 籀)、𧰼(三 16 籀)诸形者,④ 后世发展为𧰼、𧰼等异体字写法。在《诗经》、《礼记》和《周礼》先秦传世文献中有 "寫" 字,但古文字写法出现时间不是很早,未见战国楚系文字写法,今天所见一般是秦系写法,作寫(睡.法 55)、寫(睡.法 56)、寫(睡.秦 186)诸形,⑤ 为 "寫" 的来源。古文字中,宀、宀通作无别,所以 "寫" 有异体 "寫";宀、宀与 "象" 之上部 "𠂤" 易混,"寫""寫" 和𧰼、𧰼中下部又相同,所以 "象" 极易与 "寫" 相混。"可以" 读为 "可/以",中间停顿;可,可以、能够义;以,用也、拿也。象,为摹象、效法、仿效义。《下德》此句意为 "雷霆的声音,可以用钟鼓的声音摹象、效法"。"象" 为 "寫" 的话,非是。即便如高诱所言,放读为 "仿",赦读为 "效"(赦从学声,学从爻声;效从交声。从爻、交两声者,常通,例烦不举)。但考虑到汉代文献中的 "寫" 字才有文字书写、抄写的含义,先秦此义用 "书" 表达,描绘、摹绘义在书写、抄写义的基础上进一步引申,出现更晚,且诸义的主体一般是 "文字",极少指声音,因此,《淮南子》不识《文子》"象" 字传抄古文写法,误作 "寫" 字。

---

① 李定生、徐慧君校释《文子校释》,第 364 页。刘文典撰《淮南鸿烈集解》,第 251 页。
② 滕壬生编著《楚系简帛文字编》(增订本),第 851 页。
③ 张守中撰集《睡虎地秦简文字编》,第 151 页。
④ 徐在国编《传抄古文字编》,第 960 ~ 961 页。
⑤ 张守中撰集《睡虎地秦简文字编》,第 116 页。

11. 心

《文子·道原》载："一者，无心合于天下也。""无心"，《淮南子·原道》作"无匹"。彭裕商认为《道原》"匹"先误为"正"，"正"又误为"心"。上博藏战国竹书《缁衣》"正"正作"匹"，郭店楚简《缁衣》作"𫘤"，𫘤从马必声，亦读"匹"无疑。此"无匹合"犹言无与相配、无与伦比。① 彭说极是，所举论证可以证明先秦《文子》本作"匹"，古文字阶段传抄过程中，将其误为"正"。郑邦宏举出古文献中更多的匹、正讹混的例子，也可参看。② 隶楷阶段，"正"字草书写法与"心"形体极近，所以"正"又误为"心"。

12. 迗

《文子·自然》载："是故重为惠，重为暴，即道迗矣。"彭裕商认为"迗"为"达"之误，战国古文字"达"字上部字形与"午"字相同，《淮南子·主术》作"是故重为惠若重为暴，则治道通矣"。"通"即"达"，若，读为"而"，表示并列。③《主术》以意引文，将"达"换读为同义的"通"，《主术》是，《自然》非。战国楚系文字"达"作𨖷（包2.119）、𨗈（郭·穷.14）、𨖷（包2.112）、𨖷（上〈2〉.民.2）、𨖷（郭.语1.60）、𨖷（郭.语1.60）诸形，④ 此字的释读，学界没有多大疑问，但对于来源、发展和隶定，争议不少。仅就《文子》此处而言，笔者认可彭说，先秦《文子》本作"达"，传抄过程中，抄写者将其上部误认为形近的"午"，进而写成"迗"字。今本《文子》"达"不皆误作"迗"，《上义》载"诚达其本，不乱于末"，《淮南子·主术》作"故通于本者，不乱于末"。彭氏认为，达，知晓义，本指法所由生的道义，末指法。⑤《主术》以意引《文子》，将"达"换读为"通"，再次证明彭说有理。

13. 终

《文子·上义》载"曲终改调"，《淮南子·氾论》"终"作"絃"。

---

① 彭裕商：《文子校注》，第15页。

② 郑邦宏：《出土文献与古书形近讹误字校订》，第66~70页。

③ 彭裕商：《文子校注》，第163页。

④ 滕壬生编著《楚系简帛文字编》（增订本），第161页。

⑤ 彭裕商：《文子校注》，第217页。

何宁认为"絃"当为"终",形近而误。① 如何形近,语焉不明。今按两字左半相同,不论,只论右半。冬,传抄古文有作□(海 1.3)、□(四 1.12 碧)两形者;玄,有作□(四 2.3 汗)、□(四 2.3 老)、□(海 2.2)诸形者。② 除了前者有数条短横作为指示符号,其他方面两者形体差别不大。《淮南子》传抄先秦《文子》时,将"终"字传抄古文形体误认为"絃",以至于今。隶楷阶段,冬、玄两字形体差别较大,不易混淆。

(二)略考者

《文子·上义》载"事为诡辩",《淮南子·齐俗》作"争为佹辩"。③ "事",《淮南子》作"争"。事、为均是动词,做、从事之义。争,争着。两字用在句中,皆通,但句意不一样。考虑到《淮南子》依据《文子》创作,作"争"似非。战国楚系文字"事"作□(曾 142)、□(包 2.136)、□(天卜)、□(上〈2〉.鲁.2)诸形。④ 秦系文字"事"作□(睡.秦 108)、□(睡.日甲 130 背)诸形,⑤ 它是后世"事"字的来源。两者最大的区别是,楚系文字最上竖笔加一斜笔,这是楚系文字的一个特点,除了"事",另如告、追、速、刺、民等字,⑥ 匋、瓔、岁、陈也是如此。⑦ 所以楚系文字"事"字上部与"爫"相似,很容易被误认为"爭",《玉篇》古文"争"字作事。⑧ 汉代事、争两字均承秦系文字,但秦汉时期"爭"字上部"爫",变换方向,作"ㄷ"形,又讹作"日",⑨ 作□(二.31)、□(二.380)、□(奏.201)诸形,⑩ 与"事"字有一定差别。总体来看,古文字事、争极易混淆。《淮南子》应是基于战国楚系文字"事"的写法,将其误认为"争"。

① 何宁撰《淮南子集释》,第 927 页。
② 徐在国编《传抄古文字编》,第 1145、385 页。
③ 李定生、徐慧君校释《文子校释》,第 445 页。刘文典撰《淮南鸿烈集解》,第 374 页。
④ 滕壬生编著《楚系简帛文字编》(增订本),第 288 页。
⑤ 张守中撰集《睡虎地秦简文字编》,第 43 页。
⑥ 李家浩:《关于郭店竹书〈六德〉"仁类蘽而速"一段文字的释读》,《安徽大学汉语言文字研究丛书·李家浩卷》,第 257 页。
⑦ 李家浩:《传邋鹰节铭文考释》,《著名中年语言学家自选集·李家浩卷》,第 91 页。
⑧ (梁)顾野王撰《大广益会玉篇》,北京:中华书局,1997 年,第 130 页。
⑨ 张显成、王玉蛟:《秦汉简帛异体字研究》,北京:人民出版社,2016 年,第 47 页。
⑩ 张守中编撰《张家山汉简文字编》,第 107 页。

《文子·自然》载："反之玄妙，各处其宅。"妙，《淮南子·主术》作"房"。① "玄妙"是道家重要词语，指道的存在状态，《文子》不太可能错，《淮南子》非。先秦用"眇"字或"玅"字表达"妙"义，诸字皆从少得声，故通作。通行本《老子》"众妙之门"中的"妙"字，北大汉简本、马王堆帛书甲乙本皆作"眇"。② 《说文》有"玅"字，《古老子文字编》中收有该字，③ 但出土文献中很少见到。从目前材料来看，相比于前面诸字，"妙"字晚出，后汉袁良碑方出现。前代文字，《说文》并非收罗殆尽，多有佚失，翻看今天出版的先秦秦汉各类文字编，即可知晓。"妙"字始出现于西汉，并非没有可能。传抄古文"女"字与秦系文字"户"字易混，两者中间只差一笔。女，作𢓊（四 3.9 汗）、𢓊（三 5 汗）诸形。妨，作𢓊（四 2.16 老）、𢓊（海 2.12）诸形。④ 户，作𢓊（睡·日甲 143 背）、𢓊（睡·日乙 33）诸形。⑤ 房，传抄古文作🈁（碧）、𢓊（四 2.14 尚）诸形，⑥ 汉代隶书作防，宋洪适《隶释》卷三云："盖隶法，房字，其户在侧，故人多不晓。"⑦ 推测致误过程如下：可能西汉已出现的"妙"字，在传抄古文认知的背景下，"女"被误为"户"，少和方形近，写成防，所以传抄成今天的"房"字。《淮南子》的错误抄写只能出现于汉代，且不可能是《文子》抄袭《淮南子》而致其误。

《文子·符言》载："劝即生责。"责，《淮南子·诠言》作"贵"。⑧ 责，从贝，朿声。在春秋中期秦公簋铭文中作𧵩形，⑨ 小篆继承金文写法，隶定作𧵩。在睡虎地秦简中作𧵩（睡·效 60）、𧵩（睡·法 159）、𧵩（睡·杂 5）诸形，⑩ 这种秦系写法成为后世写法的来源，上部朿为三横

---

① 李定生、徐慧君校释《文子校释》，第 322 页。刘文典撰《淮南鸿烈集解》，第 270 页。
② 韩巍：《〈老子〉主要版本全文对照表》，北京大学出土文献研究所编《北京大学藏西汉竹书》［贰］，第 193 页。
③ 徐在国编著《古老子文字编》，合肥：安徽大学出版社，2007 年，第 352 页。
④ 徐在国编《传抄古文字编》，第 1237、1251 页。
⑤ 张守中撰集《睡虎地秦简文字编》，第 177 页。
⑥ 徐在国编《传抄古文字编》，第 1177 页。
⑦ （宋）洪适撰《隶释》（与《隶续》合刊），第 41 页。
⑧ 李定生、徐慧君校释《文子校释》，第 157 页。刘文典撰《淮南鸿烈集解》，第 470 页。
⑨ 容庚编著，张振林、马国权摹补《金文编》，第 863 页。
⑩ 张守中撰集《睡虎地秦简文字编》，第 97 页。

与一竖交叉之形，汉简"责"字写法与此无异。楚系文字"责"作▨
（郭．太．9）、▨（包2.98）、▨（包2.146）、▨（包2.146）、▨（包
2.152）诸形，[①] 上下结构时，隶定作"責"；左右结构时，隶定作賳。
束作▨、▨形，与秦系写法中的"束"形有明显差别。贵，从贝，臾声。
秦系写法作▨（会稽刻石）、▨（睡．11号牍）、▨（睡．日乙237）、▨
（睡．日甲15背）诸形，[②] 第一种写法与贵字小篆形体相同，上部"臾"
字清晰可见，隶定作"臾"，后三种写法近同，臾字所从"人"的上部
变为竖笔，撇和捺连为一横笔，尤其是后两者可隶定为"贵"，成为后
世贵字的来源。汉简贵字作▨（二．242）、▨（奏．206）、▨（引．107）
诸形，[③] 隶定为"賮"，上部与汉简责字上部差别较大，两者在隶楷阶段
似乎不易混淆。推测《诠言》误作的原因，似乎应该在汉代贵字认知背
景下，由于先秦《文子》"責"字上部或为楚系写法▨、▨形，或继承金
文写法上部的束形，与汉代贵字上部▨、▨相近，所以《淮南子》抄
写者将先秦"責"字误作为汉代"贵"字。《符言》"劝即生责"意为
勤勉（为善）就会产生责任（感），《诠言》作"贵"，句意不通。

　　《文子·精诚》载："辛苦十日不食，如享太牢。……称誉華语，至
今不休。"《淮南子·修务》"十"作"七"，"華"作"葉"。刘文典引
王念孙之说，力证俗书萃字作华，与葉相似而误。高诱注：葉，世也。
"世传相语，至今不止。"[④] 古文字十、七形体接近，彼此双向易混，[⑤]
《文子》和《淮南子》在此点上的是非，不易确定。王氏所言确当，華，
从艸，雩声，在雩（花的表意初文）上加"艹"旁繁化而来。本义为草
木之花，又指开花。汉代以后，又造出表示本义的"花"等字，后世
"華"、"華"与"葉"确实易混。"華语"当为华美的语言，也即《符
言》"華荣之言"、《上礼》"華诬"（华美的欺骗性语言），《文子》自有
这个称呼传统。高诱将"葉"（世声）音训为"世"，"世语"为世代相
传的语言，一是因为"葉"为"華"的讹误，二是先秦秦汉文献中也极

---

① 滕壬生编著《楚系简帛文字编》（增订本），第603页。
② 王辉主编《秦文字编》，第997页。
③ 张守中编撰《张家山汉简文字编》，第174页。
④ 李定生、徐慧君校释《文子校释》，第93页。刘文典撰《淮南鸿烈集解》，第650页。
⑤ 郑邦宏：《出土文献与古书形近讹误字校订》，第289~290、320~321页。

少见"世语"的说法,中古魏晋时期"世语"说法方才流行。高氏强以
为说,不确。

《文子·九守·守弱》载:"气者,生之元也。"《淮南子·原道》
"元"作"充"。王念孙认为,"充"本作"元",此涉下文"气不当其
所充"而误。《文选·养生论》注引此正作"元",《文子·九守》亦作
"元"。①但刘文典不认可此说。②彭裕商认为作"元"谓气是生命的本
原,作"充"谓气是身体的支柱,不必据《淮南子》以改《文子》,也
不必据《文子》以改《淮南子》。③《守朴》篇"而不失于元",《淮南
子·精神》篇"元"作"充",彭氏认为似依《庄子》作"兑"义胜。④
笔者认可王氏之说,彭氏认为两字均可,似不妥。从文义来看,元,始
也;气是生命的开始,用"充"解释不通。从用字习惯来看,"充"字
构形、本义不明,《说文》小篆始有此字,小篆之前的古文字阶段未见
该字,相比于"元"字的出现甚晚。战国楚系文字"元"作兀(新零.
207)、兀(新零.297)诸形。⑤充,传抄古文作充(海1.2)。⑥上面一
笔拉直,中间"厶"写得模糊或变为横画,导致两字字形较为相似。先
秦《文子》用早出的"元"字,用字习惯较《淮南子》为古。

《文子·符言》载:"道曰:芒芒昧昧,从天之威,与天同气。"《上
仁》载:"道之言曰:芒芒昧昧,因天之威,与天同气。"⑦《吕氏春秋·
应同》载:"黄帝曰:芒芒昧昧,因天之威,与元同气。"《淮南子·缪
称》则作:"黄帝曰:芒芒昧昧,从天之道,与元同气。"⑧《文子》是,
《吕氏春秋》和《淮南子》非。楚系文字天、元写法已如前述,形体接
近,其他两书抄写《文子》因此而误。"与天同气"是说与天一样都是
气,先秦文献中"元"多为始义,不具实指性含义,"与元同气",文义
不通。

---

① (清)王念孙撰《读书杂志》,第772页。
② 刘文典撰《淮南鸿烈集解》,第716页。
③ 彭裕商:《文子校注》,第69页注释⑧。
④ 彭裕商:《文子校注》,第72页注⑨。
⑤ 滕壬生编著《楚系简帛文字编》(增订本),第8页。
⑥ 徐在国编《传抄古文字编》,第854页。
⑦ 李定生、徐慧君校释《文子校释》,第154、388页。
⑧ 陈奇猷校释《吕氏春秋新校释》,第683页。刘文典撰《淮南鸿烈集解》,第318页。

《文子·下德》载"知而不矜"，《淮南子·本经》"知"作"和"，何宁认为"和"字无义，疑"知"字形近而误。① 知、和两字右半皆为口；左半矢、禾，战国秦楚两系古文字写法相差较远，不易相混，疑误于隶楷阶段。

《文子·上礼》中"离道以为伪"句之"离"字，《淮南子·俶真》作"杂"，《文子校释》和《文子校注》均认为"杂"为"离"的误字。② 古文字阶段，离、杂字形差别较大，不易混淆。东汉时期，"离"左半出现"禹"形写法，作𩫖（汉曹全碑）、𩫰（魏七兵尚书寇志墓志）、𩫨（魏末舍令造像记）诸形。③ 中古时期亦然，作𩫖、𩫰、𩫨、𩫨诸形，④ 前两种为一类，后两种为另一类，前类为后类的简写。"杂"作𩫖、𩫰诸形。⑤ 两字右半相同，杂字左半与离字第一种写法左半相近。笔者推测《俶真》最初作"离"，隶楷阶段，与"杂"形近，遂误。

《文子·上德》载："其消息也，雖未能见。"《淮南子·缪称》作："其消息也，离朱弗能见也。"⑥ 持《文子》抄袭《淮南子》观点者多认为"雖未"是"离朱"之误。笔者认为，雖，从虫，唯声，与"唯"通，用在句首，无义；《上德》意思是"消息不能见"，句义完整，"雖未"不必是"离朱"之误。相反，《缪称》本《上德》，最初可能作"雖未"。先秦古文字阶段，雖、离字形相差较大，不易相误，目前也缺少两者相误例证。隶楷阶段，离、朱则可能误为雖、未。前文已言，离字左半常写成"禹"形，与"雖"左半形近，两字右半皆同，所以"离"易误为"雖"。朱字在敦煌写本中作𩤜形，涉下"骡"字而类化，亦添加"马"旁以相一致，⑦ 右半"朱"字与"未"字极为相似。在唐初碑文中作未（唐故隋朝散大夫牛君夫人申好墓志）形，⑧ 与"未"几

---

① 何宁撰《淮南子集释》，第588页。
② 李定生、徐慧君校释《文子校释》，第457页注释〔九〕。彭裕商：《文子校注》，第229页注释⑥。
③ 秦公、刘大新编著《碑别字新编》（修订本），第740页。
④ 黄征：《敦煌俗字典》，上海：上海教育出版社，2005年，第237～238页。
⑤ 黄征：《敦煌俗字典》，第530～531页。
⑥ 李定生、徐慧君校释《文子校释》，第258页。刘文典撰《淮南鸿烈集解》，第326页。
⑦ 黄征：《敦煌俗字典》，第563页。
⑧ 秦公、刘大新编著《碑别字新编》（修订本），第43页。

乎无别。另外，《文子》未曾出现"離朱"一词，但《淮南子》还有两处提到它，《原道》载"離朱之明，察箴末于百步之外"，《修务》载"雖有離朱之明"。① 在"離朱"多次出现的前提下，《淮南子》的中古抄写者趋向于将形近的"雖未"认为是"離朱"二字，因否定副词"未"字改为"朱"字，又增添否定副词"弗"，以成文义。

《文子·微明》有"必先甘鱼肉之味"句，前文已言，与《晏子》相比，"甘"字前脱"不"字。彭裕商提出另外一种可能，"甘"应为"厭"的坏字。② 此处推衍彭说。今按"厭"字传抄古文作 异（汗 2.23义）、异（海 3.38）、异（海 5.37）诸形，③ 如果下部"月"字（实为"肉"字，古文字月、肉易混）省略，则很容易把上部识为"甘"字，不知误于何时。

《文子·上德》载："豹之为缟也，或为冠，或为袜。"《淮南子·说林》作："钧之缟也，一端以为冠，一端以为袜。"《太平御览》卷六九七引作："《文子》曰：均为缟也，或为冠，或为袜，则履之。"④ 当以《文子》作"豹"为长，《太平御览》本《淮南子》所言。《急就篇》有"白豹"，颜师古注曰：谓白素之精者，其光豹豹然也。⑤ 古文字中，从敫声者与从勺声者通，皆有白义，所以豹做形容词有光亮义、白义，做名词是白色的丝麻之属；缟为细白的生绢。"或为"表选择关系，义为"有的"。全句的意思是："用丝麻做成的白色生绢，有的用来做帽子，有的用来做袜子。"作为字的构件，素、糸、索等字可以互换，⑥ 如緯与绰为一字，所以不排除"豹"作"约"的可能，当作"约"时，与"均""钧"易混，后人又不解豹或约义，致使《淮南子》《太平御览》在转抄时出现错误。当然《淮南子》及《太平御览》作"钧"，亦可言通，义为同、皆，与《孟子·告子上》"钧是人也，或为大人，或为小

---

① 刘文典撰《淮南鸿烈集解》，第 15、647 页。
② 彭裕商：《文子校注》，第 149 页注释⑧。
③ 徐在国编《传抄古文字编》，第 935、471 页。
④ 李定生、徐慧君校释《文子校释》，第 228 页。刘文典撰《淮南鸿烈集解》，第 559 页。（宋）李昉等撰《太平御览》，第 3112 页。
⑤ 管振邦译注，宙浩审校《颜注〈急就篇〉译释》，南京：南京大学出版社，2009 年，第 102 页。
⑥ 高明：《古体汉字义近形旁通用例》，第 53～54 页。

人"中的"钧"义相同。① 所以"钧之缟也"句，之，是也；钧，同也、皆也，意为同样是缟义。但与下文"一端以为冠，一端以为絑"联系起来，"一端……一端……"所言是一匹分为两半的"缟"，"钧"为"平分"义妥，做动词用。这样说来，《说林》诸句意为"平分这匹缟，一端作帽子，一端作袜子"。整体看来，以《文子》所言为妥。

《文子·上义》载"道德之备犹日月也"，《淮南子·齐俗》作"道德之论，譬犹日月也"。② 备，充备、齐备义。意为道德的齐备，如同日月对于人的充备。《齐俗》文义不全。备，从人，葡声。写法来源于秦系文字，而非楚系文字写法。葡，传抄古文作▨（汗1.15）、▨（海4.7）诸形。③ 论，从言，仑声。论，传抄古文作▨（汗2.26）、▨（四1.36）形；仑，传抄古文作▨（海1.15）形。④ 葡字传抄古文与论、仑传抄古文下半形体接近。中古隶楷阶段，"备"作▨（唐文林郎仵愿德墓志）、▨（唐亡宫八品墓志）诸形，⑤ 呈现向"论"字写法靠近的趋同性。只能是《齐俗》将《文子》"备"误作"论"，疑误于隶楷阶段。

唐写本《文子·道德》"河出图，雒出书"句之"雒"字，今本皆作"洛"。朱大星引《周礼》《左传》先秦文献例证，历史上裴松之、段玉裁等学者意见，认为自魏之后，人们改魏以前书籍中的"雒"为"洛"。⑥ 因此，今本"洛"字在先秦也极可能作"雒"，敦煌写本还保存着先秦《文子》这种写法。

《文子·精诚》载"而慈母爱之愈笃者"，《淮南子·缪称》"笃"作"焉"。⑦ "笃"上部"竹"字，在古文字中，可单写一半，与"正"字近似，"马"又形近于"焉"字下部，所以被《淮南子》编撰者误认为是"焉"字。《精诚》意为慈母爱孩子更加深厚，《缪称》不成文意。《意林》卷二意识到《淮南子》的错误，径将该句作"而慈母爱焉"。

---

① （清）焦循撰《孟子正义》，沈文倬点校，第792页。

② 李定生、徐慧君校释《文子校释》，第442页。刘文典撰《淮南鸿烈集解》，第371页。

③ 徐在国编《传抄古文字编》，第779页。

④ 徐在国编《传抄古文字编》，第223、520页。

⑤ 秦公、刘大新编著《碑别字新编》（修订本），第305页。

⑥ 朱大星：《〈文子〉敦煌本与竹简本、今本关系考论》，《敦煌研究》2003年第2期，第61~62页。

⑦ 李定生、徐慧君校释《文子校释》，第84页。刘文典撰《淮南鸿烈集解》，第324页。

《文子·自然》载："夫物有胜，唯道无胜。"《淮南子·兵略》
"胜"作"朕"。① 胜，从月，从力，朕声，为秦系写法，见《秦文字
编》卷一三。② "胜"字楚系写法为𦏪（包2.113）、𦏪（天卜），③ 从力，
乘声，隶定为勑。两者区别较大，但朕声与乘声通，故两字通。胜、朕
都是秦系写法，且朕所从夅声，隶定后一般作"关"或"关"，为隶楷
阶段的写法。《文子》作胜，似乎应是以秦系写法转写楚系写法或隶定
小篆之后的结果；《淮南子》作朕，则是汉代中规中矩隶楷文字写法的
体现。不能确定《文子》作"胜"一定早，但《淮南子》作朕，肯定
晚。两字通，征兆、迹象义，用在两书中，意思无别。

（三）疑似者

《文子·道德》载"下之任懼不可胜理"，彭裕商认为"任懼"，不
好讲，《淮南子·诠言训》作"径衢"。"径，小道。衢，大道，引申为
门道。理，治理。不可胜理，无法治理，表示很多。"④ 彭说有理，此处
按照他的思路，继续思考。径，从彳，㞢声。㞢，从壬省声。战国楚系
文字作𡈼（郭.唐.19）、𡈻（郭.尊.13）诸形，⑤ 第一种写法上部近似
于"爪"形，下部从壬，壬上部为弯曲的人形。传抄古文"任"字作𡉚
（四4.39箍）、𡉚（海2.26）诸形，⑥ 从人，壬声。古文字王与壬极为相
似，两者上部略为不同，㞢（读为径）与任易混也可理解。又，《文
子·上义》载"其事任而不扰"，《淮南子·齐俗》作"其事经而不
扰"。⑦ 任，承担、负任，动词。经，经过，动词。两字词义并不相同。
经，从㞢得声。先秦古文字㞢与壬易混，所以《淮南子》传抄《文子》
时，易弄混从两声者。另外，㞢，从壬省声。任，从壬得声。直接说径、
经（两字皆从㞢声）与壬通，似乎也没问题，又加之㞢、壬形近，所以
极易混。

---

① 李定生、徐慧君校释《文子校释》，第335页。刘文典撰《淮南鸿烈集解》，第493页。
② 王辉主编《秦文字编》，第1922~1923页。
③ 滕壬生编著《楚系简帛文字编》（增订本），第1154页。
④ 彭裕商：《文子校注》，第102页注释③。
⑤ 滕壬生编著《楚系简帛文字编》（增订本），第953页。
⑥ 徐在国编《传抄古文字编》，第786页。
⑦ 李定生、徐慧君校释《文子校释》，第445页。刘文典撰《淮南鸿烈集解》，第374页。

《文子·上义》"明苛政之变"句之"苛政"，俞樾认为当作"奇正"，字之误也，《文子校释》和《文子校注》均认可其说。① 苛，从艸，可声。艸，省写一半为屮，古文字中屡见不鲜，如华的古文为𡴑、葩的古文为𦾖、蒸的古文为𤎩，李春桃认为诸古文上部从屮，作为意符时，与艸可互换。② 何琳仪则将这种现象上升到战国文字形体演变过程中的"删减同形"规律性认识，即古文字中，如林、丝、品等"同文会意"字，独体出现时，"同文"部分不能省简；但作为复体出现时，则往往可以省简"同文"中的一个或两个部件。这就是所谓的"删减同形"，战国文字中最为习见。③ 所以"苛"所从"艸"形省写一般为"屮"时，与"奇"所从"大"形近，两字很容易相混。"政"，从攵，正声，读为正。前面诸说怀疑本作"奇正"，后人传抄时写成"苛政"，有一定的道理，但仅聊备一说。《文子》本就作"苛政"完全有可能，《上礼》有"故为政以苛为察"句，④ 苛，严也、细也；苛政，严政、细政也，而他处也有类似论述。况且《上礼》文末专门讨论了"奇正"问题，"奇正"两字无误。因此，此处"苛政"不必一定为"奇正"之误。

（四）待考者

《文子·微明》"虽以成满犹不易"句之"成满"，《文子校释》认为指"一节一行之完美"；据《淮南子·人间》相应内容，彭裕商认为"成满"可能是"灭沉"之误。⑤ 两者说法不一，是不是字形问题，待考。

《文子·上仁》载"以禁苛为主"，《吕氏春秋·知度》作"以奈何为宝"，《淮南子·主术》作"以奈何为实"。彭裕商认为《上仁》篇所言不好讲，"禁苛"当为"奈何"之误，"主"为"宝"之误。⑥ 沿彭氏思路，拟测"奈"讹误为"禁"过程如下：禁，上部"林"字，古文字

---

① 李定生、徐慧君校释《文子校释》，第 451 页。彭裕商：《文子校注》，第 226 页注释①。
② 李春桃：《古文异体关系整理与研究》，北京：中华书局，2016 年，第 96、356、382 页。
③ 何琳仪：《战国文字通论》（订补），第 208 页。
④ 李定生、徐慧君校释《文子校释》，第 485 页。
⑤ 李定生、徐慧君校释《文子校释》，第 286 页注释［七］。彭裕商：《文子校注》，第 144 页注释⑦。
⑥ 彭裕商：《文子校注》，第 200 页注释③。

写法中，单复无别，可以写作"木"，"木"可写成一半，与"大"相似，与下部的"示"连在一起，此时与"柰"易混。李锐认为"柰"字篆书、隶书作"柰"，与"禁"字形近。① 苟、何皆从可得声，两字可通。但禁与柰讹混，缺少例证，待考。

《文子·符言》"华荣之言后为愆"句之"愆"，《文子校释》引《逸周书·周祝》为"茅"。②《逸周书》为先秦文献，《文子》似当本《逸周书》，但似乎《文子》是，《逸周书》非，为何有如此差异？待考。

《文子·道原》载："万物有所生，而独如其根；百事有所出，而独守其门。""如"，《淮南子·原道》作"知"，彭裕商认为《道原》篇"如"为"知"之误。③ 笔者认为《文子》无误。如，往也，"独如其根""独守其门"的主语是该句前面提到的"心"。又，《文子·上礼》载："如冬日之扇，夏日之裘。"《淮南子·精神》"如"作"知"。④ 笔者认为《上礼》是，《精神》非，"如"用来举例，"知"为知晓、知道义，两者含义不一样。为何"如"在《淮南子》里作"知"？是误作，还是语义换读？如果是前者，直接说两者形近而误，似乎有点轻巧，目前字形尚不能直截了当地解释相误原由，涉及"如"误为"知"的例证也少见，待考。

《文子·微明》载"其下病而益劳"，《淮南子·缪称》"益"作"不"。历来学者皆认为《文子》是，《淮南子》非。何宁引清纪昀的说法"益，一本讹作亦"，认为：盖"益"以声近讹作"亦"，"亦"以形近又讹作"不"耳。⑤ 古文字中，"益"与"亦"形体近，"亦"与"不"形体不太接近，待考。

（五）小结

从二者文字是非数量来看，《文子》多是，《淮南子》多非。从是非性质来看，今本《文子》保存不少文字在战国时期的古文形体，尤其

① 李锐：《文子问题后案》，华东师范大学中国现代思想文化研究所主办《思想与文化》第9辑，上海：华东师范大学出版社，2009年，第245页。
② 李定生、徐慧君校释《文子校释》，第147页注释［六］。
③ 彭裕商：《文子校注》，第19页注释⑦。
④ 彭裕商：《文子校注》，第237页。刘文典撰《淮南鸿烈集解》，第243页。
⑤ 何宁撰《淮南子集释》，第746页。

"详考者"中的埜、炁、际无疑来自楚系文字写法，表明《文子》为战国楚系文字所抄写，而《淮南子》没有同样的写法。先秦"周鼎"二字在秦汉之后作"害众"的讹误事实，清楚地表明秦系文字一统天下后，秦系"害"字写法极为逼近"周"字，秦系、楚系文字"众"和"鼎"也极为相近，遂造成这种结果。秦汉之际的"旡"（后世"无"字）更是如此，出现较晚，非常典型，"今文"认知背景里的汉人将其误认为同样笔画较少、形体相近的夫、先、天等字，先秦"無"字也不易和它们相误。"略考者"部分中的字，也多因后人不识先秦《文子》古文写法，将其误认为别字；有些文字在《淮南子》自身流传过程中出现了错误，与先秦《文子》并不相干，如雜、離、朱等字。

汉承秦系文字，汉代《淮南子》不太可能使用先秦古文写法；诚然，这个说法并不绝对，不排除秦后文献使用先秦古文的可能。如《淮南子》篇名"墬形"之"墬"字，《说文》认为它是"地"字籀文。写法来源于西周早期保员簋铭文，西周晚期㝬簋铭文作墬形，战国晚期㝬鎣壶铭文作墬，董莲池认为它们是从阜，从土，象声之字。① 战国楚系文字作坨、墅、墬诸形，② 它、也一字分化，从两字得声者常通，秦汉文字中"象"常省写作"豕"，③ 墅当为墬的省体。秦系文字"地"的写法为"坨"，与楚系文字其中一个写法相同，相当保守，④ 为今天"地"字写法来源。"墬"作为篇名用字，似乎为了醒目而特意用之，现藏江苏苏州碑刻博物馆的宋代"地理图"之"地"字作"墬"，目的与此似同，其实《淮南子》使用"地"字频率更高。东晋葛洪《抱朴子内篇·释滞》也有不少"炁"字，⑤ 前世某个文字特定写法在后世流传使用，也可以理解。

汉代人识读或转写战国文字的能力相当薄弱，所以《文子》不少字词的战国书写风格不是自我作古于汉代能够解释的，而今本《淮南

---

① 董莲池编著《新金文编》，北京：作家出版社，2011年，第1869页。
② 滕壬生编著《楚系简帛文字编》（增订本），第1127～1129页。
③ 陈剑：《金文"象"字考释》，见氏著《甲骨金文考释论集》，北京：线装书局，2007年，第267页。
④ 王辉主编《秦文字编》，第1880～1881页。
⑤ 王明撰《抱朴子内篇校释》，第149页。

子》又极少使用先秦古文书写，那么只有一种可能可以解释，就是今本《文子》成书于《淮南子》之前；且这些古文字，或让《淮南子》搞混的古文字分布在诸多篇章中，不是单独集中于某篇出现，这很微妙地提醒我们：《文子》在秦始皇统一文字之前的战国时期已经出现。

另外，今本《文子》极个别字词的书写，体现出和《淮南子》的体系性差异。如作为连词，一般使用"即"，但在《淮南子》那里多变为"则"，简本《文子》与《淮南子》相同，敦煌本《文子》用"即""则"不定。此点能否作为断代标准，待考。毕竟这是作者们的习惯差异，还是不同时代语言风格差异，不是很好说。学者们也注意到《淮南子》的注释性文字在今本《文子》中变为正文。葛刚岩据此统计今本《文子》引《淮南子》注释入文的三十余处例证，认为这种现象说明抄袭者抄袭《淮南子》时，参照许慎或高诱的注释，择善而从。① 何志华亦从这个角度出发，考证楚语于《淮南子》《文子》两书之用例，对两者因袭关系也有自己的看法。② 两位学者皆仅仅选择《淮南子》使用楚语的例子与《文子》文字对应，以解释《文子》抄袭《淮南子》的可能。但我们知道，与《文子》有交叉关系的文字内容往往非一种文献，如果《淮南子》包含楚语的文字也见于其他文献，同时这类文字也与《文子》一致，且存在于先秦时期，那么他们以此对《文子》抄袭《淮南子》的解释就大打折扣了。照此思路，还可继续思考，《淮南子》成书于汉代，但使用战国时期楚地之语，是不是恰恰证明《淮南子》抄袭使用楚语创作的先秦文献呢？

我们应该了解古书产生与流传的特点，此点当如李学勤所言，改换文字是古书产生与流传过程中的重要现象，"古人传流书籍系为实用，并不专门为保存古本。有时因见古书文字艰深费解，就用易懂的同义字取代难字。《史记》引用《尚书》便用过这一办法，看本纪部分即可明白。临沂银雀山竹简《尉缭子》的发现，初看与今本不同，颇多深奥文字，

---

① 葛刚岩：《〈文子〉成书及其思想》，第 121～125 页。
② 何志华：《〈楚辞〉、〈淮南〉、〈文子〉三书楚语探究——再论〈淮南〉〈文子〉两书因袭关系兼与王利器教授商榷》，香港浸会大学编《人文中国学报》第八期，上海：上海古籍出版社，2001 年，第 195～233 页。

细察可见也是经过类似改动，以致面目全非"①。因此，笔者更愿意把《淮南子》包含楚语的情况，视为身处楚地或受楚语极大影响的创作者②依凭前代文献，甚或前代楚语文献，编纂了《淮南子》。

六 《文子》之于《淮南子》的校勘价值

王念孙《读书杂志》是校读古籍的专著，对《淮南子》用力最勤。校读程序为：先列错误文字，指出错误所在；然后引用相关依据，给出正确文字表述；最后引用相关文本，证明自己正确。③ 在最后一个环节，他常常把《文子》作为验证《淮南子》文本正确与否的证据。就二者前后关系而言，王念孙看法很传统，多次认为《文子》本于《淮南子》，潜在地认为《文子》成书于《淮南子》之后。即便两者同误，也认为《淮南子》依《文子》改而误，如《淮南子·览冥》载："其得之，乃失之；其失之，非乃得之也。""念孙案：'非'字义不可通，衍文也。高注云：自谓失道，未必不得道也，则无'非'字，明矣。……此依《文子·道德》篇改。"④ 两者这样的文字情况共有 6 处，除了上面的例子，其中一处反映出他对《文子》的绝对态度，即《淮南子·主术》载"是故虑无失策，谋无过事"，王念孙案：

> "谋"本作"举"，此后人以意改之也，举犹动也。虑无失策，以谋事言之；举无过事，以行事言之。若改"举"为"谋"，则与"无过事"三字义不相属，且与上句相复矣。《群书治要》引此正作"举无过事"……《文子·自然》篇"谋无失策，举无过事"，又本

---

① 李学勤：《简帛佚籍与学术史》，第 31～32 页。
② 就《淮南子》编撰方式而言，今人多认同东汉高诱的集体创作的说法，所撰《序目》言道："（刘安）于是遂与苏飞、李尚、左吴、田由、雷被、毛被、伍被、晋昌等八人，及诸儒大山、小山之徒，共讲论道德，总统仁义，而著此书。"[（汉）高诱：《序目》，刘文典撰《淮南鸿烈集解》，第 2 页。]西汉刘安封地，属于战国楚国地域，且汉初离战国尚不远，语言变化是一个缓慢的过程；同时，高诱所言八人之中或有不少楚地之人。
③ 王念孙《读〈淮南子〉杂志书后》系统分析古籍各种错讹现象，把这些现象归结为传写讹脱和凭意妄改两大类，一共六十四条，这是他校读古籍的方法论。[（清）王念孙撰《读书杂志》，第 962～984 页。]
④ （清）王念孙撰《读书杂志》，第 816 页。

于《淮南》也。①

即便《文子》"是"，《淮南子》"非"，也认为前者因袭后者，这从逻辑上其实很难讲通。

尽管王念孙如此定性二者先后关系，但校读《淮南子》过程中，发现很多《文子》无误而《淮南子》有误的情况，两者文字差异类别，有如下几种（以下均系括用原文，不具引）：

《文子》是，《淮南子》误。如《淮南子·原道》载："修道理之数，因天地之自然"，念孙案："修"当为"循"，隶书"循""修"二字相似，故"循"误为"修"。"循道理，因天地"，"循"亦"因"也，若作"修"，则非其指矣。《太平御览·地部二》、《居处部八》引此并作"循"。《文子·道原》篇亦作"循"；《诠言》篇"修自然"之"修"字，《文子·符言》篇作"随"，随亦循也；《诠言》篇"则治不修故而事不须时"之"修"字，《文子》作"顺"，顺亦循也；《诠言》篇"而道术之可修"之"修"字，《文子·道德》篇作"因"，因亦循也。②又，《淮南子·原道》载："中能得之，则外能收之"，念孙案：收，当为牧，此承上文"得其内"而言，能得之于中，则能养之于外，且"牧"与"得"为韵，《文子·道原》篇正作"牧"。③两者这样的文字情况，共有76处。

《文子》是，《淮南子》脱。如《淮南子·主术》载："故为治者，不与焉"，念孙案："不与"上当有"智"字。《老子》曰："以智治国，国之贼；不以智治国，国之福。故曰：为治者，智不与焉。"脱去"智"字，则文不成义。高注曰：治在道，不在智，故曰不与焉。则有智字明矣。《文子·下德》篇正作"智不与焉"，《淮南子》脱"智"字。④又，《淮南子·齐俗》载："不绝人之所能已"，《文子·上仁》"能"字上有

① （清）王念孙撰《读书杂志》，第833页。
② （清）王念孙撰《读书杂志》，第765～766页。古文献中，修和循双向易混，即修易误为循，循亦误为修，讹误情况，当据具体语境、辞例而定。详参郑邦宏《出土文献与古书形近讹误字校订》，第376～378、382～384页。
③ （清）王念孙撰《读书杂志》，第770页。
④ （清）王念孙撰《读书杂志》，第835页。

"不"字。① 两者这样的文字情况，共有 27 处。

《文子》是，《淮南子》衍。如《淮南子·齐俗》载："故趣舍合，即言忠而益亲。"念孙案：趣谓志趣也，趣合与身疏相对为文，则"趣"下不当有"舍"字，盖即合字之误而衍者也，《文子·道德》篇正作"趣合"，无"舍"字。② 又，《淮南子·泰族》载："废公趋私，内外相推举"。念孙案："内外相推举"句法与上下文不协，且"推"字与上文"各推其与"相复，盖衍文也，《文子》无"推"字。③ 两者这样的文字情况，共有 27 处。

《文子》是，《淮南子》倒。如《淮南子·原道》载"植于高世"，念孙案："植于高世"当作"植高于世"，故高注曰"植，立也"，庶几立高名于世也。今本"高于"二字误倒，则文不成义。《文子》作"位高于世"。植，立也；位，亦立也。《文子》是。④ 又，《淮南子·俶真》载"必其有命在于外也"。《庄子·山木》载"物之所利，乃非已也，吾命有在外者也"，此为《淮南子》所本，《文子·精诚》篇正作"必其命有在外者矣"。《淮南子》"有命"二字误倒。⑤ 又，《淮南子·主术》载："无为者，非谓其凝滞而不动也，以其言莫从己出也。"念孙按："以其言"当作"以言其"，与"非谓其"相对为文，今本"言其"二字误倒，则文不成义。《文子·上义》篇正作"言其"。⑥ 两者这样的文字情况，共有 6 处。

《文子》是，《淮南子》既脱且衍。如《淮南子·原道》载"秉其要归之趣"，《文子》作"秉其要而归之"。《淮南子》脱"而"衍"趣"。⑦ 又，《淮南子·俶真》载："莫窥形于生铁而窥于明镜者，以睹其易也。夫唯易且静，形物之性也。"念孙案："以睹其易也"，"以"下本无"睹"字，"以其静也""以其易也"相对为文，则不当有"睹"字。"夫唯易且静，形物之性也"语意未明，《文子》作"神清意平，乃

① （清）王念孙撰《读书杂志》，第 858 页。
② （清）王念孙撰《读书杂志》，第 861 页。
③ （清）王念孙撰《读书杂志》，第 951 页。
④ （清）王念孙撰《读书杂志》，第 773 页。
⑤ （清）王念孙撰《读书杂志》，第 777 页。
⑥ （清）王念孙撰《读书杂志》，第 841 页。
⑦ （清）王念孙撰《读书杂志》，第 763 页。

能形物之情也"。① 所以说该句"睹"字衍,又脱"乃能"与"情"字。又,《淮南子·本经》载:"戴圆履方,抱表怀绳,内能治身,外能得人,发号施令,天下莫不从风。"念孙案:"外能得人",本作"外得人心"。高注"能得人之欢心",正释"得人心"三字。今本作"外能得人",即涉注内"能得人"而误。此文以绳、心、风为韵,若作"外能得人",则失其韵矣。《文子》正作"内能治身,外得人心"。② 所以"能"字衍,"心"字脱。又,《淮南子·主术》载:"明主之听于群臣,其计乃可用;不羞其位,其主言可行,不责其辩。"念孙案:此当作"其言而可行,不责其辩"。"其计乃可用""其言而可行"相对为文,"乃""而"皆如也。《道藏》本作"其主言可行","主"字因上下文而衍,又脱"而"字。《文子·上仁》篇作"其言可行,不责其辩"。③ 两者这样的文字情况,共有以上4处。

《文子》较《淮南子》于义为长。如《淮南子·主术》载:"物至而观其象,事来而应其化。近者不乱,远者治也。"念孙案:"物至而观其象","象"当为"变",草书之误也。变与化同义,观其变,亦谓观其变而应之也,作"象"则非其指矣。《文子·上义》篇正作"物至而观其变"。"近者不乱,远者治也"。《文子》作"近者不乱,即远者治矣",亦于义为长。④ 又,《淮南子·齐俗》载:"礼饰以烦,乐优以淫"。念孙案:《文子·上仁》篇"優"作"擾",于义为长。"擾"亦烦也,俗书"擾"字作擾,与"優"相似而误。⑤ 又,《淮南子·兵略》载:"兵之所以强者,民也。"念孙案:《文子·上义》篇作"兵之所以强者,必众也",于义为长。下句"民之所以必众者,义也"即承此句言之。⑥ 两者这样的文字情况,共有以上3处。

王念孙以上所言不必皆正确,杨树达《淮南子证闻》对王说多有

① （清）王念孙撰《读书杂志》,第779页。
② （清）王念孙撰《读书杂志》,第831页。
③ （清）王念孙撰《读书杂志》,第840~841页。
④ （清）王念孙撰《读书杂志》,第842页。
⑤ （清）王念孙撰《读书杂志》,第858页。
⑥ （清）王念孙撰《读书杂志》,第904页。

商榷。① 但即便这样，从校勘学角度来看，《文子》是、《淮南子》非的情况占绝对多数，而绝少《文子》非而《淮南子》是的情况；就二者差异类别分布的章节来看，在不同篇章中都曾出现，而不是集中出现于某个或某些篇章中。尽管王念孙认为《文子》本《淮南子》而来，前者当在后者之后，但是如何解释以上大量的《文子》是而《淮南子》非的情况？笔者认为，排除《文子》本《淮南子》，在流传过程中《淮南子》文本窜改程度远远超过《文子》的极端可能，那么只有一种解释——《文子》在《淮南子》之前成书，依据《文子》创作过程中，《淮南子》才出现如此众多的"不是"情况。

七　"中黄子"重考

饶宗颐讨论过这个问题，引用材料颇为丰富，他认为"中黄子"在文子之前已经存在，殆非汉世方士所依托。② 只是笔者对"中黄子"具体为何人的看法，与之不同，所以特意讨论之，以期帮助确定《文子》与《淮南子》先后关系，饶宗颐提到的材料，如果不涉及相关论证，笔者不再重复。

"中黄子"见于《文子·微明》篇末尾，笔者认为"中黄子"即中央黄帝（子）的简称，也就是通常所言黄帝。前面讨论"古帝系统中的黄帝"时，提到五行配数系统中五色帝的位置排列问题，《礼记·月令》篇及《吕氏春秋》十二纪中皆有相关内容，简单列表如表5。

---

① 杨树达在《文子》与《淮南子》先后关系认识上，非常传统。多次认为《文子》妄改《淮南子》，如《淮南子·览冥》"群臣准上意而怀当"句之"怀当"，《文子·上礼》作"坏常"。杨树达认为作"坏常"或是误字，或伪撰《文子》者妄改《淮南》之文，俞樾欲据以改字，殊为浅陋。（杨树达：《淮南子证闻》，第 54 页。）笔者认为怀与坏皆从褢声，当与常皆从尚声，怀当与坏常通，怀当是借词，坏常是本词。上句意为"群臣皆准上意而败坏其典常"，两者皆不误，杨氏非。又，《淮南子·兵略》"故不可得而观"句，王念孙认为当从《文子·自然》作"故不得观其形"。杨树达认为王氏不悟《文子》乃以误解文义而妄改，不足据依也。（杨树达：《淮南子证闻》，第 151 页。）"妄改"云云，暗含杨氏《文子》抄袭《淮南子》而成的认识。

② 饶宗颐：《中黄子考——丁原植〈文子新论〉序》，张政烺先生九十华诞纪念文集编委会编《揖芬集：张政烺先生九十华诞纪念文集》，北京：社会科学文献出版社，2002年，第 629 ~ 630 页。

表5 《吕氏春秋》五行配数系统

四季	五行	天干	帝	神	虫	音	色
春	木	甲乙	大皞	句芒	鳞	角	青
夏	火	丙丁	炎帝	祝融	羽	徵	赤
	中央土	戊己	黄帝	后土	裸	宫	黄
秋	金	庚辛	少皞	蓐收	毛	商	白
冬	水	壬癸	颛顼	玄冥	介	羽	黑

　　两者将五帝与五行等相配，还未明确提出"中黄"的说法，但包含五方之"中"与五帝之"黄"合称的萌芽，《汉书·魏相传》载魏相采《易阴阳》及《明堂月令》之言上奏宣帝，曰："东方之神太昊，乘震执规司春。南方之神炎帝，乘离执衡司夏。西方之神少昊，乘兑执矩司秋。北方之神颛顼，乘坎执权司冬。中央之神黄帝，乘坤、艮执绳司下土。兹五帝所司，各有时也。"① 这段话将五方、五帝与八卦联系起来，从中可以看出中央黄帝的崇高地位，"中黄"呼之欲出。该称呼也频频见于两汉谶纬类文献，同时鉴于黄帝在五帝系统中的核心地位，将其与传统天文学中具有崇高地位、具备神格的"太一"连称为"中黄太一"，如陈槃据《神仙金钩经》"上为中黄太一，承叙元精"，原注"昔上辅仙官者，皆隶属中黄丈人及太一君，此二君者，仙人之主也"相关记载，认为中黄者，方士依托之仙人，同时引《酉阳杂俎》所言《中黄丈人经》及《云笈七鉴》所言《太清中黄真经》佐证。② 葛洪《抱朴子外篇·地真》则云黄帝西见中黄子，这是古书唯一这样的记载，饶宗颐从葛洪说法，认为黄帝不是中黄子。唐李善认为《文选》张协《七命》"启中黄之少宫，发蓐收之变商"中"中黄"，指土色；五臣中的吕延济则认为"黄帝声佐之以少宫之音，秋神声佐之商音，如臣佐君也"，③ 这样说来，他认为中黄指黄帝。笔者认为五帝中的黄帝与五音中的宫相对，五神中

---

① （汉）班固撰，（唐）颜师古注《汉书》，第3139页。
② 陈槃：《古谶纬研讨及其书录解题》，台北：编译馆，1991年，第307页。
③ （梁）萧统编，（唐）吕延济、刘良、张铣、吕向、李周翰、李善注《日本足利学校藏宋刊明州本六臣注〈文选〉》，北京：人民文学出版社，2008年，第539页。

的蓐收与五音中的商相对，正好说明中黄即是黄帝的另一称谓，李善所言非，吕延济是。

"中黄"后进入道教经籍中，成为道籍创作的依托符号，如《道藏》有原题为九仙君撰、中黄真人注的《太清中黄真经》二卷，是书为胎息养生之专著，《云笈七鉴》认为此经"释题"中的九仙、中黄皆为九天之尊。① 笔者认为中黄可能即黄帝，先秦阴阳数术方技之书往往依托于黄帝进行创作，不少道籍的创作也借势于黄帝。

要言之，根据五行配物配数系统五方中的"中央"与五帝中的"黄帝"相对应的事实，战国秦汉时期的人们将"中黄子"连称，遂变为"中黄""中黄子"或"中黄丈人"诸类称谓，而《文子·微明》篇记载"中黄子"所言五行配数、配物，以及天地之间有二十五人，每五人为一等，共五等的情况，正体现了战国秦汉时期阴阳五行学说的盛行，也体现了数术方技类文献常常把黄帝作为依托符号的事实。因此，尽管《吕氏春秋》十二纪已言五行配物配数系统中五帝与方位、五音及五色的对应关系，并没明确提出"中黄"，但并不影响我们前述判断。《文子》创作应当不晚于《吕氏春秋》，而早于《淮南子》。

八　余论

战国中后期语言韵读特点也对思考《文子》与《淮南子》先后关系有帮助。② 甘肃地湾汉简86EDHT：17A载："……长守富也。高而不危，所以长守贵。富贵□□□□□"③ 有学者认为该处文字非《孝经》内容，疑似今本、简本《文子》内容。④ 地湾汉简确切的纪年信息最早可至西汉昭帝始元六年（前81），最晚为东汉光武帝建武三年（27）。如果地湾汉简确实含有《文子》内容的话，至少表明《文子》在西汉已经流行，而其成书时间则势必提前至先秦时期。王利器讨论过今本《文子》避讳

---

① 任继愈主编，钟肇鹏副主编《道藏提要》（第三次修订），第352页。
② 王三峡：《〈文子〉韵读所显示的方言时代特点》，《荆州师专学报》1993年第1期，第33～37页。
③ 甘肃简牍博物馆、甘肃省文物考古研究所、出土文献与中国古代文明研究协同创新中心中国人民大学分中心编《地湾汉简》，上海：中西书局，2017年，第56页。
④ 朱赟斌：《地湾汉简〈文子〉残章初探》，武汉大学简帛网，2018年6月20日。

情况，认为如果没有人刻意改动过今本《文子》的话，今人应不可能于今本《文子》中找到"邦"（汉高祖刘邦）字和"盈"（汉惠帝刘盈）字，两者常被改为同义的"国"字和"满"字。曾恺珊据此统计今本《文子》前述文字频率，发现"邦"字完全没有出现，"盈"字出现17次，"满"字出现11次。《淮南子》出现"满"字21次，其中与今本《文子》相应的有3次。① 所以两者在"盈""满"两字上几乎不避讳，避讳不具备判断两者时代先后的价值。已有学者做过上述几点内容的思考，此处不再讨论。

以上论述为认识《文子》与《淮南子》文本先后关系，提供了不同于今本《文子》成书于《淮南子》之后的判断论据。笔者在此总结《文子》与《淮南子》先后关系，将努力超越简单的"抄袭"判断，从古书产生与流传体例，谈谈自己的看法。

第一，从《文子》与《淮南子》先后关系的研究而言，侧重的是汉代共时时空中《文子》文本的横向研究，而非纯粹的文本纵向研究。受制于客观现实，《文子》没有太多的出土文本，纵向研究优势不及《老子》出土文本的相应研究。与汉代《淮南子》横向对比的研究，在《文子》文本校勘学方面的研究意义较大，但对研究《文子》内部形制的作用不大，今人对《汉志》所言《文子》九篇如何发展到今本《文子》十二篇或十二卷，束手无策。

第二，就研究手段而言，与《文子》有文字重合关系的先秦秦汉文献绝非仅仅只有《淮南子》，通过文字因袭或者特定字词时代的研究，确定二者先后，手段较为单一，唯恐结论也较仓促。不应仅仅盯住二者文字不放，应该加强二者叙述系统研究、《淮南子》版本及成书研究。②

---

① 曾恺珊：《论〈淮南子〉与今本〈文子〉之关系》，《能仁学报》2013年第12期，第208~213页。

② 已有学者研究了《淮南子》版本历史，亦有学者评述了这种研究。Harold David Roth（罗皓），*The Textual History of the Huai-nan Tzu*, Ann Arbor: The Association for Asian Studies, 1992. David B. Honey（韩大伟），*Philology, Filiation, and Bibliography in the Textual Criticism of the Huainanzi: A Review Article*, Early China19（1994）：161-192. 后文已被翻译成中文：韩大伟：《〈淮南子〉校勘学中的语言学、系谱学及文献学：评述》，[美]夏含夷主编《远方的时习——〈古代中国〉精选集》，上海：上海古籍出版社，2006年，第337~374页。

如果《淮南子》很大程度上抄撮先秦其他古书而成，① 那么今本《文子》抄袭《淮南子》而成书的说法就大打折扣了。在道家文本族中，《文子》形制受《老子》影响很大，从简本《文子》来看，书中分篇，篇下分章，章下分节；文字表述上，呈现语录体、格言体特点。势必尽量减少叙述性、故事性的语言，直接以"老子（文子）曰"的形式出现。《吕氏春秋》《淮南子》是杂家文本族中的典型代表，故事性文字很多，书成于众手，编书成分大于独自著书。因此，《文子》与《淮南子》在叙述系统、著述方式上存在质的差异，至于两者相同的文字，应视为内容的借用，古人编书与著书并行，这是古书产生与流传的重要体例，不当视为抄袭，我们更应该注意"借用"在该书或该书所在文本族叙述系统中的意义。

　　第三，就古书固定性与流变性而言，古书产生与流传是一个漫长过程，《文子》亦不例外。在已有简本出现的前提下，《文子》应是先秦古籍，自不待言。《汉志》载《文子》九篇，梁《七录》载《文子》十卷，《隋志》载《文子》十二卷，随后《文子》十二篇或十二卷的记载

---

① 事实上，《淮南子》确实可能抄撮它书而成。其表现有二。一是体例模仿它书。如《道应》模仿《韩非子·喻老》（它与《解老》有区别，《喻老》以事明老，《解老》以理解老）解说《老子》的格式，二者通常是先言一事，然后以"故老子曰"云云印证此事，二者的区别是《喻老》专门以具体事实明老，《道应》大部分内容以事明老，但还以事阐释其他古书思想，如《管子》、《惠子》及《文子》等。《说山》及《说林》叙述模式源远流长，体例上模仿《逸周书·周祝》、《韩非子》之《说林》《内储说》与《外储说》。二是内容因袭它书。《原道》因袭马王堆汉墓帛书《道原》及《文子·道原》。《时则》属于数术类文献中的"时令书"，在先秦时期有一个强大存在传统，所属系统为"四时时令"系统（另一个系统是"五行时令"系统，属于这个系统的文献有《管子》之《幼官》《幼官图》《五行》三篇，以及银雀山汉简中的《三十时》。（李零：《〈管子〉三十时节与二十四节气》，《管子学刊》1988 年第 2 期，第 18—24 页。）属于这个系统的有《大戴礼记·夏小正》、《礼记·月令》、《吕氏春秋》十二纪中的相关篇章、《逸周书》之《时训解》与《月令解》二篇（《月令解》残缺，但依据《时训解》所言，亦当为"四时时令"系统）。《时则》多因袭《吕氏春秋》十二纪。《淮南子》其他篇章与先秦诸子、马王堆汉墓帛书内容多有重合。江世荣据此认为，《淮南子》取材的先秦子书，有《老子》《列子》《庄子》《公孙尼子》《子思子》《荀子》《管子》《晏子春秋》《孙子》《墨子》《邓析子》《尸子》《邹子》《韩非子》《吕氏春秋》等，其中也包括《文子》在内，此外，还有一些不知道出于何书的古代资料。（江世荣：《先秦道家言论集、老子古注之一——〈文子〉述略：兼论〈淮南子〉与〈文子〉关系》，《文史》第 18 辑，北京：中华书局，1983 年，第 247～260 页。）这两种模仿相互交叉，体例模仿多有内容的交叉，内容的交叉亦多有体例模仿。

一直很稳定。① 从中可以看出，一是简帛时代与写本时代下的《文子》文本固定性与流变性的冲突非常明显，直到隋朝才结束这种冲突，方有"经典性"文本。此点不同于《老子》，它经典地位的确立时间及经典化文本出现的时间相当早，汉代已经出现端倪，这提示我们，在一定文本族中，边缘性文本保存优势相较核心文本为劣。二是今本《文子》成书甚为复杂，笔者并不认为今本《文子》在《淮南子》之后成书，比如《文子》篇卷扩大的原因，是先固定成书，后世只是分篇或分卷而不增加内容所致，抑或是先有部分成书，后世增加内容所致，还是《汉志》记载的非《文子》全本，后人将后来发现的失收三篇（卷）补入，遂造成篇卷数量的扩大，不易遽定，但笔者倾向于后一种可能。这些不是用《文子》抄袭《淮南子》能够解释的。对一部古书而言，我们更应该重视自身文本系统纵向流变研究，不应以不同种类古书文本横向校勘研究代替其成书研究。

　　经过以上种种论述，笔者认为今本《文子》是先秦古籍（从其文本中的史实、故事材料所言人物下限来看，似乎在战国中期偏晚成书），此点无可置疑，但在后世流传过程中，经过一定的变化，与《淮南子》存在内容的交叉（《淮南子》抄袭"碰瓷"《文子》的结果），直到隋唐，文本方才定型，以至于有今天文本模样。总之，今本《文子》是早期先秦文本系统纵向演变中自我调整的结果，必须承认这种调整的存在，否则无法解释今本《文子》前述种种现象，只是限于各种条件，今人不能清楚了解纵向演变中的细节。

第三节　早期"避兵术"研究
——兼论《文子》"蟾蜍辟兵"

　　讨论《文子》思想，以什么材料为载体？简本《文子》为了解早期

---

① 对早期《文子》篇章的研究，应是其文献学研究的重点，但限于资料，付之阙如。从出土文献来看，《道原》应是先秦九篇之一，应无异议。陈鼓应从易传流传角度，研究了《文子·上德》的"易传"特点，《上德》也应是九篇之一。详参陈鼓应《论〈文子·上德〉的易传特色》，陈鼓应主编《道家文化研究》第 13 辑，北京：三联书店，1998 年，第 192～205 页。

文本特点提供了便利，但就作为思想研究材料而言，并没有提供与今本
《文子》不一样的特殊材料，所以谈论《文子》思想特色还是以今本
《文子》为主。今本《文子》思想内容也是多侧面、多角度的综合存在，
学者们已经多寡不一地研究了其方方面面的思想，给笔者留下的可待挖
掘的空间已经很小。此处对《文子》"避兵术"进行研究，之所以选择
这个角度，有如下原因。一是世人多言道家与法家、名家的关系，对道
家与兵家思想关系较少涉及，所以对《文子》兵家思想的探讨，有助于
我们了解道家贴近现实思考的"外王"之学。二是古代行兵作战是技术
性较强的活动，相比于《汉志》中以诸子略为代表的学科而言，兵家与
数术、方技略等结合更紧密一些，尤其兵阴阳类文献更是如此，所以对
"避兵术"的探讨，可以帮助我们了解道家与数术、方技的结合情况。

　　《汉志》兵书略中兵阴阳类文献有《辟兵威胜方》七十篇（引者按：
辟通避，下同），① 是书记录先秦秦汉数术阴阳背景下的各种规避兵器伤
害的方子。但为什么称呼为"辟兵威胜"，相关研究甚少，徐文助据
《隋志》"梁有《辟兵法》一卷"，指出"威胜"合威喜、巨胜为一词，
皆古仙药，② 但威喜、巨胜是什么药，徐文助无说。李零则考证威喜是
琥珀类的矿物，古人认为是松柏脂所化，可以辟兵；巨胜是胡麻的别名，
古人认为是长寿药，可以延年。③ 以古书记载及相关考古发现，以方法
论之，历史上"避兵术"有如下几类。

一　以道避兵

　　这是最高等级的避兵术，《老子》第五十章和第五十五章有相关论
述，④ 何炳棣认为"战国中期这种滥觞于古代巫术、方技，新兴的养生、
神仙之术的概念和修炼已经形成雏形的'避兵术'了"⑤。《老子》是道
家文本族中的核心文本，作为一种思考传统，对《文子》有较大影响，
但《文子》似乎并不刻意强调它的重要性。

---

① （汉）班固撰，（唐）颜师古注《汉书》，第 1760 页。
② 徐文助：《〈汉书艺文志〉诸子略与兵书略通考》，台北：广东出版社，1976 年，第
　　189 页。
③ 李零：《兰台万卷：读〈汉书·艺文志〉》，北京：三联书店，2011 年，第 169 页。
④ 高明：《帛书老子校注》，第 67 ~ 68、89 ~ 93 页。
⑤ 何炳棣：《有关〈孙子〉〈老子〉的三篇考证》，第 18 页。

如《文子·道德》篇所言："夫行道者，使人虽勇，刺之不入；虽巧，击之不中；夫刺之不不入，击之不中，而犹辱也，未若使人虽勇不敢刺，虽巧不敢击。"① 此处"道"字，一可作道路讲，行道，即行于道路的意思；一可作道术讲，行道，即用道之术。从其他文献相关记载来看，当以第二种解释为确。《列子·黄帝》将以上《文子》语句作为惠盎与宋康王的对话内容，《吕氏春秋·顺说》亦言之；《淮南子·道应》"惠盎"作"惠孟"，作"惠孟"非。其中惠盎提到"臣有道于此"云云，所以道当作道术讲。此处"夫行道者，使人虽勇，刺之不入；虽巧，击之不中"，即为《文子》所言避兵术之一种。虽然为了强调《老子》"勇于敢则杀，勇于不敢则活"的卑弱守柔做事态度，他并不看重此种避兵术，但至少他头脑中有对避兵术的认识，只是与以道行事特点相比，避兵术处于次级层次而已。

二 蟾蜍避兵

《文子·上德》载："兰芷以芳，不得见霜；蟾蜍辟兵，寿在五月之望。"宋杜道坚《文子缵义》引《万毕术》说道："蟾蜍五月中杀，涂五兵，入军阵而不伤。"② 《淮南子·说林》作："兰芷以芳，未尝见霜；鼓造辟兵，寿尽五月之望。"③ 清王引之在《经义述闻》卷二八《尔雅下》"鼀𪓰蟾诸"条中指出，蟾蜍、鼓造二者为一物，并梳理"蟾蜍"语源，认为"去去之言祛祛也。……则祛祛亦安舒貌矣，蟾诸之行徐徐然不迫，故谓之去去"。又探讨其声转之字。同时指出今本《说文》"去鼀"讹为"㞬鼀"，"其行去去"讹为"其行㞬㞬"，不得与"其鸣詹诸"为韵。④

---

① 李定生、徐慧君校释《文子校释》，第191页。
② 李定生、徐慧君校释《文子校释》，第229页。《汉书》卷四四言及刘安作《内书》二十一篇，《外书》甚众，又有《中篇》八卷，言神仙黄白之术。〔（汉）班固撰，（唐）颜师古注《汉书》，第2145页。〕东晋葛洪《神仙传》说淮南王"养士数千人，皆天下俊士，作《内书》二十二篇。又中篇八章，言神仙黄白之事，名为《鸿宝》；《万毕》三章，论变化之道，凡十万言"。〔（宋）李昉等编《太平广记》，第51页。〕《汉书》卷三六言道："上复兴神仙方术之事，而淮南有《枕中》、《鸿宝》、《苑秘》书，书言神仙使鬼物为黄金之术及邹衍重道延命方，世人莫见。"〔（汉）班固撰，（唐）颜师古注《汉书》，第1928页。〕由此来看，《鸿宝》为淮南《中书》或《中篇》，"万毕""苑秘"一声之转，二者为一书，当为淮南《外书》中的部分内容。
③ 刘文典撰《淮南鸿烈集解》，第561~562页。
④ （清）王引之撰《经义述闻》，第673页。

《文子》和《淮南子》均指出蟾蜍因善于避兵而亡，颇为惋惜。就这一事实而言，蟾蜍避兵背后体现了古人什么样的文化心理？在古代神话传说故事中，蟾蜍是一种具有神力的灵异动物，至少战国时人们已经有了这个认识。屈原《天问》中说："夜光何德？死则又育。厥利为何？而顾菟在腹。"① 自东汉王逸起，前人多释"菟"为"兔"。近代闻一多指出"顾菟"应为"蟾蜍"音转，后因读音易混，蟾蜍转为蟾兔，"一名析为二物，而两设蟾蜍与兔之说生焉"②。《淮南子·精神》载："日中有踆乌，而月中有蟾蜍。"③ 陕西神木大保当汉彩绘画像石中有月中蟾蜍的形象，④ 可见这个故事广泛流行。汉以后更多的文献则认为蟾蜍为姮娥所化（前文在"宇宙神创论"中提到《山海经》中的月神常羲神话，这是后世嫦娥奔月神话的先声），且能蚀月。《淮南子·览冥》载："羿请不死之药于西王母，姮娥窃以奔月。"⑤ 所言较略。《初学记》卷一引此文，其后尚有"托身于月，是为蟾蜍，而为月精"数句。⑥

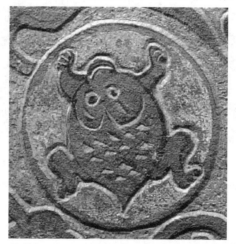

图 5-1　陕西神木大保当汉彩绘画像石中的月中蟾蜍（M18 门楣局部）

---

① （宋）洪兴祖撰《楚辞补注》，白化文等点校，第 88 页。

② 闻一多：《古典新义·天问校释》，《闻一多全集》，北京：三联书店，1982 年，第 328 页。

③ 刘文典撰《淮南鸿烈集解》，第 221 页。

④ 陕西省考古研究所编《陕西神木大保当汉彩绘画像石》，重庆：重庆出版社，2000 年，第 99、105 页。

⑤ 刘文典撰《淮南鸿烈集解》，第 217 页。

⑥ （唐）徐坚等撰《初学记》，第 4 页。

刘昭补注《续汉书·天文志上》征引张衡《灵宪》一文，故事更为详细。"羿请无死之药于西王母，姮娥窃之以奔月，将往，枚筮之于有黄，有黄占之曰：'吉。翩翩归妹，独将西行，逢天晦芒，毋惊毋恐，后且大昌。'姮娥遂托身于月，是为蟾蜍。"[①] 笔者认为，嫦娥奔月，化为蟾蜍的神话故事出现于战国时期。从出土文物来看，战国、秦汉直到魏晋，蟾蜍纹常出现于盛水器上。这之后，除了南方越人的铜鼓仍常以蟾蜍为纹饰，在中原地区已不多见。但以蟾蜍为造型的器物很多，作为灵物，以蟾蜍为核心，与月桂树、兔子在一起的汉画更多了，如河南洛阳西汉卜千秋墓壁画中蟾蜍与月桂树在月轮中，[②] 山东临沂吴白庄东汉墓前室北壁立柱西面画像中的月轮里有蟾蜍和兔子。[③]

因此，从先秦秦汉文献记载以及考古发现来看，嫦娥奔月化为蟾蜍的故事源远流长，不应是汉代才出现这个故事，而是战国时期就已经出现，《淮南子》所言当有所本。

以上故事与"蟾蜍避兵"有什么关系？什么样的动机驱使古人这样做？这又体现了古人怎样的文化心理？

第一，从日月在阴阳五行观念中的属性而言，《管子·四时》讲道："日掌阳，月掌阴，星掌和。阳为德，阴为刑，和为事。是故日食则失德之国恶之，月食则失刑之国恶之。彗星见则失和之国恶之。风与日争明则失生之国恶之。是故圣王日食则修德，月食则修刑，彗星见则修和。"[④] 在第三章第三节"黄帝书主题之一：技术发明"中，已经提到方术系统中的"刑德"概念，不仅包含吉凶宜忌的意味，而且更成为某种占验方式的神煞（值神），兵事活动在这套系统中属刑属阴。古人认为铸造兵器，最好的日子是月食之日。如《汉书·赵尹韩张两王传》记载："（韩）延寿又取官铜物，候月蚀铸作刀剑钩镡，放（仿）效尚方事。"[⑤] 汉末王粲《刀铭》云："相时阴阳，制兹利兵。"[⑥] 月食之日，

---

① （南朝宋）范晔撰，（唐）李贤等注《后汉书》，第3216页。

② 洛阳博物馆：《洛阳西汉卜千秋壁画墓发掘简报》，《文物》1977年第6期，图版叁。

③ 管恩洁、霍启明、尹世娟：《山东临沂吴白庄画像石墓》，《东南文物》1999年第6期，第49页。

④ 黎翔凤撰，梁运华整理《管子校注》，第855页。

⑤ （汉）班固撰，（唐）颜师古注《汉书》，第3214页。

⑥ （清）严可均校辑《全上古三代秦汉三国六朝文》第二册，第966页。

阴、刑最强，阳、德最弱。兵属阴，是日铸造的兵器，阴中之阴，就具备了非凡的品质。褚少孙《史记·龟策列传》引孔子之言说道："日为德而君于天下，辱于三足之乌；月为刑而相佐，见食于虾蟆。"① 《淮南子·说林》载："月照天下，蚀于詹诸。"② 《太平御览》卷四引汉刘向《五经通义》："月中有兔与蟾蜍何？月，阴也；蟾蜍，阳也，而与兔并，明阴系于阳也。"③ 蟾蜍食月，造成月食现象，阳胜于阴。五月属夏，夏属阳，五月之望为五月十五，从古代二十四节气而言，农历五月之望为夏至之始，是日白昼最长，黑夜最短，所以五月之望为阳中之阳日。因此，是日"蟾蜍辟兵"是以蟾蜍之至阳去克兵器之至阴。这反映了古人此说法背后的阴阳五行学说观念。

第二，从语源上来讲，清王引之说道"蟾诸之行徐徐然不迫，故谓之去去"，笔者认为蟾蜍行动从容不迫，不紧不慢，此点或许甚为人们喜爱，所以古人进行军事活动时，以之涂兵，希图能够避兵，借之在军事活动中，亦从容不迫。

第三，蟾蜍有发达的生育能力，一次产卵数千粒；为冷血动物，有冬眠习性，生而死，死而生。在古人看来，这非常神奇，以至于认为蟾蜍是一种甚为长寿的动物，常常称其为"万岁蟾蜍"或"千岁蟾蜍"。《太平御览》卷九四九引《玄中记》说道："千岁蟾蜍，头生角；得而食之，寿千岁，又能食山精。"④《岁时广记》卷二二"采杂药"条引《荆楚岁时记》佚文及《齐民要术·杂记》皆有五月捉蛤蟆入药治病的记录。兵事易伤亡，蟾蜍避兵即以万岁蟾蜍为人们去冲喜，使其免受伤害。

---

① （汉）司马迁撰，（南朝宋）裴骃集解，（唐）司马贞索隐，（唐）张守节正义《史记》，第 3237 页。

② 刘文典撰《淮南鸿烈集解》，第 556 页。蟾蜍蚀月造成月食现象，这是古人的一种认识，一直到唐代，古人还如此认为，如李白《古朗月行》："蟾蜍蚀圆影，大明夜已残。"〔（唐）李白著，（清）王琦注《李太白全集》，北京：中华书局，1977 年，第 259 页。〕卢全《月蚀诗》更是直接质问："三五与二八，此时光满时。颇奈虾蟆儿，吞我芳桂枝。我爱明镜洁，尔乃痕翳之。尔且无六翮，焉得升天涯。"〔（唐）卢全：《月蚀诗》，（清）彭定求等编《全唐诗》，第 4383 页。〕天狗食月（《山海经》中提到天狗，《史记·天官书》中亦提到，但为星宿名，还没有食月的说法），一般认为出自目连救母的变文，亦是于唐代开始流传，后世影响甚大，以至于取代了先前蟾蜍蚀月的说法。

③ （宋）李昉等编《太平御览》，第 22 页。

④ （宋）李昉等编《太平御览》，第 4211 页。

以上解释以第一种可能性大些，后世文献屡屡道及蟾蜍避兵，也就不难理解了。东晋葛洪《抱朴子内篇·仙药》载："肉芝者，谓万岁蟾蜍，……以五月五日日中时取之，阴干百日，以其左足画地，即为流水，带其左手于身，辟五兵。若敌人射己者，弓弩矢皆反还自向也。"① 葛洪所言较详，也有具体的避兵方法。但《文子》与《淮南子》的"五月之望"在此已经改作"五月五日"，即端午节这天，从史籍上看，"端午"二字最早见于西晋人周处《风土记》的记载"仲夏端午，烹鹜角黍"。农历以地支纪月，正月建寅，二月为卯，顺次至五月为午，因此称五月为午月。"五"与"午"通，"五"又为阳数，五、五相重，故端午节又名"重午节"或"重五节"。端午这天亦是阳中之阳，是日蟾蜍避兵能力亦大，后世相关记载也多作"五月五日"。

另外，湖北荆州胡家草场西汉墓出土的简 1039 也有"避兵术"的记载，与前述内容稍异："十四，辟兵，以八月八日取去就南行者，阴干，候月蚀，乡（向）月县（悬），拔剑，祝曰：'赤帝载日抱月带蛇。'即左手操。"② 辟与避通，去就也就是蟾蜍。八为阴数，八月八日为重阴之日；南方属火为阳，蟾蜍为阳，南行的蟾蜍为"重阳"。八月八日选择南行的蟾蜍，似为阴阳力量达到一个相对平衡的状态。在至阴月食之日，利用蟾蜍食月的认知，借用作为南方火德之帝的赤帝祷祝避兵，背后都体现了阳胜阴的心理。简 1039 所记避兵日期与《文子》稍有差异，这是因为"两汉是中国传统节日的'孕育期'，即便当时已十分流行的节日，如伏日、腊日等，日期尚且游移不定，这个原生态的端午节当然更是远未定型了"③。但二者避兵背后的思路并无差别。

三　琥珀避兵

琥珀，古书也称虎魄或育沛，数者都是音译。古波斯语（印欧语系印度–伊朗语族伊朗语支中的一种古伊朗语）作 kahrupāī，新波斯语作 kāhrubā，原义是"吸草"，我国古文献也有"琥珀吸芥"之说（《华阳国

---

① 王明撰《抱朴子内篇校释》，第 201 页。
② 纪婷婷、李志芳：《胡家草场汉简 1039 号简所记辟兵术考》，《文物》2020 年第 8 期，第 65 页。
③ 程少轩：《肩水金关汉简中的端午节》，《文汇报》2016 年 6 月 3 日，第 15 版。

志·南中志》、《三国志·吴书·虞翻传》)。此词在西方各国语言如希腊语、拉丁语、阿拉伯语、叙利亚语中发音大体相似。①［k］、［kh］、［x］均为舌根音（牙音），即中国上古音中的见、溪、群、疑、晓及匣母；琥珀一词起首字母在早期印欧语系中还保留着这个音，如前述古、新波斯语的拼写，但后来的语言中如意大利语作 ambra，英语作 amber，发舌根音的起首字母已经不见。意大利语及英语这个单词来自拉丁语 am-brum，拉丁语 ha - 起首的单词（注意［h］为舌根音），到意大利语中多变成 a - 起首（它发中元音［a］，法语则发后元音［ɑ］）；在英语中或以 a - 起首，或不以 a - 起首，无定，amber 中的 a 发［æ］，为前、次低、不圆唇元音；拉丁语和意大利语、英语中的琥珀这个单词起首的字母一样，但是古波斯语与意大利语、英语相比，这个单词第一个字母在早期还是一个舌根音，只是早期的舌根音在音流变化中，受后面的后（或中或前）、低（或次低）不圆唇元音 a（它们舌位的前后不一样，但舌位的高低差别不大）的舌位影响而弱化，以至消失，致使拼写中描述舌根音的字母消失。"琥"鱼部晓母，晓母为舌根音，与古波斯语、新波斯语中的 ka -、kā - 发音相同；"珀"是古波斯语 - pāī、新波斯语 - bā、拉丁语 - brum、英语 - ber 的译音，这无疑表明琥珀很早就传入了中国。它盛产于波罗的海沿岸，中国虽有，品相不好，《山海经·南山经》提到"育沛"，这是古书较早的记载。就出土发现而言，据徐晓东研究，商代、西周和春秋战国，在今四川、山西、河北和云南都有一些琥珀饰件出现。②

---

① 〔美〕劳费尔著，林筠因译《中国伊朗编》，北京：商务印书馆，2001 年（初版于 1919 年），第 351～353 页。章鸿钊：《石雅》，上海：上海古籍出版社，1993 年（初版于 1921 年），第 60～62 页。1870 年，意大利语言学家阿斯戈里（A. I. Ascoli）《语言学教程》卷一"梵语、希腊语、拉丁语比较语音学"整理出了印欧语言各语族之间的舌后音对应公式，确定了共同印欧语语音系统具有三组不同的舌后音。［（前苏联）A. B. 捷斯尼切卡娅著，劳允栋译，岑麒祥校《印欧语亲属关系研究中的问题》，北京：科学出版社，1960 年，第 62 页。〕阿斯戈里的这一重大发现，表明梵语并不像鲍圃（Franz Bopp）、施莱赫尔（August Schleicher）认为的那样，呈现了原始印欧语的状况，在阿斯戈里看来，确立起源点应以实际情况为准，印欧语 K 的发音成为确立东西两方语言历史分类法的标志，对后文论述有帮助。

② 徐晓东：《中国古代琥珀艺术——商至元》，《故宫博物院院刊》2009 年第 6 期，第 112～131 页。

对琥珀避兵作用的描述，主要在东晋葛洪《抱朴子》中见到，如《抱朴子内篇·仙药》载："及夫木芝者，松柏脂沦入地千岁，化为茯苓，茯苓万岁，其上生小木，状似莲花，名曰木威喜芝。夜视有光，持之甚滑，烧之不然，带之辟兵，以带鸡而杂以他鸡十二头共笼之，去之十二步，射十二箭，他鸡皆伤，带威喜芝者终不伤也。"①《太平御览》卷八八八引《抱朴子》佚文"《老子玉策》：松柏入地，千年变为茯苓，茯苓千年变为虎魄，虎魄千年变为石胆，石胆千年变为威喜"。②《仙药》引《孝经援神契》："椒姜御湿，菖蒲益聪，巨胜延年，威喜辟兵。皆上圣之至言，方术之实录也。"③《金丹》记录了制作、使用"威喜""巨胜"之法。④

葛洪所谓"以金液为威喜、巨胜之法"，当是鉴于前述"威喜""巨胜"的避兵、延年功用，而用化学方法提炼这两种东西，李零认为之所以用"威喜""巨胜"命名，只是就其功效言，并非真的使用琥珀、胡麻。⑤ 从上述引文来看，威喜是琥珀中的至品，当无可疑。除了以上提到的使用方法，孙机据《急就篇》"系臂琅玕虎魄龙"，认为可将汉晋墓葬中出土的琥珀、煤精雕刻的小狮子，称为"系臂辟邪"。⑥ 如果所言不虚，那么通过佩戴琥珀的方式，亦可达到驱邪避兵的目的。又，汉应劭《风俗通义》佚文载："以五彩丝系臂，名长命缕。一名续命缕，一名辟兵缯，一名五色缕，一名朱索。辟兵及鬼，命人不病温。"⑦ 此用五彩丝代替琥珀系臂，目的亦是避兵、驱邪，当本《急就篇》，也是汉代人的一种心理。

为什么用琥珀来避兵？古人基于什么心理？笔者感觉，这似乎与琥珀的形成有关，琥珀是第三纪松柏科植物的树脂，经地质作用掩埋地下，经过很长的地质时期，树脂失去挥发成分并聚合、固化形成琥珀，常与煤层相伴而生，常含有昆虫、种子和其他包裹体。鉴于外层松脂对包裹体的保护关系，古人进行相似联想，也希望通过对琥珀的使用，达到避

---

① 王明撰《抱朴子内篇校释》，第 199 页。
② （宋）李昉等编《太平御览》，第 3944 页。
③ 王明撰《抱朴子内篇校释》，第 196 页。
④ 王明撰《抱朴子内篇校释》，第 83 页。
⑤ 李零：《兰台万卷：读〈汉书·艺文志〉》，第 170 页。
⑥ 孙机：《汉镇艺术》，《文物》1983 年第 6 期，第 69～72 页。
⑦ （汉）应劭撰，吴树平校释《风俗通义校释》，第 414～415 页。

兵目的。当然还有一种可能是,既然《辟兵威胜方》在兵阴阳类文献中,附着在琥珀上的认识,应该体现出阴阳五行方面的背景知识,但限于材料,我们不能十分清楚。

四　太一避兵

太一避兵即以太一循行的方位来避兵,这方面的材料主要是考古材料,具体如下。①

(一)"兵避太岁"戈

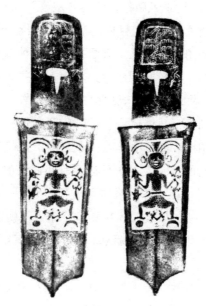

图 5 - 2　　"兵避太岁"戈

1960 年湖北荆门市漳河车桥战国墓出土,戈为巴蜀式,无胡,援部中间起脊,近阑处有二穿,锋呈三角形,内带 T 形穿孔。援部纹饰为浮雕,作一"大"字形戎装神物,头戴分竖双羽的高冠,该冠很可能是古代所谓的鹖冠,双手各握一龙,胯下亦有一龙;左手所握之龙与胯下者相同,右手所握为双头无足龙。神物左足踏月,右足踏日。内部纹饰为阴刻,是一侧首张翼之鸟。铭文在内部穿孔的两侧,正背各两字,作

---

① 　此处所言,基本同于李零《"太一"崇拜的考古研究》一文中的介绍,图 5 - 2、图 5 - 3、图 5 - 4 亦引自该书,详参李零《中国方术续考》,第 167 ~ 172 页。

"兵避太岁"。此戈年代属于战国中晚期。①

（二）马王堆汉墓帛书《避兵图》

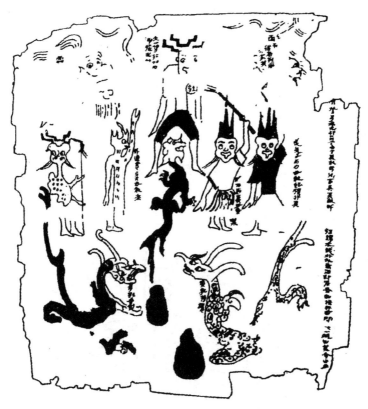

图 5 - 3   马王堆汉墓帛书《避兵图》

1973 年湖南长沙马王堆汉墓 3 号墓出土，兼有图画和文字。图用

---

① 相关研究可参——王毓彤：《荆门出土一件铜戈》，《文物》1963 年第 1 期，第 64 ~ 65
页；马承源：《关于"大武戚"的铭文及图像》，《考古》1963 年第 10 期，第 562 ~ 564
页；马承源：《再论"大武舞戚"的图像》，《考古》1965 年第 8 期，第 413 ~ 415 页；
俞伟超、李家浩：《论"兵避太岁"戈》，《出土文献研究》，北京：文物出版社，1985
年，第 138 ~ 145 页；李学勤：《"兵避太岁"戈新证》，《江汉考古》1991 年第 2 期，
第 35 ~ 39 页；李零：《湖北荆门"兵避太岁"戈》，《文物天地》1992 年第 3 期，第
22 ~ 25 页。李学勤指出此戈图像同于马王堆汉墓帛书中的《避兵图》，这是研究此戈
的突破，但把图像中的"大"字神物理解为"天一"则误，后来在《古越阁所藏青铜
兵器选萃》（《文物》1993 年第 4 期，第 18 ~ 28 页）一文中从李零之说改正。李零认
为此戈图像是"太一锋"，"太岁"只是图中的"三龙"，而非图中的"大"字形神物，
图中的"大"字形神物乃是"太一"。

青、赤、黄、白、黑五色绘成，图像与前者类似，据题记可以清楚地知道是以"太一"循行的方位来避兵。图的上部正中也有"大"字形神物，身体赤色，头戴鹬冠，上衣模糊不清，裤子为青色（或黑色），左腋下标示着用圆圈圈起的"社"字，据题记为"大（太）一"。图的下部亦有三龙，但形状、位置略有不同，三龙皆为双角鳞身四足之龙，左首下方为前爪捧持火炉的黄龙，右首下方为前爪捧持水瓮的青龙，太一胯下之龙无题记，作黄首青身。另外，此图还多出其他一些神物，一是在"大"字形神物的上身两侧多出的神物，左肩一侧，据题记为"雨师"，右肩一侧，据题记为"雷公"；二是在"大"字形神物的下身两侧多出的神物，据题记为四个"武弟子"。帛书的抄写年代在公元前 179～前 168 年。[①]

（三）曹氏墓解谪瓶上的朱符

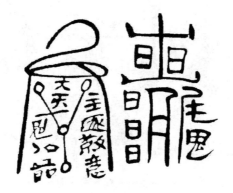

图 5 - 4　曹氏朱符

① 相关研究可参——周世荣：《马王堆汉墓的"神祇图"帛画》，《考古》1990 年第 10 期，第 925～928 页；李零：《马王堆汉墓的"神祇图"应属避兵图》，《考古》1991 年第 10 期，第 940～942 页；陈松长：《马王堆汉墓帛画"神祇图"辨正》，《江汉考古》1993 年第 1 期，第 88～92 页；李家浩：《论〈太一避兵图〉》，袁行霈主编《国学研究》1993 年第 1 卷，北京：北京大学出版社，第 277～292 页。按：上引周世荣之文未能正确理解此图是用于避兵，李学勤及李零之文论之。李学勤把"兵避太岁"戈中的"大"字形神物理解为"太岁"即"天一"，所以把此图中的"大"字形神物旁题记中的"大（太）一"误释为"天一"。李零《马王堆汉墓的"神祇图"应属避兵图》虽指出此图中的"大"字形神物是居中宫的"太一"，但当时尚未意识到图中所绘即"一星在后，三星在前"的"太一锋"（陈松长、李家浩也未能指出这一点），李零《湖北荆门"兵避太岁"戈》始及之，并纠正李学勤文的误释。

1972 年陕西户县朱家堡曹氏墓出土，其符缀于铭末，作左右排列，右边一符，上半为"土"字；下半的右边为"斗"和"鬼"两字；下半的中间为"月"字；"土"字的两横之间和下半的右边是五个"日"字。右边一符，外边所围是一类似篆书"允"字的符号，里边有一个由四颗星组成，形状如 Y 形的符号，符号上标"大天一"三字，左右两边书"主逐煞□鬼□□"。其书写年代为汉顺帝阳嘉二年（133）。①

李零指出，上述"兵避太岁"戈、《避兵图》中的图像，以及曹氏墓朱符的第二符就是汉代所谓的"太一锋"。② 《史记·封禅书》载："（汉武帝）为伐南越，告祷太一。以牡荆画幡日月、北斗、登龙，以象天一三星，为泰一锋，名曰'灵旗'。"③ 这种灵旗上面画有北斗、日月和登龙。北斗见于曹氏墓朱符的第一符（作斗、鬼〈魁〉等字），日月见于"兵避太岁"戈（作图形）和曹氏墓朱符的第一符（作日、月等字），登龙见于"兵避太岁"戈和《避兵图》（皆作三龙）。"太一锋"的特点，据《汉书·郊祀志》晋灼注是"一星在后，三星在前"。与上述考古发现相比，我们可知，"一星在后"即"兵避太岁"戈和《避兵图》中的"大"字形神物；"三星在前"即"兵避太岁"戈和《避兵图》中的三龙。

如果把曹氏墓解谪瓶上的朱符放在整个东汉墓葬文化中来看，画符常附着在镇墓券、解注瓶上。《后汉书·方术列传》言及费长房"后失其符，为众鬼所杀"，又言"河南有魏圣卿，善为丹书符，劾厌杀鬼神而使命之"。④ 其符当与曹氏墓出土的朱符类似。又，汉墓中还常出土一种铸有"辟兵莫当，除凶去央"的圆形铜佩（可能是后文所言避兵钱），《三国志·魏书·董卓传》裴注引："（牛）辅恇怯失守，不能自安。常把辟兵符，以鈇锧致其旁，欲以自强。"⑤ 孙机据此认为也是一种"辟兵

---

① 相关研究可参——禚振西：《陕西户县的两座汉墓》，《考古与文物》创刊号，第 44 ~ 48 页；王育成：《东汉道符释例》，《考古学报》1991 年第 1 期，第 45 ~ 56 页。王育成文明确指出作 Y 字形的四星即"太一锋"，实为卓见。

② 李零：《"太一"崇拜的考古研究》，见氏著《中国方术续考》，第 176 页。

③ （汉）司马迁撰，（南朝宋）裴骃集解，（唐）司马贞索隐，（唐）张守节正义《史记》，第 1395 页。

④ （南朝宋）范晔撰，（唐）李贤等注《后汉书》，第 2745、2749 页。

⑤ （晋）陈寿撰，（南朝宋）裴松之注《三国志》，北京：中华书局，1959 年，第 181 页。

符"，牛辅所持以壮胆之符，应与铜佩为一物。① 辟兵符可能影响着道教符箓派，该派是以符咒等方术达到驱鬼治病之目的的各道派的统称，早期的五斗米道、太平道都属于符箓派。《太平经》卷八七有"长存符图"："天符还精以丹书，书以入腹，常见腹中之文，大吉，百邪去矣。五官五王为道初，为神祖，审能闭之闭门户。外暗内明，何不洞睹？守之积久，天医自下，百病悉除，因得老寿。"② 天符有天医的作用，吞入腹中，能得老寿，此时天符已经不仅仅具有避兵作用了。葛洪《抱朴子·遐览》更是著录了各种道符，所以道教以符咒等方术达到驱鬼治病目的的传统一直很强大，并且为各层人士所熟知，如宋代欧阳修《端午帖子词》之《皇帝阁》之六中说道："圣主忧勤致治平，仁风惠泽被群生。自然四海归文德，何用灵符号辟兵。"③ 当本道教符箓传统而言。

为什么古人用太一避兵？太一和北斗不仅是古代天文体系和式法中的重要指示物，在古人看来，其顺逆向背，还有避兵作用。④ 所以避兵符以太一、北斗和日月为主，上述曹氏墓朱符的第一符是以北斗、日月为主；第二符是以太一和天一为主。"兵避太岁"戈和《避兵图》虽然以太一和天一为主，但后者题记也提到"北斗为正"。《抱朴子·杂应》提到"辟五兵之道"的各种符，如所谓"但诵五兵名，亦有验"，正合于曹氏墓朱符的第一符。它们进入古代避兵系统，与它们作为天象中的极星有关系，而天是最高的认知范畴，人世活动攀附于天，于是天有了信仰的价值。当然，除了天象中的极星位置，太一作为神灵，在汉代国家祭祀中存在；作为终极物，在道家宇宙论中存在，这些都为我们思考太一的身份提供了进一步的探索空间。

其他避兵术还有利用蚩尤形象避兵。在上古神祇系统中，蚩尤多与行兵、作战有关，前文已述及齐地以兵主蚩尤为祭祀对象，黄帝书中也有部分内容与蚩尤有关。两汉墓葬出土过做成蚩尤造型的带钩，或将其与蟾蜍结合而成综合造型的带钩，学者们多认为这与先秦两汉盛行的蚩

---

① 孙机：《宗教迷信物品》，见氏著《汉代物质文化资料图说》（修订本），上海：上海古籍出版社，2008年，第468页。

② 王明编《太平经合校》，北京：中华书局，1960年，第330页。

③ （宋）欧阳修：《欧阳修全集》，李逸安点校，北京：中华书局，2001年，第1269页。

④ 李零：《"太一"崇拜的考古研究》，见氏著《中国方术续考》，第178页。

尤避兵思想有关。① 还有不能确定与蚩尤有关的带钩,《秦汉金文录》卷六载有"□方辟兵钩""龙蛇辟兵钩",前者为清吴大澂旧藏,后者钩身还有"龙蛇辟兵,烁消金石,保身长生,厌胜众精"铭文。② 有学者将"□方"释读为"蚩尤",但"□"代表的字与"蚩"字差别很大,待考。两带钩背后体现的避兵术,不详。

还有佩戴避兵钱避兵方式。避兵钱为铜铸的钱形佩饰,上面有纽和环,可以拴系绳带等物,钱上多有"辟兵莫当"字样。这类钱在古代泉谱中有记录,在内蒙古、山东等地的两汉考古实践中也多有发现,学者们多认为它们是避兵、厌胜思想结合的产物。③

古文献还有食飞鱼避兵的记录,如《山海经·中山经》载:"又东十里曰騩山,其上有美枣,其阴有琈琈之玉。正回之水出焉,而北流注于河。其中多飞鱼,其状如豚而赤文,服之不畏雷,可以御兵。"④《艺文类聚》卷二引《山海经》云:"飞鱼如豚,赤文无羽;食之辟兵,不畏雷也。"⑤《初学记》卷一引郭璞《山海经·飞鱼赞》略同。⑥ "食之辟兵""服之御兵"当为古书异文。但古文献中仅《山海经》如此叙述,食飞鱼避兵的背后思考理路,不太清晰,在此不论。

最后,秦汉时人取名有为"辟兵"者。《汉印文字征》卷三记载"曹辟兵印""臣辟兵""杜辟兵印"。⑦ 甘肃肩水金关汉简73EJT11:27有"□辟兵"、73EJT21:311有"吕辟兵"的名籍记载。⑧ 以上取名应

---

① 相关材料及研究如王海航《石家庄市东岗头村发现汉墓》,《考古》1965 年第 12 期,第 656 页;辽宁省文物考古研究所《辽宁辽阳苗圃墓地西汉砖室墓发掘简报》,《文物》2014 年第 11 期,第 10~12 页;徐政《辽宁省苗圃墓地出土的蚩尤纹铜带钩图案释读》,《东北史地》2016 年第 2 期,第 33~37 页。

② 容庚:《秦汉金文录》,北京:中华书局,2012 年,第 661、663 页。

③ 相关研究如吴荣曾《汉辟兵、千金钱小考》,内蒙古自治区钱币学会编《〈内蒙古金融研究〉钱币文集》2006 年第 7 辑,第 430~432 页;公柏青《对"避兵符"的再认识》,《中国钱币》2015 年第 3 期,第 39~45 页;成桉《汉辟兵、千金钱再考》,《中国钱币》2018 年第 6 期,第 3~13 页。另外,安徽天长县郑集大董庄 10 号汉墓、浙江余杭径山古墓葬均出土有类似的带钩,惜没简报发表。

④ 袁珂校注《山海经校注》(增补修订本),第 153 页。

⑤ (唐)欧阳询撰,汪绍楹校《艺文类聚》,第 35 页。

⑥ (唐)徐坚等撰《初学记》,第 21 页。

⑦ 罗福颐编《汉印文字征》,北京:文物出版社,1978 年。

⑧ 甘肃简牍保护中心等编《肩水金关汉简》(贰)上册,上海:中西书局,2012 年,第 5、71 页。

是战国秦汉避兵思想非常流行的结果。

五　余论

避兵术虽然属于兵阴阳思想，但背后有强大的数术方技之学的支撑，相应地，对它的研究也就溢出兵阴阳这个范围。通过对它的研究，我们认为：

第一，如果将避兵术纳入整个数术方技之学的背景中，它应该属于古代占卜三大系统之一——与人体生理、心理、疾病及鬼怪有关的占梦、厌劾、祠禳之术，[①] 尤其与厌劾有关。细化到具体的思想体系中，形成兵阴阳类文献中的避兵思想、道家的养生思想、道教的符箓传统。同时，凭借先秦秦汉的一般知识背景，让避兵思想固化成操作性及实践性很强的技术手段，在行军打仗及道教符箓派的斋醮仪式中存在。

第二，研究一种思想的源流，应当密切注意这种思想的气质和取向与当时文化背景的联系，且如何随历史而演化，向其他领域跃迁。避兵思想作为兵阴阳类文献思考着眼点，究竟在什么程度上，带给道家对自我养生延命的启示，进而影响到道教的服食（如前述的"以金液为威喜"云云），耐人寻味。如《道藏》中的《上清明鉴要经》一卷由《老子百华散辟兵度世方》等七篇文献组成，主要讲述驱邪延年法，《老子百华散辟兵度世方》原注云："其方能辟三兵、却众邪、解厄难、延年命，得之者长生。"[②] 很明显看出，避兵术由兵阴阳之于道家，然后之于道教影响的历史过程，自然这个过程中的避兵术呈现的意义也就不同。这里把避兵思想放在三种思想体系线性发展过程中，可能太理想化了，实际上它们可能共同受数术背景影响。

第三，中国名物研究有着自己的系统，通过对蟾蜍及琥珀命名的研究，笔者认为传统小学是其依凭的较为强大的系统，不仅使名物研究变成一件可操作性很强的研究，也使自身变成名物研究的基础条件。但小学研究并不能代替全部的名物研究，我们更应该看到具体名物身上附着的文化。

---

① 李零：《中国方术正考》，第 67 页。

② 任继愈主编，钟肇鹏副主编《道藏提要》（第三次修订），第 582～583 页。

第四节 《文子》历史观念

文字在本质上是传递信息的符号，一直到今天未发生改变。战国诸子百家的出现，一方面是文字使用人群范围扩大的表现，另一方面表达的思想内容也多与社会现实有直接关系，尽管论述角度各异，但不外乎向君王们提出的解决国家、社会问题的"投名状"。历来多从思想角度研究道家，为避其弊，本书多从道家之前、之后、之下的研究入手。本节研究《文子》历史观念，可谓道家之侧研究了。《老子》历史观念不甚明晰，但《文子》历史观念甚有特色，此处特意思考之。

班固的诸子源于王官论，历来有赞成者，也有反对者，笔者认同其说。《汉志》载："道家者流，盖出于史官，历记成败存亡祸福古今之道。"① 从先秦道经作者身份来看，《史记》把老子一分为三地记述，其中两人身份与"史官"有关。《文子》依托"文子与平王"对话展开叙述，文子扮演了"帝王师"形象。《鹖冠子》也有臣子与君王的对话，臣子也是君王咨政的对象。可以这样说，这些身份或多或少地类似于不离君王左右的史官。《史记·廉颇蔺相如列传》卷八一记载："秦御史前书曰'某年月日，秦王与赵王会饮，令赵王鼓瑟'。……相如顾召赵御史书曰'某年月日，秦王为赵王击缻'。"② "书曰"云云，包含史书记录的时间、地点、人物和事件四要素。以事件系于"某年月日"，它们是事件依附的框架。君王起居住行时，史官时时刻刻跟随着，可见识文断字史官的重要。

《文子》不是史书，尽管有对一些先秦历史的记载，但史实记载还是少，自然它对历史事件源流、因果关系以及历史规律的思考，后人不容易探讨。《文子》是"子书"，这是它思想内容的根本性质，书中呈现出对历史的判断、理解和分析，我们的研究围绕这部分内容展开，采取"分析的历史哲学"态度，即在做出历史判断时，着眼于其中所蕴涵的道德的和形而上学前提都是什么。分析的历史哲学的任务之一，就是要

---

① （汉）班固撰，（唐）颜师古注《汉书》，第1732页。
② （汉）司马迁撰，（南朝宋）裴骃集解，（唐）司马贞索隐，（唐）张守节正义《史记》，第2442页。

把其中所蕴涵的尺度揭示出来，使之成为显然的尺度。①

一　历史的客观性

客观性是指历史人物、事件在历史上真实存在，为每个人都同意、认可的事实；个人因历史而有不同的感受、认知，但客观性不会因此而发生任何改变。东周礼崩乐坏，天下大乱。春秋初期，有 170 多个诸侯国，经过大大小小的 480 多次战争，末期只有近 30 个诸侯国。至战国时期，这些诸侯国之间的政治、经济利益争夺，更加激烈和频繁，诸侯国数量进一步减少，"今取古之为万国者，分以为战国七"②，出现了世人熟知的"战国七雄"。数量急剧减少的背后，意味着腥风血雨、攻城略地的战争，实力不强的小国为兵强马壮的大国所吞并。

《文子》细致体察兼并战争，写下沉痛思考。《上礼》载："兼国有地，伏尸数十万，老弱饥寒而死者，不可胜计。自此之后，天下未尝得安其性命，乐其习俗也。"③因兼并战争，天下百姓不能安居乐业，忧患之情溢于言表，透露着作者由对客观、真实的"战国"环境细微的触碰而有的温暖、伤感和焦虑。

在这种情况下，对发动战争的君王，非常不满。《上义》载："所为立君者，以禁暴乱也。今乘万民之力，反为残贼，是为虎傅翼，何谓不除？"④先秦文献中"残贼"的含义较为狭窄，多指身居高位的君王做出的残忍暴虐、伤天害理的行为。《诗经·小雅·四月》载："山有嘉卉，侯栗侯梅。废为残贼，莫知其尤。"郑玄笺："言在位者贪残为民之害。"⑤战国中期的孟子对"残贼"的解释更为具体，《孟子·梁惠王下》载："贼仁者谓之贼，贼义者谓之残。残贼之人，谓之一夫。闻诛一夫纣

---

① 〔英〕沃尔什（Walsh，W. H.）著，何兆武、张文杰译《历史哲学——导论》，桂林：广西师范大学出版社，2001 年，译序一第 4 页。沃尔什把近现代西方历史哲学概括为思辨的历史哲学和分析的历史哲学两大类，前者研究历史自身发展演变的规律，后者研究历史学的认识论。

② （汉）刘向集录《战国策》，第 678 页。

③ 李定生、徐慧君校释《文子校释》，第 481 页。

④ 李定生、徐慧君校释《文子校释》，第 442 页。

⑤ （汉）郑玄笺，（唐）孔颖达等正义《毛诗正义》，第 462 页。

矣，未闻弑君也。"① 害仁害义的人，被称为残贼。纣王虽贵为君王，但害仁害义，杀了他，是杀独夫民贼，不能说弑杀了君王。文子似乎读过《孟子》，认为身居高位的君王凭借万民之力，行不义之事，相当于为老虎装上了翅膀，为什么不除掉这样的君王呢？所言与《孟子》几同。

文子身处诸侯国连年兼并战争的时代背景下，对战争也有客观、冷静的思考。一方面爱好和平，反对劳民伤财的血腥战争，这是基本态度。如《上仁》载："故曰'兵者，不祥之器，不得已而用之。'杀伤人胜而勿美，故曰'死地，荆棘生焉，以悲哀泣之，以丧礼居之。'是以君子务于道德，不重用兵也。"② 这部分语句敷演通行本《老子》第三十、第三十一章内容，认为不得已而展开兵事活动，以杀伤对方为目的，即便胜利了，也不要赞美、宣扬，应以丧礼对待兵事。君子应追求道德，不应重视用兵活动。文子一再申述类似观点，如《下德》载："兵者凶器也。"《道德》载："夫亟战而数胜者，则国必亡。"③ 一心好战，即便多次胜利了，国家也一定会灭亡。对战争的厌恶，溢于言表。在反对战争这一点上，文子与老子的看法相同。

另一方面，大的时局就在眼前，文子不能摆脱；他直面战争活动，对战争进行了客观现实主义思考，在道家思想体系中甚有特色。与老庄单纯地反对战争不同，文子认为有些战争不可避免，提出用兵有五种动机。《道德》载："用兵有五：有义兵、有应兵、有忿兵、有贪兵、有骄兵。诛暴救弱谓之义，敌来加己不得已而用之，谓之应；……义兵王，应兵胜，忿兵败，贪兵死，骄兵灭。此天道也。"④ 义兵是除暴安良，应兵是积极反抗外来入侵者，他认同这两种用兵行为，反对后三种。在这一点上，他与《左传·宣公十二年》记载的楚庄王"武有七德"论述明显不同，⑤ 楚庄王宣扬战争的七种好处，有鼓吹、美化战争之嫌。文子"五兵论"可能受《吴子》影响，是书《图国》篇提到起兵有五："一曰义兵，二曰强兵，三曰刚兵，四曰暴兵，五曰逆兵。禁暴救乱曰义，

---

① （清）焦循撰《孟子正义》，沈文倬点校，第 145 页。
② 李定生、徐慧君校释《文子校释》，第 403 页。
③ 李定生、徐慧君校释《文子校释》，第 349、219 页。
④ 李定生、徐慧君校释《文子校释》，第 203 页。
⑤ （晋）杜预注，（唐）孔颖达等正义《春秋左传正义》，第 1882 页。

恃众以伐曰强，因怒兴师曰刚，弃礼贪利曰暴，国乱人疲，举事动众曰逆。"① 两者"义兵"含义几同，吴子认可义兵，反对后四种用兵行为。

在认同义兵、应兵战争性质基础上，文子对战争行为有战略性、全局性思考。《下德》载："故善守者，无与御，善战者，无与斗，乘时势，因民欲，而天下服。……善用兵者，先弱敌而后战，故费不半而功十倍。"② 数句表现出高超水平的战略思考，依据时势、民众的需要，先弱敌再用兵。《上礼》载："老子曰：'以政治国，以奇用兵。'先为不可胜之政，而后求胜于敌。"③ 战争是政治的延续，"镶嵌"在各诸侯国政治的大背景里，应先有强大不可战胜的政治，然后再求战胜敌人，暗含"不战而屈人之兵"的意思。《上义》载："义兵至于境，不战而止。"④ 此点与前文《上礼》篇的记载出发点相似，只要是有道的诛暴救弱的义兵行为，完全可以"不战而屈人之兵"，显然受到孙子思想影响。

《文子》也强调战争权谋的重要性，此点受到兵家权谋思想的影响。《自然》载："庙战者帝，神化者王。庙战者法天道，神化者明四时。"⑤ 先秦时期的庙为宗庙，祭祀祖先的地方；天子或国君等上层贵族依据地位差异，有数量不一的宗庙。国之大事，在祀与戎（《左传·成公十三年》），战争结果如何，国君要告庙。庙战，指战争开始前，发动者（一般为国君或诸侯）在宗庙里对所有战争要素的评估，或战争环节的推演，也就是战前的"权谋"，含义近似于《孙子·计》篇中的"庙算"。文子认为战前权谋法天道而行，帝王若在此点做得足够充分，能够一统天下，至于具体行兵打仗的一般将领，知不知"庙战"就不重要了，如《微明》篇所言"习于行阵之事者，不知庙战之权。"⑥

二　历史的演变、发展性

文子笔下的历史是灵动、发展的，只是从古至今的历史趋坏性发展，美好的"乌托邦"时代存在于过去的历史中，现在的时代令人有各种各

---

① 徐勇主编《先秦兵书通解》，第 95 页。
② 李定生、徐慧君校释《文子校释》，第 377 页。
③ 李定生、徐慧君校释《文子校释》，第 487 页。
④ 李定生、徐慧君校释《文子校释》，第 447 页。
⑤ 李定生、徐慧君校释《文子校释》，第 335 页。
⑥ 李定生、徐慧君校释《文子校释》，第 269 页。

样的不满。《上礼》篇有几处内容反映出这个观念：

> 上古真人，呼吸阴阳，而群生莫不仰其德以和顺。当此之时，领理隐密自成纯朴，纯朴未散，而万物大优。及世之衰也，至伏羲氏，昧昧懋懋，皆欲离其童蒙之心，而觉悟乎天地之间，其德烦而不一。及至神农、黄帝，核领天下，纪纲四时，和调阴阳，于是万民莫不竦身而思，戴听而视，故治而不和。下至夏、殷之世，嗜欲达于物，聪明诱于外，性命失其真。施及周室，浇醇散朴，离道以为伪，险德以为行，智巧萌生，狙学以拟圣，华诬以胁众，琢饰诗书，以贾名誉，各欲以行其智伪，以容于世，而失大宗之本，故世有丧性命，衰渐所由来久矣。……
>
> 昔者之圣王，仰取象于天，俯取度于地，中取法于人，调阴阳之气，和四时之节，察陵陆水泽肥墩高下之宜，以立事生财，除饥寒之患，辟疾疢之灾，中受人事，以制礼乐，行仁义之道，以治人伦。……圣人初作乐也，以归神杜淫，反其天心。至其衰也，流而不反，淫而好色，不顾正法，流及后世，至于亡国。其作书也，以领理百事，愚者以不忘，智者以记事。及其衰也，为奸伪，以解有罪，而杀不辜。其作囿也，以成宗庙之具，简士卒，以戒不虞。及其衰也，驰骋弋猎以夺民时，以罢民力。其上贤也，以平教化，正狱讼，贤者在位，能者在职，泽施于下，万民怀德。至其衰也，朋党比周，各推其所与，废公趣私，外内相举，奸人在位，贤者隐处。天地之道，极则反，益则损，故圣人治弊而改制，事终而更为，其美在和，其失在权。①

前段文字讲述古史历程，由上古真人统治时期起，经伏羲、神农和黄帝、夏和殷统治，延及周室，以至于今，一茬不胜一茬，历史渐趋于坏。后段文字认为，古之圣王法天则地，开展生产，创造财富，制作礼乐，行仁义道德，统治清明。但随着时代发展，作乐、作书、作囿、上贤皆有其衰，趋坏性特点突出。

---

① 李定生、徐慧君校释《文子校释》，第455、463～464页。

通过并举描述好坏或盛败两个时代，以造成强烈的对比效果，显出自己的爱憎。并举两个时代的名目如下：（1）至德之世、衰世。《道德》载："至德之世，贾便其市，农乐其野，大夫安其职，处士修其道，人民乐其业，是以风雨不毁折，草木不夭死，河出图，洛出书。及世之衰也，赋敛无度，杀戮无止，刑谏者，杀贤士，是以山崩川涸，蠕动不息，野无百蔬。"①"至德之世"的表述似乎受《庄子》影响而来，见下文论述。在这个世界里，各阶层的人们各安其职，各负其责。衰世则不然，赋敛无度，杀戮没有止境，人人自危，山川无色。（2）上世、下世。《微明》载："故上世道而不德，中世守德而不怀，下世绳绳，唯恐失仁义。"②在上世、下世外，提到中世。但仅此处提及"中世"，他处一般对举上世和下世，如《下德》载"上世养本，而下世事末"③。点评诸世，具体统治特点不详，可以看出从高到低的层次变化。（3）治世、末世。《下德》载："治世之职易守也，其事易为也，其礼易行也，其责易偿也。是以人不兼官，官不兼士，士农工商，乡别州异。……末世之法，高为量而罪不及也，重为任而罚不胜也，危为其难而诛不敢也。"④治世里，人人各守其职，不相紊乱。末世乱法，人人自危。又，《上礼》载："末世之礼，恭敬而交。……末世之为治，不积于养生之具，浇天下之醇，散天下之朴，滑乱万民。"⑤此处单独指出末世之礼以及统治特点。

至德之世、上世、治世近同，由圣人、至人统治，为过去的盛世。衰世、下世、末世近同，为当今的败世。文子怀念过去的盛世，对当世颇为不满。《上礼》篇指出："天下不合而为一家，诸侯制法，各异习俗，悖拔其根而弃其本，凿五刑，为刻削，争于锥刀之末，斩刈百姓，尽其太半。"⑥《道德》篇也有类似表述："诸侯轻上，则朝廷不恭，纵令不顺；仁绝义灭，诸侯背叛，众人力政，强者陵弱，大者侵小，民人以

① 李定生、徐慧君校释《文子校释》，第195页。
② 李定生、徐慧君校释《文子校释》，第284页。
③ 李定生、徐慧君校释《文子校释》，第338页。
④ 李定生、徐慧君校释《文子校释》，第360页。
⑤ 李定生、徐慧君校释《文子校释》，第475页。"交"下原有"为"字，此处断开，属下读。
⑥ 李定生、徐慧君校释《文子校释》，第481页。

攻击为业。"① 这些其实是文子所处战国时代分封制彻底崩溃的表现，不同诸侯国各自为政，彼此为了各种利益你争我夺。但文子对现世并非一味抱怨、不满，他的认知不止于此，热情地呼吁着"一天下""大一统"，这在先秦道家思想中甚有特色。

先秦典籍对"大一统"的记述，草蛇灰线般地存在，认知深浅程度不一，儒家、墨家都有相关论述。《诗经·小雅·北山》载："溥天之下，莫非王土。率土之滨，莫非王臣。大夫不均，我从事独贤。"② 暗含周王室一统天下的评价。《论语·季氏》提到："天下有道，则礼乐征伐自天子出；天下无道，则礼乐征伐自诸侯出。"③ 天下有道时，管理天下的天子掌控着礼乐征伐，天下无道时，则相反，数句暗含孔子对天下一统的期盼。《孟子·梁惠王上》载："孟子见梁襄王，出，语人曰：'望之不似人君，就之而不见所畏焉。'卒然问曰：'天下恶乎定？'吾对曰：'定于一。'"④ "定于一"就是天下统一，在孟子看来，能够担任"定于一"大任的应是仁者。战国晚期，荀子也有相关论述："一天下，财万物，长养人民，兼利天下，通达之属，莫不从服。"⑤ 其他儒家文献也有类似论述，《礼记·礼运》载："故圣人耐以天下为一家，以中国为一人者，非意之也。"《曾子问》载："天无二日，土无二王。"⑥ 耐与能通，圣人能够让天下为一家。土无二王，意为天下的土地上没有两个王，暗含天下一统的意思。墨子提出"壹同天下"的概念："察天下之所以治者，何也？天子唯能壹同天下之义，是以天下治也。"⑦ "壹同天下"是指天下归于一，归于天子的统一。先秦诸子身处连年的战争环境，因应于时代，心底发出大一统的呼唤，并不偶然，这种传承有自的思想对战国中晚期的文子有很大震动，文子进而也有种种展望。

天下一统的必要性，源于混乱的时局，而一切政教管理以有利于百姓民众为根本出发点。《上义》言道："故变古未可非，而循俗未足多

---

① 李定生、徐慧君校释《文子校释》，第 213 页。
② （汉）郑玄笺，（唐）孔颖达等正义《毛诗正义》，第 463 页。
③ （清）刘宝楠撰《论语正义》，第 651 页。
④ （清）焦循撰《孟子正义》，沈文倬点校，第 69～71 页。
⑤ （清）王先谦撰《荀子集解》，第 97 页。
⑥ （汉）郑玄笺，（唐）孔颖达等正义《礼记正义》，第 1422、1392 页。
⑦ （清）孙诒让撰《墨子间诂》，孙启治点校，第 76 页。

也。……法制礼乐者，治之具也。"① 诸句显示出他历史发展观念的灵活性，似乎受法家影响，与老庄相对保守的历史发展观念不一样。类似叙述还见于他对"圣人"的定义上，《道德》认为："圣人者，应时权变，见形施宜，世异则事变，时移则俗易，论世立法，随时举事。"② 圣人根据时世的差异，灵活权变地采取适合时代需要的措施。因此，他热情地呼吁圣人、贤人挺身而出，结束混乱的局面。《上礼》这样说道："贤圣勃然而起，持以道德，辅以仁义；近者进其智，远者怀其德，天下混而为一。子孙相代辅佐……大通混冥，万物各复归其根。"③ 同篇他处也有类似表述，对英俊豪杰之士寄予厚望："英俊豪杰，各以大小之材处其位。由本流末，以重制轻，上唱下和，四海之内，一心同归。"④ "天下混而为一"意为天下统一为一家，"子孙相代辅佐"表明应是"家天下"，这样才能"万物各复归其根"，一切都会很平静。"四海之内，一心同归"也是天下一统的意思，与"天下混而为一"所言意思差别不大。

　　文子所言"大一统"的含义，首先是天下疆域一统。可由管理者的身份差异看出此点，统一天下的是帝王或天子。《道德》载："故帝者，天下之適也，王者，天下之往也，天下不適不往，不可谓帝王。"⑤ 適与往含义相同，用二者声训帝、王含义，这是早期古书以训诂方式行文的体现。此处"天下"指天下所有的人，帝王需要天下人们的拥护，而"天下"是古人观念中空间范围最大的地理概念。《下德》载："所谓得天下者，非谓其履势位，称尊号，言其运天下心，得天下力也。"⑥ 第一个"天下"当是空间范围最大的地理概念，从政治学角度而言，是一个强大政权管理下的最广袤的土地；后两个"天下"当指天下所有的人，与前文相同。在大一统首先是天下疆域一统的认识上，文子与先秦其他诸子并无二致。其次是思想一统，天子以清静无为的方式统治天下。《自然》载："所谓天子者，有天道以立天下也。立天下之道，执一以为保，

① 李定生、徐慧君校释《文子校释》，第 422 页。
② 李定生、徐慧君校释《文子校释》，第 422、206 页。
③ 李定生、徐慧君校释《文子校释》，第 481 页。
④ 李定生、徐慧君校释《文子校释》，第 465 页。
⑤ 李定生、徐慧君校释《文子校释》，第 186 页。
⑥ 李定生、徐慧君校释《文子校释》，第 347 页。

反本无为，虚静无有。"① "执一""反本"意思相近，均指以道的清静无为方式治理天下。这个表述与《道德》篇记载老子对文子"古之王者"如何以道治理天下问题的回答，基本一致。先秦诸子在以何种思想一统天下的认识上，有分歧，文子给予的回答与自身学说主体特色相一致。至于"大一统"的其他含义，如政治、经济及夷夏大一统，文子不能超越身处的时代，无此思考，此处不论。

文子从自身所处混乱时局出发，热情呼吁时代的"大一统"，说明秦始皇"大一统"尚未到来，所以《文子》成书下限不会晚于公元前221年，前文已言上限不会超过商鞅去世的公元前338年。估计《文子》当在前338年至前221年，也就是战国中后期成书，偏晚的可能性更大一些。

在文子眼中，历史是趋坏性发展，过去盛世发展为现在乱世，后者是对前者的否定，但现在的乱世被将来的"大一统"取代，现在又被"将来"否定，整个社会又向前发展一步。"我第一次否定的时候，就必须使第二次否定能够发生或者将会发生。……因此，每一种事物都有它的特殊的否定方式，经过这样的否定，它同时就获得发展，每一种观念和概念也是如此。"② 文子历史发展观念有哲学高度，非常符合否定之否定的辩证法规律。在社会发展设想上，战国早中期的老子幻想着"小国寡民"理想统治，《老子》成书比《文子》早，历史还没有让老子看到"大一统"的曙光，所以他的设想相对保守。战国中期的庄子比老子似乎有更强的避世意识，他的理想社会是"至德之世"，《胠箧》篇提到"子独不知至德之世乎"，存在于"昔者容成氏"等上古帝王统治的时期，统治特点是"邻国相望，鸡狗之音相闻，民至老死而不相往来"，③极为接近老子理想统治状态。《马蹄》篇进一步论述它的特点："故至德之世，其行填填，其视颠颠。……夫至德之世，同与禽兽居，族与万物并，恶乎知君子小人哉？同乎无知，其德不离；同乎无欲，是谓素

---

① 李定生、徐慧君校释《文子校释》，第334页。
② 马克思：《反杜林论》，《马克思恩格斯全集》（第二十卷），北京：人民出版社，2014年，第184页。
③ （清）王先谦撰《庄子集解》，第88页。

朴。"① 至德之世人与万物和谐共处，人与人之间没有地位差异，也是道家清静无为统治的具体反映。但他们对历史如何发展到老庄所言的理想社会，缺乏逻辑论证，似乎只是不愿面对现实的一厢情愿而已。在这一点上，战国中期偏后的文子渐渐看出时代大势，历史观念的逻辑性强，比老庄走得更远。

三　余论

总体来看，《文子》虽然是子书，但包含的历史观念清晰、可辨。认知到的历史环境与从中抽绎出的观点相应，立说出发点与欲要解决的办法相匹配，在整体叙述中，显示出对先前已有的儒家、法家、兵家等思想资源的借鉴。因此，文子植根于当世进行历史体系性思考，所思所想"接地气"，可谓道家中的"现实主义者"，历史思想中可供后人探索的主体性、分析性色彩明显，道家出于史官，于文子而言，当非虚言。

---

① （清）王先谦撰《庄子集解》，第83页。

第六章 《鹖冠子》研究

对《鹖冠子》的研究相对薄弱，表现为：一是简帛、写本时代的笺注性文本甚为稀少，雕版印刷时代的整理本才渐次多了起来，但也多集中在明代之后，向来缺乏系统整理的文本；二是思想研究更是相当薄弱，自身的思想特色及其在道家文献中的地位如何，这些问题还缺乏细致的研究。到了 20 世纪 70 年代马王堆汉墓帛书发现之后，研究状况才得到改善。国内学界，如李学勤《〈鹖冠子〉与两种帛书》开篇综述了《鹖冠子》的研究状况，青年学者杨兆贵及陈亚秋也有相关综述。① 《中国古代典籍导读》对国外学界中的《鹖冠子》研究情况，有一定的梳理。② 但即便如此，与《老子》《庄子》相比，《鹖冠子》文本及思想研究，还有待进一步加强。一如之前对先秦道经的研究，此处对《鹖冠子》的研究还是立足于文献学、历史学、古文字学的本位，研究其人、其书、其思想，尤为侧重道家与当时知识背景的联系，以及道家与其他诸子互动过程中，其思想如何变迁及演化。

第一节 其人及其书略论

一 其人问题

《汉志》说"鹖冠子"是楚人，其他相关信息，一概不知，但从所佩戴的鹖冠及其书相关记载，还是能够找到一些蛛丝马迹。先从鹖说起。鹖，也就是今天所言的褐马鸡，拉丁语名为 Crossoptilon mantchuricum，

---

① 李学勤：《〈鹖冠子〉与两种帛书》，见氏著《简帛佚籍与学术史》，第 84~85 页。杨兆贵：《近年〈鹖冠子〉研究简评》，《山东师范大学学报》（人文社会科学版）2002 年第 1 期，第 74~77 页。陈亚秋：《近年来〈鹖冠子〉研究综述》，《学海》2002 年第 3 期，第 126~128 页。

② 〔英〕鲁惟一（M. Loewe）主编，李学勤等译《中国古代典籍导读》，沈阳：辽宁教育出版社，1997 年，第 144~148 页。

它是我国特产的珍稀性鸟类，所以被列为国家一级保护动物。脸和两颊裸露无羽，呈艳红色，头侧连目有一对白色的角状羽簇伸出头后，宛如一块洁白的小围嘴。褐马鸡最爱炫耀的是它那引人瞩目的尾羽。其尾羽共有22片，长羽呈双排列。中央两对特别长而且很大，被称为"马鸡翎"，外边羽毛披散如发并下垂。多分布于我国山西长治地区，主要栖息在以华北落叶松、云杉次生林为主的林区和华北落叶松、云杉、杨树、桦树次生针阔混交森林中。

鹖羽插在冠上，作为装饰，古代武士一直有这个传统。《汉书·黄霸传》载："时京兆尹张敞舍鹖雀，飞集丞相府。"颜师古注曰："武贲鹖色黑，出上党，以其斗死不止，故用其尾饰武臣首云。"《续汉书·舆服志》说这种冠"环缨无蕤，以青系为绲，加双鹖尾竖左右"，又说"鹖者，勇雉也。其斗对一死乃止。故赵武灵王以表武士，秦施之焉"。刘昭注："徐广曰：'鹖似黑雉，出于上党。'荀绰《晋百官表注》曰：'冠插两鹖，鸷鸟之暴疏者也。每所攫撮，应爪摧衄，天子武骑故以冠焉。'"三国曹操《鹖鸡赋序》："鹖鸡猛气，其斗终无负，期于必死，今人以鹖为冠，像此也。"唐慧琳《一切经音义》卷二六载："褐似雉而大，青色有毛角，斗死乃止，故武人戴鹖冠以像之也。"[1] 考古文物上也有"鹖冠"图像，如西汉空心砖上的骑马者所戴鹖冠（见图6-1），东汉画像砖、石所见之鹖冠，多在衬帻的武弁大冠两侧插鹖尾（见图6-2）。除此之外，鹖冠还可能是前述战国墓出土的"兵避太岁"戈中的神物所戴的高冠，考古发现的鹖冠与古书记载鹖冠的时间大致相当。

从上述记载来看，由于"鹖"好斗，武士受其精神激励，所以佩戴鹖冠。同时"鹖"生活的区域相当狭窄，也就是古人所说"上党"地区，即今天的山西长治，其地战国时期初属魏，后属赵。有学者据此认为鹖冠子是赵国人，同时根据《高士传》的记载——赵国大将庞煖曾师事过鹖冠子，鹖冠子怕他推荐自己，就隐入赵国的深山。[2]

---

[1] （汉）班固撰，（唐）颜师古注《汉书》，第3632～3633页。（南朝宋）范晔撰，（唐）李贤等注《后汉书》，第3670页。《曹操集》，北京：中华书局，1959年，第13页。（唐）慧琳：《一切经音义》，《字典汇编》第20册，据日本元文二年（1737）刻本影印，北京：国际文化出版公司，1993年，第472页。

[2] 孙福喜：《〈鹖冠子〉研究》，西安：陕西人民出版社，2002年，第148页。

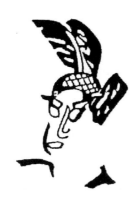

图 6 - 1　鹖冠

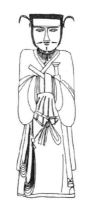

图 6 - 2　加鹖尾的武冠

上二图引自孙机《武士的弁、冠与头饰》一文，见氏著《汉代物质文化资料图说》（增订本），第 270 页。

　　《汉志》关于鹖冠子为楚人的说法是历史上绝对声音，今天学者亦多从此说，如李学勤根据《鹖冠子》提到的楚国官制，认为鹖冠子是楚人，[1] 此说法为谭家健、吴光、黄钊及比利时学者戴卡琳等学者所从。这与历史相关认识一脉相承，如元马端临《文献通考·经籍考》引《周氏涉笔》"《王鈇》篇所载，全用楚制"，[2] 明宋濂《宋学士全集》卷二七之《诸子辩》（并序）认为"《王鈇》篇所载，楚制为详"。[3] 从《王鈇》来看，鹖冠子虚构了"成鸠"时代的官制系统——天子、令尹、柱国、郡大夫、县啬夫、乡师、扁长、里有司、伍长等，所言不全是楚国官制。就中央官制而言，令尹、柱国是楚国的特称；其他官制，如莫敖（《战国策·楚策一》）、司马、典令、太宰（《战国策·韩策一》）、左徒（《史记·楚世家》）、大工尹、集尹（鄂君启节铭文）则在《鹖冠子》中不可见。孙以楷、陈广忠等著《道家文化寻根——安徽两淮道家九子研究》一书中认为鹖冠子以鹖鸟羽毛为冠，显然是图腾崇拜，想象的"成鸠"时代，也属于鸠崇拜，古之"舒鸠国"在西楚，鹖冠子有恋鸟情节，因此他们认为鹖冠子是少皞氏（古代以鸟为图腾的氏族）的

①　李学勤：《〈鹖冠子〉与两种帛书》，见氏著《简帛佚籍与学术史》，第 85 页。

②　（元）马端临撰《文献通考》，第 1734 页。

③　（明）宋濂撰《宋学士全集》，《丛书集成初编》第 2124 册，北京：中华书局，1985 年，第 994 页。

后代，并且有可能是舒鸠国之后，据此论证鹖冠子是楚人。① 笔者认为成鸠氏来源很值得探讨，但以此论证鹖冠子是楚人，似乎求之过深，不妥。

鹖冠子姓氏问题，亦有讨论。唐林宝《元和姓纂》卷一〇引《风俗通义》佚文："（鹖冠氏）楚贤人，以鹖为冠，因氏焉。"② 笔者认为"鹖冠"作为姓氏，不确；一般而言，姓氏都是在一定时间范围内流传，遍检古书，未见以"鹖冠"为姓氏的具体例子。如此说来，我们对"鹖冠子"的了解，只是止于《汉志》所言——"鹖冠子"是先秦时期楚地某道家学者依托的名号，历史上其人曾在赵国游学，后人把他作为人名（书名）的称谓而已。

至于鹖冠子游学于赵的情况，李学勤认为《鹖冠子·武灵王》篇中的"庞焕"与它篇中的"庞子"为一人，皆曾师从鹖冠子，考虑到剧辛在赵与庞煖友善，庞煖应在悼襄王前自楚来赵，他师事鹖冠子还要迟一些，所以鹖冠子的活动年代可估计相当于赵惠文王、孝成王至悼襄王初年，即楚顷襄王、考烈王之世，也就是公元前 300 年至前 240 年前后，战国晚期前半。至于《鹖冠子》成书，则要更迟一些。③

总之，鹖冠子当非真名，与文子一样，似乎皆为有身份有地位的"士"类阶层。为南方楚人，习文好武，长期在北方生活。

二　目录学论略

《鹖冠子》文献学研究应包括目录学、版本学、校勘学的研究，黄怀信《鹖冠子源流诸问题》一文研究过这些方面，④ 后来又出版《鹖冠子汇校集注》一书，在文本校勘、注释上，亦多有发明。为避免重复，笔者不赘，此处简单论述目录学上的相关内容。从《汉志》到《隋志》、两《唐志》，对《鹖冠子》篇卷的记载，存在由一篇到三卷的差异，这个问题一直没有得到解决，笔者试说一二。

① 孙以楷、陈广忠等：《道家文化寻根——安徽两淮道家九子研究》，合肥：安徽人民出版社，2001 年，第 248 页。
② （唐）林宝撰，岑仲勉校记《元和姓纂（附四校记）》，北京：中华书局，1994 年，第 1531 页。
③ 李学勤：《〈鹖冠子〉与两种帛书》，见氏著《简帛佚籍与学术史》，第 87 页。
④ 黄怀信：《〈鹖冠子〉源流诸问题》，《文献》2001 年第 4 期，第 33～46 页。

《汉志》道家类文献载《鹖冠子》一篇，与今天见到的三卷十九篇相比，数量相差悬殊，考虑到《鹖冠子》多次言及"庞煖"，后人据此多认为三卷十九篇的文本中应有《汉志》纵横家类文献《庞煖》两篇及兵权谋文献《庞煖》三篇的掺入，明胡应麟《少室山房笔丛》之《四部正讹》即如此认为，① 近人王闿运、顾实多从其说。谭家健则反对胡说，认为其说不确。② 笔者亦然，《汉志》"兵权谋"类文献小序下，班固自注说到省《鹖冠子》，它与《庞煖》应该没有什么关系，两者是两本书，否则《汉志》不会单独再说到《鹖冠子》。所以《鹖冠子》与两种《庞煖》的关系不易说清。

那么如何看待《汉志》所言《鹖冠子》一篇发展到《隋志》所言三篇的问题？笔者这里认同李学勤的说法，系《汉志》依据的刘向父子《七略》失收或所收系不全本所致。

现存唐写本残卷《鹖冠子》有两种。一种为傅增湘所经眼（下文径称"傅本"），③ 据傅本可知，以后世版本对照，有《博选》《著希》《夜行》《天则》《环流》《道端》《近迭》《度万》诸篇，至《王鈇》"上序其福禄而百事理行畔者不利"止。杨兆贵对此本做过专门研究。④ 另一种现藏于黑龙江省齐齐哈尔市图书馆（下文径称"齐本"），⑤ 齐本从"凶者反此"句起，至"退谋言弟子愈恐"句止，以后世版本对照，即《环流》残篇和《道端》《近迭》两篇内容。阎文儒见到的唐残卷《鹖冠子》当为齐本。⑥ 这两种唐写本残卷的真伪，学界有一定的争论，黄怀信认同李学勤所论两者皆是出自一人之手的民国间伪造品，⑦ 即便如此，在其《鹖冠子汇校集注》一书中，仍审慎地将唐写本中的"古注"

① （明）胡应麟：《少室山房笔丛》，第306页。
② 谭家健：《〈鹖冠子〉试论》，《江汉论坛》1986年第2期，第57~58页。
③ 傅增湘：《跋唐人写〈鹖冠子〉上卷卷子》，《国立北平图书馆月刊》1929年第3卷第6号，第719~726页。
④ 杨兆贵：《敦煌本〈鹖冠子〉上卷注研究》，《敦煌研究》2003年第4期，第74~80页。
⑤ 王洪生、何凤奇：《唐人写本〈鹖冠子〉残卷跋附校勘记》，《黑龙江图书馆》1987年S1期，第71~76页。
⑥ 阎文儒：《关于唐代残卷〈鹖冠子〉及其他》，《文献》1987年第4期，第172~174页。
⑦ 黄怀信撰《鹖冠子汇校集注》，前言第12页。

放在该书中。阎文儒认为齐本与日本奈良唐招提寺所藏大业四年之《大般涅盘经》的书写时间非常接近，且字体相同，避太宗讳"民"字方式也相同，潜意识认为真伪应不是问题。这里对两种唐写本的真伪持审慎态度。傅本不标篇名，且把《鹖冠子》前八篇当成一卷，齐本也不标篇名。从中看出唐代《鹖冠子》分卷应该是实际情况，但卷数、篇数不详。唐魏徵等编写的《群书治要》卷三四提到了《鹖冠子》的《博选》《著希》《世贤》三个篇名。

中古时期《隋志》及两《唐志》等史志目录中只有卷数的记载，没有篇名、篇数的记载。但隋唐时期学者对篇数有相关记载，唐韩愈《读〈鹖冠子〉》中说道："《鹖冠子》十有九篇，其词杂黄老、刑名。"马其昶校注："'九'，方作'六'，云'今《鹖冠子》自《博选》至《武灵王问》凡十九篇，此只云十六篇，未详'。今按：方盖不见或本已作'九'也，或无'杂'字，非是。"① 方指南宋方崧卿，著有《韩集举正》。据此处所言，南宋方崧卿看到的是"十六篇"，这与当时宋陆佃、晁公武所言韩文记载为"十六篇"相同，清四库馆臣认为今本韩文作十九篇，大概是后人据陆佃所注《鹖冠子》十九篇而改。② 考虑到当时不少宋人（方崧卿、陆佃、晁公武及陈振孙）说到韩文记载的是"十六篇"，他们所言不可能同时都错了，所以笔者不从马其昶的说法，姑且认为唐韩愈看到的《鹖冠子》是十六篇。中华书局出版的《柳宗元集》以南宋百家注本（约成书于 1177～1189 年）为底本，该集中《辩〈鹖冠子〉》一文题目下的"详注"说道："韩文公云：'其《博选》篇四稽五至之说当矣；《学问》篇称贱生于无所用，中流失船，一壶千金者，三读其词而悲之'，即此书也。惟《世兵》篇颇与《鹏鸟赋》相乱，余十八篇则否。公（引者按：指柳宗元）之辩，似但见此一篇，故云尔。"③ 值得注意的是，前者《韩昌黎文集》以南宋庆元年间（1195～1200）建安书商魏仲举所刊五百家注本为底本，而后者《柳宗元集》以南宋百家注本为底本，但这个底本与南宋五百家注本基本相同，而五百家注本

---

① 马其昶校注，马茂元整理《韩昌黎文集校注》，上海：上海古籍出版社，1986 年，第 38 页。

② （清）永瑢等撰《四库全书总目》，第 1008 页。

③ （唐）柳宗元：《柳宗元集》，第 116 页。

《柳宗元集》亦成于魏仲举之手，[①] 两个集子的注释格式相似，同时韩、柳又是同时代人，所言相同之事，南宋时期的注释者所取材料亦相同，因此笔者认为唐代韩、柳二人所见的《鹖冠子》篇数可能为"十六篇"，但到了宋代，上述韩集、柳集的注释者们所见当是"十九篇"，且首篇为《博选》，末篇为《武灵王问》（今天的《鹖冠子》末篇是《武灵王》，宋人当是取古书篇首数字命名，只是多"问"字而已），与今天所见的篇数、篇章及篇序皆相同。

　　唐宋之际，确实存在与今天《鹖冠子》篇数不同的可能，宋释文莹（生平不详）《湘山野录》记载唐末五代李建勋（字致尧，872—952）一则佚事。他镇守豫章时，有一乡下教授村童的老叟，为其所看重，熟悉《鹖冠子》内容，"见《鹖冠子》所谓'五脏刀斧者'，非所食之梨，乃离别之'离'尔。盖言人之别离，戕伐胸怀，甚若刀斧。遂就架取一小策，振拂以呈丞相，乃《鹖冠子》也。检之，如其说，李特加重"[②]。此则佚事反映了唐宋之际《鹖冠子》在民间的流传，但今本《鹖冠子》未有老叟所言内容，唐宋《鹖冠子》似乎有今本所未及者。

　　宋代私人目录书也记载了《鹖冠子》的相关篇数，宋晁公武《郡斋读书志》著录"《鹖冠子》八卷"并注："按《四库书目》（引者按：指唐《四库书目》）：《鹖冠子》三十六篇，与（韩）愈合，已非《汉志》之旧。今书乃八卷：前三卷十三篇，与今所传《墨子》书同；中三卷十九篇，愈所称两篇皆在，宗元非之者，篇名《世兵》，亦在；后两卷有十九篇，多称引汉以后事，皆后人杂乱附益之。今削去前、后五卷，止存十九篇，庶得其真。"就《四库书目》提到的"三十六篇"而言，校证者孙猛认为："诸本、《经籍考》（引者按：指元马端临的《文献通考·经籍考》）俱脱'卷'字，此句当作'《四库书目》：《鹖冠子》三卷十六篇'。"[③] 从以上所言来看，晁公武见到的《鹖冠子》为唐《四库书目》记载的八卷三十六篇，但他认为前三卷与《墨子》内容相同，后两卷有汉后的事情，只认为中三卷十九篇是《鹖冠子》一书内容，且间

---

① 《柳宗元集·校点后记》，第 1501～1510 页。

② （宋）释文莹撰，郑世刚、杨立扬点校《湘山野录》（与《续录》和《玉壶清话》合刊），北京：中华书局，1984 年，第 12～13 页。

③ （宋）晁公武撰，孙猛校证《郡斋读书志校证》，第 483～484 页。

接承认《鹖冠子》是汉以前的古书。宋陈振孙《直斋书录解题》亦言
"《鹖冠子》三卷，今书十九篇，韩吏部称十有六篇，故陆谓非其全
也"。① 所以陈振孙看到的《鹖冠子》亦是三卷十九篇。

到了明代，宋濂《诸子辩》却说："《鹖冠子》四卷……陆佃解本十
九篇，与晁氏削去前后五卷者合，予家所藏，但十五篇云。"② 此处所
言，与宋代篇数又有差别。到了清朝，收入《四库全书》中的《鹖冠
子》仍为宋陆佃注本，三卷十九篇。历史地来看，宋之后的《鹖冠子》
文本特征保持得相当完整。

综上来看，笔者认为，唐代《鹖冠子》文本"十六篇"较为确定，
且可知部分篇名，由于篇数分合差异，到了宋代发展为三卷十九篇，篇
名、篇序与今天看到的模样相差无几，所以笔者认为走向雕版印刷时代
前夜的唐末时期《鹖冠子》篇卷似乎趋向稳定，这和前文所言简帛时代
到写本时代文本变化最为复杂的判断基本吻合，只是限于条件，对汉唐
时期的文本特征变化不易知晓而已，这种状况与《文子》在这一时期的
变化一样。

第二节　成书年代再认识

历史上《鹖冠子》是伪书的绝对声音，使得现在的学者进行研究
时，不得不定性《鹖冠子》真伪问题，学者们使用的方法手段多种多
样，其中一种方法是在出土文献存在的大背景下，依凭出土文献中的相
关内容进行反拨。笔者亦不例外，前人已有研究不再涉及，围绕下面几
个问题进行讨论。

一　某些字词书写系统及古义研究

前文论述《文子》的时候，曾指出秦始皇统一文字是汉字书写系统
的重大改革，强化了以隶书为"今文"的绝对书写地位，所以先秦典籍
自然都面临文字转写问题，那么今天看到的《鹖冠子》一书中的字词是

---

① （宋）陈振孙撰《直斋书录解题》，徐小蛮、顾梅华点校，第289页。
② （明）宋濂撰《宋学士全集》，《丛书集成初编》第2124册，第994页。

否还保留着转写后的部分战国形体呢？我们一从《鹖冠子》文本自身的字词的书写上，寻找"古文"形体；二从宋陆佃的校语中寻找"古文"形体，"其字下注或作某者，多即其字之古文云"①。现在出土文献大规模的发现，使这个问题的探讨得以顺利进行。出土文献中的"古文"具备印证《鹖冠子》某些字词的先秦写法的功用，这就增加了《鹖冠子》成书于先秦的说服力。在汉字发展一直保持连续性的前提下，某些字词的"古文"写法也为《鹖冠子》这些字词溯源研究提供了帮助；即便一时没有找到这些字词先秦"古文"写法，但也为推断它们早期写法提供有益的启示。同时辅助以古籍数据库和字库的使用，统计《鹖冠子》某些字词使用频率，查找它们先后使用时代，也为确定《鹖冠子》时代提供了方便。

（一）某些字词的"古文"写法

1. 橆

《鹖冠子·世兵》载"块轧橆垠"，汉贾谊《鵩鸟赋》作"块轧无垠"。② 橆为"無"字无疑，历来注释者也都把橆视为"無"字。《鹖冠子》他处有"無"字，惟此处作"橆"。

《说文·林部》"橆"字："丰也。从林，奭。奭（引者按：清段玉裁补改字）或说规模字，从大，卌，数之积也，林者，木之多也，卌与庶同意。"段玉裁认为这是许慎对"蕃橆"之"橆"的解释，隶变为"無"，遂借为有无字。③ 段氏认为这是许慎对"橆"义的解释，此点正确。但应将字义归于《说文》"橆"字下，"橆"并非"無"隶变的一个环节，只是因为橆从無得声，所以与無通。

無，甲骨文作 𣎳（《甲》二三四五）、𣎿（《乙》二一八一）、𣎾（《甲》五八）。④ 象人执舞具翩翩起舞之形，在卜辞中常作为舞的本字使用。在金文中，作𣎵（盂鼎）、𣎶（般甗）、𣎷（鱼颠匕）、𣎸（弔上匜）、

---

① （清）卢文弨：《书陆农师解〈鹖冠子〉后》，见氏著《抱经堂文集》，第145页。
② 黄怀信撰《鹖冠子汇校集注》，第296页。（汉）贾谊撰，阎振益、钟夏校注《新书校注》，第426页。
③ （汉）许慎撰，（清）段玉裁注《说文解字注》，第271页。
④ 中国科学院考古研究所编著《甲骨文编》，第255页。

{图}（毛弔盘）、{图}（秦公簋）。[1] 与甲骨文相比，舞具上加了两方块，不知何义，早期金文尚未连在一起，但到后期金文，有的形体把舞具上端两方块连了起来，变为{图}；战国楚文字作{图}（《包》2.15）、{图}（《包》2.18）、{图}（《曾》95），[2] 楚文字形体似乎从毛弔盘{图}形发展而来，或加曰字繁化，或省甲骨文形体中的"人"的胳膊。

霖应当是两周金文{图}、{图}、{图}的隶定，由于资料受限，许慎将霖与無作为两个字头并列，其实应该合并。从该字甲骨文形体来看，对"無"本义的说解也不太合理，后世常见的有无之"無"当是借用表示舞义的"無"，后又造出专字"舞"表示舞蹈义。《鹖冠子》中的霖当是战国文字"無"的写法，与霖字相比，不同点在于，一是将{图}隶定为"世"，二是把表示人的两腿放在上面，与横画相连，变成大字。霖、霖两字形近，都是"無"字先秦时期古文写法，当无可疑。附带说下《尔雅音义》中的"蕉"字，陆德明认为古本作"隶"。[3] 笔者认为"隶"很可能是战国时期从艸，無声之字的错误隶定。

至于《说文》"無"字下所收的奇字"无"，李家浩认为该字由战国文字"夫"的异体分化出来的，据秦汉古隶"无"的写法，中间有一画都出头。《说文》奇字"无"不出头，当是甄丰等人改定的结果。[4] 因此，相比于霖、霖字，"无"字似乎东汉时期才出现。排除后人传抄《世兵》故意用"霖"字、《鵩鸟赋》故意用"無"字的极特殊情况，笔者认为写成于战国时期的《世兵》用"無"字战国写法"霖"，而汉贾谊则用秦系文字一统后"无"字简笔写法，因此贾文当在《鹖冠子》之后写成，相应地《鹖冠子》应在先秦时期成书。

2. 保

《鹖冠子·能天》载"保然独至"，陆佃曰："保，或作俣。"[5] 甲骨文作{图}（《甲》九三六）、{图}（《后》二·三一·三）、{图}（据《殷虚文字

① 容庚编著，张振林、马国权摹补《金文编》，第 405～407 页。
② 滕壬生编著《楚系简帛文字编》（增订本），第 557 页。
③ （隋）陆德明：《经典释文》，《丛书集成初编》第 1200 册，第 1608 页。
④ 李家浩：《〈说文〉篆文有汉代小学家篡改和虚造的字形》，《安徽大学汉语言文字研究丛书·李家浩卷》，第 365 页。
⑤ 黄怀信撰《鹖冠子汇校集注》，第 374 页。

记》摹）。① 金文作⿰（大保簋）、⿰（叔卣）、⿰（中山王𨮫壶）。② 传抄古文保字作⿰（四 3.21 老）、⿰（海 3.26）、⿰（《说文》古文）。③ 《说文》载："保，养也。从人，𤓐省声；𤓐，古文孚；⿰，古文不省；⿰，古文。"④ 从以上叙述来看，商代甲骨文保字，从人，从子，会人抱持小孩之意，乃抱之初文。金文保字，从人，从子，省人之手臂，但子旁右下加一撇笔，代替初文中的手臂；有些字体从玉，玉是中国古代珍物，加玉于孩童身上，一是见出对孩童的珍重之意，二是或者可以看出古人佩玉之俗。战国文字承袭金文，为求对称于左下加一撇笔，保之右部遂变成呆。据许慎所言，㑴为保之古文，右侧是孚不省形的写法。何琳仪认为孚由保分化而来，《说文》保字古文作⿰，尤可证保、俘古本一字，孚则为俘（保）之部分形体。抱是孚形声字，褓亦其滋乳。⑤ 㑴还可释为俘，正如前文所言，为口可以隶定成𠃌所致。但无论怎么说，㑴为保之古文，当无可疑，明确见于战国中期中山王𨮫壶铭文中。《鹖冠子》保或作㑴，正好可以看出它存在于先秦的事实。

3. 摅

《鹖冠子·博选》载"凭几摅杖"，《近迭》载"圣王弗摅"。⑥ 两处皆提到"摅"字，遍检先秦秦汉文献，似乎只有《鹖冠子》使用此字，后世文献也极少使用这个字，注释者多认为摅是摅的异体字。

摅，从手，處声。《说文》认为处与處为或体关系，處，从虍，从处；处声，虍亦声。處为双声兼会意（处表意）字。它最早的字形出现于西周中期的金文中，形体演变，何琳仪说得很清楚，金文从人（下加足趾形），从几，会人凭几而止之义，虍声。战国文字或从人，从几，会意（省虍声）。即小篆之処。⑦ 《说文》将处与処分为两字，其实并没必要，二字当为一字，林沄亦如此认为。⑧ 曾宪通、裘锡圭都有把処释为

① 中国科学院考古研究所编著《甲骨文编》，第 344 页。
② 容庚编著，张振林、马国权摹补《金文编》，第 556～558 页。
③ 徐在国编《传抄古文字编》，第 770～771 页。
④ （汉）许慎撰，（清）段玉裁注《说文解字注》，第 365 页。
⑤ 何琳仪：《战国古文字典》，第 249 页。
⑥ 黄怀信撰《鹖冠子汇校集注》，第 7、119 页。
⑦ 何琳仪：《战国古文字典》，第 454 页。
⑧ 林沄：《读包山楚简札记七则》，《江汉考古》1992 年第 4 期，第 83 页。

处的说法。① 据现在大量发现的古文字材料，笔者认为，从西周中期至战国晚期，北方的宗周故地以及各诸侯国使用處字，后来这种写法被秦系文字所继承；战国中期以来，南方楚国则广泛使用尻字，两者的使用有地域差别。

居，春秋时期的居簋铭文中作 居，战国时期的鄂君启节铭文中作 㞒。② 《说文》认为"居，蹲也"，段玉裁认为从古得声。③ 笔者认为"古"亦声亦形，但从早期金文形体上来看，不知"古"的确切意思。传抄古文"居"字写法有如下几种：𡉚（《碧落碑》）、尻（四1.22 崔）、尻（海1.9）、𡉖（海1.9）。④ 其中的形体尻、尻，可隶定为尻，尻又与前述处字为异体关系，居、尻、处可通用。从字音上来看，数者也关系密切，居与尻二字上古音皆为见纽鱼部，出土文献中有大量相通的例子，⑤因此数者应当为同源之词。张世超严格区别它们的使用，认为秦系文字中"居""處"二字已经分化："居"表居住义，"處"则表示由居住义引申出的意义；楚文字中的"尻"字并不等同于后世的"處"，在遇到"尻"的释读时，应先将它隶定，然后再按后世语言习惯读为相应的字。⑥

今人皆知據与据为繁简关系，據从豦声，豦从豕，从虎省声，会野猪与虎相斗之义，虍亦声。据，从居声。但據、据出现都较晚，未见小篆之前的古文字形体。在没有據、据的情况下，先秦时期的《鹖冠子》只好把与居、尻两音通假的摭字作为后世的"據"字。待两字出现，并取代摭的"职务"后，致使"摭"变成"死字"，不再使用。

4. 僵

《鹖冠子·王鈇》载："欢欣足以相助，僵谍足以相止。"陆佃曰：

---

① 曾宪通：《楚帛书文字新订》，《曾宪通学术文集》，汕头：汕头大学出版社，2002年，第171～174页。裘锡圭：《中国出土古文献十讲》，第212页。

② 容庚编著，张振林、马国权摹补《金文编》，第603页。

③ （汉）许慎撰，（清）段玉裁注《说文解字注》，第399～400页。

④ 徐在国编《传抄古文字编》，第841页。

⑤ 白于蓝编著《简牍帛书通假字字典》，福州：福建人民出版社，2008年，第95页。

⑥ 张世超：《居、尻考辨》，华东师范大学中国文字研究与应用中心编《中国文字研究》2010年第13辑，郑州：大象出版社，第35页。

"僆，探也；谍，间谍也。"① 在先秦秦汉文献中，只有此处使用"僆"字，他处未见。

僆，从人，聖声。上古音中，聖声与贞声、丁声、正声同为耕部，从上述诸声者，常相通。如䞓与赪、䋙通，打与橿通，正与贞通，窥与赪通。② 因此，此处的"僆"应当与从正声的窥、从贞声的侦、从丁声的盯通，为察看义，与表示秘密察看的"谍"字同义。诸字出现较晚，窥未见小篆之前的字形，侦作为大徐本《说文》新附字出现，盯字更晚，可能在唐宋时期才出现。由于诸字出现较晚，先秦时期的《鹖冠子》作者没有见到，于是使用该时与后世侦等字通假的"僆"字表示察看义，这种用字情况与前述"攄"字类似。

5. 曺

《鹖冠子·天权》载"以曺无素之众"。③ 曺即今天的"曹"字，通遭，遇也、待也。其上两"東"连在一起，同时又省略出"東"的"日"下的竖画、撇与捺，遂变成"曹"。曺在甲骨文与金文中的形体变化不大，只是下半部分有从口与从曰之别，口与曰乃一字之分化，甲骨文中亦有两"東"并列的𣍜（《乙》一·一五·一五）。④ 金文中亦有从東，从日的曹字，如中山王𰯼壶中的"𰭜"，⑤ 读为遭。战国文字承袭甲骨文、金文而来，形体与之差别不大，或省略一个東字，作𰭜、𰭜形，⑥ 传抄古文有如下形：𰭜（汗2.16石）、𰭜（汗3.30演）、𰭜（四2.9崔）。⑦ 这样看来，《说文》把曺与棘分为两个字头，不确，二者当为一字。𰭜，从䍃，充声；充、曹声皆为幽部字，所以两字相通。综合以上认识，"曹"字先秦时期从棘，从口的写法占主流地位。棘，从二東，"東"具体含义，不知；徐中舒认为甲骨文中的"東"字，是橐的初文。⑧ 这样说来，二東会对偶之义，后世的辈、群之义由此引申而来。

①　黄怀信撰《鹖冠子汇校集注》，第200页。
②　高亨纂著，董治安整理《古字通假会典》，第56~60页。
③　黄怀信撰《鹖冠子汇校集注》，第366页。
④　中国科学院考古研究所编著《甲骨文编》，第266页。
⑤　容庚编著，张振林、马国权摹补《金文编》，第317页。
⑥　故宫博物院编，罗福颐主编《古玺文编》，北京：文物出版社，1981年，第104页。
⑦　徐在国编《传抄古文字编》，第474页。
⑧　徐中舒主编《甲骨文字典》，成都：四川辞书出版社，1989年，第662页。

以上对"曹"的解释，也有学者持不同意见，在郭沫若认为从女，枣声之字是曹的本字的说法基础上，杨树达认为聲的本字从曰，枣声，甲骨文、金文聲所从二束，当为二束之误。① 笔者认为枣与曹声近相通，但不必认为聲的本字从曰，枣声。毕竟甲骨文就有从二束的曹字，也有从二束，从日的曹字。杨氏没有具体考察枣字源流变化，遽言二束为二束之误，不妥。又如黄盛璋认为，酉与曹皆从甲骨文醶分化而来，二者只是直接与间接分化差别而已，茜（糟）音、形及义与甲骨文醶有直接联系，酋（曹）则与之仅有间接关系。② 笔者持疑问态度，因为甲骨文本来就有从棘，从口的"曹"字，亦有两"束"字会意的"曹"字，说从酉声者与从曹声者通可，但要说从醶分化而来，似乎不妥。

总体看来，聲字在甲骨文、金文、战国文字的传承序列中变化不大，《鹖冠子》不自觉地使用"曹"古文写法"聲"，表明用字习惯较古。

6. 份份

《鹖冠子·能天》载"芬芬份份"。《吕氏春秋·慎大》载："言者不同，纷纷分分，其情难得。"《淮南子·俶真》载："孰肯分分然以物为事也。"③ 《能天》与《慎大》近同，芬芬与纷纷通，众多貌。份份与分分通，两者似皆当读为彬彬，萃集貌。《汉书·司马迁传》卷六二载："汉兴，萧何次律令，韩信申军法，张苍为章程，叔孙通定礼仪，则文学彬彬稍进，《诗》、《书》往往间出。"④ 彬彬即为前述义。

《说文》载："份，文质备也。从人，分声。《论语》曰：'文质份份。'彬，古文份，从彡、林。林者，从焚省声。"⑤ 彬是份的古文形体，在《说文》之外，亦见于宋杜从古编的古文字典《集篆古文韵海》卷一。⑥ 所以"份份"读为"彬彬"，似无可疑。否则"芬芬份份"两词

① 杨树达：《释曹》，见氏著《积微居小学述林全编》，上海：上海古籍出版社，2007 年，第 503 ~ 504 页。

② 黄盛璋：《试论战国秦汉铭刻中的"酉"诸奇字及其相关问题》，山西省文物局、中国古文字研究会、中华书局编辑部合编《古文字研究》第 10 辑，北京：中华书局，1983 年，第 239 页。

③ 黄怀信撰《鹖冠子汇校集注》，第 381 页。陈奇猷校释《吕氏春秋新校释》，第 850 页。刘文典撰《淮南鸿烈集解》，第 67 页。

④ （汉）班固撰，（唐）颜师古注《汉书》，第 2723 页。

⑤ （汉）许慎撰，（清）段玉裁注《说文解字注》，第 368 页。

⑥ 徐在国编《传抄古文字编》，第 775 页。

四字皆为分声，读音相近，不合古代汉语语法特点。

7. 诐

《鹖冠子·能天》载：“诐辞者，革物者也。”陆佃曰：“革”，或作“庠”。[①]《说文》载：“诐，辩论也。古文以为颇字，从言皮声。”清段玉裁认为：“凡从皮之字，皆有分析之意。”[②] 颇字古文形体其中一种如下：（汗 1.14 裴）、（四 2.10 裴），[③] 隶定为诐，从言，皮声。诐、颇皆从皮得声，可通，所以诐是颇字古文。清段玉裁认为从皮之字，皆有分析之义，可商；当从杨树达训释从皮声者的看法——凡从皮声者，有偏、不正义，如头偏谓之颇，马摇头谓之駊，行不正谓之跛。[④] 据此，颇辞、诐辞皆为偏辞、不正之辞之义。另外，杨树达认为皮有加义，貱从皮声，亦有加义。[⑤] 孤证不为证，此处杨氏所言可商，当以从皮得声者，有偏、不正之义为主。

8. 矔

《鹖冠子·王𫓧》载：“使矔习者五家为伍，伍为之长。”[⑥] 矔从雚声，惯从贯声，从两声者常可通。[⑦] 但是战国古文中，是否有这样的书写例子？传抄古文中，据《集篆古文韵海》卷四记载，横的古文形体为欟。[⑧] 很微妙地告诉我们，惯的古文写法未尝不可以是矔。

9. 菑

《鹖冠子·度万》载：“天咎先见，菑害并杂，人执兆生，孰知其极？”陆佃曰：“菑，或作畱，亦或作薔。”《学问》载：“所谓乐者，无菑者也。”陆佃曰：菑或作薔。[⑨] 笔者认为畱、薔当是菑的古文写法，后

---

① 黄怀信撰《鹖冠子汇校集注》，第 383 页。这里的“或作”不具备确定成书于先秦的价值，先秦革与庠的写法差别很大，似乎不存在两字或作的可能。两个字或作的情况应发生于汉代，推测如下，隶书的革和羊字形体甚近，加之隶书结体扁矮，抄写者将“羊”读为“庠”，“革”遂被误作为“庠”。

② （汉）许慎撰，（清）段玉裁注《说文解字注》，第 91 页。

③ 徐在国编《传抄古文字编》，第 880 页。

④ 杨树达：《积微居小学述林全编》，第 550～552 页。

⑤ 杨树达：《积微居小学金石论丛》，上海：上海古籍出版社，2007 年，第 5 页。

⑥ 黄怀信撰《鹖冠子汇校集注》，第 178 页。

⑦ 高亨纂著，董治安整理《古字通假会典》，第 165 页。

⑧ 徐在国编《传抄古文字编》，第 593 页。

⑨ 黄怀信撰《鹖冠子汇校集注》，第 145～146、327 页。

人抄写先秦《鹖冠子》留下的别本异文。

《说文》载："菑，不耕田也。从艸、田，巛声。《易》曰：'不菑畬。'甾，菑或省艸。"段玉裁认为当从艸，从田会意，巛声，与大徐不同。① 菑今通作菑，从艸，甾声。古今学者多认为它与灾通，《说文》未将"灾"作为字头，但"栽"（才声）字字头下，将"灾"作为或体，烖（才声）作为古文，灾（通作災，巛声）作为籀文。② 才声、甾（实从巛声）声常通，③ 所以诸字通作无碍。

"甾"字出现甚早，甲骨文作 ⿱屮凵（《前》二·三八·一）、⿱屮田（《甲》三六九〇）等形，④ 构形不明，用作行为动词，一是表示驾驭马车前进，二是行或替某做事；用作指示代词，与"之"同义，为借音词。金文作 ⿱屮凵（旬簋）、⿱屮田（子陈鼎）诸形，《金文编》认为"行甾乃鼎之别名"。⑤ 古币写法作 ⿱屮田、⿱屮田 诸形。⑥《说文》载："东楚名缶曰甾，象形，……⿱屮凵，古文。"⑦ 甾象缶形，在甲骨文中，未曾见到相关辞例，但用在金文中作容器名讲，似乎可以。但《说文》又言甾为菑的省体，菑通作甾，实与作为缶义的甾并非一字。甾的声旁巛，未见古文字写法。作为缶义的甾，甲骨文、金文写法其上又不从巛。因此，菑的省体写法甾与作为缶义的甾字形关系，有待深入研究。

贵，楚系文字作 ⿱⿰臾贝（包2.192）、⿱臾贝（包2.265）、⿰貴（郭·缁·44）、⿱貴（上〈1〉·紂·11）诸形。⑧ 李零《战国鸟书箴铭带钩考释》将⿱貴释为贵，⑨ 徐宝贵受此启发，将⿰貴、⿱貴释为馈与贵。⑩ 上述贵字或从贵得声的字上半部分与作缶义讲的甾字金文、古币写法，非常相似，所以菑当是

① （汉）许慎撰，（清）段玉裁注《说文解字注》，第41页。
② （汉）许慎撰，（清）段玉裁注《说文解字注》，第484页。
③ 高亨纂著，董治安整理《古字通假会典》，第418～423页。
④ 中国科学院考古研究所编著《甲骨文编》，第501页。
⑤ 容庚编著，张振林、马国权摹补《金文编》，第847页。
⑥ 张颔编纂《古币文编》，北京：中华书局，1986年，第124页。
⑦ （汉）许慎撰，（清）段玉裁注《说文解字注》，第637页。
⑧ 滕壬生编著《楚系简帛文字编》（增订本），第605页。
⑨ 李零：《战国鸟书箴铭带钩考释》，中国古文字研究会、中华书局编辑部编《古文字研究》第8辑，北京：中华书局，1983年，第60～61页。
⑩ 徐宝贵：《战国玺印文字考释》，吉林大学古文字研究室编《古文字研究》第20辑，北京：中华书局，2000年，第234～236页。

䔡字战国文字写法的隶定,蒚应为蓄讹误字形。另外,甾字还有㽤、凼、
甴、甾不同写法,① 皆应当是隶定甾字先秦写法㽤或甴时出现的不同结
果。总体来看,蒚、蓄作为《鹖冠子》别本异文,间接证明了《鹖冠
子》应为先秦文献。

"人执兆生"句,注家也是众说纷纭。马王堆汉墓帛书《十六经·
观》、《经法·国次》中有"人埶者"的说法,杜新宇于此认可裘锡圭把
《经法》中的"埶"字读为"设",进而认为《度万》篇中的"人执"
之"执"当为"埶"字的讹误,读为"设","'人埶(设)兆生'言谓
末世竞违道理,奋其智故,肆意乱为的现象萌生。……'人埶(设)'的
危害可与'天咎''䔡害'相比。'孰知其极'作结束语,言谓谁知道其
中的法则呢?其前后文句甚为连贯,文意非常顺适"。② 杜说非常合理,
笔者认可。《鹖冠子》一书用"执"字9次,用"埶"字10次,但讹混
处只此一次。这恰恰是秦汉人抄写先秦典籍《鹖冠子》时,将该处的
"埶"字错误地认作"执"字的结果,因为"从'埶'之字与从'执'
之字确实多有讹混,但这恐怕得到隶变阶段才会发生。战国文字里
'埶'旁和'执'旁的写法差别还是颇大的"③。因此,《度万》篇几处
文字或作、讹误非常有价值,不动声色地为我们证明了《鹖冠子》成书
于先秦的事实。

从以上文字书写系统来看,橆、俕为一组,是無、保两字在先秦时
期的写法。擄、僄为一组,先秦《鹖冠子》不太可能用后世才出现的攎、
窥或侦或盯字表情达意,只能用该时与后世诸字相通的擄、僄书写。甾,
或作蒚,或作蓄。埶误作执。这两组字体现了秦汉时期转写先秦古文不
太正确的隶定。上述诸字反映了《鹖冠子》成书于秦始皇统一文字之
前,也就是先秦时期的事实。"份份""诐""瞳"为一组,反映了与之
相通的古文形体用字方法而已,在古书中颇为常见,不太具备确定《鹖
冠子》成书于先秦的价值。总之,从今天《鹖冠子》文字使用来看,成
书于先秦时期当非虚言。

---

① (梁)顾野王撰《大广益会玉篇》,第80页。
② 杜新宇:《校读〈鹖冠子〉二则》,《中国典籍与文化》2019年第2期,第153~155页。
③ 陈剑:《释上博竹书和春秋金文的"羹"字异体》,见氏著《战国竹书论集》,第243~
244页。

（二）"天居高而耳卑者"句解

该句见于《天则》："人有分于处，处有分于地，地有分于天，天有分于时，时有分于数，数有分于度，度有分于一，天居高而耳卑者，此之谓也。"注家们对"耳"字的解释有分歧。《吕览·制乐》载"天之处高而听卑"，孙人和据此认为"耳"疑"聽"之坏字，且宋陆佃所见已为"耳"字了，黄怀信认为孙说是。①《论衡》卷四《变虚》引用《鹖冠子》或《吕氏春秋》文字，先言"天之处高而耳卑"②，后又变为"天处高而聽卑"③。笔者认为"聽"笔画较多，以"耳"为其坏字，令人难以信服。《吕氏春秋》及《论衡》引用《鹖冠子》文字"耳"作"聽"字，似乎以意引文，即认为耳为听义，直接引作"聽卑"了。耳为听觉器官，听是它的基本功能，古代汉语名词、动词区别并不严格，耳为听义，似乎也说得过去，尽管早期文献中，耳为听义的例证极为少见。

但从该句前后文来看，耳为听义似乎不太合理。马王堆汉墓帛书有用"佴"为"耻"的例子，如《经法·君正》的"民富则有佴"，银雀山竹书有时也以"佴"为"耻"。裘锡圭据此认为，《汉书·司马迁传》记录的太史公《报任安书》中的"而仆又茸以蚕室"句中的"茸"字，以及《文选》卷四一引用该句"茸"字作"佴"字，皆从耳声，读为耻。④笔者认为佴从耳声，自然佴与耳可通，《广雅·释诂》载"佴，次也"，所以《天则》中的"耳"当为次义。

前述《天则》文句中的"分"，从黄说，去声，犹"位"也。"天有分于时"，天在时间上有位，即天有四时。"天居高而耳卑者"，意为天虽然高，但被四时所分，所以次于它的卑者（四时）。人、处、地、天、时、数、度，究其源头为一，一为数之始，在道家学说中也是道的代称。此处数句含义与同篇前面"天之不违，以不离一；天若离一，反还为物"诸句含义相同，从中可以看出，道之于天的重要性。为什么时相对天、数相对于时、度相对于数、道相对于度为卑？笔者认为在道家

① 黄怀信撰《鹖冠子汇校集注》，第 63～64 页。
② 黄晖撰《论衡校释》，第 202 页。
③ 黄晖撰《论衡校释》，第 206 页。
④ 裘锡圭：《中国出土古文献十讲》，第 129～130 页。

学说中"道"不敢为天下先的缘故（见通行本《老子》第六十七章），万物由道而来，但道居万物之后，深藏功与名。

尽管《广雅》中"侢"有次义，但例证极少，《天则》"耳"与"侢"通，让我们似乎看到这个古训的存在，一定程度上说明《鹖冠子》可能成书于先秦的事实。

二 所言内容与出土文献的联系

出土文献不少内容与《鹖冠子》相关，李学勤对此有详细论述，如见于《鹖冠子·博选》及《战国策·燕策》的"五至"之说，与马王堆汉墓帛书中黄帝书《称》的内容存在交叉关系；其《天则》内容见于黄帝书《经法·道法》；《泰鸿》内容本于黄帝书《经法·论》；其"四面""五正"亦见于黄帝书与长沙子弹库帛书。① 其他学者也有相关讨论。② 笔者此处研究分为如下部分：一是将与《鹖冠子》有文字交叉关系的出土文献内容加以罗列，进而分析它们的形成特点和时间；二是结合出土文献材料，思考《鹖冠子》提到的作为行政区划的"扁"；三是在出土文献的背景下，分析其道论；四是其他问题略述。

（一）出土文献与《鹖冠子》相合文字

罗列相合文字时，先言出土文献，次言《鹖冠子》，再言其他文献，略加注释和说明。

《道法》载："道生法。"《鹖冠子·兵政》载："贤生圣，圣生道，道生法，法生神，神生明。"③ 在"生法"的层次上，两者不同，《鹖冠子》"道生法"是在贤、圣之后才产生的环节。

《道法》载："天下有事，必有巧（考）验。"《鹖冠子·学问》载："内无巧验。"④

《道法》载："事如直（植）木，多如仓粟。斗石已具，尺寸已陈。则无所逃其神。"《鹖冠子·王鈇》载："同如林木，积如仓粟。斗石以

---

① 李学勤：《〈鹖冠子〉与两种帛书》，见氏著《简帛佚籍与学术史》，第 88～95 页。

② 孙福喜：《〈鹖冠子〉研究》，第 195～232 页。

③ 陈鼓应：《黄帝四经今注今译》，第 415 页。黄怀信撰《鹖冠子汇校集注》，第 319～320 页。

④ 陈鼓应：《黄帝四经今注今译》，第 415 页。黄怀信撰《鹖冠子汇校集注》，第 326 页。

陈，升委无失也。"①"事如直木""同如林木"似乎句义含混，不知其义。

《道法》载："使民之恒度，去私而立公。"《四度》载："去私而立公，人之稽也。"《鹖冠子·度万》载："法者，使去私就公。"《道端》载："废私立公。"《战国策·燕策一》载："寡人闻太子之义，将废私而立公。"②"立公"与"就公"意思差别不大，但主语不一样，《鹖冠子》强调"法"是"去私就公"的主导，《战国策》的主语是人。

《道法》载："变恒过度，以奇相御。"《鹖冠子·天则》载："见间则以奇相御。"③《天则》此处记载，似乎受《孙子》或《老子》的影响，《孙子》的《用间》《兵势》两篇讨论用间和以奇用兵的思想，后者也为《老子》所强调，见通行本《老子》第五十七章。

《论》载："天执一以明三，日信出信入，南北有极，〔度之稽也。月信生信〕死，进退有常，数之稽也。列星有数而不失其行，信之稽也。"《鹖冠子·泰鸿》载："日信出信入，南北有极，度之稽也。月信死信生，进退有常，数之稽也。列星不乱其行，代而不干，位之稽也。天明三以定一，则万物莫不至矣。"《王鈇》载："天者诚其日德也。日诚出诚入，南北有极，故莫弗以为法则。天者信其月刑也。月信死信生，终则有始，故莫弗以为政。天者明星其稽也。列星不乱，各以序行，故小大莫弗以章。"④《论》与《泰鸿》文字相近，但《王鈇》句意更为完整，《泰鸿》和《王鈇》文字也多有重合，所以同一本古书中的文字也多有借用。

《亡论》载："大杀服民，谬降〈贤〉人，刑无罪，祸皆反自及也。"《鹖冠子·近迭》载："行枉则禁，反正则舍，是故不杀降人。"⑤

《论约》载："三时成功，一时刑杀，天地之道也。四时而定，不爽不代（忒），常有法式。"《鹖冠子·泰鸿》载："三时生长，一时煞刑，

① 陈鼓应：《黄帝四经今注今译》，第 415 页。黄怀信撰《鹖冠子汇校集注》，第 218 页。
② 陈鼓应：《黄帝四经今注今译》，第 416、421 页。黄怀信撰《鹖冠子汇校集注》，第 166、103 页。（汉）刘向集录《战国策》，第 1060 页。
③ 陈鼓应：《黄帝四经今注今译》，第 416 页。黄怀信撰《鹖冠子汇校集注》，第 46 页。
④ 陈鼓应：《黄帝四经今注今译》，第 421～422 页。黄怀信撰《鹖冠子汇校集注》，第 229～230、168～170 页。
⑤ 陈鼓应：《黄帝四经今注今译》，第 423 页。黄怀信撰《鹖冠子汇校集注》，第 119 页。

四时而定，天地尽矣。"《春秋繁露·阴阳义》载："是故天之道，以三时成生，以一时丧死。"① 前两者语义近同，只是前者语义更为完整。

《观》和《姓争》载："其明者以为法，而微道是行。"《鹖冠子·世兵》载："明者为法，微道是行。"《国语·越语下》载："明者以为法，微者则是行。"②《世兵》与《观》和《姓争》内容相同，与《越语下》稍异。

《果童》载："以天为父，以地为母。"《鹖冠子·泰鸿》载："故圣人立天为父，建地为母。"《管子·五行》和《淮南子·精神》载："以天为父，以地为母。"③ 虽然诸文献皆言天为父，地为母，但《鹖冠子》认为"圣人"使其如此。

《正乱》载："不死不生，毂为地程。"《鹖冠子·博选》载："不死不生，不断不成。"④

《称》载："地〔之〕德安徐正静，柔节先定。善予不争。此地之度而雌之节也。"《鹖冠子·道端》载："夫仁之功，善与不争。"《文子·道原》载："柔弱以静，安徐以定。功大靡坚，不能与争也。"⑤《称》与《道原》内容相同，《道端》虽然也言"善与不争"，但主体是"仁之功"。

《称》载："侍表而望则不惑，案法而治则不乱。"《鹖冠子·天权》载："彼立表而望者不惑，按法而割者不疑。"《淮南子·说林》载："循绳而斫则不过，悬衡而量则不差，植表而望则不惑。"⑥ 侍，禅纽之部；

---

① 陈鼓应：《黄帝四经今注今译》，第424页。黄怀信撰《鹖冠子汇校集注》，第230页。苏舆撰《春秋繁露义证》，钟哲点校，第341页。

② 陈鼓应：《黄帝四经今注今译》，第427、430页。黄怀信撰《鹖冠子汇校集注》，第285页。徐元诰撰《国语集解》，王树民、沈长云点校，第584页。

③ 陈鼓应：《黄帝四经今注今译》，第429页。黄怀信撰《鹖冠子汇校集注》，第247页。黎翔凤撰，梁运华整理《管子校注》，第859页。刘文典撰《淮南鸿烈集解》，第219页。

④ 陈鼓应：《黄帝四经今注今译》，第430页。陈氏校定释文少"不死不生"句。但《马王堆汉墓帛书》有这句话，此补上。（国家文物局古文献研究室编《马王堆汉墓帛书》〔壹〕，释文第67页。）黄怀信撰《鹖冠子汇校集注》，第12页。

⑤ 陈鼓应：《黄帝四经今注今译》，第440页。黄怀信撰《鹖冠子汇校集注》，第102页。李定生、徐慧君校释《文子校释》，第40页。

⑥ 陈鼓应：《黄帝四经今注今译》，第436页。黄怀信撰《鹖冠子汇校集注》，第352页。刘文典撰《淮南鸿烈集解》，第568~569页。

植，禅纽职部。声纽相同，之部、职部主要元音相同，阴入对转，所以侍、植音近可通，皆为立义。《称》与《天权》文字较为接近，与《说林》较远。

《称》载："帝者臣，名臣，其实师也。王者臣，名臣，其实友也。霸者臣，名臣也，其实［宾也。危者］臣，名臣也，其实庸（佣）也。亡者臣，名臣也，其实虏也。"《鹖冠子·博选》载："故帝者与师处，王者与友处，亡主与徒处。"《战国策·燕策一》载："帝者与师处，王者与友处。霸者与臣处，亡国与役处。"《说苑·君道》载："帝者之臣，其名臣也，其实师也。王者之臣，其名臣也，其实友也。霸者之臣，其名臣也，其实宾也。危国之臣，其名臣也，其实虏也。"① 《称》与《君道》内容非常接近，《博选》和《燕策》相近，似乎为前两者结论性的表述。

《称》载："赢绌变化，后将反乜（施）。"《鹖冠子·世兵》载："蚤晚绌赢，反相殖生。变化无穷，何可胜言。"《国语·越语下》载："赢缩转化，后将悔之。"② 前两者更为近似一些。

从相合文字的时代来看，《鹖冠子》与成书于战国中晚期的黄帝书、其他先秦文献文字多有交叉。有 13 篇中的文字与它们相合，篇数占今本《鹖冠子》19 篇的 68％。笔者认为，在早期古书辨伪中，不应当把两种古书相合文字作为判断它们真伪的标准，而应密切注意早期古书形成的体例，其中一个重要的体例就是语料的彼此借用、重组编排，这是古人"著作权"意识不强所致，不能简单地视为古书的抄袭。对《鹖冠子》与它书相合文字，应如是观，《鹖冠子》无疑属于先秦文献。

（二）对《鹖冠子·王鈇》所言"扁"的新认识

《鹖冠子·王鈇》提到地方行政区划从小到大依次为：家、伍、里、扁、乡、县、郡。③ 楚国地方行政区域，据《史记·老子韩非列传》中

---

① 陈鼓应：《黄帝四经今注今译》，第 437 页。黄怀信撰《鹖冠子汇校集注》，第 8 页。（汉）刘向集录《战国策》，第 1064 页。向宗鲁校证《说苑校证》，第 16 页。

② 陈鼓应：《黄帝四经今注今译》，第 438 页。黄怀信撰《鹖冠子汇校集注》，第 289 页。徐元诰撰《国语集解》，王树民、沈长云点校，第 584 页。

③ 黄怀信撰《鹖冠子汇校集注》，第 178～180 页。

的"老子者，楚苦县厉乡曲仁里人也"的记载，① 从大到小，应该是县、乡、里，未见"扁"。一般而言，后世行政区划多继承前代行政区划，出土于里耶（战国时期在楚国境内）的秦简中也没有"扁"这样的行政区划单位，由晏昌贵对里耶秦简记录的迁陵县乡里结构的考察，② 即可知前述事实。由于没有更多记载，学者们对《鹖冠子》所言"扁"深入探讨并不多，如宋洪迈认为"（扁）盖如遂、党、都、保之称"③，清孙诒让认为此处所载多与《管子·小匡》内容相出入，"扁"相当于彼"连"，郡又大于县，与古制不合，"盖战国时之变法，而秦汉因之"。④ 潜在地还是认为《鹖冠子》成书于其后，抄袭它书而成。李零研究了《管子·小匡》及《国语·齐语》所言"国"之居民编制，以及《鹖冠子·王鈇》、《汉书·晁错传》所言居民编制，前两者的"轨"在后两者中作"伍"；"连"在《王鈇》作"扁"，在《晁错传》作"邑"，他认为后两者当是仿照前两者所述制度发展而来的一种晚期边鄙郡县制度。《鹖冠子》仍当为秦以前的著作，《晁错传》所言虽为汉人所讲，但属于追述古制。⑤

扁字未在甲骨文、金文中出现。东周时期才出现扁，从其形体来看，以册策悬于门户，即扁之形；在《说文》中，用作动词，签名题字的意思。《说文》载："扁，署也，从户册，户册者，署门户之文也。"段玉裁认为："署门户者，秦书八体，六曰署书，萧子良云，署书，汉高六年，萧何所定，以题苍龙、白虎二阙。"⑥ "检，书署也。"段玉裁说道："书署谓表署书函也"。⑦《说文解字序》也提到秦书"八体"之一的"署书"，段玉裁认为"凡一切封检题字皆曰署，题榜亦曰署"。⑧ 许慎既

---

① （汉）司马迁撰，（南朝宋）裴骃集解，（唐）司马贞索隐，（唐）张守节正义《史记》，第 2139 页。

② 晏昌贵：《里耶秦简所见的阳陵与迁陵》，见氏著《简帛数术与历史地理论集》，第 310 ~ 314 页。

③ （宋）洪迈撰《容斋随笔》，孔凡礼点校，第 705 页。

④ （清）孙诒让《札迻》，梁运华点校，北京：中华书局，1989 年，第 177 页。

⑤ 李零：《中国古代居民组织的两大类型及其不同来源——春秋战国时期齐国居民组织试析》，见氏著《待兔轩文存》（读史卷），第 143 ~ 147 页。

⑥ （汉）许慎撰，（清）段玉裁注《说文解字注》，第 86 页。

⑦ （汉）许慎撰，（清）段玉裁注《说文解字注》，第 265 页。

⑧ （汉）许慎撰，（清）段玉裁注《说文解字注》，第 758 页。

然已言"署书"为秦朝八种书体之一,那么萧子良却说"署书"为汉代萧何所定,两者必有一误。从前面叙述以及今天发现的大量封泥文字来看,先秦竹简封检制度相当完善,适用于封检题字的字体"署书"应很早就出现了,这是理解"扁书"的一个潜在背景。

在现今出土的西北屯戍汉简中,多次提到"扁书"或"大扁书",它与以上讨论有无关系呢?其例如下:

例一 知令重写,移书到,各明白大扁书市里官所寺舍门亭隧墺中,令吏卒民尽讼知之,且遣邮吏循行问吏卒,凡知令者案论。尉丞令丞以下,毋忽,如律令,敢告卒人。(敦煌汉简 1365)

例二 扁书亭隧显处,令尽讽诵知之,精候望,即有蕉火,亭隧回度举毋必。(敦煌汉简 1557)

例三 常□年写移书到,明白扁书亭关处,令吏卒□(敦煌汉简 2037)

例四 写移檄到具写檄扁〔传输〕亭隧高显处,令卒吏明。(敦煌汉简 1376)①

例五 (永始三年)……七月,丞相方进下小府、卫将军、将军、〔中〕二千石、二千石、部刺史、郡大守、诸侯……下当用者,书到言。……十月己亥,张掖大守谭、守郡司马宗行长史书,从事下当用者,明篇叩亭显处,会吏民皆知之,如诏书。十一月己酉,张掖肩水都尉谭、丞平下官下当用者如诏〔书〕。十一月辛亥,肩水候宪下行尉事谓关啬夫吏,承书从事,明扁亭隧〔门〕处如诏书。士吏猛……(居延汉简 74EJF16)②

例六 闰月乙亥,张掖肩水都尉政、丞……承书从事下当用者,

---

① 甘肃省文物考古研究所编《敦煌汉简》,北京:中华书局,1991 年,第 271、279、299、271 页。关于"精候望"的解释,从辞例对比角度出发,沈刚认为出现于汉简中的"精候望""憧候望""敬候望""警候望"数者意思相同,"精"与"警"通。(沈刚:《居延汉简语词汇释》,北京:科学出版社,2008 年,第 276 页。)《淮南子·修务》载"心意不精",高诱注:精,专也。(刘文典撰《淮南鸿烈集解》,第 653 页。)所以把"精候望"之"精"解释为"专",亦可通,以上数者或许有微小的差异。

② 甘肃文物考古研究所编,薛英群、何双全、李永良注《居延新简释粹》,兰州:兰州大学出版社,1988 年,第 103 页。

书到，明白扁书显处，令吏民尽知之，严教，如诏书律令，/掾半、属政、书佐凤。（居延汉简 74EJT31：64）①

例七　五月壬辰敦煌太守强、长史章、丞敞下使都护西域骑都尉、将田车师戊己校尉、部都尉、小府官县，承书从事下当用者，书到，［明］白大扁书乡亭市里高显处，令亡人命者尽知之，上赦者人数太守府别之如诏书。（悬泉汉简Ⅱ90DXT0115②：16）②

从以上材料可以看出，一是下行文书，通常由太守、长史、都尉、丞下发扁书，即首长太守与副手长史及丞联合发文；二是从扁书接收范围而言，是乡、亭、市、里、燧等基层行政区划单位；三是从接受方式而言，是将扁书放在"显处"，显然不是秘密文书，其目的是"广而告之"；四是扁书内容广泛，既有赦免罪人的内容，也有关于候望、举烽火的条例。

究竟什么是"扁书""大扁书"呢？学者们也多有讨论，如陈直认为"大扁书与后代榜于通衢之官示相似"③。劳幹《居延汉简考证》认为"故门外署书，或作扁书，或作板书，亦或作版书矣"④，指出署书有不同称谓，"扁书"是其中一种。陈槃的解释最为详细，就使用性质上而言，认为太守教令"较有永久性者刻石，其有时间性者但书之扁"⑤。李均明在《简牍文书学》中认为"扁，今作匾。扁书即写在版匾上的文书，由其载体材料而得名"⑥。其他学者论著，如初仕宾《汉边塞守御器备考略》及日本学者大庭脩《汉简研究》对此也多有讨论。⑦ 以上各家

① 甘肃文物考古研究所编，薛英群、何双全、李永良注《居延新简释粹》，第93页。从前后例子来看，例五文末"明扁"似应作"明白扁书"；但如果把"扁"理解成动词，意思是清楚醒目地做成扁，亦可通。
② 甘肃省文物考古研究所：《敦煌悬泉汉简释文选》，《文物》2000年第5期，第40页。
③ 陈直：《居延汉简研究》，天津：天津古籍出版社，1986年，第134页。
④ 劳幹：《居延汉简考证》，《中研院历史语言研究所专刊之四十》，台北：中研院历史语言研究所，1960年，第3页。
⑤ 陈槃：《汉晋遗简识小七种》，《中研院历史语言研究所专刊之六十三》，台北：中研院历史语言研究所，1975年，第96页。
⑥ 李均明：《简牍文书学》，南宁：广西教育出版社，1999年，第222页。
⑦ 初仕宾：《汉边塞守御器备考略》，甘肃省文物工作队、甘肃博物馆编《汉简研究文集》，兰州：甘肃人民出版社，1984年，第214页。〔日〕大庭脩著，徐世虹译《汉简研究》，桂林：广西师范大学出版社，2001年，第28页。

论述均未涉及书写扁书的材质及形式等具体内容，考古发掘中的实物则为进一步探讨这个问题提供了方便。1990 年 10 月至 1992 年 12 月，甘肃省文物考古研究所对敦煌悬泉置遗址进行清理发掘，发现了用墨书写在泥墙上的《使者和中所督察诏书四时月令五十条》（简称《月令诏条》），① 据此，同时根据《周礼·天官·大宰》所谓"始和布治于邦国都鄙，乃县治象之法于象魏"，《地官·司稼》所谓"掌巡邦野之稼，而辨穜稑之种，周知其名与其所宜地，以为法，而县于邑闾"，《秋官·士师》所谓"掌国之五禁之法……书而县于门闾"的相关记载，② 敦煌悬泉置《月令诏条》整理者认为该诏条即是"扁书"或"大扁书"，最初的形式可能是以简策之文悬于门户，也可能是署书于木板，这是扁书得名之由来，然而各地自然条件不一，西北干旱，使得汉朝人有了在泥墙上用黑色边框围起来书写诏书、法律的做法，形式上与其前古人以简策之文悬于门户、署书于木板的做法类似，故亦称"扁书"。③

　　但以上这些论述与《鹖冠子·王鈇》所言的"扁"有何关系？"扁书"是上级官府向基层（由汉简反映的基层是乡、燧、亭、里等）下达行政命令的公文，存在历史悠久，笔者认为鹖冠子身处的楚国亦存在这种文书形式，或者鹖冠子游学四方，见过他国这种形式的公文，然后以"扁书"公文行使效力的范围代表基层行政区域，而以"扁"称之。不止"扁（偏）"字，与"偏"义一致的"辟（僻）"也代表一定的地域范围，如《左传·庄公二一年》云"郑伯享王于阙西辟"，孔疏云："辟是旁侧之语也。服虔云：西辟，西偏也。"《大戴礼记·千乘》云："东辟之民曰夷……南辟之民曰蛮……西辟之人曰戎……北辟之民曰狄。"④

---

① 甘肃省文物考古研究所：《甘肃省敦煌汉代悬泉置遗址发掘简报》，《文物》2000 年第 5 期，第 4 ~ 20 页。

② （汉）郑玄注，（唐）贾公彦疏《周礼注疏》，第 646、750、874 页。上海古籍出版社据世界书局影印清阮元《十三经注疏》重刻本"和"字与"布"之间断开，陈槃引该文亦然，不当。清王引之《经义述闻》卷八于此指出，"和，当读为宣"；卷一四"布德和令"条又说道："和，当读为宣，谓布其德教，宣其禁令也。"［（清）王引之撰《经义述闻》，第 186、334 页。］

③ 中国文物研究所、甘肃省文物考古研究所编《敦煌悬泉月令诏条》，北京：中华书局，2001 年，第 48 ~ 54 页。

④ （晋）杜预注，（唐）孔颖达等正义《春秋左传正义》，第 1774 页。（清）王聘珍撰《大戴礼记解诂》，王文锦点校，第 162 页。

为什么"偏"有旁侧意思，笔者认为"偏"从扁得声，以一般造字规律而言，扁为初起之字，应当是古人以扁书向基层下达行政命令，以简策悬挂于门户，望人周知之意，随后以其通行范围而获得地理学上的意义，相对于下达"扁书"命令的上级单位而言，以"扁"代表的区域自然偏僻而又遥远了，进而含有偏僻之意；偏应为扁的分化字，承担了"扁"代表一定区域的地理学意义后，"扁"含有的偏僻遥远意思自然被废弃，不为人所知，造成后人理解作为行政区划的"扁"的困难。

另外，思考"扁"或"偏"还应该与军队编制联系起来。在兵书类文献中，《司马法》性质较为特殊，以记述古代军事制度为主，其内容主要包括畿服制度（国土区划）、军赋制度、军队编制、队列训练等方面的记载，其中的畿服制度、军队编制的记载对我们思考这个问题大有帮助。《左传·成公七年》杜预注引《司马法》曰："百人为卒，二十五人为两。车九乘为小偏，十五乘为大偏。"《左传·宣公十二年》杜预注引作"百人为卒，二十五人为两，车十五乘为大偏"。《左传·昭公元年》孔颖达疏引服虔所用《司马注》（引者按："注"当"法"之误）曰："八十一乘为专，二十九乘为参，二十五乘为偏。"《左传·桓公五年》杜预注引《司马法》曰："二十五乘为偏。"[1]《周礼·夏官·司右》贾公彦疏引《司马法》曰："二十五乘为偏。"[2] 李零认为先秦时期的军队编制分为两个层次，一个是军队的基础编制——"卒伍"之制，它的最低一级只有 5 人；一个是较高的编制——"军旅"之制，它是在单个战车方阵的基础上逐级组建起来的较大规模的战车集团，它的最低一级是师、旅。上述军队编制与居民编制有着同步相应的关系，但它的构成原理并不是基于后者，而是基于自身的特点和需要，即适应兵车作战的队列法。因此它在本质上决定了后者的特点。[3] 就上述《司马法》而言，"二十五乘为偏"属于军队编制较高的"军旅"之制，而《鹖冠子》所言作为行政区划单位的"扁"，很可能与作为军队编制的"偏"相呼应，且不排除军队编制的"偏"决定着作为行政管理中居民编制的"扁"的

① （晋）杜预注，（唐）孔颖达等正义《春秋左传正义》，第 1903、1880、2023、1748 页。

② （汉）郑玄注，（唐）贾公彦疏《周礼注疏》，第 850 页。

③ 李零：《中国古代居民组织的两大类型及其不同来源——春秋战国时期齐国居民组织试析》，见氏著《待兔轩文存》（读史卷），第 156～158 页。

存在之可能。

以上两种说法，皆有可能成立，限于材料，对于作为公文的扁书、行政区划单位的扁（偏）及军队编制的偏（扁）彼此先后关系，这里只能大致拟测。军队编制的偏（扁）应该最先存在，行政区划单位的扁（偏）与作为公文的扁书先后关系，不易遽定。至少有一点可以肯定，从传世文献及出土汉简来看，晚至汉代已经不见作为行政单位的"扁"，这也意味着《鹖冠子》不太可能成书于秦汉，而是成书于秦汉之前。

（三）《鹖冠子》的道论

前文讨论《恒先》的时候，曾指出在宇宙起源始点、演化模式等方面，与《鹖冠子·环流》所言内容有一定的相似。此处为了避免重复，不再详论。仅对二者先后关系做出说明，《恒先》应在公元前300年之前成形，而前文引用李学勤的意见时也说道，鹖冠子的活动年代估计相当于赵惠文王、孝成王至悼襄王初年，即楚顷襄王、考烈王之世，也就是前300～前240年前后，战国晚期前半。至于《鹖冠子》成书，则要更迟一些。《鹖冠子·环流》所言内容当承继《恒先》所言，但《鹖冠子》又作了一定程度上的改变。实际上，《鹖冠子》一书除了《环流》，其他篇章也提到了不同类型的道论。

《泰鸿》载"泰一者，执大同之制，调泰鸿之气，正神明之位者也"，随后又以泰皇与泰一的对话展开对天、地、人事三者孰急的讨论：

> 天也者，神明之所根也。醇化四时，陶埏无形，刻镂未萌，离文将然者也。地者，承天之演，备载以宁者也。吾将告汝神明之极，天、地、人事，三者复一也。立置臣义，所谓四则。散以八风，揆以六合，事以四时，写以八极，照以三光，牧以刑德。调以五音，正以六律，分以度数，表以五色，改以二气。致以南北，齐以晦望，受以明历。日信出信入，南北有极，度之稽也。月信死信生，进退有常，数之稽也。列星不乱其行，代而不干，位之稽也。天明三以定一，则万物莫不至矣。三时生长，一时煞刑，四时而定天地尽矣。夫物之始也倾倾，至其有也录录；至其成形，端端王王；勿损勿益，幼少随足，以从师俗；毋易天生，毋散天朴；自若则清，动之则浊。神圣践承翼之位，以与神皇合德。按图正端，以至无极。两治四致，闲以止息，归时

离气，以成万业。一来一往，视衡低仰。五官六府，分之有道。无钩无绳，浑沌不分；大象不成，事无经法；精神相薄，乃伤百族。偷气相时，后功可立。先定其利，待物自至；素次以法，物至辄合。①

此段话也谈万物生成，但与《环流》不同。如前所言，"泰一"与"太一"同，由"泰一者，执大同之制，调泰鸿之气，正神明之位者也"所言来看，"泰一"是最高终极，但是从"泰皇"与"泰一"的对话来看，它似乎又是一个至高无上的神，与《太一生水》中的"太一"形象又不同。接下谈到天地、万物、四时等是宇宙生成的重要元素，但具体过程并不太明显。然后又谈万物产生的最初状态，与帛书《道原》、《文子·道原》及《淮南子·道原》所言道的形象特点有相似之处，最后谈到"法"的重要。大致说来，天地人事三者为一，由远及近，由天道推衍人事，与之前所言道论叙述策略一致。

又，《度万》载："天者，神也；地者，形也。地湿而火生焉，天燥而水生焉。法猛刑颇则神湿，神湿则天不生水。音□声倒则形燥，形燥则地不生火。水火不生，则阴阳无以成气，度量无以成制，五胜无以成埶，万物无以成类。百业俱绝，万生皆困，济济混混，孰知其故？天人同文，地人同理，贤不肖殊能，故上圣不可乱也，下愚不可辩也。阴阳者气之正也，天地者形神之正也，圣人者德之正也，法令者四时之正也。故一义失此，万或乱彼；所失甚少，所败甚众。"② 此处谈到宇宙演化问题，但没有论及宇宙起源的原点。就其演化模式而言，似与《太一生水》生成过程中的"双轨"模式类同，天生水，地生火；水火生阴阳二气，然后万物、法令等得以产生。总体而言，还是借宇宙论阐述天地人三者为一的思想，"天人同文，地人同理"，最后归结到圣人、法的重要性。

因此，《鹖冠子》包括前述不同类型的道论，尽管每一个模式的论述详尽程度不一，宇宙起源原点也不是很清楚，彼此之间有一定的差异；尽管提到了"泰一"，但角色定位并不十分清晰；道家最常见宇宙论中的最高范畴——道，《鹖冠子》没有充分论述；宇宙演化模式方面，只

① 黄怀信撰《鹖冠子汇校集注》，第222~237页。
② 黄怀信撰《鹖冠子汇校集注》，第135~139页。

能说有演化方式的叙述，但不是非常完善，《环流》中的演化模式较《泰鸿》《度万》所言相对清楚；其宇宙论最终目的，还是回到人事，这点和之前宇宙论终极关怀的着眼点相一致。以上这些展示了《鹖冠子》宇宙论思考的深度，类型多样，似乎比《文子》走得远，《文子》相比于《老子》《鹖冠子》而言，没有更新或角度不同的思考，一味追随《老子》而已。不过，在《太一生水》与《恒先》出土的背景下，《鹖冠子》的道论思考对二者有所继承，应成书于《太一生水》与《恒先》之后。

（四）其他问题

《鹖冠子》五行配音较有特色，尽管它只是五行配物体系的一个点。已有学者进行过相关研究，此处简单介绍一下。晏昌贵指出先秦文献中有三种不同的五音搭配系统，[①] 见表 6。

表 6　先秦三种五音搭配系统

文献	五行				
	木	火	金	水	土
《鹖冠子》	徵	羽	商	角	宫
《管子》	角	羽	商	徵	宫
《礼记·月令》	角	徵	商	羽	宫

他认为上述三种五音搭配系统的先后关系是，可能《鹖冠子》最早，《管子》其次，《月令》最晚，只是在后来的发展过程中，《月令》系统逐渐取得独尊的地位。在这三种系统中，只有《鹖冠子》五音搭配系统与孔家坡汉简《日书·岁》所言内容相合，所以《日书·岁》五音搭配系统当本《鹖冠子》而来，此点不是《鹖冠子》为伪书所能解释的。

学界对《鹖冠子》具体篇章创作时间有一定的推论。如葛瑞汉认为《鹖冠子》包含的三组文章表述三种"理想国"类型，根据"理想国"内容、特点的不同，然后判断三组文章先后写作时间。整体认为该书写于公元前 202 年汉王称帝之前的最后几十年，篇什不必尽写于该时期变

---

① 晏昌贵：《孔家坡汉简〈日书·岁〉篇五行配音及相关问题》，见氏著《简帛数术与历史地理论集》，第 67～82 页。

化迅速剧烈的同一阶段。① 杨兆贵认为《道端》写于战国时期孟荀之间，《泰鸿》是汉代景帝、武帝之间的作品。② 杜晓根据文体的不同，认为除了《世贤》《武灵王》两篇，其余 17 篇分为三大部分，第三部分的《天则》《环流》《泰鸿》《泰录》《世兵》《天权》《能天》诸篇的下限在汉初，其他两部分中的诸篇成于汉前。③ 笔者与他们稍微不同，不再细研诸篇具体写作时间。单纯地从书写系统以及与出土文献相关内容的对比来看，《鹖冠子》应当在先秦已经成书，战国晚期是它大致的成书时间。

与《文子》最初出现的时间相比（这里没有用"成书"二字，因为《文子》成书是一个漫长的过程，文本较《鹖冠子》复杂），似乎《文子》在前，《鹖冠子》在后。主要原因，一是今天见到的先秦不同类型的道论，似乎对《文子》影响并不大，《鹖冠子》则包含不同类型的道论，显出对之前相关思想体系的继承；二是《文子》没有发达的阴阳五行论述，而《鹖冠子》兵学思想背后频频现出这方面的知识体系，阴阳五行思想于春秋中期开始出现，但在秦汉时期才非常流行。因此，笔者推测《文子》可能要早于《鹖冠子》——这仅仅是推测而已，对历史学、考古学的研究来说，说有容易，说无难，我们不能无限制地使用默证，毕竟即便《文子》没有这两方面的叙述，也不一定能够推导出《文子》出现时间早于《鹖冠子》的结论，这两个原因不是这个结论的充分且必要条件。

第三节　思想研究

《鹖冠子》思想丰富，前辈时贤进行过深刻而广泛的研究，④ 不再重

---

① 〔英〕葛瑞汉著，杨民译《〈鹖冠子〉：一部被忽略的汉前哲学著作》，葛兆光主编《清华国学研究》1994 年第 1 辑，北京：清华大学出版社，第 102~146 页。
② 杨兆贵、潘雪菲：《论〈鹖冠子〉与管子、〈管子〉的关系》，《管子学刊》2018 年第 1 期，第 38 页。
③ 杜晓：《道法为民：〈鹖冠子〉研究》，北京：中国社会科学出版社，2021 年，第 44~47 页。
④ 除前面提到的孙福喜、比利时学者戴卡琳的研究，其他论著还有——尹志源：《〈鹖冠子〉研究》，北京大学哲学系硕士学位论文，2002 年；杨兆贵：《〈鹖冠子〉新论》，澳门：澳门大学出版中心，2012 年；林东子：《〈鹖冠子〉研究》，银川：宁夏人民出版社，2016 年；杨牧青：《合道、生法、用兵：〈鹖冠子〉思想研究》，山东大学哲学与社会发展学院硕士学位论文，2019 年；杜晓：《道法为民：〈鹖冠子〉研究》。

复已有研究，只对有待补充或论述不太充分的问题进行研究。围绕以下几个问题展开，一是讨论《鹖冠子》"夜行"思想，探讨它与前述道家阴谋类文献之间的关系；二是从前文所言黄老思想的两大主题入手探讨《鹖冠子》思想。

一　"夜行"思想

李学勤已有相关论述，① 在此基础上，笔者再做进一步探讨。《夜行》为《鹖冠子》第三篇文章，全文如下：

> 天，文也；地，理也。月，刑也；日，德也。四时，检也；度数，节也。阴阳，气也；五行，业也。五政，道也。五音，调也。五声，故也。五味，事也。赏罚，约也。此皆有验，有所以然者。随而不见其后，迎而不见其首。成功遂事，莫知其状。图弗能载，名弗能举。强为之说曰：芴乎芒乎，中有象乎，芒乎芴乎，中有物乎，窅乎冥乎，中有精乎。致信究情，复反无貌。鬼见不能为人业。故圣人贵夜行。②

篇首言及天文、地理、阴阳、五行、五政、五声、五味等之"所以然者"，是因为下面所言的"道"，当然《鹖冠子》没有明言"道"，但从它一系列形象描述来看，显然继承了通行本《老子》第十四章、第十五章所言"道"的特点。

李学勤认为"夜行"一词来源于《管子·形势》，是篇载："上无事则民自试，抱蜀不言而庙堂既修。鸿鹄锵锵，唯民歌之，济济多士，殷民化之，纣之失也。飞蓬之间，不在所宾；燕雀之集，道行不顾。牺牷圭璧不足以享鬼神，主功有素，宝币奚为？羿之道非射也，造父之术非驭也，奚仲之巧非斫削也。召远者使无为焉，亲近者言无事焉，唯夜行者独有也。"其《形势解》说道："明主之使远者来而近者亲也，为之在心，所谓夜行者，心行也。能心行德，则天下莫能与之争矣。故曰：唯

---

① 李学勤：《论先秦道家的"夜行"》，见氏著《文物中的古文明》，第 370 ~ 372 页。
② 黄怀信撰《鹖冠子汇校集注》，第 24 ~ 29 页。

夜行者独有之乎？"①何谓夜行？《管子》先从自然形势谈起，然后说到"夜行"；无为、无事是"夜行"的自然反映。据此，李学勤认为"夜行者，心行也"，于心中行道，便有天下，这是道家的一贯主张。

但《管子》"夜行"云云在其他文献中也可以看到，《文子·精诚》载：

> 夫人道者，全性保真，不亏其身，遭急迫难，精通乎天，若乃未始出其宗者，何为而不成，死生同域，不可胁凌，又况官天地，府万物，返造化，含至和，而已未尝死者也。精诚形乎内，而外喻于人心，此不传之道也。圣人在上，怀道而不言，泽及万民，故不言之教，芒乎大哉！君臣乖心，倍谲见乎天，神气相应征矣，此谓不言之辩，不道之道也。夫召远者使无为焉，亲近者言无事焉，唯夜行者能有之，故却走马以粪，车轨不接于远方之外，是谓坐驰陆沉。夫天道无私就也，无私去也，能者有余，诎者不足，顺之者利，逆之者凶。是故以智为治者难以持国，唯同乎大和而持自然应者，为能有之。②

类似内容还可以在《淮南子·览冥》中见到：

> 故至阴飂飂，至阳赫赫，两者交接成和，而万物生焉。众雄而无雌，又何化之所能造乎？所谓不言之辩，不道之道也。故却走马以粪，而车轨不接于远方之外，是谓坐驰陆沉，昼冥宵明，以冬铄胶，以夏造冰。夫道者，无私就也，无私去也。能者有余，拙者不足，顺之者利，逆之者凶。譬如隋侯之珠，和氏之璧，得之者富，失之者贫。得失之度，深微窈冥，难以知论，不可以辩说也。③

以上三篇文献皆有"夫召远者使无为焉，亲近者言无事焉，唯夜行

---

① 黎翔凤撰，梁运华整理《管子校注》，第25、1175页。
② 李定生、徐慧君校释《文子校释》，第56～57页。
③ 刘文典撰《淮南鸿烈集解》，第197～199页。

者能有之"（此处采用《文子》之文），但彼此言说的语境不一样。

依《形势解》所言，《管子》"夜行"是"心行"的意思，但其前没有引导至"夜行"的论述，只有君王无为统治的论述，"夜行"的主体是"上""主"。世人大多认为今本《文子》本于《淮南子》而作，但通过前章的论述，笔者不认可这个观点，而是认为《文子》产生与流传有自己的系统，并不是本于《淮南子》而创作。就这两段话而言，《淮南子》本于《文子》的痕迹十分明显，《文子·精诚》所言本来就是人的"内圣"之学，这也是道家关注的一个领域——从人的内守方面论述人心的超越，《老子》首开其端，《文子》《鹖冠子》紧跟其后，《庄子》在这个方面走得最远，建构起人的主体性理论。《文子》正是从人的"精诚"方面阐述"夜行"，自然而然，且"夜行"者的主体是圣人，这表现出与《文子》他处所言圣人概念内涵上的一贯性。《淮南子》从宇宙生成角度，论述"不言之辩，不道之道"，然后引出对"夜行者"的认识，如何由无为到"夜行"的论述逻辑并不明显，在这点上与《管子》论述相似，"故召远者"云云似乎是前章所言暗引它说的语句。从叙述策略来看，《文子》对"不传之道""不言之教""不道之道"都有相关解释，而《淮南子》没有；并且《文子》随后论述"天道"重要性，然后引出对"同乎大和"清静自然的认识，而《淮南子》该段文末只论述"道"的深微窈冥及其得失的重要性，并没有对应以"道"的无为来治国的认识。以上三种叙述，整个文脉上当以《文子》最为完善，并且叙述流畅。

据此，笔者不太认可李学勤关于三者"夜行"先后关系的判断，同时他所引用的张双棣《淮南子校释》中对三者关系的判断，并不是张氏的认识，而是张氏引用刘文典所言内容。① 三者先后关系应当是《管子》在前，《文子》次之，《淮南子》最末。《鹖冠子》"夜行"思想由道的无为状态引出，不同于《管子》直接将"无为"作为"主""上"的行动原则进而提出"夜行"的要求，且其"夜行"主体是"圣人"，此点与《文子》一致，所以《鹖冠子》与《文子》论述有相关性，只是如果把夜行当作心行的意思来看，它没有《文子》内守方面的论述而已。

---

① 刘文典撰《淮南鸿烈集解》，第198页。

　　"夜行"何义？当以《形势解》所言"夜行者，心行也"为是，高诱《淮南子·览冥训》言道："夜行，喻阴行也。阴行神化，故能有天下也。一说：言入道者如夜行幽冥之中，为能有召远亲近之道也。"① 此所谓"夜行，喻阴行也"与《形势解》所言并不矛盾，夜行者，心行也，只是阴行的一种方式；心行、阴行皆不为人知，所以二者内涵一致。但是还可在更大范围内思考"夜行"，那就是"夜行"在整个道家思想体系中的位置如何。

　　笔者认为"夜行"思想当是道家无为、清静、抱弱、守雌观念的具体反映，它外化为几个层次。一是道家阴谋论，"阴谋"作为道之术而言，是对行事方法和特点的表述，它在取径上和道家对"道"的运行特点、存在状态的认识相一致，只有圣人才能达到这样的状态，如《淮南子·说林》载："圣人处于阴，众人处于阳。"② 《鬼谷子·摩》载："圣人谋之于阴，故曰神；成之于阳，故曰明。"③ 与《淮南子》所言意思相差不大。而"阴谋"之论又常常与兵家行事方法联系起来，如《淮南子·兵略》有大量的论述，以天道无为作为行事的方针，如是篇载："无形而制有形，无为而应变，虽未能得胜于敌，敌不可得胜之道也。……是以圣人藏形于无，而游心于虚。""是故圣人藏于无原，故其情不可得而观；运于无形，故其阵不可得而经。""兵贵谋之不测也，形之隐匿也，出于不意，不可以设备也。谋见则穷，形见则制。故善用兵者，上隐之天，下隐之地，中隐之人。"④ 而《鹖冠子·武灵王》载："此所谓不战而胜，善之善者也，此阴经之法，夜行之道，天武之类也。"⑤ "阴经"乃是秘不可宣的军事谋略，直接把兵事中的"阴"与"夜行"联系起来。二是《文子》《鹖冠子》中的"夜行"思想含义是以心行道之意，尤其是《文子》发展了《老子》没有的心性之学（但《老子》提出的清静无为思想，已开端倪），《鹖冠子》继承了《文子》这一思想，如前所述，将以心行道与兵事活动中的"阴谋"相提并论。

---

① 刘文典撰《淮南鸿烈集解》，第 198 页。
② 刘文典撰《淮南鸿烈集解》，第 580 页。
③ （东周）鬼谷子：《鬼谷子》，《四部丛刊初编》第 419 册，卷中 11a。
④ 刘文典撰《淮南鸿烈集解》，第 506、508、516 页。
⑤ 黄怀信撰《鹖冠子汇校集注》，第 394 ~ 395 页。

三是《庄子》把"心斋""坐忘"状态作为至人、真人的理想人格特征，这种状态也就是"吾丧我"的状态，这时规律与目的相统一，无主观与客观之分别，也就是"道"的圆融无碍存在境界，超越了以心行道的"夜行"状态。这几个层次呈现出从外到内的收敛，具体表现状态不一样，但无本质区别，其中的"夜行"处于中间状态，在整个道家思想体系中，对构建道家心性之学有重要意义。一定程度上理解了"夜行"，也就理解了道家阴谋论以及庄子学说中人的主体性理论。

此外，有出土文献内容与"夜行"相关，马王堆三号墓出土的一幅由环形文字及线条组成的帛书图画，整理者将其命名为"物则有形图"，其中环形文字包含这样的内容："应于淦（阴），行于无，心之李（理）也。□淦（阴）无□，□无不行。"① 曹峰指出它的文字与《管子·心术》及《内业》有关，林志鹏认为此处文字是"心术"转化为"夜行"说，且盛行一段时间后才出现的。笔者认可其与《管子》部分思想有关的说法，但仍属于广泛意义上的道家思想，作为道之术，可能与道家阴谋论及《文子》《鹖冠子》"夜行"思想有关。

二　黄老思想

自从《汉志》将《鹖冠子》归为道家类文献，历代目录书多从之，少有变化，清《四库全书总目》则将其归入子部杂家类，认为"其说虽杂刑名，而大旨本原于道德"。② 归于道家，或杂家，只是归类差异而已，并不能真正反映其书思想，但四库馆臣对《鹖冠子》思想定性颇为准确。与唐代韩愈对《鹖冠子》思想的定性一脉相承，宋代陆佃以"无家"可归定性其思想，他于《鹖冠子序》中说道："其道蹐驳，著书初本黄老，而末流迪于刑名。……此书虽杂黄老刑名，而要其宿时若散乱

---

① 此处文字释文及思想性质认识，综合陈松长、曹峰及林志鹏的说法，林志鹏对其命名提出新的看法，认为应当命名为"应阴行无图"。相关研究可参——陈松长：《马王堆帛书"物则有形图"初探》，《文物》2006 年第 6 期，第 82 ~ 87 页；曹峰：《马王堆帛书"物则有形"圆圈内文字新解》，张光裕、黄德宽编《古文字学论稿》，合肥：安徽大学出版社，2008 年，第 421 ~ 428 页；林志鹏：《马王堆帛书"物则有形图"考论——兼说〈鹖冠子〉"夜行"》，台湾大学中文系主办"先秦文本与出土文献国际学术研讨会"会议论文，2008 年 12 月 27 日。

② （清）永瑢等撰《四库全书总目》，第 1008 页。

而无家者。"① 但也有不同声音,如清宋恕认为:"韩昌黎谓《鹖冠子》杂黄老、刑名,近世列之杂家(引者按:此就四库馆臣将《鹖冠子》归入杂家而言),非也。鹖冠宗旨与黄老异,与刑名尤异,实儒者之杰、帝佐之才。"② 从《鹖冠子》所言内容来看,确实有致力于事功的思考的"外王"之学,其人"实儒者之杰、帝佐之才"。但从整体思想上考虑,笔者认为《鹖冠子》应是一部黄老学说的著作,下文详细论述。又,据《汉志》班固自注,《七略》将《鹖冠子》归入兵权谋类文献,《汉志》则将其归入道家类文献,③ 同时《鹖冠子》中的《世兵》《兵政》《天权》《武灵王》诸篇,占《鹖冠子》19 篇的五分之一,直接论述兵事内容,为我们从兵学角度思考《鹖冠子》提供了着眼点。

根据以上记载,结合前文对黄老思想特点的论述,从以下几个方面入手研究《鹖冠子》黄老思想,一是从黄老思想与其他思想的横向联系,思考《鹖冠子》兵学思想,二是从黄老思想其中一大主题——政治思想角度,谈谈《鹖冠子》刑名法术思想,三是从黄老思想的另一大主题——技术发明角度,探讨方技数术背景下的《鹖冠子》医道治国理念。

(一)《鹖冠子》兵学思想

1. 战略权谋思想

前文说到,《孙子》对后世兵书形制有着广泛而深刻的影响,它"突出的特点是舍事而言理,词约而义丰,具有高度的哲理性。后世兵书祖述《孙子》,很自然形成了以哲理谈兵的传统"④。这一特点确实在后世兵书中有所体现,相关例子已具上文,不再重复。

《七略》曾将《鹖冠子》归入兵书中的兵权谋类文献,此点与《七略》及《汉志》对《孙子》的归类一样,自然《鹖冠子》也有"哲理谈兵"的思考,即有一定的"权谋"思想,但是彼此文献的主导思想不同,就形制而言,《鹖冠子》没有《孙子》专门谈论军事权谋思想的篇

---

① (宋)陆佃解《鹖冠子解·序》,《四部丛刊初编》第 418 册,据江阴缪氏艺风堂藏明翻宋本影印,上海:商务印书馆,1919 年。

② 胡珠生编《宋恕集》(全 2 册),北京:中华书局,1993 年,第 81 页。

③ (汉)班固撰,(唐)颜师古注《汉书》,第 1757、1730 页。

④ 徐勇主编《先秦兵书通解》,第 11 页。

章，而是散见于不同的篇章中。通过对全书的研读，《鹖冠子》权谋思想有如下特点。

第一，强调战前谋略的重要性。《武灵王》通过庞煖与武灵王的对话展开对兵事活动的探讨，庞煖为鹖冠子的弟子，自然庞煖对鹖冠子思想有一定的继承。庞煖就武灵王问何谓"百战而胜，非善之善者也。不战而胜，善之善者也"时，回答道："故大上用计谋，其次因人事，其下战克。……此所谓不战而胜，善之善者也，此阴经之法，夜行之道，天武之类也。"① 前文论述"夜行"思想的渊源时，谈到它与阴谋的联系，夜行可谓是阴谋的一种直接体现。

《鹖冠子》这种思考在兵书文献中有一个传统，《孙子·计》反映的"庙算"思想也就是古人兴兵打仗前的"权谋"思想，它是战争之前对所有战争要素的评估，古人对它一直很重视，运筹于庙堂之上，决胜于千里之外，即是这个意思。鹖冠子自然亦不例外，除以上所言，《天权》载："故曰有无军之兵，有无服之丧。……兵者，涉死而取生，陵危而取安。"《备知》载："夫处危以忘安，循哀以损乐，是故国有无服之丧、无军之兵，可以先见也。"② 通过"无军之兵""无服之丧"云云，间接看出鹖冠子强调谋略的重要性，不打无准备之战，把备战工作放在平时，所以在《近迭》中说道："兵者，百岁不一用，而不可一日忘也，是故人道先兵。"③

第二，强调战争需要天时、地利及人和三要素，不得已而用之，同时要任势而行，因物之然，背后思维方法与道家强调道的清静无为、顺应自然的运行状态一致。《鹖冠子·天权》载："彼兵者，有天有地有人，兵极人，人极地，地极天；天有胜，地有维，人有成。故善用兵者慎……三者明白，何设不可图？"④ 极，尽也；所有的军事活动应当以"天时"为正，善用兵者，不可不慎。又，《鹖冠子·兵政》通过庞子与鹖冠子的对话，展开对兵政之事的讨论，基本秉承上述观点，但所言更为详细：

---

① 黄怀信撰《鹖冠子汇校集注》，第 388～395 页。
② 黄怀信撰《鹖冠子汇校集注》，第 347～348、307 页。
③ 黄怀信撰《鹖冠子汇校集注》，第 118 页。
④ 黄怀信撰《鹖冠子汇校集注》，第 363～364 页。

庞子问鹖冠子曰："用兵之法，天之，地之，人之，赏以劝战，罚以必众，五者已图，然九夷用之而胜不必者，其故何也？鹖冠子曰："物有生，故金木水火未用而相制，子独不见夫闭关乎？立而倚之，则妇人揭之，仆而措之，则不择性而能举其中。若操其端，则虽选士不能绝地，关尚一身而轻重异之者，埶使之然也。夫以关言之，则物有而埶在矣。九夷用之而胜不必者，其不达物生者也。若达物生者，五尚一也耳。"庞子曰："以五为一奈何？"鹖冠子曰："天不能以早为晚，地不能以高为下，人不能以男为女，赏不能劝不胜任，罚不能必不可。"庞子曰："取功奈何？"鹖冠子曰："天不能使人，人不能使天，因物之然，而穷达存焉，之二也，在权在埶。在权，故生财有过富；在埶，故用兵有过胜。财之生也，力之于地，顺之于天；兵之胜也，顺之于道，合之于人。其弗知者，以逆为顺，以患为利。以逆为顺，故其财贫，以患为利，故其兵禽。①

所言包括几层意思。首先还是强调天时、地利及人和的重要性，与前文所言差别不大，只是多了对赏、罚的强调。同样的意思还可以在《管子·九守》中见到："一曰天之，二曰地之，三曰人之，四曰上下左右前后，荧惑其处安在？"②《鬼谷子·符言》亦有所载，"四曰"作"四方"，"其处"作"之处"，其他与《九守》相同，黎翔凤据此认为《鬼谷子》所言较《管子》准确。其次《鹖冠子》强调通达"物生"的重要性，"物有生"之"生"读为"性"，即事物内在规定性，然后天、地、人、赏及罚五者为一；其中就天与人的关系而言，其穷达与否在于权、势的得失；兵事要顺于道，合于人，方能胜利。鹖冠子这两个层面上的思想，在《孙子》中也可见到，《计》对兵之"五事"有详细的论述，其"五事"为道、天、地、将、法，与鹖冠子此处所言天、地、人、道相似，未言及法；《计》篇亦提到"权势"："计利以听，乃为之

---

① 黄怀信撰《鹖冠子汇校集注》，第 314～318 页。
② 黎翔凤撰，梁运华整理《管子校注》，第 1043 页。

势，以佐其外。势者，因利而制权也。"李零认为这是孙子把"势"看作利用优势，制造机变的意思。①《孙子·势》载："故善战者，求之于势，不责于人，故能择人而任势。任势者，……如转木石。木石之性，安则静，危则动，方则止，圆则行。"李零认为《势》篇通过"分数""形名"讨论了"形"，通过"奇正""虚实"讨论了"势"。② 择读为释，③ 所以兵家释人而任势。李泽厚认为"这是一种非归纳非演绎所能替代的直观把握方式，是一种简化了的却非常有效的思维方式"④。与《孙子》所言相比，《鹖冠子》没有对"势"的具体定义，但从通达物性、因物之然以及"兵之胜也，顺之于道，合之于人"的论述中，还是可以看出他对"势"的理解，保持着与《孙子》所言释人而任势的一致性，也与道的清静无为、顺应自然的运动状态类似。

2. 战术思想

鹖冠子身处战国时代，这方面的思考也浸透着时代特色，对作战技术、方法的思考明显受其时阴阳五行学说思想的影响，为我们思考这种战术思想在兵书系统中的"惯性"存在提供了方便。

《鹖冠子》对作战方法与技巧的论述，有如下几处。《世兵》载："昔善战者举兵相从，陈以五行，战以五音，指天之极，与神同方。类类生成，用一不穷。明者为法，微道是行。"《天权》载："兵有符而道有验，备必豫具，虑必蚤定。下因地利，制以五行。左木，右金，前火，后水，中土，营军陈士，不失其宜。五度既正，无事不举。招摇在上，缮者作下。取法于天，四时求象：春用苍龙，夏用赤鸟，秋用白虎，冬用玄武。天地已得，何物不可宰？"是篇又说道："故所肄学兵必先天权，陈以五行，战以五音，左倍宫角，右挟商羽，徵君为随，以譬无素之众，陆溺溺人。"⑤ 可以看出，鹖冠子强调取法于天，以五行方位摆兵布阵，亦以五音与五行相配，进行战略布局。在兵书中，一直存在这样的记述传统，如兵家类核心文本《孙子》中的《计》《行军》及《火

---

① 李零：《〈孙子〉十三篇综合研究》，第12页。
② 李零：《唯一的规则：〈孙子〉的斗争哲学》，北京：三联书店，2010年，第120页。
③ 裘锡圭：《读书札记》（九则）之《说"江海不择细流"》，见氏著《古代文史研究新探》，第150页。
④ 李泽厚：《孙老韩合说》，见氏著《中国古代思想史论》，第81页。
⑤ 黄怀信撰《鹖冠子汇校集注》，第284～285、353～355、365～366页。

攻》诸篇，李零对此有相关论述。① 其他如《龙韬·兵征》载："凡攻城围邑，城之气色如死灰，城可屠；城之气出而北，城可克；城之气出而西，城必降；城之气出而南，城不可拔；城之气出而东，城不可攻。"在阴阳五行配数原理的时空搭配中，春与东、夏与南相配，属阳，所以城不可攻、不可拔；秋与西、冬与北相配，属阴，所以城必降、可克。这是兵阴阳家的云气占候之说。又，银雀山汉简《孙膑兵法·月战》载："十战而六胜，以星也。十战而七胜，以日者也。十战而八胜，以月者也。十战而九胜，月有……【十战】而十胜，将善而生过者也。"《地葆》载："五壤之胜：青胜黄，黄胜黑，黑胜赤，赤胜白，白胜青。"② 前者谈到了日、月、星与战争胜败的关系，古人认为月主兵，用兵宜在月盛之日；后者是以五色相胜作为行军布阵的地方选择标准，其战术思想亦是以阴阳五行思想为主导。

除此之外，《鹖冠子·道端》中"四面"的说法与黄帝书中的《十大经·立命》存在联系，李学勤认为此象天地之有四时，③ 笔者认为，仁人、忠臣、义臣、圣人位居"先王"左、前、右、后，自然先王居中，这种排列可能与古人阴阳五行的五位排列有一定的关系。

以上《鹖冠子》战术思想是兵阴阳类思想的反映，且这种战术思想频频见于它种兵书文献中，表明兵书中这个记载系统的强大；《七略》将其归入兵权谋类，其实将其归入兵阴阳类文献，亦无不可，这恰恰反映了《鹖冠子》兵学思想内容层次的丰富。

（二）《鹖冠子》刑名法术思想

政治思想是黄老思想的一大思考主题，它是黄老学说对社会秩序的思考，掌控社会秩序的手段与方法就是运用刑名法术。《鹖冠子》是否也有这方面的思考？

《鹖冠子·环流》集中体现了鹖冠子的道论思考，而道论在《鹖冠子》整个思想体系中，具有本体论的意义与价值，如果该篇有对刑名法术的论述，自然也反映了《鹖冠子》的根本态度。《环流》载："有一而

---

① 李零：《导言：〈孙子兵法〉与先秦兵学》，见氏著《〈孙子〉十三篇综合研究》，第12～13页。

② 银雀山汉墓竹简整理小组编《银雀山汉墓竹简》［壹］，释文第59、61页。

③ 李学勤：《〈鹖冠子〉与两种帛书》，见氏著《简帛佚籍与学术史》，第92～93页。

有气，有气而有意，有意而有图，有图而有名，有名而有形，有形而有事，有事而有约，约决而时生，时立而物生。……（万物）通于道，约于事，正于时，离于名，成于法者也。"① 前文在讲到黄帝书的时候，已经论述过形（刑）名法术的具体含义，此处不再论述。这里"离"通"丽"，附着也；从产生来源上来看，名、形皆从"一"而来，与前述黄帝书相关思想一致，只是名先形后，与黄帝书《称》及《经法·论约》两篇所言形先名后不同；名与形都有其内在的规定性——事和约，然后万物方才产生。又，《泰录》载："故天地成于元气，万物乘于天地，神圣乘于道德，以究其理……陈体立节，万世不易，天地之位也。分物纪名，文圣明别，神圣之齐也；法天居地，去方错圆，神圣之鉴也；象说名物，成功遂事，隐彰不相离，神圣之教也。故流分而神生，动登而明生，明见而形成，形成而功存。故文者所以分物也，理者所以纪名也，天地者同事而异域者也。无规圆者天之文也，无矩方者地之理也，天循文以动，地循理以作者也。二端者，神之法也。"② 此处极力宣扬"神圣"的重要性，"神圣"是因于道德而存在的一种境界或状态，从其后文所言"神圣之人"云云，说"神圣"是"神圣之人"的简称，亦可。"分物纪名"，也就是区别品物，以类定名，神圣以此整齐万物；拟物象，说物名，神圣以此为教化。同时，理是名背后深层次内容的反映，地循理而动，且是神明特点之一。其中提到的名、形问题，亦与前述黄帝书相关论述相一致，刑名是实现神圣之人统治的一种手段。

又，《度万》载："散无方化万物者，令也。守一道，制万物者，法也。法也者，守内者也；令也者，出制者也。夫法不败是，令不伤理。故君子得而尊，小人得而谨，胥靡得以全。神备于心，道备于形。人以成则，士以为绳。列时第气，以授当名，故法错而阴阳调。"③ 此处言及法、令的定义及区别：法守道而生，总括万物而存在；散化无方，在万物身上一一体现出来的是令。天地之间，置法而阴阳调和。

综观以上论述，《鹖冠子》所言刑名法术来源及功用，与前述黄帝书相关思考，没有根本上的差异，都承认刑名法令由道而生，把数者地

① 黄怀信撰《鹖冠子汇校集注》，第 71 ~ 74 页。
② 黄怀信撰《鹖冠子汇校集注》，第 255 ~ 260 页。
③ 黄怀信撰《鹖冠子汇校集注》，第 149 ~ 151 页。

位抬得很高。再者就是承认神圣之人（人主）应依刑名法术进行统治，以达到神明或阴阳调和的状态。

如果说前面只是从理论上概述刑名法令的产生及其功用的话，那么下面的论述则更能见出《鹖冠子》刑名法术思想在整个统治中的意义。《泰鸿》通过泰皇与泰一的对话展示《鹖冠子》理想治世模型，该篇载："法者，天地之正器也，用法不正，玄德不成。上圣者，与天地接，结六连而不解者也。是故有道南面执政以卫神明，左、右、前、后，静侍中央，开原流洋，精微往来，倾倾绳绳。内持以维，外纽以纲。行以理埶，纪以终始。同一殊职，立为明官。五范四时，各以类相从。昧玄生色，音声相衡。"①《鹖冠子》提到了"范"（他处亦提到"范"），前文已经说道，法与范的意思一样，此处不论；这段话明显可以看出《鹖冠子》对"法"的重要性的强调（"用法不正，玄德不成"），无论是思想上，还是行动上，它都应是君主具体的统治之术，应终身以之为纲纪。又，其《学问》载：

> 庞子问鹖冠子曰："圣人学问服师也，亦有终始乎，抑其拾诵记辞阖棺而止乎？"鹖冠子曰："始于初问，终于九道。若不闻九道之解，拾诵记辞，阖棺而止，以何定乎？"庞子曰："何谓九道？"鹖冠子曰："一曰道德，二曰阴阳，三曰法令，四曰天官，五曰神征，六曰伎艺，七曰人情，八曰械器，九曰处兵。"庞子曰："愿闻九道之事。"鹖冠子曰："道德者，操行所以为素也。阴阳者，分数所以观气变也。法令者，主道治乱，国之命也。天官者，表仪祥兆，下之应也。神征者，风采光景，所以序怪也。伎艺者，如胜同任，所以出无独异也。人情者，小大愚知贤不肖雄俊英豪相万也。械器者，假乘焉，世用国备也。处兵者，威柄所持，立不败之地也。"②

两者对话也反映出《鹖冠子》理想治世模型，"九道"是圣人（理想中的君王）统治过程中，应该密切注意的九种方法。我们注意到其中

---

① 黄怀信撰《鹖冠子汇校集注》，第237～239页。
② 黄怀信撰《鹖冠子汇校集注》，第321～325页。

有关"道德"的表述,前文讨论黄老思想统治特点时,说到黄老思想中的治国与治身思想背后反映的是一个同心圆结构,都体现出向道的回归。《鹖冠子》的描述也是如此,素朴是道家阐述思想时常用的术语,是清静无为的另一种表达,表现出素朴特点的操行就是"道德",这其实是向道回归的诉求,且在"九道"中居于首位。法令也是"九道"之一,"主道治乱,国之命也",法令是治乱的工具、国家的命脉,但在体现素朴操行的"道德"之后,似乎为其所统摄,法令仍由道而来。

(三) 医道治国理念

先秦文献往往借用某种职业经验、技艺特点讲述一种抽象的观念。如《左传·昭公元年》记载晋侯(指晋平公,前 557～前 532 年在位)有疾,秦国的医和(医为职业,和为人名)借五声之节的譬喻告诫晋侯节制女色,以气论阐释晋侯的病因。《昭公九年》借膳宰屠蒯饮酒故事讽谏晋侯(晋平公)不当在荀盈未葬期间饮酒。① 《国语》借伶州鸠(伶为乐官,指职业,州鸠为人名)之口,讲述五音八乐、六律的语源含义与政治的联系。② 《庄子·养生主》借屠夫庖丁解牛的过程,为文惠君(梁惠王)讲养生观念;《天道》借轮扁斫轮的经验,告诉桓公所读之书为糟粕,因为"道"不能用语言表达出来。③ 杜正胜认为:汉代以前,治国之道由官守经验与传统衍生出来,而古代官守往往跟职业技术紧密相连,当职业规范成为官守准则时,在治国的大背景下,这些准则就有可能催生出特殊的政治含义。④ 张瀚墨则认为这些内容反映的首先是那些段落的编写者的立场和角度,注重的是辞令技巧和演说效果,其所包含的职业技术方面的信息是有选择性的,目的是为论辩服务。⑤

《学问》提到"九道"之一的"伎艺",医学知识及其理论显然应属

---

① (晋)杜预注,(唐)孔颖达等正义《春秋左传正义》,第 2024～2025、2057～2058 页。
② 徐元诰撰《国语集解》,王树民、沈长云点校,第 110～128 页。
③ (清)王先谦撰《庄子集解》,第 28～30、120～121 页。
④ 杜正胜:《医疗社会文化史外一章:从专职技术到政事治理(推荐序)》,金仕起:《中国古代医学、医史与政治:以医史文本为中心的一个分析》,台北:台湾政大出版社,2010 年,第 i－xxv 页。
⑤ 张瀚墨:《心气时节:〈左传〉一则医案与东周思想变革的思考》,《中国文化》2017 年第 45 期,第 167～180 页。

于这个体系，《鹖冠子》很重视它。《世贤》通过赵悼襄王与庞煖的对话，讨论君王治国之道的几个层次。一是要用贤能之臣。正如治病的时候，一定要使用医术高明、富于经验的医生一样，庞煖指出："昔伊尹医殷，太公医周武王，百里医秦，申麃医郢，原季医晋，范蠡医越，管仲医齐，而五国霸。"① 提及的诸人之于各自生活的朝代，都是执政大臣，辅助君王治理国家，就像治病救人的医生。二是治病的医生有良医、拙医高低层次的差别，治国大臣也有高低差别，应当像良医那样，顺其自然。"凡此者，不病病，治之无名，使之无形，至功之成其下，谓之自然。故良医化之，拙医败之，虽幸不死，创深股维。"② "病病"为动宾结构，"不病病"意为不治疗已经很重状态的疾病，在还没有叫上病名的时候治疗疾病，才能成就大功。《鹖冠子》此处似乎借用通行本《老子》第七十一章内容："夫唯病病，是以不病。圣人不病，以其病病，是以不病。"高明认为"病病"为动宾结构，意为惧怕困忧。③ 以"治之无名，使之无形"去理解第七十一章中的"病病"，似乎也能讲得通。这种治国和治病观念与《度万》所言"五正"之一的"神化"观念相同，也与《武灵王》"此所谓不战而胜，善之善者也"的用兵思想相合，这些表述背后的逻辑一致。

笔者在此认可张瀚墨的观点，认为《鹖冠子》将贤臣治国比附于良医治病是一种辞令技巧，为论辩服务。由于国家治理观念较为抽象，各类人等在向君王陈说自己治国理念时，多借用描述性、场面感较强的医技，或借用医道去比附治国理念，显然是为了让君王更容易明白自己的治国理念。另外，借用医道表述治国理念，也不仅仅是一种辞令技巧、叙述策略，也可看出《鹖冠子》对战国晚期方技知识背景的熟悉，这也是"跳出诸子看诸子"的必要性。

以上是对《鹖冠子》黄老思想的大致论述。历史地看，《鹖冠子》属于黄老学派的著作，为笔者所认可；《文子》亦然，二者主体思想性质一样，即二者致力于对社会秩序思考时呈现出大致相同的思想气质。但细较起来，还是有一定的差别，此处概言之。

---

① 黄怀信撰《鹖冠子汇校集注》，第334～335页。
② 黄怀信撰《鹖冠子汇校集注》，第338～339页。
③ 高明：《帛书老子校注》，第179页。

第一，在道论思考方面，《鹖冠子》思考广度及深度要强于《文子》，后者只是祖述《老子》相关思想，无太多新意。

第二，就与阴谋思想、兵家思想的联系，也就是在道的清静无为、抱弱守雌运行特点与现实的结合上来讲，《文子》、《鹖冠子》与它们的关系都较为密切，二者在兵学战略权谋及战术思想上都有一定的深度论述。只是《文子》反对阴谋，而《鹖冠子》提倡阴谋。

第三，在道德仁义礼法诸范畴的思考上，老子讲道德，排斥仁义礼法，他说："失道而后德，失德而后仁，失仁而后义，失义而后礼。夫礼者，忠信之薄，而乱之首也。"（《老子》第三十八章）它们依次递生。《文子》的论述与《老子》不同，他认为仁义礼法都属于道，只是在现实生活中的作用不同而已，其《上仁》载："古之为君者，深行之谓之道德，浅行之谓之仁义，薄行之谓之礼智，此六者，国家之纲维也。深行之则厚得福，浅行之则薄得福，尽行之天下服。"① 所以《文子》不排斥仁义礼智的存在，似乎潜在地应和着儒家思想，成书于《论语》之后，此点毫无疑问，但也反映了道家与儒家的对抗并不像我们通常认为的那样激烈。《鹖冠子》则强调道德刑名法术的重要性，诸范畴是一个递生过程，人主以此统治天下。就统治方式而言，《鹖冠子》更为接近黄帝书中的政治思想。

第四，在道家心性之学的思考上，《鹖冠子》不及《文子》，尽管前者也有这方面的论述，如《泰录》载："精神者，物之贵大者也。内圣者，精神之原也。莫贵焉，故靡不仰制焉。制者，所以卫精擢神致气也……彼天地动作于胸中，然后事成于外；万物出入焉，然后生物无害。阖阊四时，引移阴阳。怨没澄物，天下以为自然。此神圣之所以绝众也。"② 从中可以看出，《鹖冠子》承认精神的重要性，但这只是对"神圣之人"在心智方面超绝众人之处的描述，所以《鹖冠子》心性之学的主体只是神圣之人，不是普通人。但《文子》不少篇幅，如《精诚》《微明》论述了"心术""心性"问题。其《精诚》载："若夫圣人之游也，即动乎至虚，游心乎大无，驰于方外，行于无门，听

---

① 李定生、徐慧君校释《文子校释》，第 403 页。
② 黄怀信撰《鹖冠子汇校集注》，第 261 ~ 264 页。

于无声，视于无形，不拘于世，不系于俗。""精神越于外，智虑荡于内者，不能治形，神之所用者远，则所遗者近。"① 强调内心的清静无为，与道偕行。所以在道家养生延命的认识论上，《文子》对心术及心性之学多有开拓，在与稷下道家如《管子》心性之学的结合上，似乎比《鹖冠子》紧密。

---

① 李定生、徐慧君校释《文子校释》，第71、75页。

第七章 总 论

　　这一章总结道家思想以及它之于其他诸子的影响，由此整体宏观把握道家在先秦秦汉的学术地位；从人文地理学角度，描述以道家为代表的楚地之学，希冀对先秦时期道家学说的传播范围与发展，及其与其他诸子的交相互动有大致轮廓性认识。

第一节 道家思想层次及学术地位

一 思想层次

　　蒙文通认为，《汉志》把伊尹、太公等人的书都列在道家类，但这些书范围很广。纵横家苏秦读了太公的《阴符》，张良从圯上老人受《太公兵法》，可见纵横家、兵家都是太公的学问，都是道家的一部分。黄帝的书范围也很广，法家的申子和韩非，名家的尹文，小说家的宋子，本于黄老。兵家、数术、方技中黄帝的书，更是不一而足，可见这些学问都是从黄帝来的。专讲清虚无为的道家，是从老子才有的。他只传得道家的内圣之学，他算是道家的新派，并不是古道家的全体，道家还有一部分是外王之学，老子却把它忽略了。① 这里的叙述有两点须注意。一是道家发展过程中，有古道家，他们传的是道家外王之学，以《汉志》记载的道家文献起首几家为代表。二是道家内圣之学是道家的新派，以《老子》为代表。李零认为："古代的道家和儒家相似，也有从内守（偏于哲学和伦理）向外拓展（扩大到治国用兵），形成刚柔相济的过程。……他们强调顺应天道，形神相葆，也是退可以养生延命，自求多福；进可以治国用兵，兼

---

　　①　蒙文通：《经学抉原》，第34~35页。

济天下。"① "《老子》第五十四章表述了一则对后世产生了巨大影响的
'内圣外王'的架构……这是老子由'身'开始,而'家'、'乡'、
'邦'以至'天下',一层层推展开来,这种层序性地由'内圣'到
'外王'的发展途径,乃是后世儒家的'修齐治平'之所本。"② 应该说
他们的叙述基本一致,都看到道家文献结构上的两个层次。此点正如
《淮南子·俶真》所言"体道者不专在于我,亦有系于世矣"。③ "我"
"世"云云,指出"体道者"关注的两个层次。是篇又言:"故古之治天
下也,必达乎性命之情。其举错未必同也,其合于道一也。"④ 治国与治
身背后的逻辑一致,所言与前述意思无二。

如果用一句话概括道家思想内容,正如前文所言,道家是一种"道
术"之学,有"道"有"术"。"道"的内容表现在对宇宙的思考、对
以个人为中心的思考,或以内在体验为中心的思考,就是先秦道论、道
经中的有关内容。"术"的内容是以道为理论基础的现实外化的反映,
就是黄帝书、阴谋书中的有关内容。⑤

从以上时贤描述以及前文的写作,可知道家文献内容并不像传统所
言只有平面上的差异,而是有立体结构上的层次差异。表现在如下几个
方面。第一,不同内容呈现出朝不同方向生长的态势,不同内容之间的
关系差异表现为并列关系多于线性发展关系,如本书引论中所言,多为
聚合或垂直关系。如在形而上的层次上,有《太一生水》《恒先》《道

① 李零:《说"黄老"》,《李零自选集》,第 285 页。"内圣外王"说法首见于《庄子·天
下》,先秦诸子面对纷扰时世,不同程度上提出过救时政之弊的办法,他们可谓"有道
之士"。每一派别的"内圣外王",可用庄子而言的"道术"进行分解,这是他评述诸
子的两个角度。其立说理论宗旨以及对作为主体的人的伦理要求(在古文字中,圣、
听与声,三字同源,圣字后来转为对人的道德描述),可谓"道",即"内圣之学";
其具体实践上的操作,可谓"术",即"外王之学"。因此,用"内圣外王"总括道家
思想学说,应无问题。
② 陈鼓应、白奚:《老子评传》,南京:南京大学出版社,2001 年,第 341 页。
③ 刘文典撰《淮南鸿烈集解》,第 76 页。
④ 刘文典撰《淮南鸿烈集解》,第 70 页。
⑤ 葛瑞汉在《列子译注》一书前言中认为,道家代表的是中国社会中,自发的、想象的、
私人的、非传统的思考,而儒家代表的是可控制的、普通的、公共的、可敬的思考,
这种差异一直贯穿整个中国文化。(A. C. Graham, *The Book of Lieh-tzŭ*, London: John
Murray, 1960, p. 9.) 从我们上面的描述来看,此说可商。道家对现实也有自己的关
怀,看看道家文献中的阴谋书、黄帝书就可知道。

原》这样纯度很高的抽象理论，依附于当时的知识背景，反映了古人对宇宙思考的"真"。在现实生活中，也有很实际的思考，如阴谋类的书和黄帝书着眼于君臣关系、治民态度等方面的思考，提出了一系列操作方法。第二，内容指向不同。以《太一生水》为代表的先秦道论，代表古人对宇宙秩序的思考，反映古人超越自我的努力，它们和阴阳家的关系值得考虑。阴谋类的书和黄帝书，作为道的具体实现形式载体，和兵家、纵横家关系密切。第三，处于上述两者之间，以《老子》为代表的先秦道经在道家的思想系统中，没有完全执着于形而上的纯粹思考，也没有像阴谋类文献、黄帝书对现实热烈拥抱的态度，多有对当时现实的警惕，注重个体生命的价值。在思考如何与社会、宇宙保持和谐的过程中，达到一种神秘的终极境界。

在笔者看来，道家思想的结构层次分为如下三层，即对宇宙秩序、社会秩序、个人存在的思考。不同内容的目的指向可分两层，即属于道家内圣之学的先秦道论（先秦道论可以说是对宇宙秩序的思考，但它包含的对"善"的描述，往往是天道对圣人之世间统治的启示，也是一种哲学和伦理上的思考）、先秦道经；属于道家外王之学的阴谋书、黄帝书。

那么这种特点对其他诸子有什么样的影响呢？由于它的不同思想类别的平行结构，不同内容向前生长发展的可能性很大，此点为其他诸子所不及。晚清学者江瑔《读子卮言》说道："道学之学，无所不赅，彻上彻下，亦实亦虚。学之者不得其全，遂分为数派。其得道家之玄虚一派者为名家、为阴阳家，及后世之清谈家，神仙符箓家。得道家之践实一派者为儒家，得道家之刻忍一派者为法家，得道家之阴谋一派者为兵家、为纵横家，得道家之慈俭一派者为墨家，得道家之齐万物、平贵贱一派者为农家，得道家之寓言一派者为小说家，传道家之学而不纯，更参以诸家之说者为杂家。"[1] 是后，罗焌亦秉承此说，认为"道家之学，源于有史之初，盖胚胎于黄帝，集成于老聃，而首出于百家"。[2] 先秦学术大势中，儒、墨为显学，作为学派的具体名称先起，道家在其后，司

---

① 江瑔：《读子卮言》，第64页。

② 转引自罗焌：《诸子学述》，第106页。

马谈父子才提出这个名称。同时考虑到古书依托方式的著作体例，即便真有黄帝其人，也不必做实理解，所以在溯源道家源流、总结道家学说演变时，把黄帝、老聃、庄子排成一个时间序列的做法，大可不必，道家源头不一定算到黄帝身上。笔者不太认同江琭与罗焌的道家为诸子百家之首，百家之学由此而出的说法，但认同先秦道家对其他诸子影响甚巨的看法。

就道家不同知识类别来看，它们与其他诸子的联系也有不同层次的差别。如果说任何学术流派都不是孤立存在的话，必然要与当时社会状况、知识构成背景联系起来，那么在思考这个问题的时候，要考虑到诸子之间相互联系的要点何在，并且是在何种程度上的联系，否则将有泯灭彼此之间的差异之虞，从而消除自身存在的独立性。

先秦诸子的整体范围，如李零所言："先秦诸子可大别为两类，一类是以诗书礼乐等古代贵族教育为背景或围绕这一背景而争论的儒、墨两家，一类是以数术、方技等实用技术为背景的阴阳、道两家和从道家派生的法、名两家（或刑名法术之学）。"[①] 而兵家、纵横家相比于它们而言，更是实学，应属于后一类诸子。

兵家、纵横家与道家的具体关系，第一章第四节的"余论"部分已经论述，这里从《汉志》古书分类角度，再概言之。《汉志》记录的权谋类、形势类兵书主要讲谋略，在这一点上，与道家阴谋类文献有联系。在《汉志》中，相比于儒家、墨家、道家、法家，纵横家没有具体的思想主张，也没有经典流传于世，倒像一种实用技术之学。在现实中，往往强调权变、谋略，因此和道家阴谋类文献有一定的结合。兵书中的阴阳类、技巧类文献，前者是讲数术方技在军事上的应用，后者是军事技能，它们是大环境下的知识技术在古代军事"屏幕"上的投射。正是在这一点上——通过共享当时的知识背景，黄帝书中的知识技术与它有了对话。以《太一生水》为代表的先秦道论，是道家对数术方技知识的高度提炼，使得从数术角度探讨它们的出现背景成为可能。通过数术方技这个平台，先秦道论、黄帝书中的数术方技之"黄"的内容与兵家、阴阳家就有了联系。同时，方技中的养生术，为探讨以《老子》为代表的

---

① 李零：《说"黄老"》，《李零自选集》，第290页。

先秦道经与方技知识的关系，提供了契机。这种契机在于它为以个人为中心，力图追寻个人自由和保全个人生命的内在超越思路，提供了方法上的支持。从当时知识背景来看，这几类道家文献背后的数术方技的影子浓淡不一。由于先秦道论、黄帝书和先秦道经内容论述的需要，以及在一定的学术传统中，古书叙述模式的需要，它们与数术方技结合得更紧密一些。阴谋类文献自身表达目的与道家其他思想系统的导向差异，使得它与现实的结合较为紧密，相应的思想内容表现较为实际，与数术方技的结合没有上述几类紧密。

探讨法家与道家的关系，细致准确地说，是在讨论黄帝书中的刑名法术之学，即黄帝书中的政治思想与道家的关系。法家受到道家巨大影响，《史记》《汉书》相关记载不少，如《史记·老子韩非列传》载："申子之学本于黄老而主刑名。著书二篇，号曰《申子》……韩非者，韩之诸公子也。喜刑名法术之学，而其归本于黄老。"①《汉志》载："《宋子》十八篇。（孙卿道宋子，其言黄老意。）"② 从地域角度，蒙文通认为："道家后来又生出最盛一派的法家，纯粹的道家学术也渐渐传往北方去，这一下齐、魏都有道家了。我们若是就当时的学术从地域上来划分一下，便见得出荆楚最盛的便是文学，道家和词赋要推荆楚是策源地了，这是当时的南方派。"③ 这些都可说明法家和道家的亲密关系。这种关系到底体现在什么地方，从而让道家对法家有巨大影响？

在讨论这个问题之前，先看先秦刑名之学。它分如下几类，一类是名家的刑名之学；一类是法家的刑名之学；一类是兵家的刑名之学。④儒家、道家也有一定的论述，尽管角度不同，但与以上所言刑名之学多

① （汉）司马迁撰，（南朝宋）裴骃集解，（唐）司马贞索隐，（唐）张守节正义《史记》，第2146页。
② （汉）班固撰，（唐）颜师古注《汉书》，第1744页。
③ 蒙文通：《经学抉原》，第37页。
④ 对前两类的论述很多，此不多述。兵家也讲刑名，银雀山汉简《奇正》载："故有刑（形）之徒，莫不可名。有名之徒，莫不可胜。故圣人以万物之胜胜万物，故其胜不屈。战者，以刑（形）相胜者也。刑（形）莫不可以胜，而莫智（知）其所以胜之刑（形）。刑（形）胜之变，与天地相敝而不穷。"另外，《孙子·势》也有所言。李零认为，形名就是用"名"控制"形"的学问。它常被用于治术和兵法，就在兵法上的运用而言，它与军事管理中的编制、指挥中的信号、军容上的服饰等有关。（李零：《兵以诈立——我读〈孙子〉》，第240~244页。）

有交叉。至于这几家刑名之学的差异，限于本书主题，此处不论。这为探讨这几个学派之间的关系，提供了"关键词"，前文已经说到，儒家把"正名"作为树立是非善恶的标准，墨家和名家更多的是从纯粹的知识论角度出发，侧重于学派之间的辩难。从名家自身内容来看，王叔岷把《汉志》所言名家分为三类：以尹文为代表的名实派；以邓析、公孙龙为代表的诡辩派；以惠施为代表的玄虚派。① 这几派中，与法家有密切关系的是名实派，法家从它这里借用了不少思考资源。

道家对法家的影响，前辈时贤论述不少，如白奚认为界定黄老学的标准是"道法结合，以道论法"②，但对结合层次及具体方式的探讨，付之阙如。在笔者看来，以名家中的名实派为纽带，道家与法家的结合有以下几个层次上的表现。

刑名法术存在的合理性，以道为本原。这正如《韩非子·大体》"因道全法"的说法。③ 黄帝书对此也有论述，如《经法·道法》载："道生法。法者，引得失以绳，而明曲直者也。［故］执道者，生法而弗敢犯也，法立而弗敢废［也］。［故］能自引以绳，然后见知天下而不惑矣。……虚无有，秋毫成之，必有形名；形名立，则黑白之分已。……是故天下有事，无不自为形名声号矣。形名已立，声号已建，则无所逃迹匿正矣。"④ 所以道德刑名法术之间存在一个抽象到具体的线性递进过程，刑名法术以"道"的存在为支撑，数者之间往返反复。君王执道而行，驾一驭名，清静无为；执名反道，万事至简。

前面已经说到，法的本义与铸造器物的模具有关，以刑名为接榫点，刑名一方面是道的具体体现，另一方面与道的运行对人世的塑造、启示逻辑相同，所以刑名对人世也有塑造功能。另外，《庄子·天下》载："公而不当（党），易而无私，决然无主，趣物而不两。不顾于虑，不谋于知，于物无择，与之俱往。古之道术有在于是者，彭蒙、田骈、慎到

---

① 王叔岷：《先秦道法思想讲稿》，第 184 页。关于先秦名学派别，也有其他分法，如朱前鸿分为以老子为代表的无名学派、以孔子为代表的正名学派、以墨子为代表的立名学派。详参朱前鸿《先秦名家四子研究》，北京：中央编译出版社，2005 年，第 41～69 页。

② 白奚：《稷下学研究：中国古代的思想自由与百家争鸣》，第 95 页。

③ 陈奇猷校注《韩非子新校注》，第 555 页。

④ 陈鼓应：《黄帝四经今注今译》，第 415 页。

闻其风而说之。"① 王叔岷认为所言内涵有三：定客观标准；任法不任智虑；法制平等。② 吕思勉认为，"法家的精义，在于释情而任法"。③ 从这些叙述可以看出，法家强调不用智虑，依法而治，任法而行。这与道家对人世的理解，及做事态度——强调任道而行、因循守静、清静无为，甚为相近。因此，刑名和道对人世的塑造作用及模式相同，此可看出法家对道家概念溯源、理解、运用上的自觉依傍。

从以上的叙述，可以看出道家内部思想系统波澜壮阔，层次丰富，并非我们想象的那样干瘪，仅仅是老庄等主流道家思想而已，反映出那个时代之于它的深厚影响。内容的饱满和丰富，也给予了影响其他诸子的机会，体现出共时时空中的诸子并非泾渭分明，而是彼此相互影响。

那么以上道家内部思想系统使得它在先秦学术中的地位如何呢？

二　学术地位

历朝历代对这个问题的探讨，从不乏人；近些年来，拜时代风云变化之赐，传统文化突然变成满足各色人等想象的富矿。笔者无意于跟风，只是出于论文写作整体性要求，顺势谈及这个问题。这是一个宏大命题，其所蕴涵的内容的每一个侧面都值得鞭辟入里的探讨。限于本书主题，这里的思考是在前面探讨基础上的概述，在笔者看来，与其热衷于谈论它在先秦学术体系中的定性与定位问题，倒不如更多地思考在先秦学术背景下如何将其定性、定位，也不失为探讨这个问题的手段之一。

如本书引论所言，笔者依照《汉志》对道家文献的分类安排章节，自然承认道家的存在，也自然承认《汉志》诸子分"家"的说法。但现在也有不同声音，国内如任继愈，④ 国外如苏德恺，⑤ 都踵武胡适之说，不认可西汉司马谈的先秦诸子六家之说，而认为先秦无六家。西方汉

---

① （清）王先谦撰《庄子集解》，第 292 页。

② 王叔岷：《先秦道法思想讲稿》，第 169 页。

③ 吕思勉：《先秦学术概论》，第 99 页。

④ 任继愈：《先秦哲学无六家——读〈六家要旨〉》，《中国哲学史论》，上海：上海人民出版社，1981 年，第 433 页。

⑤ 苏德恺：《司马谈所创造的"六家"概念》，《中国文化》第 7 期（1992 年秋季号），北京：三联书店，1993 年，第 134 ~ 135 页。Kidder Smith, *SimaTan and the Invention of Daoism*, "*Legalism,*" *et cetera*, Journal of Asian Studies, Vol. 62, No. 1 (2003): 129 – 156.

学界信从此说者很多。李零则认为不能说完全没有六家，但六家不是六个思想流派，而是半学半术各三家。儒、墨、道属于"学"，法、名、阴阳属于"术"。① 这是从"学""术"致用具体差异角度，对六家的划分。照这个划分来看，《汉志》中剩余的其他家，如纵横家、杂家、农家、小说家应当在"术"类，它们更侧重于具体的实用技术。就道家内部思想系统而言，也有"术"的内容，比如阴谋书、黄帝书中的部分内容。《墨子》讨论攻城实用技术的内容也不少，也是"术"。笔者认为，班固《汉志》对先秦诸子所谓"家"的划分，首先是一种学术门类的划分，是对先秦已有学术秩序的评价、对先秦秦汉诸子学术史的自觉反省。先秦诸子《庄子》《荀子》《韩非子》相关篇章内容，以及西汉司马谈思想对班固均有一定的影响，因此这种分类渊源有自。其次是具体学术思想差异的表现，但即便是学术思想的差异，彼此不同的"家"也存在"资格认证"的尴尬，比如前已说到的纵横家、阴阳家思想倾向不太明显，作为"术"的特点更突出一些。另外，这种分类可能还与诸子起源于不同的王官有一定的联系，而不同的王官本身就代表着分类，承认不同王官的差异，势必承认不同诸子的差异。因此，笔者承认已有的接近先秦时期的汉人对先秦学术秩序的评价，也承认先秦诸子彼此之间的差异性，否则划分不同的"家"毫无意义，所以在诸子分"家"前提下谈论这个问题，尤其以儒家与道家的对比为重点。

评价道家在先秦学术体系中的地位，还要注意到它与诸子对话和交流的潜在背景，一系列的考古学、历史学、文献学研究表明中国早期文明有如下特点："商、周时中国早期文明社会的繁荣时期，以宫庙为主体的城市和以玉器、青铜器为礼器的出现，是中国早期文明社会的标志。中国从氏族社会进入文明社会时，并未削弱氏族社会的血缘关系，却以血缘关系为纽带，与政治相结合，构成了西周的宗法分封制，实行血缘政治统治。祖先崇拜是牢固的血缘关系的反映，从商周以来便成为中国宗教的主要形态，而且一直影响到后世。秦始皇统一，改血缘政治为地缘政治，建立统一的中央集权帝国，这对中国历史文明的发展具有决定

---

① 李零：《重归古典——兼说冯、胡异同》，《读书》2008 年第 3 期，第 28 页。

性的影响和深远的历史意义。"① 以上所言是讨论先秦时期各种思想派别论说背景的共识，笔者认为儒家与道家正是在这样的时代大背景下，才有以下差别。

1. 仁的"应然"与道的"自然"之别

孔子是道德先生，"仁"是他思想系统的中心，尽管也有其他学者对此持有不同意见，② 但笔者在这里仍然认同李泽厚等大多数学者的说法。③ 这由"仁"在孔子思想学说中的地位决定着，反映孔子思想载体的《论语》也提到了不少其他德行，如义、孝、友、忠、信、宽、恕、恭、敬等，它们是孔子要求个体面对社会关系中的不同对象应具备的伦理要求，不及"仁"具有宽泛的普适性的伦理素质，并且"仁"也包括前述德行，如《论语·阳货》载："子张问仁于孔子，孔子曰：能行五者于天下为仁矣。请问之。曰：恭、宽、信、敏、惠。"④ 孔子明确讲到"仁"的概念，有如下几处。《论语·颜渊》载：樊迟问仁，孔子回答说"爱人"；讲到仁人时，孔子解释说"己欲立而立人，己欲达而达人"（《论语·雍也》），"修己以安人"（《论语·宪问》）。李零据以认为"仁"有两种含义：一是爱人，拿人当人；二是拿别人当人。⑤ 为什么仁在孔子这里作为一种对人的最重要的道德诉求被提出来？

---

① 徐苹芳等：《中国文明的形成》，北京：新世界出版社，2004 年，第 338 ~ 339 页。西方关于文明起源的学说，普遍认为文明出现的主要标志是文字、城市、金属工业、宗教性建筑和伟大的艺术；文明的出现也就是阶级社会的出现，则是社会演进过程中一个突破性的变化。其中造成阶级社会出现的一个重要因素是地缘政治代替血缘政治，即在人与人之间的关系中，亲属关系的重要性逐渐被地缘关系的重要性代替，最后导致国家的形成。谈论这个问题的西方著作不少，如以下几种：V. Gordon Childe, *Man Makes Himself*, London：Watts, 1941；Robert Moc Adams, *The Evolution of Urban Society*, Chicago：Aldine, 1966；John E. Pfeiffer, *The Emergence of Society*, New York：McGraw-Hill, 1977。

② 如西方学者赫伯特·芬格莱特（Herbert Fingarette）强调外在礼仪是中心："总而言之，孔子关联于礼仪作用所发挥的东西，不仅是它的鲜明的人文性格、它的语言和神奇魅力的特征，还在于它的道德和宗教特征。"（Herbert Fingarette, *Cofucius：The Secular as Scared*, New York：Harper&Row, 1972, pp. 16 – 17. 中文版：〔美〕赫伯特·芬格莱特：《孔子：即凡而圣》，彭国翔、张华译，南京：江苏人民出版社，2002 年，第 14 页。）

③ 李泽厚：《孔子的再评价》之《"仁"的结构》，见氏著《中国古代思想史论》，第 10 页。

④ （清）刘宝楠撰《论语正义》，第 683 页。

⑤ 李零：《丧家狗——我读〈论语〉》，太原：山西人民出版社，2007 年，第 354 页。

在中国古代，天人关系是个很重要的议题，宗教用它，哲学也爱用它说事。人事依据天道，但各个思想派别彼此的出发点并不一样。孔子说"唯天为大"（《论语·泰伯》），"畏天命"（《季氏》），"敬鬼神"（《雍也》），但由此并未产生天之于"仁"的论述。西方哲学史上，道德律的产生方式有如下两种：一是利用宗教中的某些观念或终极偶像，比如基督教教义中的原罪与救赎理论，或尘世中的人们依归的上帝；二是形而上学中的最高范畴，如康德的"绝对命令"。在中国古代，占主导地位的儒家道德律的产生与西方不同。笔者认同李泽厚对"仁"的看法，它作为一种整体模式而存在，以血缘为基础，辅助以礼乐，强调个人人格的完善培养，[①] 以适应其时国家形态。商周时代的国家是在家族组织长期存在并发挥重要作用的社会条件下建立起来的，[②] 即以血缘为统治基础的社会中，家国一体，家国同构。这时就显出一个"好人"的重要了，所以"其身正，不令而行；其身不正，虽令不从"（《论语·子路》）。

《论语》中"仁"的这种二重性，一方面以个人的完善人格培养为基础，要求在个人身上实现"仁"；另一方面使个人又处于以血缘为基础的社会关系之中，又是实现"仁"的手段。也就使通常所言"修身"与"治平"、"正心诚意"与"齐家治国"，亦即所谓"内圣"与"外王"的出现，逻辑上变得自然而然了。它之于后世儒学的影响，限于本书主题，不做过多讨论，详细讨论可见他文。[③] 但是在二者之间，"内圣"之学盖过"外王之学"，渐渐变成泛宗教性的神学，从伦理要求变成道德本体，这是一个大的趋势。

所以儒家的"仁"以一种预悬的姿态，昭示着个人在社会中的存在应该如此，"中国文化的特色，是从天道、天命一步一步地向下落，落在具体的人的生命、行为之上"[④]。以对它的实现来看"仁"，这种说法无疑正确。但正因为这种特点，没有考虑到人的主体性，"仁"之于人的

---

① 李泽厚：《孔子的再评价》之《"仁"的结构》，见氏著《中国古代思想史论》，第10～29页。

② 朱凤瀚：《商周家族形态研究》（增订本），第553页。

③ 李泽厚：《经世观念随笔》之《"内圣"与外王》，见氏著《中国古代思想史论》，第281～291页。

④ 徐复观：《向孔子的思想性格回归——为纪念一九七九年孔子诞辰而作》，见氏著《中国思想史论集续编》，上海：上海书店出版社，2004年，第282～283页。

"应然"显示出"仁"的独白式的"霸道",所以早期儒家并不能很好地解决爱有差等,由己及人,由近及远(这些也是实现它的具体方法)的问题,从而引起墨家在此点上对它的攻击,墨家进而提出了众所周知的"兼相爱""交相利"的主张。

再看道家的"道",它是道家思想学说体系中的核心概念,已经跃出儒家"仁"所处的以血缘为基础的社会背景,可以说两者对人的思考根本没有处在同一个对话平台上。天人关系也是老子思考的重点,但思考理路与儒家截然不同。道是最高终极概念,"道生一,一生二,二生三,三生万物"(《老子》第四十二章),因为这种特性,所以就其存在状态而言,"人法地,地法天,天法道,道法自然"(《老子》第二十五章)。法是效法之意,在一种层层推进的关系中,人最终要效法自然。《文子·自然》唐代默希子题注称:"自然,盖道之绝称,不知而然,亦非不然,万物皆然,不得不然,然而自然,非有能然,无所因寄,故曰自然也。"[①] 自然是道的最重要特性,道生万物,不假外力自然而然,而且是不得不然。所以道既是一种实体性概念,也具有描述性意义。

《老子》所言"道"的特性,在先秦道经《庄子》、《文子》及《鹖冠子》中成为一个讲述传统,但有些学者认为数者所言道的内涵有很大的区别。"老子的道,本体论与宇宙论的意味较重,而庄子则将它转化而为心灵的境界。其次老子特别强调道的'反'的规律以及道的无为、不争、柔弱、处后、谦下等特性,庄子则全然扬弃这些概念而求精神境界的超升。"[②] 笔者认为二者对道及其与天地万物关系的认识,基本一致。但庄子之于老子的特色是强调了"道"的自然状态下或启示下人的主体性的确立,笔者更认同徐复观、李泽厚的说法。前者说:"但到了庄子,宇宙论的意义,渐向下落,向内收,而主要成为人生一种内在的精神境界的意味,特别显得浓厚。"[③] 后者说:"庄子哲学并不以宗教神灵为依归,而毋宁以某种审美态度为指向,就实质说,庄子哲学

---

① 李定生、徐慧君校释《文子校释》,第 304 页。
② 陈鼓应:《庄子论道——兼论老、庄道论之异同》,见氏著《老庄新论》(修订版),第 376 页。
③ 徐复观:《中国人性论史》(先秦篇),上海:上海三联书店,2001 年,第 322 页。

即美学。"① 两者只是道在庄子那里是表现出精神境界还是表现为审美态度的差别，并不是根本差别。在先秦诸子思想体系中，只有到庄子这里，人才有自己的主体性，最终走向人格独立和精神自由；依靠人的主体性带来的批判性，庄子哲学（美学）中的个人往往超越了必然性、有限性的限制。超越手段有如下几种：②

一是人法地，地法天，天法道，道法自然，人向道的自然状态学习。庄子眼中的"道"也是最高终极概念，《庄子·大宗师》载："吾师乎！吾师乎！齑万物而不为义，泽及万物而不为仁，长于上古而不为老，覆载天地、刻雕众形而不为巧，此所游已。"③ 道超越一切，无始终，无生死，无爱恶喜怒，人应该像它一样，摆脱一切物役，达到一种绝对的自由。

二是强调行事的因、化。《庄子·齐物论》载："夫道未始有封，言未始有常，为是而有畛也，请言其畛：有左，有右，有伦，有义，有方，有辩，有竞，有争，此之谓八德。六合之外，圣人存而不论；六合之内，圣人论而不议。"④ 道的存在状态是自然，而"为是"让事物有了分别，庄子反对；为了保持"道"的"自然"状态，提出"因"。这也为道家思想的其他派别所认可，《吕氏春秋》专门有《贵因》一篇，论述因时因势而行事的必要性。"为是"与"因是"的区别，英国学者葛瑞汉有专门的论述。⑤ 另外，道家也频频提及"化"的重要性，如《庄子·至乐》载："天无为以之清，地无为以之宁，故两无为相合，万物皆化。"⑥《韩非子·解老》载："道者，万物之所然也，万理之所稽也。理者，成

① 李泽厚：《庄玄禅宗漫述》之《庄子的哲学是美学》，见氏著《中国古代思想史论》，第 197～198 页。
② 陈鼓应《庄子论道——兼论老、庄道论之异同》之"道的境界之通达"部分提到了通往"道"的境界几个途径。[见氏著《老庄新论》（修订版），第 396～401 页。] 笔者只论及陈鼓应未及的路径。
③ （清）王先谦撰《庄子集解》，第 68 页。
④ （清）王先谦撰《庄子集解》，第 20 页。
⑤ A. C. Graham, *Chuang-Tzu's Essay on Seeing Things as Equal*（齐物论）, History of Religious 9 (1969/1970): 143 – 144. 后又稍加修改后发表，见 A. C. Graham, *Chuang-Tzu: Textual Notes to a Partial Translation*, London: School of Oriental and African Studies, 1982, pp. 6 – 7。
⑥ （清）王先谦撰《庄子集解》，第 150 页。

物之文也。……万物各异理，万物各异理而道尽稽万物之理，故不得不化。"① 日本学者佐藤将之《中国古代"变化"观念之演变暨其思想意义》一文梳理了战国到秦汉时期文献中不同思想派别中有关"变化"的观念，② 但在材料使用上未提法家及名家（如《公孙龙子·通变》）材料，对道家思想体系中"化"的价值，如道家的"化"之于魏晋有无（动静）之变的影响，以及"化"在道教内丹中的修仙之术和隐形变化之术中的意义，还可以再深入讨论。笔者认为道家思想体系中的"因""化"是不着力于目的性诉求，以获得事物背后的各种逻辑可能性或概念的辩证法，因物之情，顺物之理，不主动介入事物发展的"为是"做法而去改变事物。

三是借鉴或超越各种逻辑的可能性。老子、庄子常常有这样的行文模式，尤其是庄子。惠子与庄子是好朋友，惠子颇喜论辩，对名学、逻辑学有一定的研究，庄子不可能不受其影响。如《庄子·齐物论》载："夫大道不称，大辩不言，大仁不仁，大廉不嗛，大勇不忮。"《庄子·至乐》载："故曰至乐无乐，至誉无誉。"③ 此外，钱锺书《管锥编》也列有《庄子》及佛经中的不少相关例子，可详细参考之。④ 从形式逻辑来看，以上种种说法违背了矛盾律。矛盾律是禁止有矛盾之谓，其公式如下：$-(a \cdot -a)$。"$-$"读为"非"或"不是"，中间的点读为"与"（and），模拟于数学中的乘积，括号内就是"即是而又不是"。⑤ 上述式子可读为：既是 a 又不是 a 是假的。通过形式逻辑的矛盾律，"大仁不仁"可以读为"既是大仁而又不是仁"，显然违背了矛盾律。这种叙述方式在《庄子》中成为一种叙述策略，超越逻辑上的是非，达到非实际关系上的"准确"。

《庄子·秋水》也有对判断的间接讨论："以道观之，物无贵贱；以物观之，自贵而相贱；以俗观之，贵贱不在己；以差观之，因其所大而

① 陈奇猷校注《韩非子新校注》，第 411 页。
② 〔日〕佐藤将之：《中国古代"变化"观念之演变暨其思想意义》，《政大中文学报》2005 年第 3 期，第 51~86 页。
③ （清）王先谦撰《庄子集解》，第 21、150 页。
④ 钱锺书：《管锥编》第 2 册，第 456 页。
⑤ 牟宗三：《理则学》（修订版），南京：江苏教育出版社，2006 年，第 72 页。

大之，则万物莫不大；因其所小而小之，则万物莫不小。"① "道观""物观""俗观""差观"都是表示假然判断的前件或根据，根据前件，然后有一定的归纳结果。"但这完全属于主观的逻辑关系，而不属于客观的'真实间的关系'，而差观、功观、趣观，尤其显然。因为'因其所大而大之，则万物莫不大；因其所小而小之，则万物莫不小'，小大的差数原无一定，只随你所定的标准而见。……故此最易表示逻辑关系，不表示实际关系。"② 因此，庄子也会运用纯粹逻辑知识超越生活实际情况，为自己学说张本。

庄子也讨论过假然判断的推理。《寓言》载："有自也而可，有自也而不可；有自也而然，有自也而不然。恶乎然？然于然。恶乎不然，不然于不然。恶乎可？可于可。恶乎不可？不可于不可。物固有所然，物固有所可，无物不然，无物不可。"③ 这段话可谓是《庄子》叙述策略的纲领性说法，不自觉地包含假然判断的推理。假然推理就是以假然判断为大前提，而以肯定或否定其中之前件以及肯定或否定其中之后件为小前提而成的推理。如果以数理逻辑形式中的 p 表示前件，以 q 表示后件，上述假然判断的推理之一种可写作：④ 如 p，则 q；今 p；所以 q。以此来看《寓言》中的相关推理，形式如下：

如 p，则 q	如果事物是，那么我们就认为是（"可乎可"）
今 p	现在事物是（"物固有所可"）
所以 q	所以我们认为"物可"（"无物不可"）

这个是充足条件的假言推理，肯定前件，也肯定后件，较容易理解。下面是大前提为必要条件的假言判断，即如果事物 p 不存在，那么 q 就

---

① （清）王先谦撰《庄子集解》，第 142 页。
② 牟宗三：《理则学》（修订版），第 66 页。
③ （清）王先谦撰《庄子集解》，第 246 页。"可乎可，不可乎不可"也见于《庄子·齐物论》。[（清）王先谦撰《庄子集解》，第 15 页。]
④ 假然判断的推理包括充足、必要或排斥、穷尽四种大前提的推理，详见牟宗三《理则学》第 104~105 页相关内容。

不存在，我们就说 p 是 q 的必要条件。相对于充足条件的假言判断而言，这里的前件与后件都为否定形式，"在汉语中，必要条件假言判断，还有其他的表达形式，如除非 p，不 q；除非 p，才 q；不 p，不 q；没有 p，没有 q"①。"不可乎不可"，正好符合这种形式，所以是必要条件的假言判断。

不 p，不 q	只有事物不是，我们才认为不是（"不可于不可"）
今 p	现在事物是（"物固有所可"）
所以 q	所以我们认为"物可"（"无物不可"）

　　在必要条件的假言推理中，否定前件就要否定后件，肯定前件不能肯定后件。按照这个规则，今否定"不 p"（"不可"），即肯定 p；所以也要否定后件，不"不可"，即"无物不可"。所以庄子这两个假然判断的推理相当完善。庄子运用逻辑呈现两个特点，一种是突破逻辑的限制，达到一种非实际的存在；二是依赖于逻辑，进行言语上的解析与分辨，但这种逻辑上的认识，只保持逻辑自身的真，作为认识的根据，并不施用于生活中。

　　同样，还可以以道的"自然"状态审视代表道家对社会秩序思考的黄帝书中的统治方式，前面已经说到，就政治思想而言，黄帝书的内容最突出的一点就是它的施政理念和方法，体现出向道家思想靠拢的倾向。靠拢的原因，一是刑名法术系统是黄帝书政治思想的细化呈现，它们由道产生，道对它们有决定性的影响；二是依靠刑名法术系统作为统治术的君王，其个人存在与"道"同体，自然也就垂拱而治，清静无为了。这样，道的存在及其状态保证了道家对社会秩序方面的思考在整个思想体系中的逻辑一致性。

　　以上是对儒道思想体系中的人及其所处社会关系的思考，之所以这样做，是由中国古代文明主要特征决定的："经过巫术进行天地人神的沟通是中国古代文明的重要特征；沟通手段的独占是中国古代阶级社会的

① 金岳霖主编《形式逻辑》，北京：人民出版社，1979 年，第 110 页。

一个主要现象；促成阶级社会中沟通手段独占的是政治因素，即人与人关系的变化；中国古代由野蛮时代进入文明时代过程中主要的变化是人与人之间的变化，而人与自然的关系的变化，即技术上的变化，则是次要的。"① 笔者认为，儒家思想体系中的"人"是非主体性状态下的生命，对"人"的要求有两重性，一是强调完善人格基础之上的道德培养，以"仁"为目标；另一方面也希望有此完善人格之后，能有一定的事功，即"外王"方面的要求。这样的"人"组成的社会秩序谨严、保守、内敛。道家强调"道"的自然状态下"人"的存在，超越了儒家对血缘社会背景中"人"的要求，尤其庄子更是关心个体存在的身（生命）心（精神）问题，高扬了"人"的主体性，这样的"人"及其组成的社会秩序热烈而又飘逸。"道家思想在宇宙秩序、礼仪秩序、美学秩序、符号秩序中影响大，而在经验社会的实践秩序中影响不大。儒家追求、论证秩序的稳定性和可控性。"② 这个说法，为笔者所认可。

2. 儒道"横向超越"及"纵向超越"的差异

这是对二者思想结构或者知识体系差别的研究。不可否认，一定的思想体系如果能包含丰富的层次，这些层次相互支撑，且每一思想层次都具有独立的延展性，能够向上、向前生长，那么这种思想体系的整体性、综合性肯定要强。儒道两家在此方面有什么样的差别呢？

首先谈谈何谓"横向超越"。法国现代哲学家伊波利特（Jean Hyppolite，1907 – 1968）在其著作《黑格尔现象学的成因与结构》（*Genesis and Structure of Hegel's Phenomenology*）一书中，用了"纵向超越"（vertical transcendence）和"横向超越"（horizontal transcendence），③ 但他未解释两个词的具体含义。张世英受此启发，把概念哲学所讲的那种从现实具体事物到抽象永恒的本质、概念的超越叫作"纵向超越"，把从在场的现实事物超越到不在场的（或者说未出场的）现实事物叫作"横向超越"。④ 笔者亦借用这两个词，但所取意思与之不同。

---

① 张先直：《考古学专题六讲》，北京：文物出版社，1986 年，第 13 页。
② 唐晓峰：《从混沌到秩序：中国上古地理思想史述论》，北京：中华书局，2010 年，第 79 页。
③ Jean Hyppolite, *Genesis and Structure of Hegel's Phenomenology*, Evanston：North Western University Press, 1974, p. 544.
④ 张世英：《哲学导论》，北京：北京大学出版社，2002 年，第 33 页。

正如引论所言，在本书研究过程中，吹响先前研究过程中单兵游勇的"集结号"，做出综合立体作战的努力。这样做的原因是受制于道家思想体系的特点。本书研究对象分为四大类，它们指向三个层面的思考：个人存在、社会秩序及宇宙秩序。并且在经过以上的论述后，笔者认为，道家思想体系的"横向超越"是以"道"为核心，依靠"道"存在状态的灵活性、机动性，进入不同思想派别中，成为滋养其他学说的动力，或者在进入其他思想派别后，又为它种思想反哺，加强了原有道家思想的丰富性，从而呈现出浑厚、阔大的思想境界。简而言之，这种"横向超越"强调的是一定时间之内（小书所言是先秦时期）道家思想系联其他思想派别的能力，通过"道"的存在，由主体"在场"（presence）的道家思想进入"不在场"的烘托道家思想存在的思想的过程。

通过前文表述，可以看到"道"几乎进入到了先秦所有诸子内部，且有不同程度的体现。就个人存在而言，先秦道经如《老子》、《文子》及《鹖冠子》对此都有自己的思考。依凭于先秦时期数术方技背景，《老子》在叙述策略、思考对象方面无不受此影响，也有对养生的思考，成为后世道家和道教再次思考的"生长点"，具有一定的延展性。但最值得注意的还是《庄子》的"道"之于人的意义，它对人的主体性建构起很大的作用，"至人""真人"及"大人"理想人格以道的自然状态为要求。在这个建构过程中，应当注意道家通过庄子与名家、墨家、儒家的荀子在逻辑思想方面的联系，《庄子》一方面依赖逻辑判断进行论证，为自己学说张本；但另一方面，又极力超越逻辑的分析性、清晰性，概念上的确定性，以达到现实中个人生存绝对自由。庄子这个特点为其他道家代表所不及。

就社会秩序的存在而言，"道"的表现较为复杂。其思考载体有道家阴谋类文献、黄帝书、先秦道经中的部分内容，它们对社会秩序的思考形态各异。在笔者看来，阴谋类文献体现的思想是纵横家、法家、兵家对道家眼中世界的现实接受，姿态很低。作为道之术的"阴谋"，代表一种行事方法和特点，在取径上和道家看问题的角度、行事的特点一致，即继承并发扬了老子的守柔、不争先、无为的行事态度。纵横家取"道"的自然、灵活姿态，强调因时顺势。法家一方面在学说思想"关键词"刑名法术的阐释上，溯源于道，将其作为统治方法，如《韩非子·主道》载:"道者,万物之始,是非之纪也。是以明君守始以知万物之源,治纪以知善败之端。故虚静以待令,令名自命也,令事自定也。……形名参同,君乃无事焉,归之其情。"① 另一方面,把道家"阴谋"作为君王之于群臣的统治策略和手段,强调法、术、势的重要。但并不是道家其他思想派别都如此理解"道"的下行姿态,如《文子·下德》载:"夫怒者逆德也,兵者凶器也,争者人之所乱也。阴谋逆德,好用凶器,治人之乱,逆之至也。"② 文子反对"阴谋",此点与黄帝书某些思想类似,如黄帝书《十大经·行守》载:"骄洫(溢)好争,阴谋不羊(祥)";《顺道》载:"不阴谋,不擅断疑。"③ 黄帝书包括两个层面的思考,在技术发明层面,展示了当时社会条件下一般民众"小传统"的生活经验,其中包含大量的数术方技方面的知识;通过政治思想而细化的刑名法术系统与法家有了"接驳",二者在执政理念及其实现方式上有相似性,这与它们对"道"的认识有直接关系。先秦道经对社会秩序的思考,就其与诸子的系联而言,值得注意的是它们与兵家的联系,这一方面反映撰作者所处的时代,战火频仍,兵事不得不成为他们的思考对象;另一方面也反映了积极介入人世的态度。在这种态度的表述中,可以看到源于先秦养生神仙背景,抑或受兵阴阳的启示,《老子》与《文子》"避兵"思想诞生了,同时上联下系,左勾右拉,结合数术方技知识体系,让"避兵"思想有了外化展示,使之有很强的操作性。《鹖冠子》则直接辟出专门章节,如《世兵》《兵政》《天权》及《武灵王》诸篇讨论用兵之道。其中《天权》载:"兵有符而道有验,备必豫具,虑必蚤定。下因地利,制以五行。左木,右金,前火,后水,中土。营军陈士,不失其宜。五度既正,无事不举。招摇在上,缮者作下。取法于天,四时求象:春用苍龙,夏用赤鸟,秋用白虎,冬用玄武。天地已得,何物不可宰?"④ 行军摆阵与当时知识背景紧密联系,与前文提到的道家与兵家的结合类似,说明道家对这个问题的思考是一种传统,"镶嵌"在道家思想体系的内部。

---

① 陈奇猷校注《韩非子新校注》,第66页。
② 李定生、徐慧君校释《文子校释》,第349~350页。
③ 陈鼓应:《黄帝四经今注今译》,第320、332页。
④ 黄怀信撰《鹖冠子汇校集注》,第353~355页。

　　就宇宙秩序的思考而言，它的载体是以《太一生水》等为代表的道论。这是道家最不同于其他先秦诸子的地方，这类文献使我们知晓道家思想体系不仅踩在坚实的大地上，还追问着世界的终极，但最后还是指向人世——以求得自己存在的确定性，以期获得人世生活理据的合法性。这部分文献的研究为我们审视先秦数术背景下宇宙论因何而起，进而思考中国早期宗教信仰模式，提供了帮助。

　　通过对道家思想内部不同层面的研究，可以看到道家思想的包容性，即先秦时期道家不仅几乎与所有代表"大传统"的诸子有着程度不一的联系，而且也与代表"小传统"的数术方技知识体系有着较深的渊源关系。这一方面反映了道家思想进入不同思想派别，或者与不同思想派别交融时，道家思想内核不断地被广泛接受，呈现思想体系的开放性；另一方面从它与当时的"小传统"的结合上，说明道家的某些思考（如道论、黄帝书中的技术发明）背后的广阔背景成为其提炼、概括，向上走的智力支持。那么儒家不同思想体系间有无"横向超越"这种现象？

　　就《汉志》所列儒家文献而言，李零把它们分为两大部分，共12组古书。就前一大部分先秦古书而言，共有7组，即"排头书"一种，孔子子孙书一种，七十子之书三种，七十子弟子书五种，稷下儒家书四种，讲人君法度、政教、功德的儒家书六种，汉以前的其他儒家书十一种。[1]其中，属于七十子弟子之书的《李克》七篇，应当与在《汉志》法家类和兵书略兵权谋类中的《李子》有一定的关系；《公孙尼子》二十八篇，亦论情性，杂家类文献有《公孙尼》，二者当有一定的联系。稷下儒家书中有《孟子》十一篇，兵书略阴阳家类有《孟子》，二者亦当有一定的联系。所以从先秦文献载体来看，即便儒家思想体系存在"横向超越"，但其广度、深度和道家没法相提并论，两大部分儒家类文献仅含有部分兵家类、法家类内容，但没有代表数术方技知识门类的古书、渊源于这种知识门类的宇宙论，除了儒家《荀子》对逻辑学"类推"思想有一定的论述，并无着眼于思辨兴趣的名学及论辩学类的古书与之共鸣。

　　那么儒道两家有无"纵向超越"？笔者认同前述张世英对"纵向超越"的定义——概念哲学所讲的那种从现实具体事物到抽象永恒的本质、

　　①　李零：《兰台万卷：读〈汉书·艺文志〉》，第72～79页。

概念的超越。笔者认为两者都有这种类型的超越。就儒家而言，也就是其核心概念"仁"的超越，最初只是一种基于血缘关系存在的完善人格培养条件下的伦理要求，但在后世慢慢变成道德本体，以它为核心的"内圣"渐渐脱离了"外王"，获得自足意义，在二程、朱熹、王阳明那里表现得非常清楚。道家的"道"亦然，在《老子》道论里是最高终极，黄帝书中的刑名法术系统的产生也往往追溯于"道"的存在。但在阴谋类文献、《庄子》那里并不刻意强调它作为宇宙终极的地位，似乎更着眼于"道"的自然状态，将其作为行动圆融无碍的标准，或人格独立、精神自由的属性。

总之，从儒道思想体系来看，"横向超越"远大于"纵向超越"，尽管两者核心概念"仁"与"道"的"纵向超越"都为其思想延展性提供支持，但是道家不同思想体系的分布，更多呈现出聚合关系或垂直关系的特征——不同思想派别分布广，布点多，使得它们之间的"横向超越"的幅度及广度远较儒家为大、为广。因此，先秦道家的哲学、宗教诸理论及脱胎于当时数术方技背景的实用技术的发达远甚于儒家，它在中国人的审美意识、超越现实的非经验宇宙意识的培养上，远较儒家影响大。以上这些特点也为早期道家发展到后世道教提供潜在的"接口"，比如为道教提供了偶像崇拜，基于先秦时期的数术方技背景而存在的先秦道论及先秦道经对道教内外丹的发展有着重大影响，等等。我们还可以说，"（以庄子为代表的道家）补充了儒家当时还没有充分发展的人格—心灵哲学，从而也在后世帮助儒家抵抗和吸收消化了，例如佛教等外来的事物和理论，构成中国传统文化—心理结构中的一个很重要的方面"①。这样看来，道家思想的延展性要强于儒家，但这并不能说明道家思想价值高于儒家，毕竟不同思想并无价值高低之分。

第二节 道家地理学思考

道家不同思想系统在空间上的形成和传播，又是如何呢？历史研究

---

① 李泽厚：《庄玄禅宗漫述》之《人格本体论》，见氏著《中国古代思想史论》，第199~200页。

中，研究对象的时空坐标的确定，至为关键。过去各种思想、知识及对心智活动的陈述，怎样在一定的时空中，获得特定意义和价值，显示出它们作为广泛历史进程中的一部分？同时就自身而言，时空坐标位置的确定，也可以为对共时时空中不同学说彼此相互影响的思考、对发展逻辑的内在省视，提供帮助，这是诸子研究的重要问题。对诸子共时、历时的考察，钱穆《先秦诸子系年》已着先鞭。笔者不揣谫陋，从先秦秦汉地理学角度，思考道家之学的地域传播，也试图对道家在楚文化中的特点进行说明。

一　道家的地理传播

先秦秦汉时期，人们思考过这个问题，只是系统性不强。如《管子·大匡》载："卫国之教，危傅以利，公子开方之为人也，慧以给，不能久而乐始，可游于卫。鲁邑之教，好迩而训于礼，季友之为人也，恭以精，博于粮，多小信，可游于鲁。楚国之教，巧文以利，不好立大义，而好立小信。蒙孙博于教，而文巧于辞，不好立大义，而好结小信，可游于楚。"[1] 这是对卫、鲁、楚三国学风的评价。《管子·小匡》亦言鲁、卫与楚三国学风差异，[2] 与此大同小异，疑是同文异出。《史记·张仪列传》载："太史公曰：'三晋多权变之士，夫言从横强秦者，大抵皆三晋之人也。'"[3] 此言三晋多纵横家。《史记·货殖列传》亦言"故南楚好辞，巧说少信"。[4] 明杨慎认为"余谓有为神农之言者许行，自楚之滕。庄周与惠子俱濠人。宋玉作《大小言赋》，又作《神女》《高唐》赋。《韩诗外传》载孔子与子贡交辞于漂女，皆南楚巧说少信之明证也"。[5] 其实，楚人"巧说"远不止此，如屈原辞赋瑰丽的想象，道家宇宙论"巧说"而远人事，等等，这些都是楚地学术的表现特点。另外，

<hr>

① 黎翔凤撰，梁运华整理《管子校注》，第 361 页。
② 黎翔凤撰，梁运华整理《管子校注》，第 446 页。
③ （汉）司马迁撰，（南朝宋）裴骃集解，（唐）司马贞索隐，（唐）张守节正义《史记》，第 2304 页。
④ （汉）司马迁撰，（南朝宋）裴骃集解，（唐）司马贞索隐，（唐）张守节正义《史记》，第 3267 页。
⑤ （明）杨慎：《升庵全集》，《万有文库》第 475 册，上海：商务印书馆，1937 年，第 512 页。

其他古书，如《吕氏春秋·侈乐》、《楚辞·九歌》王逸的序、《汉书·地理志下》也提到楚地学风的特点。《淮南子·要略》系统论述了先秦学术地理特点，如言及齐国时，谈到了《管子》；讲到韩国时，谈到了刑名之书；谈到秦国时，说到商鞅之法。因此在先秦学术分区、不同区域代表的学术种类方面，这些文献为我们思考先秦诸子学术地理学，提供了有益的启示。

　　从现代学术增量积累角度讨论先秦诸子思想地理分布之前，对中国整体地理性质及品格应有所了解。历史地理的南北问题往往是民族问题，北方民族进入内地中原，引起王朝更替，在历史上屡见不鲜；东西问题则是文化问题。需要指出一点，这个说法也不绝对，因为暂时的民族问题结束后，游牧民族就往往面临文化融合问题。先秦时期东西差别直接表现为秦与东方六国的差别，秦人来自哪里？其文化有什么样的历史背景？现在不少学者认为秦人出自东方，如钱穆《国史大纲》据《史记·秦本纪》的相关记载认为"秦之先世本在东方，为殷诸侯，及中谲始西迁"；林剑鸣《秦史稿》从共同的图腾崇拜、经济生产的共同性、墓葬材料的证明角度，也认为秦人和殷人来自东方；李学勤根据清华简《系年》中的相关记载，亦是如此认为。① 但战国时代的人们并不如此认为，所言东西差别主要指秦和东方列国之间的差别，《战国策·齐策二》载："今齐、楚、燕、赵、韩、梁六国之递甚也，不足以立功名，适足以强秦而自弱也，非山东之上计也。"② 又《秦策四》载："顿弱曰：'山东战国有六，威不掩于山东，而掩于母，臣窃为大王不取也。'"③ 由此可见，战国时期的人们不计南北对立，把六国地区径直统称为"山东"，把强秦单独称之。另外，对秦和六国也有形象称谓。据何晋研究，六国之人把秦称为"虎狼之国"或"虎狼"。相反，六国之间彼此从不这么称呼。六国合纵称彼此为"纵亲"，把背弃这种关系称为"负亲"。这些称谓反映了六国与秦在文化心理上的严重隔阂。显然，秦是被置于东方各国结

① 钱穆：《国史大纲》，北京：商务印书馆，1994年，第120页。林剑鸣：《秦史稿》，上海：上海人民出版社，1981年，第14~19页。李学勤：《清华简关于秦人始源的重要发现》，《光明日报》2011年9月8日，第11版。
② （汉）刘向集录《战国策》，第362页。
③ （汉）刘向集录《战国策》，第239页。

成的这一集团之外。① 从今天考古学角度，谈及秦与六国东西文化差异的论著也不少。② 就先秦学术地理学的思考而言，我们谈论的基本上是，东西文化框架内的东方文化对西方文化、中原文化对南方楚文化影响下的学术交流与融合的现象。

首先看一下，先秦学术地理的分区。蒙文通做出以下划分，代表楚地的南方派，其学术以道家和词赋为代表；代表三晋的是北方派，它的学术以古史和法家为代表；郑宋是中央派，以墨家和名家为代表；齐鲁之学的代表是六艺之学和阴阳学说。③ 傅斯年曾批评过蒙文通"道家分南北说"，傅斯年认为："近人有以南北混分诸子者，其说极不可通。盖春秋时所谓'南'者，在文化史的意义上与楚全不相同（详拙论《南国》），而中原诸国与其以南北分，毋宁以东西分，虽不中，犹差近。在永嘉丧乱之前，中国固只有东西之争，无南北之争（晋楚之争而不决为一例外）。所以现在论到诸子之地方性，但以国别为限，不以南北西东等泛词为别。"④ 他以国别为单位，分齐、鲁、宋、三晋及周郑、南国（陈、蔡、许、邓、息、申一带楚北夏南之地）、秦国等地。他不承认楚国学术的独立性，认为它的文化承南国而来。齐以宗教、五行论、托于管晏的政论、儒学为代表；鲁以儒学为代表；宋以墨学为代表；三晋及周郑以名法为代表。⑤ 李学勤则把文献和考古成果结合起来，把东周列

① 何晋：《秦称"虎狼"考》，《文博》1999 年第 5 期，第 41～50 页。
② 俞伟超在其主编的北京大学《战国秦汉考古》讲义中指出秦墓与东方六国墓葬的四个差别。（北京大学历史系考古教研室：《战国秦汉考古》（上），内部发行本，1973 年，第 33 页。）俞伟超和高明的《周代用鼎制度研究》指出，在对周代用鼎制度的破坏方面，秦和东方走了两条不同的道路。[俞伟超、高明：《周代用鼎制度研究》：《北京大学学报》（社会科学版）1978 年第 1 期，第 84～98 页。《北京大学学报》（社会科学版）1978 年第 2 期，第 84～97 页。《北京大学学报》（社会科学版）1979 年第 1 期，第 83～96 页。] 近年，也有其他专著谈到这个问题，如梁云《战国时代的东西差别——考古学的视野》一书从铜陶器物群的演变、器用制度、墓葬等级序列、都城形态、城址等级分层结构五个方面，谈论东西差别。（梁云：《战国时代的东西差别——考古学的视野》，北京：文物出版社，2008 年。）
③ 蒙文通：《经学抉原》，第 37 页。
④ 傅斯年：《战国子家叙录》，见氏著《战国子家叙录》，北京：中国人民大学出版社，2004 年，第 127 页。对学术思想地理学的思考，要防止这样的倾向——为了强调一定的学术思想的地方性，或者过分强调该思想独立发展，无视该地思想对其他思想兼收并蓄的事实。
⑤ 傅斯年：《战国子家叙录》，见氏著《战国子家叙录》，第 126～135 页。

国划分为七个文化圈：中原文化圈、北方文化圈、齐鲁文化圈、楚文化圈、吴越文化圈、巴蜀滇文化圈、秦文化圈。① 这个划分不是单纯就东周学术而言，很有代表性，与这里话题有关的几个重要文化圈分别是：中原文化圈、齐鲁文化圈、楚文化圈、秦文化圈。李零分六个区，即鲁地、齐地、宋卫郑三地、楚地、三晋两周、秦地。就各地代表的学术而言，鲁地以儒墨为代表；齐地有稷下之学、三大兵书、三大名著；宋国主要有道家和名家，卫国是"西河之学"的源地，郑国讲名辩学最早；楚地则以道家之学为代表；三晋两周最重法术；秦地学术以实用性为其特点，缺乏原创性。② 以上数家所分地区以及其地代表的学术，差别不大，但蒙、傅两家没有论述这些地区不同学术彼此之间的交流。

这里着重谈谈代表楚地学术的道家之学。今人往往以为楚地就是今天的湖南湖北，其实历史上疆域很大。春秋时，楚国趁周平王东迁混乱之际，开疆拓土，楚武王、楚文王时期，灭掉周王室分封在汉水流域的较为弱小的诸侯国。到楚成王、楚穆王时期，又灭了不少江淮小国，占据江淮平原。整个春秋时期，楚灭国40多个，③ 并把所灭之国领土设置为中国最早的县。战国时期，经过吴起变法，楚宣王、楚威王时期，疆域之大，居于诸国之首。东北直抵泗水领域，逼近齐国；东部灭越国，直达大海；北部达汝水、颍水流域，逼近韩国、魏国；西部达巴蜀。疆域涵括今天的黄淮、江淮及长江中下游广阔地区。

再看一下《汉志》道家思想代表的籍贯记载。核心代表老聃是楚苦县（今河南鹿邑）厉乡（亦作"赖乡"）人。④ 老莱子即"老李子"，他

① 李学勤：《东周与秦代文明》，上海：上海人民出版社，2007年，第10~11页。
② 李零：《先秦诸子思想地图——读钱穆〈先秦诸子系年〉》，见氏著《何枝可依：待兔轩读书记》，第80~102页。
③ 楚国在东周时代吞并诸侯国的数量，存在争论。据清顾栋高统计，春秋二百四十二年间，楚灭国四十二。[（清）顾栋高辑《春秋大事表》，吴树平、李解民点校，北京：中华书局，1993年，第518~526页。]今人何浩《春秋时楚灭国新探》一文对此有所修正。（何浩：《春秋时楚灭国新探》，《江汉论坛》1982年第4期，第55~63页。）
④ 《史记索隐》："苦县本属陈，春秋时楚灭陈，而苦又属楚，故云楚苦县，至高帝十一年，立淮阳国，陈县、苦县皆属焉。"厉乡是商周时期的小国厉国所在（在今天的河南鹿邑县东，厉国地望，有争议，鹿邑县东之说影响最大），鲁昭公四年被楚国所灭，变为楚国辖域。

与老聃是同一人。①《汉志》道家有《老莱子》十六篇，班固注："楚人，与孔子同时。"有《文子》九篇，班固注："老子弟子，与孔子并时，而称周平王问，似依托者也。"据定州八角廊汉简《文子》，"周平王"当作"楚平王"。有《蜎子》十三篇，班固注："名渊，楚人，老子弟子。"②《通志·氏族略四》说"环氏出楚环列之尹，子孙因氏焉"。③《汉志》有《长卢子》九篇，班固注："楚人。"有《鹖冠子》一篇，班固注："楚人，居深山，以鹖为冠。"④ 另外，有《庄子》五十二篇，班固注："名周，宋人。"⑤ 宋国蒙人（今河南民权人），他推重老子，老子不少故事主要出于他的记述。老子是楚苦县（今河南鹿邑）人。宋、楚是两个国家，但民权在今天商丘西北，鹿邑在商丘南，两地离得很近。因此，先秦道经基本都产于楚地。

以《太一生水》《恒先》为代表的先秦道论，出土于今天的湖北，自然属于历史上的楚地，不言自明。黄帝书出土于湖南，也是在历史上的楚地。但黄帝书中刑名法术之学，以及与兵家、纵横家有密切关系的阴谋书，则是战国时期学术交流的重要表现，也反映时人游学之风的盛行。齐地兵学发达，以邹衍为代表的阴阳家出自齐地，道家文献中依托的太公、管子二人，也是出自齐地。所以先秦道论中的数术背景，以及阴谋书和黄帝书，是齐楚两地之学相互影响的过程中，以楚学为主，吸收齐学而形成的，存在东学南传的可能。同时，黄帝书内容包括两大层次，在与齐地稷下学术和法家的联系中表现出一定的差异，黄帝书与齐地稷下学术的结合度比它和法家的结合密切，但也没有具体养生系统的专书出现。另外，稷下学术提到的一些术语，多见于《管子》，可能与养生神仙系统有关，比如"精""心""气"等，在后世影响也很大。法家本为实用之学，对外部世界关注较多，对自我身体关注较少，所以黄

① 钱穆认为"孔子所见老子即老莱子"，认为老莱子之"莱"即"赖乡"之"赖"，"莱、李亦声近"。李零也讨论过"李"字楚系写法（从来、从李）。［李零：《老李子和老莱子——重读〈老子韩非列传〉》，见氏著《郭店楚简校读记》（增订本），第195~202页。］
② （汉）班固撰，（唐）颜师古注《汉书》，第1729~1730页。
③ （宋）郑樵撰《通志》，第468页。
④ （汉）班固撰，（唐）颜师古注《汉书》，第1730页。
⑤ （汉）班固撰，（唐）颜师古注《汉书》，第1730页。

帝书中的养生神仙思想与它的联系松散。黄帝书与法家在刑名之学这个层次上有联系，刑名之学，诸子所主不一，兵家讲，名家讲，法家也讲，但法家的相关论述可能是后来的事情。主要以宋卫郑三地、齐地所言为主。黄帝书中的刑名法术之学，可能是东学南传。抑或东学西传至宋卫郑，而楚国又临近宋卫郑，由此而得刑名法术之学。[1] 或者是受这两种趋势共同影响所致，也不是没有可能。它是道家之体上的法家之学的"寄生"。三晋及秦地多刑名法术之学，可能是东学西传，也可能是南学北传的结果，《左传·襄公二十六年》讲"虽楚有材，晋实用之"，[2] 这样才有三晋及秦地法家的刑名法术之学。如果《史记》等古书中屡屡言及的法家诸人"本黄老"之言不虚，那么这个推测很可能成立。总体看来，先秦道家之学的地理传播整体趋势是，东方影响西方，南方影响北方，东方与南方的学术发达于西方及北方。

对于上述道家内部不同思想系统的交流，严耕望这样认为："儒兴于鲁，墨兴于宋，道兴于淮北陈蔡地区，阴阳、兵、医兴于东齐，名、法、纵横兴于三晋，文学赋家兴于荆楚，大抵各有其自然地理环境与历史文化传统之背景也。儒、墨、道、兵各即其地位中心向外传播。墨学西北传入三晋，影响名家之兴起，南传而为别墨，亦与名家为近。儒、道西

---

① 学界关于这个问题，有不同说法。丁原明认为："战国黄老学大概先产生于南方楚地，而后发展于齐地，从而形成两个发源中心，并各以其独特的风格推动着整个黄老学的演进，使其成为当时有影响的学派。"（丁原明：《黄老学论纲》，第72页。）刑名法术之学，不是楚地特产，笔者更倾向于把它看成接受其他地方思想的产物。白奚则把所谓的《黄帝四经》当作稷下黄老学派的奠基之作，也就等于把黄帝书当作齐地道家之说。这一点，主要与他的论说思路有关，为了强调他所认为的《黄帝四经》成书于战国早期，且显示出稷下学宫对其他诸子的影响，故有这样的立论。（白奚：《稷下学研究：中国古代的思想自由与百家争鸣》，第92～138页。）立论可商。第一，忽略了考古学中出土地点的重要性，毕竟黄帝书的出土地点是湖南长沙马王堆汉墓，历史上属于南方楚地。现在把所谓的《黄帝四经》看成稷下道家的产物，在时空关系上，似忽略了楚地道家的存在。第二，黄帝书学说综合性较强，包含道家、法家、儒家、名家不少内容。势必是诸子发展到一定阶段后，形成学派体系，在此基础上，才出现诸子思想内容相互整合的现象。从这个角度而言，黄帝书成书应该较晚，不应在战国早期。第三，陈侯因资敦提到"黄帝"称谓，陈侯即齐威王，公元前356年至前320年在位；提到"黄帝"的上博简为战国中期文献。因此，黄帝书应该在战国中期偏早以后才出现。从这些角度出发，笔者更认同蒙文通、胡家聪的说法。见蒙文通《略论黄老学》，陈鼓应主编《道家文化研究》第14辑，北京：三联书店，1998年，第232～261页；胡家聪《稷下争鸣与黄老新学》，第3页。

② （晋）杜预注，（唐）孔颖达等正义《春秋左传正义》，第1991页。

传三晋，助成法家之兴盛；东传至齐，道衍为黄老，儒则与阴阳合流。"① 他把宋蔡与荆楚独立开来，它们实属一个大的地理单元，道家在楚地的发达不容置疑。除此之外，他认为以上数家之间相互影响，大致不差。但就道家内部不同思想系统来看，与其他地方学术又有深浅不一的结合。他的论述不太充分。除以上所言数家相互关系，笔者试为补充一二。讲述宇宙秩序的先秦道论，对齐地阴阳家的思想影响甚大，或者它们结合在一起，为后世数术背景下的先秦道论研究，提供了一个新的视点。齐地的医家在病理分析和思考方面，借鉴了先秦道经与道论的不少内容，此点显而易见。齐地发达的兵学，以及鲁地积极入世的儒学，可能影响到黄老学说的形成，然后对三晋法家、名家有一定的影响。

这样看来，道家不同思想体系呈现如下特点。一是布点多，如与楚地道家有关的稷下道家分布在齐，受其影响的法家分布在三晋及秦，今天发现的黄帝书及先秦道论在历史上也属于楚地。尤其需要注意的是处于陈楚之地的老子、庄子（出生于今河南民权，一说今安徽蒙城，两地相距不远），生活于先秦时期不同国家犬牙交错的区域，此地不同思想相互激荡，容易触碰出新的思想火花，道家思想体系的综合性、包容性与此不无关系。但就一个国家的地缘政治而言，不占优势，先秦时期的大国都处于外围，如齐、晋、楚、秦等，它们不容易受到攻击，而其间小国易于灭亡，成为大国之间斗争的牺牲品，先秦道家思想家们所处的国家无不如是。二是分布广，道家主体思想及由其衍化的思想，齐、楚、三晋、秦皆有之，基本上遍布战国时期的"中国"。总体来看，道家思想布点多、分布广的特点为其他学术思想所不及，为先秦道家学说散布在某地后，及时吸收当地学说思想奠定了基础，或者为当地学说凭借道家思想进行二次创作创造了条件，这样就不难理解道家思想的综合性、丰富性了。同时地理分布特点与道家思想分层特点相一致，即道家思想层次的丰富性是实现地理传播中的布点多、分布广特点的基础，而地理传播中的这些特点又是层次丰富思想的固化展示。

与此相应，也可以从考古学的角度，探讨中原文化与楚文化之间的

① 严耕望：《战国学术地理与人才分布》，《严耕望史学论文选集》，北京：中华书局，2006 年，第 53 页。

互动，为楚地道家之学的地理学思考提供佐证。我们从墓葬文化入手，通过对墓葬形制，葬俗，随葬器物的组合、制法和纹饰反映出的楚文化的认识，探讨这个问题。由于本书写作主题限制，此处把当阳赵家湖楚墓群作为标本。之所以选择该楚墓群，理由有二：一是该楚墓群位于楚国腹心地区；二是反映了自西周晚期至战国中晚期长时段文化变迁。就随葬品青铜礼器文化因素而言，"如果说赵家湖春秋早期铜礼器中周文化因素占主要地位，到了春秋中期是楚在吸收周式青铜器作风的基础上逐渐楚化的时期，春秋中晚期独具风格的楚国青铜器文化体系则逐渐形成"①。赵家湖楚墓群中出土的磨光黑陶器文化因素演化，也呈现出这样的特点。"从器形来源看，主要应源于西周时期的周器，特别是春秋早期，周式作风更浓厚一些。春秋晚期以后，具有浓厚周式作风的陶器基本消失，逐渐楚化。"② 楚以北的列国，如陈、蔡、申、息、江、黄、唐、邓，其文化属于泛楚文化圈，更容易发现它们处于中原文化与楚文化之间的过渡地带，而受到双方影响的特征。以现存材料较多的曾国为例，反映曾国文化特征的枣阳郭家庙墓地的使用年代"始于西周晚期后段或末期，迄于春秋早期后段。……郭家庙墓地，中原文化因素占主导地位，但早晚有别。时代较早的器物，文化面貌几乎与正统的中原周文化无异；越晚与中原周文化距离越大，越接近汉淮方国和楚文化"③。张昌平基本上也是这个观点，他把曾国青铜器年代分为两大阶段，第一阶段分三期，时间跨度为西周晚期至春秋中期偏早；第二阶段分五期，时间跨度为春秋中期至战国中期偏早。处于第一阶段的曾国青铜器具有与其上层的青铜文化——周文化青铜器相一致的特征；而曾国从春秋中期开始，在政治和文化上都处于楚国的控制之下，属于非典型的附庸国，从第二阶段的第三期直至曾国青铜器存在的最后阶段，曾国青铜文化几乎湮没在楚文化的背景中。④

---

① 湖北省宜昌地区博物馆、北京大学考古系编《当阳赵家湖楚墓》，北京：文物出版社，1992 年，第 220 页。

② 湖北省宜昌地区博物馆、北京大学考古系编《当阳赵家湖楚墓》，第 220 页。

③ 襄樊市考古队、湖北省文物考古研究所、湖北孝襄高速公路考古队编著《枣阳郭家庙曾国墓地》，北京：科学出版社，2005 年，第 335 页。

④ 张昌平：《曾国青铜器研究》，北京：文物出版社，2009 年，第 61～107、192～196、292～294 页。

　　以上叙述告诉我们这样一个事实，无论是楚国核心地区，还是泛楚文化圈内的边缘地区，楚文化皆先受中原文化的影响，再形成自己独特的文化，然后又影响其他地区。春秋中期是关键点，应是楚文化开始形成自身主体文化的起点。① 我们有同样理由相信，楚地道家之学的形成与传播，应有大致相似的方式。考虑到《论语》出现时间，先秦道论、《老子》应较早（它们也有考古学年代上的证明），形成于战国初期至战国中期，是楚文化圈内特有文化，然后向周围其他地区扩散。阴谋书、黄帝书应是在楚国自身主体文化基础上，接受其他地区的文化，在战国中后期出现，其思想指向反映了道家紧贴现实的下行思考方向。先秦道经《文子》《鹖冠子》受《老子》影响，亦当在战国中后期出现，考虑到阴阳五行思想在二者中的体现程度深浅有别，以及它们与黄帝书的相对关系，笔者认为《文子》成书略早于《鹖冠子》，但最初文本到今本的种种变化要比《鹖冠子》复杂。

二　在楚文化中的特点

　　那么，代表楚地学术的道家之学，在作为独立地理单元的楚地中，又有哪些文化要素与之交相呼应呢？ 不同的地域有着不同的文化。中外关注这个问题的人不少，法国孟德斯鸠（Charles de Secondat，1689 – 1755）以及圣伯甫（Sainte-Beuve，1804 – 1869）认为人类物质文明与精神文明的性质和面貌，取决于种族、环境和时代三个因素，法国丹纳（Hippolyte Taine，1828 – 1893）秉承这一认识传统，发展出一套严密和完整的学说，他的《艺术哲学》说道："要了解一件艺术品，一个艺术家，一群艺术家，必须正确的设想他们所属的时代的精神和风俗概括。这是艺术品最后的解释，也是决定一切的基本原因。"② 文化学的思考框

① 楚地其他墓葬文化特点，也支撑着这一判断。"（淅川）下寺春秋楚墓与鄂西春秋楚墓的许多共同点，表明春秋中期以后，独具特色的楚文化已经形成。"（河南省文物研究所、河南省丹江库区考古发掘队、淅川县博物馆编《淅川下寺春秋楚墓》，北京：文物出版社，1991 年，第 344 页。）

② 〔法〕丹纳著，傅雷译《艺术哲学》，北京：人民文学出版社，1963 年，第 7 页。这是丹纳评价艺术的立说标准："不管在复杂的还是简单的情形之下，总是环境，就是风俗习惯与时代精神，决定艺术品的种类；环境只接受同它一致的品种而淘汰其余的品种；环境用重重的障碍和不断的攻击，阻止别的品种的发展。"（〔法〕丹纳著，傅雷译《艺术哲学》，第 39 页。）思考这个问题的中国学者也不少，如刘师培在《南北学派不同论》中就说过类似的话。

架比较大，相对于前文单纯文献学的朴实解读而言，容易流于虚空，尤其在没有选择好具有可比性的要素时，更是如此，但它至少为我们提供了另外一种思路。此处尽量做一些平行经验的类比工作，努力从楚文化背后的思维特征来看道家学术特点，而不把楚文化特点作为评判道家学术特点的标准。另外，还要指出一点，前文所言道家在先秦学术体系中的地位问题，是道家在一定时期内相比于其他诸子而言的差异性问题；而这个问题是道家之学在特定空间中，相比于该空间下的其他文化要素而言的同一性问题。

楚地风俗习惯，甚有特色。《国语·楚语下》载："九黎乱德，民神杂糅，不可方物，夫人作享，家为巫史，无有要质。民匮于祀……烝享无度，民神同位。"① 九黎是生活在南方的部落集团，远古时代，楚地就是巫风弥漫。《吕氏春秋·异宝》载："荆人畏鬼而越人信礿。"② 《列子·说符》载："楚人鬼而越人礿。"③ 《汉书·地理志下》载："陈国，今淮阳之地。……妇人尊贵，好祭祀，用史巫，故其俗巫鬼。"又载："（楚）信巫鬼，重淫祀。"④ 陈为楚灭，属楚。东汉王逸《楚辞·九歌序》载："昔楚南郢之邑，沅湘之间，其俗信鬼而好祀。"⑤ 从湖北天星观 1 号楚墓卜筮祷祠简以及河南新蔡葛陵楚卜筮简所载内容，很容易知道传世文献所言不虚。

笔者认为，这种巫风鬼气影响下的思维特点如下：第一，相信未知世界的存在，并且可以用经验、想象、直觉来建立这个未知世界；第二，未知世界对现实世界有威压姿态，甚至对它的好坏起决定性作用；第三，人们可以通过一定的方式，比如法术、祭祀、祷告等来沟通彼此世界，让现实中的人事得到熨帖的保护。如果说这种思维特点具有科学性的话，那就是它相信因果关系。现实世界的"因"，必然会带来未知世界的"果"，因果之间，需要现实的"补救"，从而沟通两个世界。因果关系存在的前提条件，就是必须有未知世界的建立，如此方使得巫术鬼

①　徐元诰撰《国语集解》，王树民、沈长云点校，第 514~515 页。
②　陈奇猷校释《吕氏春秋新校释》，第 558 页。
③　杨伯峻撰《列子集释》，第 260 页。
④　（汉）班固撰，（唐）颜师古注《汉书》，第 1653、1666 页。
⑤　（宋）洪兴祖撰《楚辞补注》，白化文等点校，第 55 页。

怪具有信仰价值。因此，这种思维在建立未知世界的时候，常以挑战或超越人的日常生活经验为形式，这有利于激起人们的想象力，让人耽于冥思。① 楚地的文化要素，在这样的思维背景下存在。

现在看一下，楚国不同文化种类在这方面的反映。从以下几个方面入手，首先看看楚国青铜器的这种文化特点的反映。"东周时代的楚铜礼器在礼仪、实用、审美三要素中，特别看重审美要素。"② 它在纹饰方面，"特别着力于'繁饰'，即不仅器类和器表上纹饰分布广，器上尤多附加的繁复装饰"③。一是花纹的繁复，二是青铜器物上繁复的装饰，多是攀附兽，或是作为器耳、器首、器足的各种动物的形象雕塑。在铭文字体上，在实用功能之外，还强调文字装饰功能，所以字体多秀丽华美。关于此点，正如郭沫若所言，"南文尚华藻，字多秀丽；北文重事实，字多浑厚"。④ 在铸造工艺上，相比于前代，也有很大提高。比如失蜡法铸造工艺，在楚地青铜器中应用很广。典型代表就是曾侯乙尊盘上的透雕装饰花纹的铸造，采用非常复杂的三层透空的纹饰结构，有学者评价道："镂空附饰通过高低参差和对称排比，于整齐中寓有变化，于繁缛中寓有玲珑剔透，具有强烈的艺术效果。显示出我国古代的艺术铸造大师独特的艺术风格、丰富的想象力以及极为高超的技艺。"⑤ 因此，这些方面使得楚地青铜器和庄严肃穆风格的商周青铜器有很大区别，呈现出奇诡秀美华丽的风格。

---

① 英国新批评派鼻祖艾·阿·瑞恰慈（Ivor Armstrong Richards）在《文学批评原理》一书中，这样评述想象力的意义和价值：产生生动的形象；运用比喻语言；对他人的精神状态尤其是他们的感情状态给以共鸣的再现；发明能力，即把本来没有联系的因素贯穿起来；把一般人们认为彼此相异的事物加以关联的联系能力；显现于对立或不协和品质的平衡或调和能力。（〔英〕艾·阿·瑞恰慈著，杨自伍译《文学批评原理》，南昌：百花洲文艺出版社，1997年，第218～220页。）从想象力功能角度，论述想象力的意义。结合本书的论述，此处谈到的想象力，主要与以下几种意义有关：发明能力、把一般人们认为彼此相异的事物加以关联的联系能力、显现于对立或不协和品质的平衡或调和功能。

② 刘彬徽：《楚系青铜器研究》，武汉：湖北教育出版社，1995年，第586页。

③ 刘彬徽：《楚系青铜器研究》，第588页。

④ 郭沫若：《两周金文辞大系考释序文》，《郭沫若全集》（考古编）第8卷，第15～16页。

⑤ 谭德睿：《灿烂的中国古代失蜡铸造》，上海：上海科学技术文献出版社，1987年，第56页。

其次，看一下楚地漆器。从实用功能看，战国楚漆器大致可分为三大类：以实用为主的各种日常生活用器；强调观赏性的各种漆工艺品；具有神秘意味和浓厚巫术神话色彩的丧葬用器。后两者的"造型往往表现出我们只有在现代艺术中才常可见到的抽象构成意识。在造型手法上它们最突出的一个特征是将幻象与真象交织，抽象手法与具象手法并用。这些作品常常将现实的世界打散，将具体的对象分解之后重新构成新的艺术形象和审美空间"①。"镇墓兽"是强烈表现出这类特征的漆器类型之一，在楚文化中最有特色，多出现在从春秋末到战国末具有相当级别的楚墓里，②其他地区东周墓葬中少见。关于它的功能，争论很多，此不一一列举。通常包括三部分构造：兽形首、真鹿角和方形底座。最为壮观的是江陵雨台山出土的一件双头镇墓兽，兽形首为变形的龙面，圆睁巨眼，长舌伸到颈部。③双头曲颈背向而立，中间呈"〇"形，左右曲颈中央，有起保护作用的木箍，然后颈下端合而为一插入覆斗状的方形底座正中。四只鹿角枝丫横生，线条流畅，伸向空中。通体黑漆，又以红黄金三色绘兽面纹、夔纹、勾连云纹；方座被分割成几何形方块，并绘有菱形纹、云纹、兽面纹。整体上来看，体现了古人丰富的想象力，依前文注释所言，想象力有发明的功能，把彼此相异的事物加以关联的联系能力，显现于对立或不协和品质的平衡或调和功能能力。楚人超越日常经验，出于想象，将龙舌伸出嘴外，夸张地变形龙头。鹿角、龙头各自相异，但现在被组合在一起。对称的方柱形兽体、虬曲盘错的鹿角、稳重厚实的方座，这些不和谐的要素组合在一起，被一种神秘的氛围加以调和，形成稳定的节奏感，显示出这个虚构神怪的魔力。

① 皮道坚：《楚艺术史》，武汉：湖北教育出版社，1995 年，第 158 页。

② "雨台山楚墓中，随葬成组仿铜陶礼器或铜礼器的，具有一椁一棺类型以上的墓，都随葬有镇墓兽，而单棺墓和不随葬仿铜陶礼器或铜礼器的一椁一棺墓，则不随葬镇墓兽。这说明镇墓兽随葬是有一定等级的，反映了当时的礼制。"（湖北省荆州地区博物馆编《江陵雨台山楚墓》，北京：文物出版社，1984 年，第 148 页。）

③ 据凌纯声的搜集和研究，镇墓兽中的吐舌现象是环太平洋文化特征之一，在台东大麻里的排湾人、新西兰的毛里人（Maori）、北美印安安人（Indians）、北婆罗洲的泰雅克人（Dayaks），以及苏门答腊的尼亚人（Nias）中都有发现。（凌纯声：《台东的吐舌人像及其在太平洋区的类缘》，《民族所集刊》1956 年第 2 期，第 142～148 页，图版 VII - XVIII。）虽然它们都有"吐舌"这一特点，但这一特点背后的文化差异，目前还解释不清。

　　再次，看一下楚地的绘画与雕刻。目前见到的楚地独立的主题性绘画作品，主要有以下几幅：陈家大山帛画，1949 年湖南长沙陈家大山楚墓出土，蔡季襄捐献；"人物御龙帛画"，1973 年湖南长沙子弹库出土，湖南省博物馆藏。它们做什么用？说法有四：唐兰等人的"非衣"说、陈直等人的"画荒"说、顾铁符等人的"铭旌"说、孙作云等人的"魂幡"说。他们的说法对错，这里不去讨论。不过李零认为，后两说有一定的道理。① 它们通过形象的意象及组合，展现了楚人当时的观念，那就是死后的人灵魂如何出窍升天的过程。陈家大山的帛画内容如下：主人公（墓主）是清秀纤腰的女子，衣袍上绘卷云纹样，裙裾着地，向上翻卷，宛若花瓣，托着她向上飘浮。帛画左中上部绘有挺胸抗脯，展翅高飞，双足外展的凤鸟，这样的形态使得它意气风发，神采奕奕。凤鸟左侧有一身躯呈"S"形的龙，纵向，龙头与凤头并列，躯体与尾部皆偏向凤鸟。整个画面表明，飞翔的凤鸟，有着一种提升的力量，引导女子向上天飞去，非常有动感。"人物御龙帛画"中龙被设计成龙舟形象，尾端绘有单足傲立引颈长鸣的仙鹤，左下角绘有一条游动的鱼。主人公略微身躯后仰，手持紧绷的缰绳与龙首相连，头顶有一流苏随风飘扬的华盖，下颌的系带与流苏一样飞扬，显示出他御龙前行的动作。画中有空间上的交错，鱼游在水中，鹤飞在天上，龙在空中，不同的意象组合成神秘的氛围，想象大胆，出奇。其他如长沙子弹库帛书上所绘的 12 个神灵像，它们多是"杂种"，多兼有某个动物身体某一部分，系将现实动物夸张变形后进行超现实组合而成。想象大胆、谲怪，出人意表。"全部图像与文字一起，传达的是楚地北斗太一、四时、四方的宇宙观念，而将这一观念以清晰的视觉图式表现，就出现了以中央（帛书文字）为中心、十二月神分绘四方、作首内（向心）足外、左旋式排列及四角则分置四木且作右旋指示的形式。而这种象征宇宙运行的图式一旦创制便具有了神秘乃至神圣的意义，从而成为后世相当长时间内艺术图式的传统。"②

　　楚地雕刻，就材质上讲，主要有青铜雕塑和木雕。前面已经说过，

① 李零：《中国古代墓主画像——考古艺术史笔记》，《中国历史文物》2009 年第 2 期，第 17 页。
② 陈锽：《古代帛画》，北京：文物出版社，2005 年，第 132 页。

青铜器物上繁复的装饰，多是攀附兽，或是作为器耳、器首、器足的各种动物形象的雕塑，它们是青铜雕塑的一部分。另外，大型器物的支架、底座或附件，也是青铜雕塑的一部分。这里略举几例。如用作曾侯乙墓编钟支架的六个钟虡铜人，束腰佩剑，分立于曲尺形编钟架中、下两层的两端和转角处，用头顶和双手承托钟架。人形整体写实，但又根据手臂所承，适当地夸张和变形，空灵与写实相结合。又如曾侯乙墓出土的兽形磬虡，形象怪异，由兽首、鹤颈、龙身、鸟翼、鳖足组合而成，下身饱满凝重，头颈灵动飞跃，超越了现实中组合是与非的判断，很好地体现出前文已言的想象力发明及协调差异的能力。

再看一下楚地文学，此处以《楚辞》为代表，以书中反映的意象特征来说明楚人非凡的想象力。"《楚辞》大致可分为四种不同系统的意象系列：即神话意象系列；巫风意象系列；神仙意象系列；客观社会生活意象系列。而构成《楚辞》瑰丽诡怪的浪漫主义色彩的，则最主要是前三种意象系列。"① 屈原通过这三种意象，创造出不按现实生活逻辑发展的情节，摆脱日常的习惯性倾向认知，给人们以极大新奇感，表达自己对现实生活的另一种体验。《庄子》也是如此，汪洋恣肆，寓言寄兴，侃侃而谈，悠谬之事，笔底沧澜。

因此，从考古学角度，俞伟超根据春秋战国时期楚地考古文化多巫术的特点，认为以老、庄为代表的道家思想是该时期长江流域的学术主流，黄河流域则以儒、墨为主。② 张正明也是如此认为。③ 他们的结论偏于对南北学术内容差异的思考。

从以上叙述来看，楚地先秦道论不直接指向现实人世，对宇宙的起源、构成及演化，做出积极努力的思考。相比于以名法实用之学为主的三晋周郑的学术，以及着眼于实际行军打仗思考的齐地兵学，这种思考

---

① 赵辉：《楚辞文化背景研究》，武汉：湖北教育出版社，1995 年，第 87 页。

② 俞伟超：《古史的考古学探索》，北京：文物出版社，2002 年，第 173 页。另外，伯利·布莱克勒与黑德·派特对 20 世纪 90 年代之前的西方楚文化研究进行了综述，从该文的论述来看，西方研究楚文化的学者不少，研究的楚文化类型也各异，如楚文化考古、楚政体和社会、楚艺术、楚宗教、楚语言、楚历史地理，皆有之。（伯利·布莱克勒、黑德·派特著，浩波译、张昌耀审校《西方的楚文化研究》，《江汉考古》1990 年第 1 期，第 88～89、11 页。）近些年的中外学者对楚文化的研究，更是不胜枚举。

③ 张正明：《楚史》，武汉：湖北教育出版社，1995 年，第 272～277、294～299 页。

无疑反映了楚人耽于冥思、想象力丰富的思维特点。鲁地以儒学著称，不以形而上的思考见长，朴实、敦厚，"子不语怪力乱神"①。自然，着眼于这个角度的思考也少一些。以《老子》为代表的先秦道经，无论在思想宗旨上，还是在表述方式上，相比于其他诸子，都有一定的超越性。阴谋书、黄帝书则体现了诸子之间交融贯通的趋势，说明楚人想象力不局限于狭隘的一己之思，努力融合其他诸子思想，为我所用。因此，楚地具有深度和广度的道家思想内容，与当时的楚地人文地理环境中富有想象力、耽于冥思、热衷于超越现实的思维方式有密切的关系。当然，由于文化学的思考是一种思维框架比较大的思考，可以提供旁证，但要作为因果证明的理据，求之过深，亦不必。更多时候，它的这种特点与楚地当时其他文化特点是平行关系，毕竟即便楚地文化弥漫着巫风鬼气，并不一定对其地学术特点产生决定性影响。

行笔至此，本书的写作结束了。写作过程中，与其说笔者是在写这个题目，倒不如说它们是老师，向作为学生的我提一个又一个问题，它们反映古人超越自身的局限，努力寻找自身确定性，这深深震撼了我。笔者的写作又在多大程度上契合引论所言的要求呢？想种下个龙种，却收获了跳蚤——主观动机和客观效果存在很大差异，这都有可能。只是这个过程中面对研究对象应该有什么样的原则和标准呢？应该有什么样的批判性或者发现性的思考？我们的思考能够在未来为那些对同样问题感兴趣的人们提供怎样的启示呢？由此而显示出我们和他们是不断连续的共同体，而我们又该拿什么来爱他们呢？传统文化！我们又是如何呈现出真诚、炽烈的感情，甚或相反的感情的呢？只要对传统思想文化感兴趣，对这些问题的思考永远不会结束……

---

① （清）刘宝楠撰《论语正义》，第272页。

附录一　上博简《彭祖》研究

前辈时贤对上博简《彭祖》文字及思想内容多有论述，鉴于彭祖在道家文献中的地位、《彭祖》自身内容以及它之于本书研究内容的饱满程度，笔者于此特意讨论之。与之前讨论简帛道家文献的方式一样，着眼于两个方面：一是"重演"真实的文本；二是"重演"思想之真实。

一　文本再认识

《彭祖》编连及考释，已有不少学者在整理者的研究基础之上做出新的研究，笔者不特意进行新的整理，在已有的研究基础上，呈现一个大致完善的文本，作为下步问题讨论的基础而已。释文皆用宽式（文中通假字是常见通假字，且使用统一，直接转写），以整理者释文为基础；① 所从文字不同于整理者时，标明所从；对争议很大的字，间下己意，同时略微引用相关论述，进行说明。

　　耇老问于彭祖曰："耇氏执心不忘，受命羕（永）长。臣何执何行，[1]而举于朕身，而悫于禘尝?"[2]彭祖曰："休哉！乃将多问因由，乃不失度。彼天之道唯恒〈1〉……不知所冬（终）。耇老曰："眅眅余冲子未则于天，[3]敢问为人?"彭祖［曰］〈3〉"……既跻于天，又坠于渊。夫子之德登矣。何其崇。故君之愿，良……〈4〉"言："天地与人，若经与纬，若表与里。"问：三去其二，岂若已？彭祖曰："吁，汝孜孜博问，[4]余告汝人伦，曰："戒之毋骄，慎冬（终）保劳。大匡之愆，[5]难易遣欲。[6]余［告汝尤］〈2〉：[7]……父子兄弟，五纪毕周，唯（虽）贫必修。五纪不正，[8]唯（虽）富必失。余告

---

① 李零：《彭祖》，马承源主编《上海博物馆藏战国楚竹书》（三），图版见第121~128页，释文考释见第303~308页。

汝祸：……〈5〉……忽忽之谋不可行，[9]怵惕之心不可长，远虑用素，心白身释，余告汝咎……〈6〉……者不以，多务者多忧，贼者自贼也。"彭祖曰："一命一俯，[10]是谓益愈。一命三俯，是谓自厚。三命四俯，是谓百姓之主。一命一仰，[11]是谓遭殃。二命三[仰]〈7〉，是谓不长。三命四仰，是谓绝緤。毋逐富，[12]毋倚贤，[13]毋尚斗。"[14]耇老二拜稽首曰："朕冲子不敏，既得闻道，恐弗能守。"〈8〉

[校注]

〔1〕"埶"，整理者读为"艺"，训为才能；行指德行。今从裘锡圭说法，他认为埶当读为设，各本作埶，恐误。① 这也是裘锡圭一贯认识，为此发表一系列论文。也有其他相关论文，前文已经提及，此不具论。

〔2〕慜字原作訫，从言，必声。今从周凤五说法，读为慜，慎也。② 褅，整理者作帝，如字；尝，整理者读为常，今从孟蓬生、陈斯鹏、周凤五及林志鹏说法，读为褅尝。③

〔3〕"冲子"，整理者作"朕孳"，今从周凤五说法，读为冲子。朕，古音定母侵部；冲，定母冬部，音近可通。④

〔4〕孜孜，原作孶孶。古书中兹声、子声通作，故孶孶可读为孜孜。博原作専，整理者读为布，今从周凤五、汤志彪及林志鹏说法，读为博。⑤

〔5〕"匡"字从整理者隶定，其义从林志鹏据《广雅·释诂一》所言，满也。⑥

---

① 裘锡圭：《释殷墟甲骨文里的"远""狋"（迩）及有关诸字》，中国古文字研究会、中华书局编辑部编《古文字研究》第 12 辑，第 85～98 页。

② 周凤五：《上海博物馆楚竹书〈彭祖〉重探》，《庆祝钱存训教授九五华诞学术论文集》编辑委员会编《南山论学集——钱存训先生九五生日纪念》，北京：北京图书馆出版社，2006 年，第 9 页。

③ 孟蓬生：《〈彭祖〉字义疏证》，简帛研究网，2005 年 6 月 21 日。陈斯鹏：《简帛文献与文学考论》，广州：中山大学出版社，2007 年，第 84 页。周凤五：《上海博物馆楚竹书〈彭祖〉重探》，《南山论学集——钱存训先生九五生日纪念》，第 12 页。林志鹏：《宋钘学派遗著考论》，第 85 页。

④ 周凤五：《上海博物馆楚竹书〈彭祖〉重探》，《南山论学集——钱存训先生九五生日纪念》，第 12 页。

⑤ 周凤五：《上海博物馆楚竹书〈彭祖〉重探》，《南山论学集——钱存训先生九五生日纪念》，第 12 页。汤志彪：《上博简（三）〈彭祖〉篇校读琐记》，《江汉考古》2005 年第 3 期，第 89 页。林志鹏：《宋钘学派遗著考论》，第 93 页。

⑥ 林志鹏：《宋钘学派遗著考论》，第 97 页。

"愆"字原作▨，整理者隶定为㜝，无解释。周凤五根据郭店《老子》甲本简 22 中的衍字作▨形，以及《语丛四》（即《说之道》）简 19 愆字作▨形，认为㜝从遣、陷省声，当释为衍，训为行。① 郭店楚简《说之道》简 21 "遣"字作▨形。② 从辶，㜝声；㜝从辛声。《说文》认为辛读若愆。遣、愆上古音皆为溪纽元部，可通。所以笔者将其读为愆，林志鹏也是这个意见。③ 另外，关于㜝字，也有其他意见，陈斯鹏释为娄，读为数。就字形上而言，他认为▨与包山楚简第 141、162 简娄字字形▨、▨很像。④ 笔者认为，▨与娄字上述两个字形有一定的区别，娄字，从女，从臼，角亦声；包山楚简第 162 简作▨，看似从辛声，其实是角字讹体，且包山楚简娄字最上横笔右端下折为常态，与辛字不同。季旭昇亦释为娄，但是读为䁪。⑤ 笔者不从二人释为娄字的说法。

〔6〕"遣"字原作"訍"，裘锡圭、李家浩、刘信芳、陈伟、大西克也、孟蓬生、陈剑对此字有相关研究，诸家说法不一一具引。陈剑做过此字的综述。⑥ 在此基础上，陈斯鹏细致地研究了它的演变，⑦ 今从之。

〔7〕依据下文所言格式，"告汝尤"三字从林志鹏之说补。⑧

〔8〕"正"字，整理者作"工"，今从季旭昇及周凤五说法。⑨

〔9〕"忽"字上部不清，整理者指出下部从心，且有重文符号。陈伟武及陈斯鹏举出《说苑·谈丛》"忽忽之谋，不可为也；惕惕之心，不可长也"的记载，认为与简文此处所言同出一源。陈伟武以为残简起首残字即为"忽忽"二字，意为匆遽轻率。⑩ 陈斯鹏认为残字从虫得声，径读为"忽"，二字晓母双声，微、物对转，训"忽忽"为忧虑不定之义。⑪ 今从之。

〔10〕"俯"字原作▨，整理者释为㥀，具体含义待考。陈斯鹏认为该字从仗

---

① 周凤五：《上海博物馆楚竹书〈彭祖〉重探》，《南山论学集——钱存训先生九五生日纪念》，第 13 页。

② 荆门市博物馆编《郭店楚墓竹简》，图版第 106 页。

③ 林志鹏：《宋钘学派遗著考论》，第 98 页。

④ 陈斯鹏：《简帛文献与文学考论》，第 85~86 页。

⑤ 季旭昇主编《上海博物馆藏战国楚竹书（三）读本》，台北：万卷楼图书股份有限公司，2005 年，第 261 页。

⑥ 陈剑：《郭店简补释三篇》，郭店楚简研究（国际）中心编《古墓新知——纪念郭店楚简出土十周年论文专辑》，香港：国际炎黄文化出版社，2003 年，第 121~125 页。

⑦ 陈斯鹏：《简帛文献与文学考论》，第 86 页。

⑧ 林志鹏：《宋钘学派遗著考论》，第 99 页。

⑨ 季旭昇主编《上海博物馆藏战国楚竹书（三）读本》，第 263~264 页。周凤五：《上海博物馆楚竹书〈彭祖〉重探》，《南山论学集——钱存训先生九五生日纪念》，第 13 页。

⑩ 陈伟武：《读上博藏简第三册零札》，《华学》第 7 辑，第 160~161 页。

⑪ 陈斯鹏：《简帛文献与文学考论》，第 88 页。

声，同时古文字构件"又""寸"及"攴"通作，所以伎可能是"付"的异体，该字很可能是"俯"之异构。① 周凤五论证方式与之相同，亦认为它与"俯"通假。② 今从二人说法，直接写定为"俯"。

〔11〕仰字原作"臄"，陈斯鹏、周凤五皆读为仰。周凤五并且指出，所谓"一命""二命""三命"见于《左传·昭公七年》记载："及正考父佐戴、武、宣，三命兹益共，故其鼎铭云：一命而偻，再命而伛，三命而俯，循墙而走，亦莫余敢侮。饘于是，鬻于是，以糊予口。其共也如是。"③

〔12〕逐字原作"敁"，今从陈斯鹏说法，读为逐。④

〔13〕倚字原作"劭"，今从陈斯鹏及周凤五说法，读为倚，训为仗。⑤

〔14〕斗字原作"桓"，今从陈斯鹏及林志鹏说法，读为斗，二字皆从豆得声，可通。⑥

　　关于简序，此处略微论及。赵炳清、季旭昇、杨芬、周凤五及林志鹏都提出过竹简重编方案，⑦ 笔者认为简序排列应当兼顾竹简外部形制与文本内容，此从周凤五及林志鹏的说法。从整理者认定的第 3 简"眊眊余冲子未则于天，敢问为人"的内容来看，耇老应该是先问法天之道，再问为人之道，简 3 正承简 1 彭祖"天之道"云云。第 4 简所言内容似乎是对"夫子"之盛德的形容，自然与简 3 所谓"为人"之道有关系，今姑且放在简 3 之后。这样一来，调整后的《彭祖》简序应为简 1、简3、简 4、简 2、简 5、简 6、简 7、简 8，即周凤五提到的第二种方案。

---

① 陈斯鹏：《简帛文献与文学考论》，第 89 页。
② 周凤五：《上海博物馆楚竹书〈彭祖〉重探》，《南山论学集——钱存训先生九五生日纪念》，第 13 页。
③ 陈斯鹏：《简帛文献与文学考论》，第 90 页。周凤五：《上海博物馆楚竹书〈彭祖〉重探》，《南山论学集——钱存训先生九五生日纪念》，第 14 页。
④ 陈斯鹏：《简帛文献与文学考论》，第 90 页。
⑤ 陈斯鹏：《简帛文献与文学考论》，第 90 页。周凤五：《上海博物馆楚竹书〈彭祖〉重探》，《南山论学集——钱存训先生九五生日纪念》，第 14 页。
⑥ 陈斯鹏：《简帛文献与文学考论》，第 90 页。林志鹏：《宋钘学派遗著考论》，第 109 ~ 110 页。
⑦ 赵炳清：《上博三〈彭祖〉补释》、《上博三〈彭祖〉篇的性质探析》，两文皆载简帛研究网，2005 年 1 月 26 日、11 月 20 日。季旭昇主编《上海博物馆藏战国楚竹书（三）读本》，第 246 页。杨芬：《上海简〈彭祖〉、〈亘先〉、〈中弓〉集释》，武汉大学历史学院硕士学位论文，2006 年，第 3 ~ 5 页。周凤五：《上海博物馆楚竹书〈彭祖〉重探》，《南山论学集——钱存训先生九五生日纪念》，第 9 页。林志鹏：《宋钘学派遗著考论》，第 75 ~ 79 页。

二　其人及其书略论

此处研究彭祖其人及其书，希冀对认识其书性质有一定的帮助。传世文献中有无类似上博简《彭祖》的文献？或者有无依托于彭祖的古书？如果有，那么与上博简《彭祖》的关系如何？我们从《汉志》等目录学类著作以及出土文献中寻找与彭祖有关的文献。

先看一下彭祖其人，《国语·郑语》提到"（祝融）其后八姓……大彭、豕韦为商伯矣，……彭姓彭祖、豕韦、诸、稽，则商灭之矣"。韦昭注："彭祖，大彭也。豕韦、诸、稽，其后别封也。大彭、豕韦为商伯，其后失道，殷复兴而灭之。"①《今本竹书纪年》提到"（祖乙元年）命彭伯、韦伯"，"（武丁）四十三年，王师灭大彭"。② 从此来看，豕韦、诸、稽皆为彭姓，它们也可能是方国名、氏族名或人名；从《今本竹书纪年》"命彭伯、韦伯"的记载来看，《国语》中的"豕韦"与"诸、稽"一样，极可能应该断开为"豕、韦"。另外，《世本》提到"陆终六子"，"三曰籛铿，是为彭祖"。并引《庄子释文》《论语正义》："姓籛名铿，在商为守藏史，在周为柱下史，寿八百岁。"③《大戴礼记·帝系》亦言及"陆终六子"，"其三曰籛，是为彭祖"。④ 所言与《世本》为一个系统，后世言及彭祖世系时，多从这个系统，如《史记·楚世家》即是此此，⑤ 汉刘向所撰《列仙传》亦认为："彭祖者，殷大夫也。姓籛，名铿，帝颛顼之孙，陆终氏之中子。"东晋葛洪《神仙传》亦如此认为。⑥ 因此，彭祖世系存在两个系统，一个是祝融八姓系统；一个是陆终六子系统，且不知何故，言及彭祖姓籛名铿。在后世文献中后一系统影响甚大。

《汉志》中无依托于彭祖的文献，东晋葛洪《抱朴子内篇·释滞》

---

① 徐元诰撰《国语集解》，王树民、沈长云点校，第 466～467 页。
② 王国维：《今本竹书纪年疏证》，《王国维遗书》第 8 册，第 43、48 页。
③ （汉）宋衷注，（清）茆泮林辑《世本辑本》，《世本八种》，第 10 页。
④ （清）王聘珍撰《大戴礼记解诂》，王文锦点校，第 128 页。
⑤ （汉）司马迁撰，（南朝宋）裴骃集解，（唐）司马贞索隐，（唐）张守节正义《史记》，第 1689 页。
⑥ 王叔岷撰《列仙传集释》，第 38 页。（东晋）葛洪撰，胡守为校释《神仙传校释》，第 15 页。

所言"房中之法十余家",其中有彭祖;《微旨》讨论了房中术,"彭祖之法,最其要者";《遐览》著录了《彭祖经》;《极言》引用了《彭祖经》的内容。① 就《彭祖经》作者而言,葛洪《神仙传》认为乃追随彭祖的黄石君所为,宋代曾慥《类说》卷三"彭祖经"条中则认为"后人集其采纳之术,号《彭祖经》"②,所言与葛洪不同。《隋书·经籍志》"子部医方"类文献中有《彭祖养性经》一卷及《彭祖养性》一卷,③笔者疑二者为一种书,且可能与明《正统道藏》洞神部方法类中所收的《彭祖摄生养性论》有关系,此书又名《摄生养性论》,前半所言与《抱朴子·极言》篇末大同小异,盖依托彭祖者。④ 成书于公元 984 年的《医心方》多次提到"彭祖",卷二一引《玉房秘诀》言及"治妇人鬼交方",以采女与彭祖的对话形式,讨论了一种以房中术作为治疗其病的方案;卷二八"禁忌第廿四"引《玉房秘诀》中彭祖所言男女交合的禁忌,⑤ 也与房中术有关。因此目录学著作及相关传世文献提到的与彭祖有关的文献似乎分为两大类,一类与摄生养性有关,另一类与房中术有关。

从出土文献来看,张家山汉简《引书》开头一段说"春产、夏长、秋收、冬臧(藏),此彭祖之道也"⑥,此言彭祖导引之术顺于四时之序。马王堆汉墓帛书《十问》有"王子巧父问于彭祖"章,李零认为它们或许与《汉志》方技略中的房中类文献《汤盘庚阴道》有关。上博简《彭祖》中的耇老不见于传世文献,但见于马王堆汉墓帛书《十问》"帝盘庚问于耇老"章,王家台秦简《归藏》中有"耇老",可能与之是同一个人。⑦ 它们都是古人通过依托方式,进行古书创作的表现。

那么彭祖其人与依托于彭祖的古书关系如何?笔者认为彭祖首先是

---

① 王明撰《抱朴子内篇校释》,第 150、129、333、242 页。

② (宋)曾慥辑《类说》,《北京图书馆古籍珍本丛刊》第 62 册,据明天启六年岳钟秀刻本影印,北京:书目文献出版社,1988 年,第 51 页。

③ (唐)魏徵、令狐德棻撰《隋书》,第 1043、1050 页。

④ 任继愈主编,钟肇鹏副主编《道藏提要》(第三次修订),第 367 页。

⑤ 〔日〕丹波康赖编撰,沈澍农等校注《医心方校释》,第 1321~1322、1746 页。

⑥ 张家山二四七号汉墓竹简整理小组编著《张家山汉墓竹简〔二四七号墓〕》(释文修订本),第 171 页。

⑦ 李零:《〈彭祖〉说明》,马承源主编《上海博物馆藏战国楚竹书》(三),第 303 页。

世系系统中的存在，此点与世系系统中黄帝的存在类似，反映了早期贵族社会重血统宗法的观念，但这也恰恰反证春秋战国时期血缘政治被地缘政治逐渐替代的条件下，人们面对这种状况的焦虑——血缘关系越来越被稀释，也就越来越强调它的存在。然后彭祖是养生神仙系统中的存在，反映了他在数术方技背景下的存在。尽管后世道教内丹学依托于他，看似很晚，但先秦文献屡屡提到他。《庄子·刻意》载："吹呴呼吸，吐故纳新，熊经鸟申，为寿而已矣；此道引之士，养性之人，彭祖寿考者之所好也。"《荀子·修身》载："扁善之度，以治气养生则后彭祖，以修身自名则配尧、禹。"《楚辞·天问》载："彭铿斟雉，帝何飨？受寿永多，夫何久长？"① 还有出土文献中彭祖相关内容的证明，他因善于摄生养性导引之术而寿命很长的传说出现较早，这是他在养生神仙系统中存在的基础。

那么上博简《彭祖》与以上彭祖存在的两个系统是什么关系？

三　思想性质初探

这个方面的研究，已有前辈时贤导夫先路。陈斯鹏认为《彭祖》是先秦道家佚籍，但没有具体论证；赵炳清认为此篇是稷下黄老道家作品；周凤五指出，《彭祖》全篇内容夹杂儒道思想，"第六简'心白身怿'四字，其用语、思想明显与《管子》书中的'白心'之说有关。然则本篇可能与'稷下'有关，不妨假设其为稷下学派的产物，或至少受到稷下的影响"；林志鹏认为它属于宋钘一派的遗著。② 赵说与周说的定性较为具体，林说将其思想定为一尊，更为确定。此处与之前的研究稍微不同，一是考虑彭祖形象存在的系统，二是从其他依托于彭祖的古书内容入手，三是考虑《彭祖》思想及其在相关思想体系中的位置。

《彭祖》通过耇老与彭祖一问一答的形式行文，讨论主题是"何设

---

① （清）王先谦撰《庄子集解》，第 132 页。（清）王先谦撰《荀子集解》，第 21 页。（宋）洪兴祖撰《楚辞补注》，白化文等点校，第 116 页。笔者认为"彭铿"即"彭祖"。

② 陈斯鹏：《简帛文献与文学考论》，第 83 页。赵炳清：《上博三〈彭祖〉篇的性质探析》，简帛研究网，2005 年 11 月 20 日。周凤五：《上海博物馆楚竹书〈彭祖〉重探》，《南山论学集——钱存训先生九五生日纪念》，第 11 页。周氏将整理者破读的"释"字，读为"怿"。林志鹏：《宋钘学派遗著考论》，第 117 页。

何行，而举于朕身，而恭于禘尝"，即（耇老）通过什么样的方法和手段，达到国祚永长的目的，彭祖扮演的似乎是帝王之师形象；讨论的统治方法和手段是对该篇文献定性的关键所在，林志鹏对其进行了详细讨论，① 所言道家无为、处世敬慎谦恭（守弱抱雌）、反对争斗攻战的思想，为避免重复，笔者不再讨论，略微补充其他内容。

首先，《彭祖》强调伦理纲常等级的重要性，如"父子兄弟，五纪毕周，虽贫必修；五纪不正，虽富必失"。此处"五纪"含义与李锐引《庄子·盗跖》篇子张所言"五纪"一样，即一般人们所谓五伦。② 道德仁义礼智信与道德刑名法术是两条不同范畴产生的路径，它们皆为先秦诸子所强调。大体上说来，强调前一路径的多是儒家思想，强调后一路径的是法家、名家或道家中的黄老思想，前文论述黄老学说时已多次提到，此处不再引用文献论证。但这两个路径并非泾渭分明，如道家《文子》并不着重强调后一路径，而是认为道德仁义礼智信是一个渐次递生的过程，且原生范畴比次生范畴重要。如《文子·下德》载："故德衰然后饰仁义，和失然后谓［调］声，礼淫然后饰容。故知道德，然后知仁义不足行也；知仁义，然后知礼乐不足修也。"《上仁》载："古之为君者，深行之谓之道德，浅行之谓之仁义，薄行之谓之礼智，此六者，国之纲维也。……故云上德者天下归之，上仁者海内归之，上义者一国归之，上礼者一乡归之，无此四者，民不归也。"③ 从以上种种论述中，可以看出我们前述评价。《彭祖》所言似乎有个潜在的对话平台，承认以伦理纲常为主干的诸范畴，此点与《文子》有一定的交叉。

其次，以承认"心"的能动认识功能为前提，但又强调不任智巧的"心"的朴素状态，此点应是道家清静无为思想在心智状态上的反映，如《彭祖》强调"远虑用素，心白身释"，反对急于用世的急遽"忽忽之谋"和患得患失的"怵惕之心"，所言云云即是前述道家之心存在样态。除了《彭祖》，在道家文献中还可以频频看到对"心"的这种要求，比如通常所谓"白心"。林志鹏梳理了其源流，今略述于下。《国语·周语上》记载内史过在周襄王面前预言晋国将衰时，说道："先王知大事

---

① 林志鹏：《宋钘学派遗著考论》，第 112～117 页。

② 李锐：《〈彭祖〉补释》，简帛研究网，2004 年 4 月 9 日。

③ 李定生、徐慧君校释《文子校释》，第 355、403 页。

之必以众济也，是故被除其心，以和惠民。"所谓"被除其心"，其喻意即将心视为精神的宫室，进行某种禳除邪秽的宗教仪式，以使宫室得到洁净。《庄子·天地》记载子贡问丈人为何不使用桔槔，丈人回答道："机心存于胸中，则纯白不备；纯白不备，则神生不定；神生不定者，道之所不载也。"林志鹏认为，纯白存于胸中则为"白心"。《庄子》所谓"纯白不备，则神生不定"即《管子·心术上》"虚其欲，神将入舍；扫除不洁，神乃留处"。① 在以上传世文献记载之外，出土文献中也有相关内容，如上博简《凡物流形》甲本载："心不胜心，大乱乃作；心女（如）能胜心，〈26〉是谓少（小）彻。奚谓少（小）彻？人白（泊）为戬（守？执？）。奚以智（知）其白（泊）？终身自若。"② 现在学界对《凡物流形》的思想性质还有争论，但是从以上数句意思来看，似乎属于道家思想。泊，静也，止也。终身自如，心能胜心，心静以守。所言内容在道家思想中一贯存在。

先秦诸子中，除了道家讲心性之学，儒家也有论述，尤其孟子"把他的整个'仁政王道'的经济政治纲领完全建立在心理的情感原则上"，"不但极大地突出了'不忍人之心'的情感心理，而且还赋予它以形而上学的先验性质"③。所以在孟子这里"心"的地位远高于道家的"心"，后者是人认识对象的主体，只是强调它的朴素存在状态。整体上来看，战国中期前的《论语》、《老子》及《墨子》都使用了"心"这个概念，但到了战国中后期，儒家、道家把"心"引入认识论，道家多强调它存在的纯白朴素状态，与清静无为、抱弱守雌的行为方式相一致，泛道家思想体系中的宋钘及《管子》对"心"的要求大致不出这个范围。

要言之，该篇文献中的彭祖是依托类文献中的智者、帝王之师形象，只是在先秦时期，道家强调他因养生神仙系统中的老寿而善于摄生养性导引，儒家强调他因宗法社会中世系系统的凝聚力而外化的政治统治作用。被道家借用的例子，已如前述，多是数术方技知识的"代言人"，

---

① 林志鹏：《宋钘学派遗著考论》，第 354~357 页。
② 此处简序及释文采取《〈上博（七）·凡物流形〉重编释文》的说法。复旦大学出土文献与古文字研究中心研究生读书会（邬可晶执笔）：《〈上博（七）·凡物流形〉重编释文》，复旦大学出土文献与古文字研究中心网，2008 年 12 月 31 日。
③ 李泽厚：《孔子再评价》之四《附论孟子》，见氏著《中国古代思想史论》，第 39、40 页。

此处不再细表。被儒家借用的相关例子，如《大戴礼记·虞戴德》载："昔商老彭及仲傀，政之教大夫，官之教士，技之教庶人，扬则抑，抑则扬，缀以德行，不任以言。"①儒家文献常常以"老彭"（前文已经说过，老寿的彭祖之意）称呼彭祖，此处道及彭祖的政治统治特点。又："子曰：述而不作，信而好古，窃比于我老彭。"（《论语·述而》）孔子喜欢彭祖的"述而不作，信而好古"，只是彭祖所信是什么，后人不知道。

　　尽管后世养生神仙系统中的彭祖形象似乎是主导形象，尽人皆知，但该篇文献未论及摄生养性及导引方面的内容，所以彭祖不是后世养生神仙系统中的形象。尽管所言有儒家部分思想内容，为我们思考早期儒道思想关系提供了另一个视角，但论述内容还是以道家外王思想为主，即在思考社会秩序时，统治者应具备什么样的素质。因此，笔者也认为《彭祖》是反映黄老思想的文献。

---

① （清）王聘珍撰《大戴礼记解诂》，王文锦点校，第178页。

附录二 汉简《地典》《盖庐》研究

《地典》及《盖庐》两篇文献，可以说是广义上的黄帝书。前者以黄帝与地典的对话展开叙述，后者提到黄帝用兵的几个层次，此处笔者一并研究它们。从以下几个方面展开，一是探讨它们的文本文献系统，二是对其思想性质的界定，三是在更为宏阔的背景下，探讨中国早期地理学讲述特点。

一 文本文献系统

如引论中所言，早期学术史研究载体往往以《汉志》为重，呈现了汉人对先秦秦汉学术认识的大致格局，是我们"以古还古"的重要研究工具。如果说《地典》《盖庐》属于黄老文献，那么它们在《汉志》中的分布呈现什么特点？黄帝书在《汉志》中分布范围甚为广泛，其中兵阴阳类文献提到《地典》六篇，此外还提到了以下文献：《太壹兵法》一篇、《天一兵法》三十五篇、《神农兵法》一篇、《黄帝》十六篇（图三卷）、《封胡》五篇（黄帝臣，依托也）、《风后》十三篇（图二卷。黄帝臣，依托也）、《力牧》十五篇（黄帝臣，依托也）、《鹖冶子》一篇（图一卷）、《鬼容区》三篇（图一卷。黄帝臣，依托）、《孟子》一篇、《东父》三十一篇、《师旷》八篇（晋平公臣）、《苌弘》十五篇（周史）、《别成子望军气》六篇（图三卷）、《辟兵威胜方》七十篇。然后《汉志》说道："阴阳者，顺时而发，推刑德，随斗击，因五胜，假鬼神而为助者也。"①

已有学者就上述兵阴阳类文献以及出土文献中的相关内容进行过分类，如邵鸿分为两大类，一类是集中叙述某一类数术者，一类是散见于兵书中的相关文字；② 胡文辉则直接言及马王堆汉墓帛书中的兵阴阳类

---

① （汉）班固撰，（唐）颜师古注《汉书》，第 1759～1760 页。
② 邵鸿：《张家山汉简〈盖庐〉研究》，第 16 页。

文献，即《军杂占》（与帛书《刑德》乙篇抄在同一张帛上，有些论著中称之为《星占书》，与胡说不同）、《天文气象杂占》、《五星占》以及可能含有兵阴阳内容的《阴阳五行》甲、乙篇。① 笔者依凭《汉志》对其定义，分以下几类。

一是刑德类，《汉志》没有提及这类文献，但出土文献中有，如马王堆汉墓帛书以《刑德》命名的文献有甲、乙、丙三篇，② 丙篇与前两篇差异较大，甲、乙篇内容基本相同，都由刑德小游九宫图、刑德大游甲子表、刑德大小游文字说明和日月云气杂占大篇文字记述四部分组成。③ 关于日月云气杂占文字与其前三个部分的关系，马王堆汉墓帛书整理小组与陈松长的意见大体一致，认为数者为一个整体。但也有学者持不同意见，如法国学者马克·卡林诺夫斯基（Marc Kalinowski）、胡文辉、刘乐贤认为应将这部分内容分出来。④ 就这部分文字内容性质而言，李学勤、陈松长、骈宇骞、段书安及胡文辉均认为是兵阴阳类文献。⑤ 刘乐贤则认为属于重"数"的五行类文献。⑥ 笔者认为，虽然刑德及占文部分根据刑德运行规则占验行事宜忌，体现出重"数"的特征，但占

① 胡文辉：《中国早期方术与文献丛考》，第 222～227 页。

② 相关研究可参——陈松长：《马王堆帛书〈刑德〉乙篇释文》，傅举有、陈松长编著《马王堆汉墓文物》，长沙：湖南出版社，1992 年，第 132～143 页；陈松长：《帛书〈刑德〉丙篇试探》，李学勤、谢桂华主编，中国社会科学院简帛研究中心编辑《简帛研究》第 3 辑，南宁：广西教育出版社，1998 年，第 242～247 页；陈松长：《帛书〈刑德〉乙本释文校读》，湖南省博物馆主编《湖南省博物馆四十周年纪念论文集》，长沙：湖南教育出版社，1996 年，第 83～87 页；陈松长：《帛书〈刑德〉乙本释文订补》，西北师范大学文学院历史系、甘肃省文物考古研究所编《简牍学》第 2 辑，兰州：甘肃人民出版社，1998 年，第 62～75 页；陈松长：《马王堆帛书〈刑德〉研究论稿》，台北：台湾古籍出版有限公司，2001 年。

③ 陈松长：《马王堆帛书〈刑德〉甲乙本的比较研究》，《文物》2000 年第 3 期，第 75 页。

④〔法〕马克著，方玲译《马王堆帛书〈刑德〉试探》，饶宗颐主编《华学》第 1 辑，广州：中山大学出版社，1995 年，第 82～110 页。胡文辉：《马王堆帛书〈刑德〉乙篇研究》，见氏著《中国早期方术与文献丛考》，第 160 页。刘乐贤：《简帛数术文献探论》，武汉：湖北教育出版社，2003 年，第 103 页。

⑤ 李学勤：《马王堆帛书〈刑德〉中的军吏》，李学勤主编，中国社会科学院简帛研究中心编辑《简帛研究》第 2 辑，北京：法律出版社，1996 年，第 156 页。陈松长：《帛书史话》，第 55 页。骈宇骞、段书安：《二十世纪出土简帛综述》，北京：文物出版社，2006 年，第 238～239 页。胡文辉：《马王堆帛书〈刑德〉乙篇研究》，见氏著《中国早期方术与文献丛考》，第 220 页。

⑥ 刘乐贤：《简帛数术文献探论》，第 103 页。

验的主要事项是兵事，所以笔者亦认为它们是兵阴阳类文献。另外，古书内容复杂，分类只是权宜之计，探讨思想内容时，不必偏于一尊，《汉志》数术略中的五行类文献有《五音奇胲刑德》二十一卷，笔者估计它亦包括兵阴阳内容。

二是天文类，如《太壹兵法》《天一兵法》可以归入此类。前面已经论述"太一"在天文学上的存在，也即是"随斗击"之斗。出土文献中有"斗击"一语，马王堆汉墓帛书《刑德》丙篇"天一图"提到西方七神之一的"斗击"，陈松长认为它或为《尔雅·释地》中"斗极"的别称，① 亦即为北斗；曹锦炎认为"斗擊"或"斗繫"指北斗斗柄所指十二辰及星宿，② 笔者怀疑曹氏亦从帛书《刑德》丙篇所言而来，《刑德》丙篇作毄，可以看作擊、繫的省写。两人对"斗擊（斗繫）"名称的认识一致，但所言意思有一定偏差。这样看来，"随斗击"有两个读法，一是随/斗击，一是随斗/击。《盖庐》中有"维斗为击"的说法，《淮南子·天文》亦有"北斗所击，不可与敌"，③ 可以说是"随斗击"的另一种说法。北斗在古人观象授时及方向指引上有重要的作用，但为何作为西方神而存在？或许"斗极"或"斗系"有其他含义，笔者感觉后一种读法更好些。鉴于"斗"在天文学上的意义，此处将《太壹兵法》《天一兵法》归为天文类。出土文献中有马王堆汉墓帛书中的《五星占》《天文气象杂占》《日月风雨云气占》。它们的思想性质，存在争议，如刘乐贤将其与《地典》《盖庐》相比，认为它们是偏重于技术性操作的数术略中的天文类文献，与理论色彩较强的《地典》《盖庐》兵阴阳类文献不同。④ 骈宇骞及段书安《二十世纪出土简帛综述》亦将其归入数术略中的天文类文献。⑤ 李学勤亦然。⑥ 笔者从陈松长的说法。至少就《天文气象杂占》而言，他认为该篇文献与《通典》卷一六二所列《风云气候杂占》、《汉志》数术略所列《汉日旁气行事占验》、《史记·

① 陈松长：《帛书〈刑德〉丙篇试探》，李学勤、谢桂华主编，中国社会科学院简帛研究中心编辑《简帛研究》第 3 辑，第 242~243 页。
② 曹锦炎：《论张家山汉简〈盖庐〉》，《东南文化》2002 年第 9 期，第 66 页。
③ 刘文典撰《淮南鸿烈集解》，第 126 页。
④ 刘乐贤：《马王堆天文书考释》，广州：中山大学出版社，2004 年，第 19~20 页。
⑤ 骈宇骞、段书安：《二十世纪出土简帛综述》，第 241~243 页。
⑥ 李学勤：《论帛书白虹及〈燕丹子〉》，见氏著《简帛佚籍与学术史》，第 316~317 页。

天官书》、《淮南子·天文》及唐瞿昙悉达《开元占经》等书记载的兵家
用天文气象占验的内容可以互证。帛书详列云、气、星、彗四大部分，
说明当时的绘制编著者是非常擅长此道的兵阴阳家。① 从前文所述中国
早期避兵术的研究来看，兵阴阳类文献不只是讲"理"而已，也有不少
技术性很强的在军事上的运用。又如下文提到的《别成子望军气》，亦
是如此。因此，军事实践上的具体技术性与因讲理而来较强的理论性均
不应当是决定其为兵阴阳类文献的标准。

　　三是五行类，由"因五胜"所言来看，应是将五行相胜的原理运
用到兴兵作战方面的记述。"五胜"为战国秦汉常语，《汉书·律历
志》载"战国扰攘，秦兼天下，未皇暇也，亦颇推五胜"。颜师古引孟
康注谓五胜是五行相胜之意。② 出土文献中的虎溪山汉简《阎氏五胜》
即是此类内容，《沅陵虎溪山一号汉墓发掘简报》未言其思想性质，只
是认为它与日书类文献在记载特点上有别，③ 晏昌贵从刘乐贤之说，认
为该篇文献讲"理"，颇涉治国之术，与讲"术"的日书不同。④ 银雀
山汉简《天地八风五行客主五音之居》亦是此类内容。⑤ 《汉志》数术
略中的五行类文献《五音奇胲用兵》二十三卷亦可能含有这类兵阴阳
内容。

　　四是依托类。《汉志》提及兵阴阳家的定义时，提到"顺时而发"，
此处的"时"指天文律历，《文子·精诚》载："昔黄帝之治天下，调日
月之行，治阴阳之气，节四时之度，正律历之数，别男女，明上下。"⑥
兵阴阳家多托言于黄帝，并不偶然。如《黄帝》十六篇、《封胡》五篇、
《风后》十三篇、《力牧》十五篇、《鬼容区》三篇、《地典》六篇，似
皆通过依托黄帝与其大臣对话的方式讲述文本内容；另外，《神农兵法》

---

①　陈松长：《帛书史话》，第 50～51 页。

②　（汉）班固撰，（唐）颜师古注《汉书》，第 973～974 页。

③　湖南省文物考古研究所、怀化市文物处、沅陵县博物馆：《沅陵虎溪山一号汉墓发掘简
　　报》，《文物》2003 年第 1 期，第 50～51 页。

④　晏昌贵：《虎溪山汉简〈阎氏五胜〉校释》，见氏著《简帛数术与历史地理论集》，第
　　103 页。刘乐贤：《虎溪山汉简〈阎氏五胜〉及相关问题》，《文物》2003 年第 7 期，
　　第 69 页。

⑤　银雀山汉墓竹简整理小组编《银雀山汉墓竹简》［贰］，第 230～241 页。

⑥　李定生、徐慧君校释《文子校释》，第 62 页。

亦是依托类文献，《师旷》八篇及《苌弘》十五篇也可能是。

五是杂占类，如《别成子望军气》六篇，该类文献没有流传下来，《六韬·龙韬·兵征》、《越绝书外传·记军气》及唐李筌《太白阴经》卷八提到过相关内容。"望气"是古代占验事情吉凶的方式，数术略中的天文类文献中有《汉日旁气行事占验》三卷、《汉日旁气行占验》十三卷；但唯有对"军气"具体观察，且以此作为军事行动指南的记载，才是兵阴阳类文献。

六是其他类。如《孟子》一篇，学者多认为此书即数术略五行类的《猛子闲昭》（据刘乐贤《虎溪山汉简〈阎氏五胜〉及相关问题》文末附记李学勤与之相关讨论，《阎氏五胜》中的"阎昭"就是此处的"闲昭"，"阎""闲"二字形近而误），李零则认为此书也有可能是《孟子》中的论兵之作，因为孟子对战争多有讨论。[①] 该类亦包括《辟兵威胜方》七十篇，它在兵阴阳类文献中较为特殊，出土文献中没有与之类似的文献，只能从传世文献的只言片语窥其大略，该书应记录先秦秦汉数术阴阳背景下的各种规避兵器伤害的方子，从前文对中国早期"避兵术"的研究来看，也牵涉到对古人"避兵"种种文化心理的认识。

以上分类只是权宜之计，目的是显出进行军事活动时背后采用的不同种类的数术，只是以上分类标准并不完全统一，依托类是从古书创作主体角度的分类，"其他类"的划分是因为使用的数术情况不明，剩下几类分类标准相对统一。出土文献中除了《地典》及《盖庐》属于兵阴阳类文献，北大汉简中有些简文，如"讲地有十二胜、五则、七死的简文，可与银雀山汉简《地形二》、《地葆》、《地典》比较。最后这类简文属于兵阴阳家讲地形的书"[②]。笔者此处不详细论述它们。通过以上分类，我们认为，兵阴阳类文献应当是记载数术方技知识在军事活动中具体运用的文献。

银雀山汉简《地典》属于上述兵阴阳类文献中的依托类，不再详细说明。这里着重谈谈《盖庐》文献性质，它的具体特征及释文，相关论

① 李零：《兰台万卷：读〈汉书·艺文志〉》，第161页。
② 李零：《北大汉简中的数术书》，《文物》2011年第6期，第82页。

著谈及不少，此不细论。① 《盖庐》题名与古人取文首数字命名习惯相
仿，就文体上而言，属于问答体，通过盖庐与伍子胥（在《盖庐》中被
称为"申胥"）二人一问一答的形式行文。虽然命名为《盖庐》，但更准
确地说，其实反映的是伍子胥的思想。从历代记载来看，以"伍子胥"
命名或"伍子胥"撰写的书有如下几种。（1）《汉志》杂家类文献中有
《五子胥》八篇，自注："名员，春秋时为吴将，忠直遇谗死。"（2）兵
家兵技巧类文献中有《五子胥》十篇，自注："图一卷。"② （3）《太平
御览》卷三一五引《越绝书》言及"伍子胥水战法"，③ 李善《文选》
卷二二颜延年《车驾幸京口侍游曲阿后湖》注引《越绝书伍子胥水战兵
法内经》、卷三五张协《七命》注亦引该书，④ 《史记·南越列传》南朝
裴骃集解引臣瓒言及有关水战内容的《伍子胥书》，《汉书·武帝纪》唐
颜师古注亦引臣瓒言及有关水战内容的《伍子胥书》，⑤ 以上言及水战内
容的《越绝书》或《伍子胥书》与《汉志》所言《五子胥》的关系，
存在争议。《史记·孙子吴起列传》唐张守节正义引"《七录》云《越
绝》十六卷，或云伍子胥撰"⑥。《越绝书》，隋唐史志作十六卷，《宋
史·艺文志》作十五卷，《崇文总目》著录本为二十五篇，含内纪八篇、
外传十七篇。今本存十九篇，包括内经两篇、内传四篇、外传十三篇。

---

① 相关研究可参——张家山汉墓竹简整理小组：《江陵张家山汉简概述》，《文物》1985
年第1期，第12~13页；张家山二四七号汉墓竹简整理小组编著《张家山汉墓竹简
〔二四七号墓〕》（释文修订本），第161~168页；曹锦炎：《论张家山汉简〈盖庐〉》，
《东南文化》2002年第9期，第62~69页；刘钊：《〈张家山汉墓竹简〉释文注释商榷
（一）》，《古籍整理研究学刊》2003年第3期，第3页；王贵元：《张家山汉简字词释
读考辨》，《盐城师范学院学报》2003年第4期，第85页；许学仁：《张家山M247汉
简〈盖庐〉篇释文订补》，谢维扬、朱渊清主编《新出土文献与古代文明研究》，上
海：上海大学出版社，2004年，第352~357页；连劭名：《张家山汉简〈盖庐〉考
述》，《中国历史文物》2005年第2期，第64~71页及第88页；刘乐贤：《谈张家山汉
简〈盖庐〉的"地橦""日橦"和"日臽"》，武汉大学简帛研究中心主编《简帛》
2006年第1辑，上海：上海古籍出版社，第385~389页；邵鸿：《张家山汉简〈盖庐〉
研究》，第27~76页。
② （汉）班固撰，（唐）颜师古注《汉书》，第1740、1761页。
③ （宋）李昉等撰《太平御览》，第1450页。
④ （梁）萧统编，（唐）李善注《文选》，第318、493页。
⑤ （汉）司马迁撰，（南朝宋）裴骃集解，（唐）司马贞索隐，（唐）张守节正义《史
记》，第2975页。（汉）班固撰，（唐）颜师古注《汉书》，第187页。
⑥ （汉）司马迁撰，（南朝宋）裴骃集解，（唐）司马贞索隐，（唐）张守节正义《史
记》，第2162页。

内经、内传即内纪。今本《越绝书·越绝篇叙外传记》有《越绝》八篇之目，① 清洪颐煊《读书丛录》认为此即《汉志》所言《五子胥》八篇，② 顾实《汉书艺文志讲疏》赞同洪氏此说，余嘉锡对此说持保留态度，张舜徽则不认同此说。③ 笔者认为，从上述文献记载的伍子胥对进行水战的军队编制及战术的思考来看，《越绝书》可能与兵技巧类文献中的《五子胥》关系更大一些，与杂家类中的《五子胥》关系可能远一些。（4）《隋志》子部五行类文献中有署名伍子胥撰的《遁甲诀》一卷、《遁甲文》一卷、《遁甲孤虚记》一卷，以及见于梁朝但隋已消亡的《伍子胥式经章句》二卷。④《隋志》所言这些文献，应该是汉以后的人依托于伍子胥而作。

《盖庐》与上述第一、二类文献有关系，与第三、四类文献关系不大。从思想内容而言，《盖庐》属于兵阴阳类文献，可能与《汉志》杂家类中的《五子胥》有内容上的交叉，但属于兵技巧类文献的可能不大，即与兵技巧类中的《五子胥》十篇关系不大；从前述兵阴阳类文献的分类来看，应是战国中期之后的人们根据伍子胥事迹，创作而成，⑤ 属于依托类的文献可能性最大。在这一点上，与《地典》性质一样。

二　思想性质

（一）《地典》

1. 文本情况略述

长时间以来，银雀山汉简《地典》没有正式整理本，学者们凭借吴九龙《银雀山汉简释文》才有了解，⑥ 李零依据该书辑录出《地典》，⑦

---

① （东汉）袁康、吴平辑录《越绝书》，乐祖谋点校，第 105 ~ 106 页。
② （清）洪颐煊：《读书丛录》，《丛书集成初编》第 359 册（据《史学丛书》本排印），北京：中华书局，1985 年，第 61 页。
③ 顾实：《汉书艺文志讲疏》，上海：上海古籍出版社，2009 年，第 152 页。余嘉锡：《四库提要辩证》，第 380 ~ 385 页。张舜徽：《广校雠略　汉书艺文志通释》，武汉：华中师范大学出版社，2004 年，第 327 页。
④ （唐）魏徵、令狐德棻撰《隋书》，第 1029、1030、1032 页。
⑤ 《盖庐》成书时间，有各种说法。邵鸿进行过辨析，认为其上限不会早至战国前期而必在中期之后（邵鸿：《张家山汉简〈盖庐〉研究》，第 12 ~ 15 页）。笔者从之。
⑥ 吴九龙释《银雀山汉简释文》，北京：文物出版社，1985 年。
⑦ 李零：《简帛古书与学术源流》，第 395 ~ 397 页。

正式整理本于 2010 年方才发表，① 两相比较，只有微细差别而已。笔者这里使用正式整理本，具体页码，不再一一指出。

2. 思想研究

《地典》主要讨论的是军事地形学，从题目上"地典"二字即可看出。典，司也，主也。地典，地之司也，地之主也。"地典"在黄帝古帝系统君臣关系模式中，似乎是掌属土地的官职；黄帝大臣中有七辅、四辅、四相（天地四时之官）、四史官、六相等说法，这是模仿战国秦汉官制而论，作为七辅之一的"地典"似与《周礼》中的职方氏、形方氏、山师、川师、原师的职能相同。这样一来，《地典》围绕军事地形展开讨论，也就不难理解了。

就内容而言，由于残缺较甚，只能拟测一二，似乎包括如下部分。第一，总括黄帝于此有关的思考，即"东西为纪，南北为经。""高生为德，下死为刑。四两顺生，此谓黄帝之胜经"。《淮南子·地形》也有相关内容："凡地形：东西为纬，南北为经；山为积德，川为积刑；高者为生，下者为死；丘陵为牡，溪谷为牝。"② 第二，介绍"地有六高六下"，"此十二者，地之贫也"。第三，介绍山陵丘林中，何谓阳地，何谓阴地。第四，在以上认识背景下，如何排兵布阵，行军打仗，以及相应的结果如何。如"左丘而战，得适（敌）司马"；"背邑而战，得其旅主。左邑火陈（阵），适（敌）人奔走。右水而战，氏（是）谓顺□，大将氏（是）取"。

《地典》属于兵阴阳类文献，但不能从中明显看出来军事活动使用的数术门类。"阴阳"最初是地理概念，在《地典》这里，似乎与"刑德""生死""牝牡"一起作为评价地形的宜忌标准，然后以此用于军事活动中。这种军事地形学的思考是一个强大的传统，在不同类型兵书中都可以看到。《孙子·行军》讨论行军中的四种地形上的宿营（"处军"）问题，然后有三个总结。第一，"凡四军之利，黄帝之所以胜四帝也"，即黄帝打败四帝，靠的是这四种处军之道。银雀山汉简《黄帝伐赤帝》所言与此相关，它道及黄帝伐四帝的"法宝"，就是"右阴、顺术、背

① 银雀山汉墓竹简整理小组编《银雀山汉墓竹简》［贰］，第 147～149 页。
② 刘文典撰《淮南鸿烈集解》，第 139～140 页。

冲"六个字，李零认为这是数术之学在军事上的推广。① 讲述处军之道，托之于黄帝，与《地典》讲述模式类似。第二，强调贵阳而贱阴，好高而恶下。第三，要规避五种坏地形。所言内容与《地典》类似。又，《孙子·地形》讲述作战的六种地形，《九地》从战线推进和战区划分的角度讲述地形、地貌和地势，与兵阴阳类文献有一定的关系。又，银雀山汉简《地葆》《黄帝伐赤帝》《地形二》《雄牝城》也都是讲述军事地形学的篇章。② "地葆"之"葆"通"保"，安也，《地葆》所言内容是处军地形优劣问题；《黄帝伐赤帝》所言内容，前文已经提及，此不论；《地形二》言及"九地"之优劣及在行军布阵方面的宜忌；《雄牝城》主要论述难攻的雄城和易攻的牝城在地形上的特点。所言内容与兵阴阳关系甚为密切，皆是将对地形阴阳、高下、向背、顺逆、左右的认识运用于行军打仗的记载。另外，《尉缭子·天官》托名于黄帝，亦言及部分军事地形学，《北堂书钞》卷一一三、《太平御览》卷三三五所引《太公兵法》言及"张军处"须注意"七舍七殃"，也是军事地形方面的思考，与兵阴阳思想有关系。

（二）《盖庐》

该篇文献以盖庐与申胥对话展开叙述，每一组对话为一章，共有九章，除首章，其余八章章首都有墨点符号作为章节标志。申胥回答常以"此谓××××"格式作为对盖庐问题的总结，讨论的问题如下：何谓顺天之时、何谓顺天之道、何谓天之时、何谓军之法、何谓战之道（包括用天之八时、顺天之时、战有七术、从天四殃、日有八胜、以五行胜、以四时胜）、何谓攻之道（包括用五行之道、用四时之道、用日月之道）、何谓攻军回众之道（包括十种攻军退敌之道）、何谓击敌之道（包括十种击敌之道）、何谓救民之道（包括十种救民之道）、何谓救乱之道（包括十种救乱之道）。第一章包括前两个问题，剩下每章讨论一个问题。前两个问题可谓是《盖庐》总括性问题，提到黄帝征伐天下的四个层次，最后一个层次是以兵革征伐天下，其法是"维斗为击，

---

① 李零：《唯一的规则：〈孙子〉的斗争哲学》，第 193 页。

② 银雀山汉墓竹简整理小组编《银雀山汉墓竹简》［壹］，《地葆》释文见第 61~62 页、《黄帝伐赤帝》释文见第 32~33 页、《地形二》释文见第 33~34 页。银雀山汉墓竹简整理小组编《银雀山汉墓竹简》［贰］，《雄牝城》释文见第 161~162 页。

转动更始"，以及第二章中的"九野为兵，九州为粮，四时五行，以更相攻"①。这隐含了笔者讨论该篇文献的方法，即在由天之天象、地之四方及四时构成的一个系统中，讨论生活于这个系统中的人们如何凭借数术方技知识系统进行军事活动。结合前述兵阴阳的定义及其文献归类，将这后八个问题蕴含的数术种类介绍如下，在此基础上，概述其总体思想。

1. 刑德类

数术方技类文献中"刑德"含义丰富，以时空存在为条件，指择日之术，有吉凶宜忌的含义，亦指空间范围内的值神（神煞）。《盖庐》兵学思想中亦可见到这种数术门类，第二章叙述所谓"天之时"时，提到"天地为方圜，水火为阴阳，日月为刑德"②，此处认为日为刑，月为德。又，第四章载："其时曰：黄麦可以战，黄秋可以战，白冬可以战，德在土、木、在金可以战，昼倍（背）日、夜倍（背）月可以战，是谓用天之八时。"③整理者在"木"字后未断开，作"木在金"，邵鸿认为"木在金"不辞；引用连劭名"木"为"水"之误的说法，但即便如此，"水在金"亦不辞。④笔者认为"木"字当与"在金"断开，"德在土、木、在金"应当理解为"时德在土、时德在木、时德在金"的省略，⑤只有这样断开，才有所谓"天之八时"，否则只有天之七时。这句话也牵涉到对刑德属时的认识，黄麦指麦熟季节（由于建正不同，"黄麦"时节也可能属于秋季），黄秋似属于深秋，白冬似属于深冬。马王堆汉墓帛书《十大经·观》以"春夏为德，秋冬为刑"。⑥黄麦、黄秋、白冬属于刑，适合用兵。"德在土、木、在金"表达一种时间概念，王三峡将其与四时、五行配数系统联系起来，认为德在土，指季夏六月；德在木，

---

① 张家山二四七号汉墓竹简整理小组编著《张家山汉墓竹简〔二四七号墓〕》（释文修订本），第 161、162 页。
② 张家山二四七号汉墓竹简整理小组编著《张家山汉墓竹简〔二四七号墓〕》（释文修订本），第 162 页。
③ 张家山二四七号汉墓竹简整理小组编著《张家山汉墓竹简〔二四七号墓〕》（释文修订本），第 163 页。
④ 邵鸿：《张家山汉简〈盖庐〉研究》，第 51 页。
⑤ 王三峡：《"日有八胜"与"天之八时"——汉简〈盖庐〉词语训释二题》，《长江大学学报》（社会科学版）2008 年第 5 期，第 18 页。
⑥ 陈鼓应：《黄帝四经今注今译》，第 217 页。

指春季寅、卯、辰三个月；德在金，指秋季申、酉、戌三个月。这三个时间段，适合用兵。① 前述"刑德"代表着时间的选择，即以刑德代表的具体时间的好坏价值作为用兵与否的标准。

2. 天文类

早期古书常常言及天人合一、天地相应，在早期地理学关于方向的思考中，也常常见到这样的思想。天的方向相对于地，地的方向相对于人；地在下不动，天在上旋转。要讲天的方向，只能是天在某一时刻相对于地的方向。② 所以生活在大地（"天下"）上的人们常以天象标识"地"的方向。首先谈谈东西南北四方。《盖庐》第一章载："东方为左，西方为右，南方为表，北方为里。"③ 中国处于北半球，最初的阴阳观念与地理上南北观念有关，中国建筑及军事上排兵布阵常以向阳为正；南北定，然后左右定。《盖庐》此处所言，背后隐含着"人"的面南背北、朝阳背阴的站位。

早期军事地理学也常常以恒星、行星的位置界定军事活动中人的位置，《盖庐》所谈亦不例外，如："左太岁、右五行可以战，前赤鸟、后倍（背）天鼓可以战，左青龙、右白虎可以战，招榣（招摇）在上、大阵其后可以战。"④ 太岁又名太阴，古人假想的与岁星（木星）运行相反的星体，郑玄于《周礼·春官宗伯·保章氏》"以十有二岁之相，观天下之妖祥"下注："岁星为阳，右行于天；太岁为阴，左行于地。十二岁而小周。"⑤ 据《韩非子·饰邪》所载，"五行"亦是星名。赤鸟，亦为朱雀，二十八宿中的南方七宿。天鼓为北方七宿之牛宿中的河鼓三星，通常代指二十八宿中的北宫玄武。"招摇"为"斗杓"之意，代指北斗，如郑玄于《礼记·曲礼上》"招摇在上"注"招摇星在北斗杓端，主指者"，《淮南子·兵略》载："虽顺招摇，挟刑德，而弗能破者，以其无

① 王三峡：《"日有八胜"与"天之八时"——汉简〈盖庐〉词语训释二题》，《长江大学学报》（社会科学版）2008 年第 5 期，第 19 页。

② 李零：《说中国早期地图的方向》，见氏著《中国方术续考》，第 206 页。

③ 张家山二四七号汉墓竹简整理小组编著《张家山汉墓竹简〔二四七号墓〕》（释文修订本），第 161 页。

④ 张家山二四七号汉墓竹简整理小组编著《张家山汉墓竹简〔二四七号墓〕》（释文修订本），第 163 页。

⑤ （汉）郑玄注，（唐）贾公彦疏《周礼注疏》，第 819 页。

势也。"高诱注：招摇，斗杓也。① 天阵，不能确知其含义，但必是星名无疑。以上所言天上恒星或行星前后左右的位置，皆是相对于地上的人们进行军事活动的方向，它们决定着是否开战。

另外，《盖庐》亦言及天象对战争胜败的影响，如："大白入月、营或（荧惑）入月可以战，日月并食可以战，是谓从天四央（殃）。"② 这四种天象适合作战的记载在其他文献中也可见到，如《史记·天官书》载"（太白）其入月，将僇"，马王堆汉墓帛书《五星占》载"月与星相过也，月出大白南，阳国受兵；月出其北，阴国受兵"。③ 唐《开元占经》卷一二"月占二"也记载了"太白入月"及"荧惑入月"的天象。这些都说明《盖庐》相关记载有一个强大的传统，为数术方技类文献所继承。

3. 五行类

五行相克相生的思想在《盖庐》战术战略中有具体体现，如："丙午、丁未可以西乡（向）战，壬子、癸亥可以南乡（向）战，庚申、辛酉可以东乡（向）战，戊辰、己巳可以北乡（向）战，是谓日有八胜。皮（彼）兴之以金，吾击之以火；皮（彼）兴以火，吾击之以水；皮（彼）兴以水，吾击之以土；皮（彼）兴之以土，吾击之以木；皮（彼）兴之以木，吾击之以金。此用五行胜也。"又："大白金也，秋金强，可以攻木；岁星木【也，春木】强，可以攻土；珍（填）星土也，六月土强，可以攻水；相星水也，冬水强，可以攻火；营或（荧惑）火也，四月火强，可以攻金。此用五行之道也。"④ 前者包含两个层面上的五行相胜思想，第一个层面即所谓"日有八胜"，亦即八个胜日。以特定地支记日，就有了针对特定方位避邪厌胜的意义，如庚申、辛酉地支为金，东方属木，金克木，所以庚申、辛酉可以东向战。⑤ 后一个层面的"五

---

① （汉）郑玄笺，（唐）孔颖达等正义《礼记正义》，第 1250 页。刘文典撰《淮南鸿烈集解》，第 509 页。

② 张家山二四七号汉墓竹简整理小组编著《张家山汉墓竹简〔二四七号墓〕》（释文修订本），第 163 页。

③ （汉）司马迁撰，（南朝宋）裴骃集解，（唐）司马贞索隐，（唐）张守节正义《史记》，第 1326 页。刘乐贤：《马王堆天文书考释》，第 75 页。

④ 张家山二四七号汉墓竹简整理小组编著《张家山汉墓竹简〔二四七号墓〕》（释文修订本），第 163、164 页。

⑤ 王三峡：《"日有八胜"与"天之八时"——汉简〈盖庐〉词语训释二题》，《长江大学学报》（社会科学版）2008 年第 5 期，第 17～18 页。

行胜"云云只是单纯的五行相胜理论于军事上的运用。后者则把行星、四时、十二月统一在五行配数系统中，以五行相胜原理规定某个时节可以进行军事进攻。

前面已经说道，左为东方，右为西方，表为南方，里为北方，《盖庐》把四时、四方与五行联系起来，以五行相胜原理指导实际军事行动。如："春击其右，夏击其里，秋击其左，冬击其表，此谓倍（背）生击死，此四时胜也。""【秋】生阳也，木死阴也，秋可以攻其左；春生阳也，金死阴也，春可以攻其右；冬生阳也，火死阴也，冬可以攻其表；夏生阳也，水死阴也，夏可以攻其里。此用四时之道也。"① 后者可谓是前者的详细注释、进一步的表述，将四时、四方与五行联系起来，以五行相胜原理规定某个季节进行军事进攻，与前文内容类似。

4. 杂占类

前述《汉志》兵阴阳类文献中有《别成子望军气》六篇，《盖庐》也有关于"军气"的论述，在论述十种进攻退敌之道时，这样说道："凡攻军回众之道，相其前后，与其进芮（退），慎其填（尘）埃，与其綵气。旦望其气，夕望其埃，清以如云者，未可军也。埃气乱李，浊以高远者，其中有动志，戒以须之，不去且来。"② 可以明显看出，军气存在情况对军事行动有重大影响。

以上为《盖庐》提到的数术门类，基本贯穿军事行动的全过程，如军事进攻、防御、对敌情的判断等方面。除了以上所述，《盖庐》还对实际战斗中的十种击敌情况进行说明，随后提到的十种救民之道及十种救乱之道则反映了战前权谋思想，即什么条件下，才去军事进攻，它们与数术方技的直接联系不大，此处不详细论述。

与《盖庐》相比，《地典》没有如此丰富的数术门类。二者只是在谈论处军之道方面有一定的交叉，《地典》主要讨论军事地形学，《盖庐》也有谈论处军之法的军事地形学，如申固、乘势、范光、大武、清施、绝纪、增固、大顷、顺行云云，即相对于陵、水位置的不同而处军

---

① 张家山二四七号汉墓竹简整理小组编著《张家山汉墓竹简〔二四七号墓〕》（释文修订本），第163、164页。

② 张家山二四七号汉墓竹简整理小组编著《张家山汉墓竹简〔二四七号墓〕》（释文修订本），第165页。

的种种称谓。通过前文讨论，我们认为《盖庐》讨论兵阴阳问题的丰富性及层次性远较前者为甚，当然这与它们出土时各自的保存状况有关，如果《地典》保存较为完好，提供的信息或许并不比《盖庐》少。就这两篇文献的思想性质而言，《汉志》兵阴阳类文献有《地典》六篇，银雀山汉简《地典》应属于其中一部分内容，而从叙述方式上言，依托黄帝君臣讲述故事，也属于前文所言的黄帝书。《盖庐》所谈以兵事为主，而兵事由生活在天之天象，地之四时或四方构成的系统中的人们，借助阴阳五行配数配物原理而进行。这种兵事作为统治手段之一，处于整个统治方法序列中的末端，"治民之道，食为大葆，刑罚为末，德正（政）为首"①。刑罚为末，自然不属于法家；德政为首，但通篇论述军事活动，自然也不属于儒家。军事活动是黄帝征伐天下四个层次中的最末层次，"其法曰：天为父，地为母"云云，②接下来论述的兵阴阳思想只是这种方法的具体体现。尽管依托于盖庐与申胥对话而行文，而不是依托于通常黄帝书所见的黄帝君臣，但所言与兵阴阳家多托于黄帝立言，并无本质区别，所以《盖庐》亦是广义上的黄帝书。从这点上来讲，《地典》及《盖庐》皆是更偏重于"黄"的黄老文献。

三　地理知识讲述特点——兼论早期地理学记述系统

在一种更广阔的背景下，本节讨论早期地理学记述系统。《地典》所言主要是军事地形学，自然与早期地理学有一定关系。《盖庐》有什么样的条件促使我们讨论这个问题？一是如前所述，《盖庐》有与《地典》一样的内容，讨论了处军之道；二是从中国早期文化来看，往往是将天、地及人三才于一个系统中讲，谈天时，不能不论地，论地时，也不能不谈天，然后是天地之间人们的种种具体活动。这样一来，以发生于天地之间的兵事为讨论核心的《盖庐》，适时地为认识早期地理学特点提供了方便。笔者通过《汉志》相关记载，探讨二者在早期地理学记

---

① 张家山二四七号汉墓竹简整理小组编著《张家山汉墓竹简〔二四七号墓〕》（释文修订本），第161页。
② 张家山二四七号汉墓竹简整理小组编著《张家山汉墓竹简〔二四七号墓〕》（释文修订本），第161页。前文讨论出土文献与《鹖冠子》相合内容时，提到《果童》、《鹖冠子·泰鸿》、《管子·五行》和《淮南子·精神》诸篇均记载了"以天为父，以地为母"，《盖庐》此处内容与之相似。

述系统中的位置，然后论述它们的地理学记述特点。

前文引用李零观点已经说道，《汉志》所言七略可以分为学、术两大部分，就"术"的存在而言，是当时实用知识与实用技术的总括。早期地理学的思考多为日用经验层面上的实用性思考（《尚书·禹贡》呈现了早期地理学着眼的另一个世界——大一统的理想世界，与之不同），自然我们应该在《汉志》所言"术"的部分中寻找代表早期地理学的思考载体。

《汉志》所言的"术"包括数术、方技二略，数术谈天，方技论人。在笔者看来，它们每一略包含的文献内容可分为两个层次，数术略中的天文、历谱类为一个层次，五行、蓍龟、杂占、形法类（它的存在较为特殊）为另一个层次；方技略中的医经类为一个层次，经方、房中、神仙类为另一个层次。每一略的第一个层次是对天、人的"物理性"的认识，第二个层次是对连接这种"物理性"认识的方式和技巧的论述。从两个层次来看，中国早期文化中所谓天、地及人三才各自呈现出来的知识系统，有着明显差异，也就是在《汉志》某"略"层面上，没有独立地记载"地"的知识系统，今人认可的地理学著作——《山海经》，附属于数术略中的形法类文献而存在，但形法类文献中也包括《国朝》七卷、《宫宅地形》二十卷、《相人》二十四卷、《相宝剑刀》二十卷及《相六畜》三十八卷。① 古人对山川形势、城郭宫宅，乃至人及六畜之骨法，甚至器物之形态的认识，皆在该类文献内。从《汉志》小序来看，形法类文献是以对事物之形的表层认识为基础，对反映事物内在本质的"气"的精微论述。显然所言皆是古人对不同事物三维空间的认识，并无对"地"的自觉认识的载体，即地理学著作的出现。其中古人对地的认识，即《山海经》、《国朝》及《宫宅地形》可谓是广义地理学著作，剩下的其他形法类文献均与地理学无关。

中国古代地理学大体上由两大部分构成，一是与现代地理学一脉相承的狭义地理学；一是隶属于古代数术方技之学的堪舆学，也就是世俗所说的阴阳风水术。虽然二者在有些方面有一定的联系，但总的来说，各成体系，畛域分明。通常所说的中国古代地理学指前者。② 就第一个

---

① （汉）班固撰，（唐）颜师古注《汉书》，第 1774～1775 页。

② 辛德勇：《唐代的地理学》，李孝聪主编《唐代地域结构和运作空间》，上海：上海辞书出版社，2003 年，第 458 页。

部分而言，多以见于史书中的《地理志》、《郡国志》、《州郡志》及《地形志》相关记载或目录学著作中的史部地理类著作为主要载体，也就是通常所谓的沿革地理学。由 20 世纪顾颉刚创办禹贡学会开始，侯仁之、谭其骧及史念海影从之，历史地理学由此"一祖三宗"式地发展起来；对于历史地理学学科属性及研究方法，以及历史地理学与沿革地理学的关系，侯、谭及史三位学者皆有相关论述。① 历史地理是地理学的组成部分，这是历史学的辅助组成部分，这已经成为共识。此外，其他学者也对"历史地理"学科名称的由来，及其认识历程进行了总结。② 第二部分以子部的数术方技类相关著作为主。

但是从前述古代地理学内容反观《汉志》所言地理类文献，面临着这样的尴尬：在《汉志》中找不到狭义地理学类著作的身影；《汉志》数术略五行类文献中有《堪舆金匮》十四卷，似乎与地理学有关，但近来学者更倾向于认为它是一种择日术。③ 世俗所说的阴阳风水术与《汉志》数术略中的《国朝》及《宫宅地形》形法类文献，勉强有点关系。

为什么《汉志》没有上述古代地理学的两大部分内容？一是《汉志》学术分类使然，在《汉志》的学术环境里，如一般目录学著作所言，其知识体系是博学体系，而没有现代的学科意识，所以蕴含有地理学的朦胧意识，而没有地理学的自觉意识，自然也没有地理学学科的出现。二是从时代的大关节处以及《汉志》存在时间而言，秦始皇一统天下标志着血缘政治向地缘政治的转化，汉承秦而来，一定数量的王朝代

---

① 侯仁之：《历史地理学刍议》，见氏著《历史地理学四论》，北京：中国科学技术出版社，2005 年，第 5～8 页。谭其骧：《在历史地理研究中如何正确对待历史文献资料》，见氏著《长水集续编》，北京：人民出版社，1994 年，第 235 页。史念海：《中国历史地理学的渊源和发展》之《沿革地理学的肇始和发展》、《地理学的组成部分和历史学的辅助学科》，见氏著《河山集》（六），太原：山西人民出版社，1997 年，第 13～18、35～41 页。
② 侯仁之在撰写《中国大百科全书·地理学》卷中的"历史地理学"条目时，认为"历史地理学名称在 20 世纪初由日本传入中国，但其内容仍未超越沿革地理的范围"。（《中国大百科全书·地理卷》，北京：中国大百科全书出版社，1990 年，第 276～280 页。）侯甬坚在这个基础上，推阐此论，详参侯甬坚《"历史地理"学科名称由日本传入中国考——附论我国沿革地理向历史地理学的转换》，《中国科技史料》2000 年第 4 期，第 307～315 页。另参陈桥驿《学论与官论——关于历史地理学的学科属性》，《学术界》2001 年第 2 期，第 148～153 页。
③ 赵益：《古典术数文献述论稿》，北京：中华书局，2005 年，第 18～19、102～104 页。

际更换尚未出现，自然反映"王朝发展相表里的地理学，我们称之为王朝地理学"的地理志亦未曾出现（《汉志》中没有这类文献，但《汉书·地理志》却是王朝地理学的标志性文本），① 此时尚处于"王朝地理学"的开始阶段。

尽管《汉志》没有记载这两大类地理学文献，但呈现了这两类文献的雏形，一是以六艺略中《尚书·禹贡》为代表的地理叙述体系，该类文献存在于后世史部文献中（当然《尚书》存在于经部）；一是以数术略中《山海经》为代表的地理叙述体系，在目录学著作中，归类摇摆很大，《隋志》入于史部地理类，《四库全书总目》入于小说类，近代以来又把它作为神话的渊薮。② 从归类独立性来看，后者较前者凸显。结合相关研究，如果以人、地关系的讲述作为地理学定义来看，二者有明显差异。《禹贡》通过倡导如九州格局、五服等级等空间秩序，展示了大一统国家的中央行政制度的地理秩序，下启以郡县体系为地理知识核心的王朝地理学，讲述的是以国家（当然在《禹贡》那里，这个国家是理想中的大一统国家，大禹是大一统秩序中的主导者）为主体的宏大地理

---

① 唐晓峰：《从混沌到秩序：中国上古地理思想史述论》，第 286 页。唐晓峰认为王朝地理学的代表性文本是《汉书·地理志》，其地理知识叙述体系上的核心、纲要是对行政区划体系中的郡县体系的叙述。李零亦认为王朝地理学"以郡县制为框架，强调政区史（包括土地史和人口史）"在其诸特点中最为重要。（李零：《"地理"也有"思想史"——读〈从混沌到秩序〉》，《中华读书报》2010 年 3 月 31 日，第 9 版。）由此笔者感觉，"王朝地理学"作为一种历史地理学观念，其外延似乎小于前述沿革地理学，即以郡县为纲，以山川城邑人口物产为目的官修地理文献才属于王朝地理学研究范畴。这种官修地理文献也就是谭其骧所言"疆域地理志"。（谭其骧：《〈汉书·地理志〉选释说明》，谭其骧著、葛剑雄编《求索时空》，天津：百花文艺出版社，2000 年，第 175～176 页。）

② 二者相关研究论著及综述如下：侯仁之主编《中国古代地理学简史》，北京：科学出版社，1962 年，第 5 页；谭其骧《山海经简介》，见氏著《长水集续编》，第 370 页；华林甫《近年来〈禹贡〉研究述略》，《中国史研究动态》1989 年第 10 期，第 16～21 页；黄正林《近年来〈禹贡〉研究进展综述》，《中国史研究动态》1990 年第 8 期，第 19～22 页；牛淑贞《近 20 年来〈禹贡〉研究综述》，《云南师范大学学报》（哲学社会科学版）2009 年第 4 期，第 107～111 页；容天伟、汪前进《民国以来〈禹贡〉研究综述》，《广西民族大学学报》（自然科学版）2010 年第 1 期，第 30～52 页；金荣权《〈山海经〉两千年研究述评》，《信阳师范学院学报》（哲学社会科学版）2000 年第 4 期，第 101～104 页；孙玉珍《〈山海经〉研究综述》，《山东理工大学学报》（社会科学版）2003 年第 1 期，第 109～112 页。后两篇《山海经》研究综述对《山海经》地理学思想涉及甚少。

知识体系，而垂范万世。先秦文献中的《周礼·夏官司马·职方氏》也是这样的叙述体系，唐晓峰认为上博简中的《容成氏》在"九州"来源的叙述上，其理论立场与《禹贡》一致，都是儒家立场，① 自然《容成氏》也是这样的叙述体系。《山海经》是"多种巫师、方士所记各地山川、神话、巫术的资料汇编"②。李零认为此书不光讲山，还集本草、博物、志怪于一身，应与寻仙访药的活动相关，其实是神仙家的地理书。③唐晓峰认为《山海经》的地理知识有两重性，分别源自天神信仰和现实经验。对于经验性地理知识，如果只有记录，而不提出叙述框架，更没有做提升解释，则仍属于日常知识，不具有学术意义。④ 从以上判断来看其书所谈人、地关系，笔者认为其书呈现的是一定的人群对山川自然形势的经验性地理知识讲述体系。如此类似的地理知识体系在如下先秦秦汉文献中存在：《汉志》中的《地典》《国朝》《宫宅地形》，《管子》中的《度地》《水地》《地员》诸篇，《孙子》中的《地形》《九地》两篇。出土文献中有九店楚简中的《日书·相宅》，睡虎地秦简日书甲种15～23号简背专讲住宅吉凶的《相宅》，⑤ 银雀山汉简《地典》《黄帝伐赤帝》《地形二》《雄牝城》及《孙膑兵法·地葆》诸篇，张家山汉简《盖庐》等篇。

这样看来，先秦秦汉地理学叙述体系朦朦胧胧存在两个层次，一个是以国家为主体的宏大地理知识体系，开启了后世王朝地理学；一个是以一定人群为讲述主体的经验层面上的微观地理知识体系，开启了多种专门地理学，如《管子·地员》讲述了农业地理，以《孙子》为代表的兵书讲述了当时知识背景下的军事地理，楚秦《日书·相宅》讲述了战国秦汉日用经验层面上的民间地理知识体系，《史记·货殖列传》讲述了经济地理。

---

① 唐晓峰：《地理学中的两个世界》，《书城》2009 年第 9 期，第 19 页。
② 谭其骧：《山海经简介》，见氏著《长水集续编》，第 370 页。
③ 李零：《"地理"也有"思想史"——读〈从混沌到秩序〉》，《中华读书报》2010 年 3 月 31 日，第 9 版。
④ 唐晓峰：《从混沌到秩序：中国上古地理思想史述论》，第 176～177 页。
⑤ 晏昌贵、钟炜：《九店楚简〈日书·相宅篇〉研究》，《武汉大学学报》（人文科学版）2002 年第 4 期，第 417～422 页。晏昌贵：《楚秦〈日书〉所见的居住习俗》，见氏著《简帛数术与历史地理论集》，第 50～62 页。

围绕本书主题，笔者认为《地典》《盖庐》在微观地理知识体系方面有如下特点。

第一，直观性。在中国文化中，天地相应观念非常重要，《周易·系辞上》即有相关论述，《史记·天官书》正义引张衡的话说："众星列布，体生于地，精成于天，列居错峙，各有所属。"① 也反映了这种观念，它导致古代天上星区与地上山川州郡相对应的分野理论的建构。星占学家往往把分野理论作为星占术的存在背景，将天上星象和与之对应的地域上的政治事件联系起来，运用到政治文化中，展示天命对人世统治的昭示作用。但在古代地理学中，分野理论可以极大地上的人们目力所穷，通过天上的定位，帮助人们找到大地上相应的位置。

如《盖庐》第一章载"东方为左，西方为右，南方为表，北方为里"。此处左右表里的说法，背后隐含着"人"的面南背北、朝阳背阴的站位。最初的阴阳观念与地理上南北观念有关，由于中国处于北半球，中国建筑及军事上排兵布阵常以向阳为正，人朝南面向太阳的位置为表，所处的位置为里，然后人的左右位置才得以确定。又，《盖庐》所谓"左太岁、右五行可以战，前赤鸟、后背天鼓可以战，左青龙、右白虎可以战，招摇在上、大阵其后可以战"的说法，直接以大地上人们的位置是否合于以上天体的位置而确定军事行动与否。所以古人并不是仅仅依靠基于生活的大地而形成的大地观确定自身位置，而是依靠天体作为定位的标杆，定位方法直接、简单。

第二，整体性。尽管微观地理知识讲述体系是局限于一时一地的认识，但从来不是孤零零地讲述地理知识，而是结合当时知识背景，认知所处地理环境，并且提炼出一定的叙述框架，作为行动的指南。这样一来，这种整体性代表着古人认识自身位置的一种方式，而今人对这种认知模式探讨就有了思想史上的意义和价值。

《地典》"高生为德，下死为刑。四两顺生，此谓黄帝之胜经"的记载，是对战争中军事地形的规律性认知，即贵高而贱下，重德而轻刑。银雀山汉简《黄帝伐赤帝》反复道及的"右阴、顺术、背冲"六个字，

① （汉）司马迁撰，（南朝宋）裴骃集解，（唐）司马贞索隐，（唐）张守节正义《史记》，第 1289 页。

也是军事地形的规律性认识，这是黄帝胜四帝的法宝。《盖庐》文本较为完整，这样的叙述更为常见，如前文已经说到的将阴阳五行观念运用在军事活动中，超越了单纯的地理知识讲述模式，把空间秩序的认知"镶嵌"在天地日月、四时等五行配数系统之内。

还应该指出一点，并不只是微观地理知识叙述体系有这两个特点，作为宏大地理知识叙述体系的王朝地理学也有，以前文所言大、小传统来看早期地理学叙述体系，宏大地理知识叙述体系无疑代表了地理学记述体系中的大传统，而微观地理知识叙述体系代表了小传统。后者文献系统性不强，布点多、分布广的特点，使得我们对其包含的"地方感"丰富性的认知要比王朝地理学复杂。

笔者认为，正是古代地理学整体性的特点帮助古人树立了微观空间秩序的"地方感"，"地方感"是西方"新人文主义地理学"中的核心概念，在它那里，"地方"被每一个个体视为一个意义、意向或感觉价值的中心，一个动人的、有感情的附着的焦点，一个令人感觉到充满意义的地方。① 此点也就是对该学派领军人物段义孚观点的进一步阐发，他认为，空间转变为地方才有意义，地方是价值具体的表现。② 山是山，水是水，只是单纯的地理知识的描述而已，而山不是山，水不是水则反映了自然之于人的意义和价值，即人的地方感存在。前述兵阴阳思想恰恰反映了古人一定观念当中的"地方"之于军事斗争中人的意义，不过不像西方新人文主义地理学对"地方感"正面意义的强调，笔者认为兵阴阳家的"地方感"呈现出二重性，即对符合认知模式之"地方"的肯定，对不符合认知模式之"地方"的规避。兵阴阳家中的"地方感"建构过程中呈现出什么样的认知模式？新人文主义地理学者段义孚、瑞夫及其他相关学者强调："经由人的居住以及某地经常性活动的涉入；经由亲密性和记忆的积累过程；经由意象，观念及符号等等意义的给予；经由充满意义的"真实的"的经验或动人的事件，以及个体或社区的认同

---

① 〔美〕艾兰·普瑞德著，许坤荣译《结构历程和地方——地方感和感觉结构的形成过程》，夏铸九、王志弘编译《空间的文化形式与社会理论读本》，台北：明文书局有限公司，1994年，第86页。

② Yi-fu Tuan, *Space and Place：The Perspective of Experience*, Minneapolis：University of Minnesota Press, 1977, pp. 136, 12.

感、安全感及关怀的建立；空间及其实质特征于是被动员，并转形为
'地方'。"① 这指出"地方感"建构的几种方式，而军事活动具备极强的
实践性，营地驻扎、排兵布阵过程中，对地形需要直觉性认识；且这种
认识的正确与否可以以实践来验证，如前述"高生为德，下死为刑"，
以及"右阴、顺术、背冲"的说法，即是军事活动的规律性总结。所以
笔者认为上述"经由人的居住以及某地经常性活动的涉入；经由意象，
观念及符号等等意义的给予；经由充满意义的'真实的'的经验或动人
的事件"是兵阴阳文献帮助古人兴兵打仗中建立起特定空间秩序"地方
感"的重要方式。尤其"经由意象，观念及符号等等意义的给予"的方
式确立兵阴阳文献中的"地方感"，更为重要，意象、观念及符号的综
合体即是在战国秦汉兵阴阳文献中呈现出来的阴阳五行观念。

经过以上叙述，笔者认为，《地典》《堪舆金匮》与《汉志》中的
《国朝》及《宫宅地形》一样，都是借用一定的观念以期获得实际生活
中空间秩序价值的认识，即"地方感"，并将这种"地方感"固化为认
识规律，作为行动的指南。

---

① 〔美〕艾兰·普瑞德著，许坤荣译《结构历程和地方——地方感和感觉结构的形成过程》，夏铸九、王志弘编译《空间的文化形式与社会理论读本》，第 86 页。

附录三 《太公》辑佚

一 说明

《太公》成书、内容、书名、版本情况，皆已具前文，此不细表。它的辑佚工作，开始于清。其时辑录《太公》佚文者，有孙志祖、孙星衍、黄奭、严可均、王仁俊、汪宗沂、洪颐煊诸家。盛冬铃《六韬译注》附录《六韬逸文》在清孙同元的基础上补充传世文献佚文、敦煌写本及临沂银雀山汉简本内容。① 王震《六韬集解》附录《六韬佚文》以孙志祖、孙星衍、严可均、汪宗沂的辑佚为基础，过录四家辑本未见于《群书治要》以及敦煌写本《六韬》残卷的内容；同时将校订整理后的银雀山汉简《六韬》、定州八角廊汉简《六韬》、敦煌唐写本《六韬》残卷、《群书治要》节录《六韬阴谋》、西夏文译本《六韬》单列。② 周凤五《太公六韬佚文辑存》辑录历代典籍中《六韬》佚文，同时还参考定州八角廊汉简《六韬》之外的出土文献。③ 阮廷焯《太公遗书考佚》一文，分《太公阴谋》、《太公金匮》及《太公兵法》三部分。④

从以上诸家辑佚来看，如果以梁启超辑佚古书的四个优劣标准来衡量，⑤ 以上诸家各有得失。比如严可均以为"《通典》引太公《六韬》、《太公兵法》，俱标'太公曰'，不出书名"，这固然指出《通典》引用二书的做法差别，但是严氏本人在辑佚时，对二书的区别并不严格。这样说来，他们辑本的"真"，值得思考。从篇第安排来看，各家往往把

---

① 盛冬铃译注《六韬译注》，石家庄：河北人民出版社，1992年，第202~256页。
② 王震集解《六韬集解》，北京：中华书局，2022年，第546~734页。
③ 此本周凤五《太公六韬佚文辑存》一书的做法。周凤五：《太公六韬佚文辑存》，毛子水先生九五寿庆编委会主编《毛子水先生九五寿庆论文集》，台北：台湾幼狮文化事业公司，1987年，第275~311页。
④ 阮廷焯：《先秦诸子考佚》，台北：鼎文书局，1980年，第106~139页。
⑤ 一，是否标明出处；二，是否全备；三，是否真；四，篇第是否合理。见梁启超《中国近三百年学术史》，北京：东方出版社，1996年，第295页。

重复的材料合录为一条，这个做法不无道理。笔者认为，辑佚时，把相同材料罗列即可，如以"手术"整齐之，材料出处须明晰。另外，从"全备"标准来看，以上诸家辑佚内容多寡不一。依据今天条件，利用古籍数据库进行辑佚，相比于古人，是一个优势，同时当今出土文献的规模性发现，也是一个优势，所以今人辑佚应该朝上述几个标准进一步迈进。

在前人成果基础上，此处辑佚希望比照这几个标准，能有新的突破。辑佚的范围是《太公》，今天《六韬》单行，但在早期，亦在《太公》中，所以亦辑佚《六韬》。辑佚《太公》三书时，按古书引文所称之名，进行分类。西夏文《六韬》不是用汉字书写的文本，不在辑录范围。

二 凡例

（一）《六韬》佚文，指的是山东临沂银雀山一号汉墓出土的《六韬》残简、河北定州八角廊出土的《六韬》残简、敦煌唐写本太公《六韬》残卷，以及群书所引"太公六韬曰""六韬曰"云云，而为今本未见者。辑佚目的在于最大程度上恢复古书面目，相比于今本而言，既可确定篇第，又能确定在"某韬"之中者，辑为上编；篇第尚存，但无法对应于今本，有无篇名不定，能否确定在"某韬"之中不定者，依取材先后顺序，辑为中编；在古书中，引作《六韬》或《太公六韬》云云，既无法确定篇第，又无法确定"某韬"者，辑为下编。每篇文字内容相近者，以类相从，前后相次。文字多，时代确定早者在前，反之在后。下同，不再说明。

（二）《太公》三书的辑佚，按古书称引所言名称归类，相应也分为三部分。

（三）除了古书明言为《六韬》、《太公》三书的内容，出土文献中也有类似《太公》书的内容，但未为传世文献所征引，今列为第三部分，即疑似《太公》书之内容。

（四）凡同一引文内容，为不同文献所引，出现文字差异现象，或因版本不同，或古人删节而引，或撮述大意而引。为保证古书原貌，此处原则是，尽量依时代先后顺序，分条抄录。文字合并，以及文字的讹误衍脱，以脚注说明。同一内容，不同文本的文字差异，略作校勘；具体篇章分合差异，以脚注说明。

（五）引用书目总体原则是，采用时代较为靠前的文献材料。引用出土文献材料时，不摹写古文字，直接将隶定的字写出。缺字、补字所用相关符号，一仍整理者之旧，详参其相关说明。所录整理者注释，以所言各文本内容上的差异为主，其他亦酌加采用。引用唐写本材料时，保留原有抄写格式，不统改异体字，通假字破读。须做字形对比时，则保留原字形。

（六）所用主要文献，列举如下：

1. 银雀山汉简《六韬》，简称银简本。银雀山汉墓竹简整理小组编《银雀山汉墓竹简》【壹】，北京：文物出版社，1985 年。

2. 定州八角廊汉简《六韬》，简称定简本。河北省文物研究所定州汉墓竹简整理小组：《定州西汉中山怀王墓竹简〈六韬〉释文及校注》，《文物》2001 年第 5 期。

3. 敦煌唐写本太公《六韬》残卷，编号为 P. 3454，简称唐写本。该残卷共 201 行，卷首上截断裂，导致前十行上半残缺，第一行仅存半字，每行抄写二十余字不等，存《文韬·上贤》至《文韬·距谏》内容。书体为唐人卷子习见的"经生体"，字迹尚称工整，渊、世、民诸字缺笔避讳。依据高清 IDP 图版。① 参见黄永武主编《敦煌宝藏》第 128 册，台北：新文丰出版公司，1983～1986 年。

4.《六韬》，简称宋本，与今本含义一致。《四部丛刊》据常熟瞿氏铁琴铜剑楼影宋钞本。

5. 袁珂校注《山海经校注》（增补修订本），成都：巴蜀书社，1993 年。

6.（先秦）孙子著，（汉）曹操等注《孙子集注》，《四部丛刊》影印明嘉靖刊本。

7.（汉）郑玄笺，（唐）孔颖达等正义《礼记正义》，《十三经注疏》，上海：上海古籍出版社，1997 年。

8.（汉）孔安国传，（唐）孔颖达疏《尚书注疏》，《十三经注疏》，

---

① IDP 为 International Dunhuang Project（国际敦煌项目）的缩写，本书使用中古敦煌遗书《六韬》写本，从该网站（http://idp. nlc. cn/）上检索而得。

上海：上海古籍出版社，1997 年。

9. （汉）王逸注，（宋）洪兴祖补注，白化文等点校《楚辞补注》，北京：中华书局，1983 年。

10. 向宗鲁校证《说苑校证》，北京：中华书局，1987 年。

11. （汉）司马迁撰，（南北朝）裴骃集解，（唐）司马贞索隐，（唐）张守节正义《史记》，北京：中华书局，1959 年。

12. （南朝宋）范晔等撰，（唐）李贤等注《后汉书》，北京：中华书局，1965 年。

13. （梁）萧统编，（唐）李善注《文选》，北京：中华书局，1977 年。

14. （隋）萧吉撰《五行大义》，日本宽政十一年（1799）至文化七年（1810）活字刊本，《佚存丛书》第一帙命册至非册。

15. （唐）房玄龄等撰《晋书》，北京：中华书局，1974 年。

16. （唐）魏徵等编《群书治要》，日本元和二年（1616）古活本，现藏日本公文书馆。

17. （唐）徐坚撰《初学记》，北京：中华书局，1962 年。

18. （唐）欧阳询撰，汪绍楹校《艺文类聚》，上海：上海古籍出版社，1999 年。

19. （唐）虞世南：《北堂书钞》，清光绪十四年（1888）南海孔广陶三十有三万卷堂校注重刊陶宗仪传钞宋本。董治安主编《唐四大类书》第 1 册，北京：清华大学出版社，2003 年。

20. （唐）杜佑撰，王文锦、王永兴、刘俊文、徐庭云、谢方点校《通典》，北京：中华书局，1988 年。

21. （唐）马总：《意林》，《四部丛刊》影印清武英殿聚珍本。

22. （唐）赵蕤：《长短经》，南宋初年杭州净戒院刻本，现藏上海图书馆。

23. （唐）瞿昙悉达等撰《开元占经》，明大德堂抄本，现藏中国国家图书馆。

24. （后晋）刘昫等撰《旧唐书》，北京：中华书局，1975 年。

25. （宋）李昉等撰《太平御览》，北京：中华书局，1960 年。

26. （宋）李昉等编《太平广记》，北京：中华书局，1961 年。

27. （宋）乐史撰《太平寰宇记》，清末金溪赵承恩红杏山房刻本，现藏中国国家图书馆。

28.（宋）刘恕撰《资治通鉴外纪》，《四部丛刊》影印明刻本。

29.（宋）吴淑撰《事类赋注》，北京：中华书局，1989 年。

30.（宋）罗泌著，（明）吴弘基、周之标订《重订路史全本》，清酉山堂藏板摹宋本重镌，现藏日本早稻田大学图书馆。

31.（宋）戴植：《鼠璞》，《丛书集成初编》，上海：商务印书馆，1939 年。

32.（宋）王应麟：《玉海》，元至元六年（1340）庆元路儒学刊明万历递修本，现藏日本国立国会图书馆。

33.（宋）苏易简：《文房四谱》，（清）曹溶辑、陶樾增订《学海类编》丛书本，六安晁氏聚珍本，上海：涵芬楼影印，1920 年。

34.（明）解缙等撰《永乐大典》卷一九六三六，现藏台北故宫博物院。

35.（明）杨慎：《升庵全集》，《万有文库》本，上海：商务印书馆，1937 年。

36.（清）马骕：《绎史》，北京：中华书局，2002 年。

第一部分 太公《六韬》佚文辑存

上 编

一 《文韬》

《文师》①

……非罴，非虎非狼，得王侯公。天②〈631〉……□为禹卜□□③〈632〉……□田于渭之阳。④ 吕尚坐【□□】渔。⑤ 文王劳而问【□□】："子乐渔乎?"⑥ 吕尚曰："吾〈633〉……细人乐得其事。⑦ 今吾虞……⑧□何谓虞【□□】似?"⑨ 吕尚曰："夫渔有三权。⑩ 等以权【□□】〈634〉以禁官。⑪ 夫渔求得，其情深〈635〉……⑫也。根深……情也。君子【□□□】亲，亲生而事生之，情也。⑬〈636〉……事之极也。吾言不讳，⑭〈637〉……明，⑮ 小鱼食之。缗调【□□□】鱼食之。⑯ 佥缗重饵，⑰

---

① 宋本篇题，居全书之首。
② "……非罴，非虎非狼，得王侯公。天……"，宋本作"非龙非彨，非虎非罴，兆得公侯。天遗汝师，以之佐昌……"。
③ "……□为禹卜□□……"，宋本作"编之太祖史畴为禹占，得皋陶，兆比于此"。
④ "……□田于渭之阳"，宋本作"文王乃斋三日，乘田车，驾田马，田于渭阳"。
⑤ "吕尚坐□□渔"，宋本作"卒见太公坐茅以渔"。简本此篇通篇称"太公"为"吕尚"。
⑥ "文王劳而问□□子乐渔乎"，宋本作："文王劳而问之曰：子乐渔邪?"
⑦ "吾……细人乐得其事"，宋本作"臣闻君子乐得其志，小人乐得其事"。
⑧ "今吾虞……"，宋本作"今吾渔甚有似也，殆非乐之也"。
⑨ "……□何谓虞□□似"，宋本作："文王曰：何谓其有似也?"
⑩ "夫渔有三权"，宋本作"钓有三权"。
⑪ "等以权□□以禁官"，宋本作"禄等以权，死等以权，官等以权"。
⑫ "夫渔求得，其情深……"，宋本作"夫钓以求得也，其情深，可以观大矣"。
⑬ "君子□□□亲，亲生而事生之，情也"，宋本作"君子情同而亲合，亲合而事生之，情也"。
⑭ "吾言不讳"，宋本作"今臣言至情不讳"。
⑮ "……明"，宋本作"缗微饵明"。
⑯ "缗调□□□鱼食之"，宋本作"缗调饵香，中鱼食之"。
⑰ "佥缗重饵"，宋本作"缗隆饵丰"。

大鱼食之。鱼【□□□□】〈638〉牵于缗，① 人食其禄而②服于君。故以饵取鱼，【鱼】可杀也；③ 以禄取人，人可竭；以家〈639〉……④□远。圣人独知独闻独见。乐哉圣人。太上归其〈640〉次树敛。"⑤ 文王曰："树敛何如而天下归之?"⑥ 吕尚曰："【□】下非一人之天下也，天下之天下也，⑦ 国非一人国也，⑧〈641〉……仁之所在，天下归⑨之。□□〈642〉……义之所在，天下归之。凡民者，乐生而恶死，恶危而归利。⑩ 能生利〈643〉……"⑪ 文王再拜曰："敢毋受天下之诏命乎?"⑫〈644〉（银简本）

　　……下。大人之树，□……〈645〉

　　……□以人树也。数财以□……〈646〉

　　……□□，树□以取国，树以取天下，□……〈647〉⑬（银简本）

文王田乎渭之阳，见太公坐茅而钓，问之曰："子乐得鱼耶?"太公曰："夫钓以求得也，其情深，可以观大矣。"文王曰："愿闻其情。"太公曰："夫鱼食饵，乃牵于缗，人食于禄，乃服于君。故以饵取鱼，鱼可杀；以禄取人，人可竭；以家取国，国可拔，以国取天下，天下可毕也。天下者，非一人之天下，天下之天下也。与天下同利者，则得天下，擅天下之利者失天下。天有时，地有财，能与人共之者，仁也。仁之所在，

---

① "鱼□□□□牵于缗"，宋本作"夫鱼食其饵，乃牵于缗"。

② "而"，宋本作"乃"。

③ "故以饵取鱼，鱼可杀也"，宋本作"故以饵取鱼，鱼可杀"。

④ "以家……"，宋本作"以家取国，国可拔"。

⑤ "乐哉圣人。太上归其次树敛"，宋本作"乐哉，圣人之虑，各归其次而树敛焉"。简本"太上"一句当有脱文，疑作"太上归□（或□□），其次树敛"。宋本似亦有脱误。

⑥ "树敛何如而天下归之"，宋本作"树敛何若而天下归之"。

⑦ "吕尚曰□下非一人之天下也，天下之天下也"，宋本作"太公曰：天下非一人之天下，乃天下之天下也"。

⑧ "国非一人国也"，宋本无此句。

⑨ "归"，宋本作"赴"。

⑩ "凡民者，乐生而恶死，恶危而归利"，宋本作"凡人恶死而乐生，好德而归利"。

⑪ "能生利……"，宋本作"能生利者，道也"。

⑫ "敢毋受天下之诏命乎"，宋本此句前有"允哉"二字，"毋"作"不"。

⑬ 银雀山汉简整理小组认为，以上三条参见之内容，似皆与"树敛"有关，疑属此篇，其原来位置可能在641号、642号二简之间。笔者姑置三简内容于此。

天下归之。免人之死，解人之难，救人之患，济人之急者，德也。德之
所在，天下归之。与人同忧同乐，同好同恶者，义也。义之所在，天下
归之。凡人恶死而乐生，好得而归利，能生利者，道也。道之所在，天
下归之。"(《群书治要》卷三一)①

文王卜田于渭阳，将大得，非熊非罴，天遗汝师，以之佐昌，施及
三王，大吉。王乃斋三日，乘田车，驾田马，于渭之阳，见吕尚坐以渔，
文王劳而问焉。(《艺文类聚》卷六六)

吕尚坐茅而渔。(《艺文类聚》卷八二)

吕尚坐茅以渔，文王劳而问取。吕尚曰："鱼求于饵，乃牵其缗，人
食于禄，乃服于君。故以饵取鱼，鱼可杀；以禄取人，人可竭。以小钓
钓川，而擒其鱼；中钓钓国，而擒其万国诸侯。"(《初学记》卷二二)②

文王田于渭之阳，见吕望坐茅以渔。(《初学记》卷二二)

文王出田，见吕尚坐茅而渔，乃再拜与归。(《太平御览》卷三九三)

文王畋于渭阳，见吕尚坐弟③以渔。(《太平御览》卷八三二)

文王卜田，史扁布卜曰："田于渭之阳，将得焉。非熊非罴，非虎非
狼，天遗汝师，以之佐昌。"文王乃齐戒三日，田于渭阳。卒见吕尚，坐
茅以渔。文王再拜，乃与之归。(《太平御览》卷四〇四)

仁之所在者，天下归之。(《太平御览》卷四一九)

义之所在，天下归之。(《太平御览》卷四二一)

文王卜田。史偏曰："卜田渭阳，将大得焉。非熊非罴，非虎非狼。
兆曰：'得公侯，天遗汝师，以之佐昌，施及三王。'大吉。"(《太平御
览》卷七二六)

---

① 此段文字在《群书治要》卷三一中作为《六韬序》，今依文字内容，对照宋本，归为
《文师》。
② 引此作"太公曰"云云。
③ "弟"为"茅"之误。

文王斋戒三日，乘田车田马，田于渭之阳。吕尚以竿以渔曰："今臣言至情不讳，君其恶之乎？缗微饵明，小鱼食之；缗调饵多，大鱼食之。夫鱼食于饵，乃牵于缗，人食其禄，而服于君。故以饵取鱼，鱼可杀；以禄取人，人可竭也。"（《太平御览》卷四六二）

吕尚坐茅以渔，文王劳而问焉。吕尚曰："鱼求于饵，乃牵其缗；人食于禄，乃服于君。故以饵取鱼，鱼可杀；以禄取人，人可竭。以小钓钓川，而擒其鱼；中钓钓国，而擒其万国诸侯。"（《太平御览》卷八三四）

文王畋于渭阳，见吕尚坐茅以渔，文王劳而问焉。（《太平御览》卷九九六）

《盈虚》①

文王问太公曰："天下一乱一治，其所以然者何？天时变化，自有之乎？"太公曰："君不肖，则国危而民乱；君贤圣，则国家安而天下治。祸福在君，不在天时。"文王曰："古之贤君，可得闻乎？"太公曰："昔帝尧，上世之所谓贤君也，尧王天下之时，金银珠玉弗服，锦绣文绮弗衣，奇怪异物弗视，玩好之器弗宝，淫佚之乐弗听，宫垣室屋弗崇，茅茨之盖不剪，衣履不敝②尽不更为，滋味重累不食，不以役作③之故，留耕种之时，削心约志，从事乎无为。其自奉也甚薄，役赋也甚寡。故万民富乐，而无饥寒之色，百姓戴其君如日月，视其君如父母。"文王曰："大哉，贤君之德矣。"（《群书治要》卷三一）

削心约志。（《北堂书钞》卷一五）

尧王天下，不温饭，暖羹不酸不弃。（《北堂书钞》卷一四四）

太公曰："帝尧王天下之时，金银珠玉弗服，锦绣文绮弗衣，奇怪异物弗听，宫垣屋室弗崇，桷椽楹不藻饰，茅茨之盖弗剪齐。黻黼之絓履

---

① 诸书引用，皆无篇名，对照宋本，命名为《盈虚》。
② "敝"字，朱笔点删，又在字上加一草字头，此行上端栏外朱笔校改作"弊"字。本书所用《群书治要》有校读性文字，一并录之，下文不再说明。
③ "役作"，朱笔校改作"私曲"。

不弊尽，不更为也；滋味不重糁，弗食也；温飰暖羹不酸餲（餒），不易也。① 不以私曲之故，留耕种之时，削心约志，从事无予为。（《太平御览》卷八〇）

昔帝尧王天下，黼衣絓履不弊尽，② 不更为也。（《太平御览》卷六九〇、卷六九七）

昔帝尧王天下，上世谓贤君。其治，则宫恒室屋不垩也。（《太平御览》卷七六七）

昔帝尧之王天下，不以私曲之故，留耕绩之时。（《太平御览》卷八二二）

尧王天下，滋味重累，弗食；温饭暖羹不酸餲，不易也。（《太平御览》卷八五〇）

尧王天下，世谓贤君，其治则宫垣室屋不垩也，金银珠玉弗服也，锦绣文绮弗展也，淫佚之乐弗听也，桷③椽楹柱非藻饰也，茅茨之盖弗揃齐也，襦衣絓履不敝不更为，温饭暖羹不酸秽不易。④ （《路史》卷二〇《后纪》卷一一注）

《国务》⑤

曰："为国之务果何？"太公曰〈1138〉

失其所务，是谓害之；农失其时，是谓□〈2338〉

□杀之；重赋□〈1060〉

□是谓夺之；多治台游宫室之观，而不〈1177〉

者其民□，是谓苦之，□□而□〈1049〉（定简本）

武王问于太公曰："治国之道若何？"太公对曰："治国之道，爱民

---

① 《后汉书》卷六三注引《太公兵法》，与此类似，只是所言书名不同。
② 卷六九七少"尽"字。
③ "桷"乃"椸"之误。
④ 《路史》引此为"《六韬·计用》"云云，今宋本无《计用》篇名。对照宋本，姑置此文于《盈虚》。
⑤ 诸书引用，皆无篇题，对照宋本，命名为《国务》。

而已。"曰:"爱民若何?"曰:"利之而勿害,成之勿败,生之勿杀,与之勿夺,乐之勿苦,喜之勿怒,此治国之道。使民之谊也,爱之而已矣。民失其所务,则害之也;农失其时,则败之也;有罪者重其罚,则杀之也;重赋敛者,则夺之也;多徭役以罢民力,则苦之也;劳而扰之,则怒之也。故善为国者,遇民如父母之爱子,兄之爱弟,闻其饥寒为之哀,见其劳苦为之悲。"(《说苑》卷七《政理》)

文王问太公曰:"愿闻为国之道。"太公曰:"爱民。"文王曰:"爱民奈何?"太公曰:"利而勿害,成而勿败,生而勿杀,与而勿夺,乐而勿苦,喜而勿怒。"文王曰:"奈何?"太公曰:"民不失其所务,则利之也;农不失其时业,则成之也;省刑罚,则生之也;薄赋敛,则与之也;无多宫室台池,则乐之也;吏清不苛,则喜之也;民失其务,则害之也;农失其时,则败之也;无罪而罚,则杀之也;重赋敛,则夺之也;多营宫室游观以疲民,则苦之也;吏为苛扰,则怒之也。故善为国者,御民如父母之爱子,如兄之慈弟也。见之饥寒,则为之哀;见之劳苦,则为之悲。"文王曰:"善哉。"(《群书治要》卷三一)

《大礼》①

文王问太公曰:"君臣之礼何如?"太公曰:"为上唯临,为下唯沉,临而无远,沉而无隐。为上唯周,为下唯定,则天下定,则地定,或天或地,大礼乃成。主听曰,无望而许,亦无逆而距,许之则失守,距之则闭塞。高山仰之,不可极也。深渊度之,不可测也。神明之位,正静其极也。"(唐写本)

《明传》②

文王寝疾五日,召太子发在侧曰:"於乎,天将弃予,周之社稷,天将以属汝。"太〔子〕③再拜受命。太公曰:"王何所问?"文王曰:"先

---

① 唐写本篇题,它本无。
② 唐写本、宋本篇题,它本无。
③ "子"字,据文意补。

圣之道，其所止，其所起，其要何？可得闻乎？"太公曰："见善而迨，时至而勿疑，去非而勿处，故义与明是矣，而不能居，[1] 此四者，道之所止也。柔而静，恭而敬，屈而强，忍而刚，此四者，道德之起也。故义胜欲则从，欲胜义则凶，敬胜怠胜敬则灭，[2] 故恭胜怠者则王，怠胜敬者则亡。"（唐写本）

文王问太公曰："先圣之道，可得闻乎？"太公曰："义胜欲则昌，欲胜义则亡；敬胜怠则吉，怠胜敬则灭。故义胜怠者王，怠胜敬者亡。"（《群书治要》卷三一）

《尚正》[3]

文王问太公望曰：君国王民者，[4] 其所以失之何？[5] 太公望曰：不慎所予也。君有三器六守，臣有〈648〉……[6]忠，四曰信，五……[7]奈何？[8] 太公望曰：富之，观其毋犯也。[9] 贵〈649〉……观其毋專也。[10] 使之，观其毋隐。□之，观其毋□。[11] 事之，观[12]〈650〉……不劓者，忠。[13] 使之不隐者，信。[14] 危之不……者，谋。[15] 富勿使贵，贵勿使富。忠者毋远君，信者毋远〈651〉……远事。君慎[16]……器借人，借〔人〕则君将失

---

① "故义与明是矣，而不能居"，它本无此句。
② 此句有误，似脱字，当作"敬胜怠则吉，怠胜敬则灭"。
③ 此乃银简本篇题，唐写本及宋本皆作"《六守》"。
④ "君国王民者"，宋本"王"作"主"，唐写本此句作"君王仁者"。
⑤ "其所以失之何"，宋本"之"下有"者"，句末有"也"字。
⑥ "君有三器六守，臣有……"，宋本作"人君有六守三宝"，无"臣有"句。
⑦ "……忠，四曰信，五……"，宋本作"三曰忠，四曰信，五曰勇"。
⑧ "……奈何"，宋本作："文王曰：慎择六守者何？"《群书治要》作："文王曰：问慎择此六者奈何？"唐写本作："文王曰：问慎择六者奈何？"
⑨ "富之，观其毋犯也"，宋本作"富之而观其无犯"。
⑩ "贵……观其毋專也"，宋本作"贵之而观其无骄，付（唐写本作博）之而观其无转"。
⑪ "使之，观其毋隐。□之，观其毋□"，宋本作"使之而观其无隐，危之而观其无恐"。
⑫ "事之，观……"，宋本作"事之而观其无穷"。
⑬ "……不劓者，忠"，宋本作"付之而不转者，忠也"。
⑭ "使之不隐者，信"，宋本作"使之而不隐者，信也"。
⑮ "危之不……者，谋"，宋本作"危之而不恐者，勇也。事之而不穷者，谋也"。
⑯ "富勿使贵，贵勿使富。忠者毋远君，信者毋远……远事，君慎"，宋本无此段文字。《群书治要》有"人君慎此六者，以为君用"两句。

其威。① 〈652〉……三宝。农壹其②乡则□□，工壹其乡 〈653〉……三宝有处，民乃 〈654〉……毋富于君，都毋大□ 〈655〉……③□，是谓九交。④ 六守安君能长，三宝定则君⑤ 〈656〉……君无殃，九交亲则君□ 〈657〉……⑥

　　……□罢天之度，臣有三劝 〈658〉……⑦

　　……□信，三劝乃亲。六怀皆得，何人不服。三劝不亲，游 〈659〉戎在身，六怀无常，游戎 〈660〉……

　　……□亲，六怀有常，天下皆安，和乃立王。⑧ 故 〈661〉……

　　……大安。·尚正⑨ 〈662〉（银简本）

　　文王问太公曰："君王仁者，其所失何也?"太公曰："不慎所与，人君有六守三宝。六守者，一曰仁，二曰义，三曰忠，四曰信，五曰勇，六曰谋，是谓六守。"文王曰："问慎择六守者奈何?"太公曰："富之而

---

① "……器借人，借人则君将失其威"，《群书治要》作"君无以三宝借人，以三宝借人，则君将以失其威"，唐写本作"无以三宝借人，借人则君将以失其威"，宋本作"人君无以三宝借人，借人则君失其威"。

② "壹其"，宋本作"其壹"，下皆同。

③ "……毋富于君，都毋大□……"，宋本作"臣无富于君，都无大于国"。宋本"民乃不虑"与"臣无富于君"二句之间，仅"无乱其乡，无乱其族"八字。简本此二句间有三十字左右之空位，出入较大。

④ "……□是谓九交"，唐写本、宋本"都无大于国"句皆下接"六守长则君昌"句，无"九交"之文，《群书治要》亦无此文。

⑤ "六守安君能长，三宝定则君"，宋本作"六守长则君昌，三宝完则国安"，全篇终于此；唐写本"国安"作"君安"，其下尚有"文王曰善"四字。

⑥ "……君无殃，九交亲则君□……"，唐写本、宋本皆无此文。简本上言"九交"，故此简当属本篇无疑。此残简可能是简首，也可能非简首，顶端"君"字非衍文，其上尚有缺文。

⑦ 整理者认为，此简言"臣有三劝……"，以下三简言及"三劝""六怀"，皆不见于今本《六守》。但银简本648简谓"君有三器六守，臣有……"，"臣有"下所缺之字很可能即为"三劝六怀"，故658号以下四简有可能属于本篇，其位置似当在655、656二简之间。本篇有关"九交"之文，亦不见于今本，可知今本删节较多。

⑧ 《路史》卷一二《后纪》卷三注引《六韬·两疑》载："三劝皆亲，六怀有常，天下安乐，和乃立王，神农并耕，天下太平。"所言内容与此相同，推测唐宋时期此部分内容篇名为"《两疑》"。

⑨ 整理者认为，此残简上端断口与本篇末之657简下端断口似相吻合。如657简确为简首，二残简缀合后，662简组痕位置正与它简第一道组痕相当。若此二简确实衔接，简本此篇末句应为"九交亲则君□大安"，篇名应为《尚正》。

观其无犯，贵之而观其无骄，博之而观其无转，使之而观其无隐，危之而观其无恐，事之而观其无穷。富之而不犯者，仁也；贵之而不骄者，义也；博①之而不转者，忠也；使之而不隐者，信也；危之而不恐者，勇也；事之而不穷者，谋也。富者勿使贵，贵者勿使富也，仁者勿使远士，义远勿使远，忠者勿使远君，信者勿使远官，勇者勿使远武，谋者勿使远事。人君慎择此六者，以为君用。无以三宝借人，借人则君将以失其威。"文王：②"敢问三宝。"太公曰："大农、大工、大富是三宝。农其一③乡，则谷足；工其一乡，则器足；商其一乡，则用足。三宝安其处，人人乃不虑，无乱其施，臣无富其君，都无大于国。六守长，则君昌。三宝皂，④则君安。"文王曰："善。"（唐写本）

文王问太公曰："君国主民者，其所以失之者，何也？"太公曰："不慎所与也。人君有六守、三宝。六守者，一曰仁，二曰义，三曰忠，四曰信，五曰勇，六曰谋，是谓六守。"文王曰："慎择此六者，奈何？"太公曰："富之而观其无犯，贵之而观其无骄，付之而观其无转，使之而观其无隐，危之而观其无恐，事之而观其无穷。富之而不犯者，仁也；贵之而不骄者，义也；付之而不转者，忠也；使之而不隐者，信也；危之而不恐者，勇也；事之而不穷者，谋也。人君慎此六者，以为君用。君无以三宝借人，以三宝借人，则君将失其威。大农、大工、大商谓之三宝。六守长，则国昌；三宝完，则国安。"（《群书治要》卷三一）

文王曰："国君失民者，何也？"太公曰："不慎所与也，君有六守三宝。六守者，仁、义、忠、信、勇、谋；三宝者，农、工、商。六守长，则君安；三宝完，则国昌。"（《意林》卷一）

《守土》⑤

文王问太公望曰："守土奈何？"太公〈663〉……□而人食之。日

---

① "博"，即"博"之借字。
② "王"字后，少"曰"字。
③ "其一"，简本作"壹其"，宋本作"其壹"。
④ "皂"字疑有误，文义不通。
⑤ 银简本、唐写本、宋本皆有此篇题。

中必莇，① □〈664〉……人将来。□〈665〉……②不终其世。〈666〉……
敬其众则和，□〈667〉……殆。是谓仁之纪。③ 方冬甚寒，不能□涷。
方夏甚暑，不能聚功。贤民群居，国有大凶。数〈668〉……④夺之威。⑤ 息
其明，因顺其常。⑥ □则□【□】□德，逆则抗之……⑦国家和服。⑧ ·
守土⑨〈669〉（银简本）

文王问太公曰："守土奈何？"太公曰："无疏于亲，无怠于众。抚
其左右，御其四傍。无借人国柄。借人国柄，将失其权。无掘壑而附兵，
无本之斧，不伐贼人。　涓涓不塞，将为江河；荧荧不救，炎炎若何；
两叶不去，将用斧柯。⑩ 是故人君必从事于富，不富无以为仁，为仁不
以与，无以合亲则害，失其众则败。既得之，无借人利器，借人利⑪不
仁，为而终其世。"文王曰："何谓仁？"太公曰："敬其众则和，分其亲
则喜，是谓仁义之纪。方冬甚寒，不能凌冻；方夏甚暑，不能聚攻。贤
人群居，国人有凶，没而备之，必阖汝怀。无使人夺汝威，因其所明，
以顺其常。顺者，仁之以德；逆者，化之以德力。敬之无疑，天下和
伏。"（唐写本）

国柄借人，则失其威；渊乎无端，孰知其源。涓涓不塞，将成江河。
两叶不去，将用斧柯。荧荧不救，炎炎奈何？（《意林》卷一）

弗富不足为人，弗与无以合亲。（《北堂书钞》卷二七）

---

① "日中必莇……"，宋本作"日中必慧，操刀必割"。《汉书·贾谊传》所载贾谊疏以此
　　为黄帝语。
② "……人将来。□……"，宋本作"执斧不伐，贼人将来。涓涓不塞，将为江河"。
③ "敬其众则和，□……殆。是谓仁之纪"，宋本作"敬其众则和，合其亲则喜。是谓仁
　　义之纪"。
④ "方冬甚寒"至"国有大凶数……"，宋本无以上数句。
⑤ "……夺之威"，宋本作"无使人夺汝威"。
⑥ "息其明，因顺其常"，宋本作"因其明，顺其常"，唐写本作"因其所明，以顺其常"。
⑦ "□则□□□德，逆则抗之……"，宋本作"顺者任之以德，逆者绝之以力"。
⑧ "……国家和服"，宋本作"敬之无疑，天下和服"。
⑨ 此为本文篇题，上有原点与本文隔开。
⑩ 唐写本引"涓涓"以下文字，与上文空数字再抄写，按照书写惯例，应为另一篇章，
　　但并未单独题名。今与简本、宋本比对，当属一篇为是。"涓涓不塞，将为江河；荧荧
　　不救，炎炎若何；两叶不去，将用斧柯。"《升庵外集》卷六五与卷八〇引此数句，名
　　为《太公兵法》。
⑪ "利"字后，似少"器"字，疑此句有误。

日中必彗，操刀必割，执斧必伐。日中不彗，是谓失时；操刀不割，失利之期；执斧不伐，贼人将来。(《北堂书钞》卷一二三)

操刀不割，失利之期。执斧不伐，贼人将来。繁叶不去，将为斧柯。(《太平御览》卷七六三)

文王问太公曰："守土奈何？"公曰："危之而不恐者，勇也。"① (《太平御览》卷四三七)

文王问："守土奈何？"对曰："人君必从事于富，弗富不足为人，弗与无以合亲。疏其亲则困，失其众则败也。"(《太平御览》卷四七二)

《守国》②

文王问太公望曰："守国奈何？"太公望曰：斋，□□君天地之经、四时之所生、仁圣之道、民机③〈670〉……面再拜曰："□【□□】地经、四时之所生、仁圣之道、民机之情。"④ 太公望曰：夫天生四时，地〈671〉【□】万材，天下有民，⑤……物生，夏道长，【□□□】；□道实，万物盈；冬大藏，⑥〈672〉……则复起，⑦反其所终始，莫⑧……为天地□⑨〈673〉……和之。至道然。⑩故仁圣之在天〈674〉……

---

① "公曰"云云，亦见于宋本《文韬·六守》。
② 唐写本、宋本有此篇题，银简本有与此相合的内容，无篇题。
③ "斋，□□君天地之经、四时之所生、仁圣之道、民机……"，宋本作"斋，将语君天地之经、四时所生、仁圣之道、民机之情"。
④ "……面再拜曰□□□地经、四时之所生、仁圣之道、民机之情"，唐写本作"王洁七日，北面再拜，曰：敢问天地之理经、四时所生、圣之道、人机之情"。
⑤ "夫天生四时，地□万材，天下有民"，宋本作"天生四时，地生万物，天下有民，仁圣牧之"。
⑥ "……物生，夏道长，□□□；□道实，万物盈；冬大藏"，《文选》卷一九《金谷集》潘岳诗注引《周易·阴符》"太公曰：春道生，万物荣"，又卷四二应璩《与侍郎曹长思书》注引《周书·阴符》"太公曰：春道生，万物荣；秋道成，万物零"，与此略同；宋本作"故春道生，万物荣。夏道长，万物成。秋道敛，万物盈。冬道藏，万物寻"。
⑦ "……则复起"，宋本作"盈则藏，藏则复起"。
⑧ "反其所终始，莫……"，唐写本作"反其所终始，莫知其所在"，与简本合；宋本作"莫知所终，莫知所始"。
⑨ "……为天地□……"，宋本作"圣人配之，以为天地经纪"。
⑩ "……和之。至道然"，唐写本作"故天下治则人圣昌，天下乱则人圣藏。至道其然"，宋本作"故天下治，仁圣藏；天下乱，仁圣昌。至道其然也"。

矣。① 故因其恒常，示之其所明，□〈675〉……②动而为机，机动而得失争矣。应和曰发之阴，会之阳，〈676〉……③（银简本）

文王问太公曰："守国奈何？"太公曰："斋，吾将告汝天地之理经，四时所生仁圣之道、人机之情。"王洁七日，北面再拜，曰："敢问天地之理经，四时所生圣④之道、人机之情。"太公曰："天生四时，地生万物，天下有人，圣人收之。故春道生而万物荣，夏道生而万物成，秋道煞而万物零，冬道藏而万物静。零则藏之，藏则复起。反其所终始，莫知其所在。圣人配之，以为天地经纪。故天下治则人圣昌，天下乱则人圣藏。至道其然，仁道之在天地之间也，其宝故大矣，故因其人恒常视之所明。夫民动而为机，机动而得失争矣。发之期阴，会之期阳，为之先唱，天下祸之，极及其常。莫进而争，莫退而谋，守国如此，与天地同光。"（唐写本）

《上贤》⑤

……不图大事，待利而……六〔曰〕雕文刻镂，伎巧华……无得使。七曰伎咒诅蛊，作道……欺诈良人，王者必禁之，故民不……而巧伪，非吾士也。臣不忠谏，……宰相不听富国强兵，调和阴阳……群臣。定名实，明赏罚，令百姓富乐。……王人之以，如龙之首，如龙之首，高居而远望，……其形，而散其精。若天之高不可极，若渊之深而不可测。故可怒，臣反为虐，⑥可杀而不杀，大贼乃发。兵势不行，敌国乃强。文王曰："於乎，不与人游，何求之望，何时之须，行远之求，敬受命矣"。（唐写本）

文王问师尚父曰："王人者，何上何下？何取何去？何禁何止？"尚

---

① "故仁圣之在天……矣"，宋本作"圣人之在天地间也，其宝固大矣"。
② "故因其恒常，示之其所明□……"，唐写本作"故因其人恒常，视之所明"，宋本作"因其常而视之则民安"，均下接"夫民动而为机"。
③ "动而为机，机动而得失争矣。应和曰发之阴，会之阳……"，宋本作"夫民动而为机，机动而得失争矣。故发之以其阴，会之以其阳。为之先唱，天下和之……"；后数句，唐写本作"发之期阴，会之期阳。为之先唱，天下祸之……"。
④ 依前所言，"圣"字前少一"仁"字。
⑤ 唐写本残缺较甚，诸书引用，皆无篇名，对照宋本，命名为《上贤》。
⑥ 此句语义未完，宋本作"故可怒而不怒，奸臣乃作"。

父曰："上贤，下不肖；取诚信，去诈伪；禁暴乱，止奢侈。故王人者，有六贼七害。六贼者：一曰大作宫殿、台池、游观、淫乐、歌舞，伤王之①德；二曰不事农桑，作业②作势，游侠犯历法禁，不从吏教，伤王之化；③ 三曰结连朋党，比周为权，以蔽贤智，伤王之权；④ 四曰抗智高节，以为气势，伤吏威；五曰轻爵位，贱有司，羞为上犯难，伤功臣之劳；六曰宗强侵夺，凌侮贫弱，伤庶民矣。七害者：一曰无智略大谋，而以重赏尊爵之故，强勇轻战，侥倖于外，王者慎勿使将；二曰有名而无用，出入异言，扬美掩恶，进退为巧，王者慎勿⑤与谋；三曰朴其身躬，⑥ 恶其衣服，语无为以求名，言无欲以求得，此伪人也，王者慎勿近；四曰慎文辨辞，高行论议，而非时俗，此奸人也，王者慎勿宠；五曰果敢轻死，苟以贪得，尊爵重禄，不图大事，待利而动，王者慎勿使；六曰为雕文刻镂，技巧华饰，以伤农事，王者必禁之；七曰为方伎咒诅，作蛊道鬼神不验之物，不详讹言，欺诈良民，王者必禁止之。故民不尽其力，非吾民；士不诚信而巧伪，非吾士；臣不忠谏，非吾臣；吏不平洁爱人，非吾吏；宰相不能富国强兵，调和阴阳，以安万乘之主，简练群臣，定名实，明赏罚，令百姓富乐，非吾宰相也。故王人之道，如龙之首，高居而远望，徐视而审听，神其形，散其精。若天之高，不可极；若川之深，不可测也。"（《群书治要》卷三一）

人不尽力，非吾人也；吏不平洁爱人，非吾吏也；宰相不能富国强兵，调和阴阳，安万乘之主，简练群臣，定其名实，明其令罚，非吾宰相。（《长短经》卷八）⑦

王者之道，如龙之首，高居远望，深视而审听，神其形而散其精。若天高而不可极，若川深而不可测。故可怒而不怒，臣乃为虎。可杀而不杀，大贼乃发。兵势不行，敌国乃强。（《艺文类聚》卷一一）

---

① "之"字右旁，朱笔圈写"者"字。
② "作业"，朱笔圈出，右旁写"二字，御本无"。
③ "化"字右旁，朱笔写"威"字。
④ "之权"右旁，朱笔写"者治"；左旁，朱笔写"御本"。
⑤ "勿"字右旁，朱笔写"莫"字。
⑥ "躬"字右旁，朱笔写"头"字。
⑦ 引此作"太公曰"云云。

高居远望，深视审听。（《北堂书钞》卷一五）

王者之道，如龙之首，高居而远望，深视而审听。神其形而散其精，若天高而不可极，若渊深而不可测。故可怒而不怒，臣乃为虎；可杀而不杀，大贼乃发。（《太平御览》卷七六）

《举贤》①

文王问太公曰："举贤而国危亡者，何也？"② 太公〈0301〉

贤之实③〈1834〉

□好用以善，而以故不得，④〈0786〉

□不忠〈1013〉

为忠，以非信为信，以誉为功，以□〈2297〉

党者，是其群至比周□习□也。〈2238〉

□而忠臣死于无罪，其邪臣以〈2283〉（定简本）⑤

文王问太公："君务举贤，与不获其功，世乱俞甚，以至危亡者，何也？"太公曰："举贤而不用，是有举贤之名而无用贤之实。"文王曰："其失安在？"太公曰："其失在君。君好用世俗之所善，不得其真贤之实。"文王曰："好用世俗之善者何如？"太公曰："君好听世俗，世俗之所誉言，言者或以非贤为贤，或以非智为智，或〔以〕非忠为忠，或以非〔信〕为信。⑥君子世俗之所誉为贤知，以世俗之所毁为不肖。则多党者进，少党者退。若是者，群奸比周而弊贤，忠臣死于无罪，耶臣之以誉为爵位，⑦是以世乱逾甚，故其国君不免于危亡。"文王曰："举贤奈何？"太公曰："将相分职，而君各以官名举人。案名督实，选才考能，令实当名，名得其实，则举贤之道也。"文王曰："善哉。"（唐写本）

---

① 唐写本、宋本有此篇题。

② "文王问太公曰：举贤而国危亡者，何也"，宋本作"文王问太公：'君务举贤，而不获其功，世乱愈甚，以至危亡者，何也"。

③ 此句，宋本作"而无用贤之实也"。

④ 此句，宋本作"其失在君，好用世俗之所誉，而不得真贤也"。

⑤ 定简本1101简有篇题"□贤而不知贤仁第四"，疑以上诸简为该篇题下内容。

⑥ "以""信"，据辞例及《群书治要》卷三一引文补。

⑦ "耶"，"邪"之借字。

文王问太公曰:"君务举贤,而不获其功,世乱愈甚,以致危亡者,何也?"太公曰:"举贤而不用,是有举贤之名也,无得贤之实也。"文王曰:"其失安在?"太公曰:"其失在好用世俗之所誉,不得其真贤。"文王曰:"好用世俗之所誉者,何也?"太公曰:"好听世俗之所誉者,或以非贤为贤,或以非智为智,或以非忠为忠,或以非信为信。君以世俗之所誉者为贤智,以世俗之所毁者为不肖。则多党者进,少党者退。是以群邪比周而弊贤,忠臣死于无罪,邪臣以虚誉取爵位,是以世乱愈甚,故其国不免于危亡。"文王曰:"举贤奈何?"太公曰:"将相分职,而各以官举人。案名察实,选才考能,令能当名,名得其实,则得贤人之道。"文王曰:"善哉。"(《群书治要》卷三一)

文王曰:"君务举贤,不获其功,何也?"太公曰:"举而不用,是有求贤之名而无用贤之实也。"文王曰:"举贤若何?"太公曰:"按贤察名,选才考能,名实俱得之也。"(《意林》卷一)

文王:①"举贤若何?"太公曰:"案察实,选才任能,名实俱得也。"(《太平御览》卷四〇二)

二 《武韬》

《发启》②

文王在酆,召太公望曰:呜呼,谋念哉!害〈商〉王猛极秋罪不我舍。汝尝助予务谋,今我何如?③ 对曰:王其〈677〉修身、下贤、惠民,以观天道。④【天道】无殃,不可先倡。人道无灾,不可先谋。必见其殃,又见其灾,⑤ 乃〈678〉可以谋。必见其外,又见其内,乃知其遂。⑥ 必见【□】阳,又见其阴,⑦ 乃知其心。必见其人,又见其亲,乃

---

① "王"字后,似脱"问"字。
② 诸本皆无篇题,对照宋本,命名为《发启》。
③ "汝尝助予务谋,今我何如",《群书治要》作"汝尚助余忧民,今我何如",宋本作"公尚助予忧民如何"。
④ "王其修身、下贤、惠民,以观天道",宋本作"王其修德,以下贤惠民,以观天道",《群书治要》与简本同。
⑤ "必见其殃,又见其灾",宋本作"必见天殃,又见人灾"。
⑥ "必见其外,又见其内,乃知其遂",宋本此三句在下文"必见其阳,又见其阴,乃知其心"之后,"其遂"作"其意"。
⑦ "必见□阳,又见其阴",宋本作"必见其阳,又见其阴"。

知〈679〉其情。① 行其道，可至也。② 从其……□可成也。③ 争强者，争胜者也。全胜可得。④ 全胜不斗〈680〉，大兵无创，与鬼神通。微哉！与民人同德，【□】利相死，⑤ 同情相成，同恶相助，同好相趋。无甲兵而胜〈681〉，无衝隆而攻，无渠幨而守。⑥ 大智不智，……天下启之。害人者，天下闭〈682〉……⑦天下，天下之天下。天下如遂〈逐〉野鹿。⑧〈683〉……之。毋取民者取民，毋取国者取国，毋取天下者取天下，取民者，民利之。取□者，□利之。取天下〈684〉者，天下利之。⑨ 道在不可见，【□□□】可闻，⑩ 胜在不可知。微哉！鸷鸟将执，卑飞翕翼。⑪ 虎〈685〉狼将狭，弭耳固伏。⑫ 圣人将动，必有愚色，维文维德，孰为之戒？弗观，恶知其极？⑬ 今彼殷商，众口〈686〉相惑，訹訹謵謵，恬淡随意，好道无极，是谓氄文、亡国之声也⑭吾观其野，草

---

① "必见其人，又见其亲，乃知其情"，宋本作"必见其疏，又见其亲，乃知其情"。

② "行其道，可至也"，宋本作"行其道，道可致也"。

③ "从其……□可成也"，宋本作"从其门，门可入也。立其礼，礼可成也"。

④ "争强者，争胜者也。全胜可得"，宋本作"争其强，强可胜也"。

⑤ "与民人同德，□利相死"，《群书治要》作"与民同利，同利相救"，宋本作"与人同病相救"。简本所缺字当为"同"字。

⑥ "无衝隆而攻，无渠幨而守"，宋本作"无衝机而攻，无沟堑而守"，《群书治要》作"无衡机而攻，无渠堑而守"。

⑦ "……天下启之。害人者，天下闭……"，《群书治要》作"利人者，天下启之。害人者，天下闭之"，与简本合；宋本作"利天下者，天下启之。害天下者，天下闭之"。

⑧ "天下如遂〈逐〉野鹿"，宋本作"取天下者，若逐野兽"；《意林》卷一引《六韬》同宋本，"野兽"作"野鹿"，与简本合。简本此句首脱"取"字，"遂"为"逐"字之误。

⑨ "取民者，民利之。取□者，□利之，取天下者，天下利之"，宋本此数句"取"字前皆有"无"字；《群书治要》无"无"字，与简本合。"取□者，□利之"，《群书治要》作"取国者，国利之"，整理者称，简本"取"字下及"利"字上之字不清晰，似非"国"字。

⑩ "□□□可闻"，宋本作"事在不可闻"。

⑪ "鸷鸟将执，卑飞翕翼"，宋本作"鸷鸟将击，卑飞敛翼"，《群书治要》作"鸷鸟将击，卑飞翕翼"。

⑫ "虎狼将狭，弭耳固伏"，宋本作"猛兽将搏，弭耳俯伏"，《群书治要》作"猛兽将击，俛耳俯伏"。

⑬ "维文维德，孰为之戒？弗观，恶知其极"，《群书治要》作"唯文唯德，谁为之惑？弗观弗视，安知其极？"简本"弗观"下疑脱去"弗视"二字。宋本无此数句。

⑭ "訹訹謵謵，恬淡随意，好道无极，是谓氄文、亡国之声也"，宋本作"纷纷渺渺，好色无极，此亡国之征也"。

茅①胜谷。吾观其〈687〉众人，群曲笑直。② 吾观其君子，众贱枉直。③ 败法乱刑，上不知觉，④ 亡国之则也。⑤ 大上好货，群臣好得，⑥〈688〉……明发，万物皆发。仁发，万物皆利。兵发，万物皆服。⑦〈689〉圣人之德□乎独闻独见，乐哉圣人。⑧〈690〉……（银简本）

文王在酆，召太公曰："商王罪杀不辜，汝尚助余忧民，今我何如？"太公曰："王其修身、下贤、惠民，以观天道。天道无殃，不可以先唱；人道无灾，不可以先谋。必见天殃，又见人灾，乃可以谋。与民同利，同利相救，同情相成，同恶相助，同好相趣。无甲兵而胜，无衡机而攻⑨，无渠堑而守。利人者，天下启之；害人者，天下闭之。天下非一人之天下也，取天下，若逐野兽，得之，而天下皆有分肉；若同舟而济，济则⑩皆同其利，舟败⑪皆同其害，然则皆有启之，无有闭之矣。无取于民者，取民者也；无取于国者，取国者也；无取于天下者，取天下者也。取民者，民利之；取国者，国利之；取天下者，天下利之。故道在不可见，事在不可闻，胜在不可知。微哉！微哉！鸷鸟将击，卑飞翕翼；猛兽将击，俛耳俯伏；圣人将动，必有过色。唯文唯德，谁为之惑；⑫弗观弗视，安知其极？今彼殷商，众口相惑，吾观其野，草茅胜谷；吾观其群，众曲胜直；吾观其吏，暴虐残贼；败法乱刑，而上下不觉；此亡国之时⑬也。夫上好货，群臣好得，而贤者逃伏，其乱至矣。"

---

① "茅"，宋本作"菅"，《群书治要》与简本同。
② "吾观其众人，群曲笑直"，《群书治要》作"吾观其群，众曲胜直"，宋本作"吾观其众，邪曲胜直"。
③ "吾观其君子，众贱枉直"，宋本作"吾观其吏，暴虐残贼"。
④ "上不知觉"，宋本作"上下不觉"。
⑤ "亡国之则也"，宋本作"此亡国之时也"。
⑥ "大上好货，群臣好得"，《群书治要》作"夫上好货，群臣好得，而贤者逃伏，其乱至矣"。宋本无此数句。
⑦ "……明发，万物皆发。仁发，万物皆利。兵发，万物皆服"，宋本作"大明发而万物皆照，大义发而万物皆利，大兵发而万物皆服"。
⑧ "圣人之德□乎独闻独见，乐哉圣人"，宋本作"大哉！圣人之德，独闻独见，乐哉"。
⑨ "攻"字右旁，朱笔写"改"字。
⑩ "济则"两字上斜画朱笔，右旁朱笔写"天下"二字。
⑪ "舟败"，朱笔在行首栏外校补"天下"二字。
⑫ "惑"字右旁，朱笔校改作"式"字。
⑬ "时"字右旁，朱笔写"则"字。

太公曰："天下之人如流水，鄣之则止，启之则行，动之则浊，静之则清。呜呼！神哉！圣人见其所始，则知其所终矣。"文王曰："静之奈何？"太公曰："夫天有常形，民有常生，与天人共其生，而天下静矣。"（《群书治要》卷三一）

　　昔文王在酆，召太公曰："商王罪杀不辜，汝尚助余忧人，今我何如？"太公曰："王其修身、下贤、惠人，以观天道。天道无殃，不可以先唱；人道无灾，不可以先谋。必见天殃，又见人灾，乃可以谋。与民同利，同利相救，同情相成，同恶相助，同好相趋。无甲兵而胜，无衡机而攻，无渠堑而守。利人者，天下启之；害人者，天下闭之。天下非一人之天下也，取天下，若逐野兽，得之，而天下皆有分肉；若同舟而济，皆同其利，舟败皆同其害。然则皆有启之，无有闭之者矣。无取于民者，取民者也；无取于国者，取国者也；无取于天下者，取天下者也。取民者，民利之；取国者，国利之；取天下者，天下利之。故道在不可见，事在不可闻，胜在不可知。微哉！微哉！鸷鸟将击，卑身翕翼；猛兽将搏，俛耳俯伏；圣人将动，必有愚色。唯文唯德，谁为之式？弗观弗视，安知其极？今彼殷商，众口相惑。吾观其野，草茅胜谷；吾观其群，众曲胜直；吾观其吏，暴虐残贼，败法乱刑，而上不觉。此亡国之则也。"文王曰："善。"（《长短经》卷七）

　　天下非一人天下，天下之天下也。取天下者，若逐野鹿，而天下共分其肉。（《意林》卷一）

　　大勇不勇。
　　以死取人谓之勇。（《太平御览》卷四三七）

　　取天下，若逐野鹿。得其鹿，天下共食肉。（《太平御览》卷九○六）

《文启》①
……□乎！何爱何穑，万物皆得。② 何穑何爱，万【□】〈691〉皆费。③

---

① 银简本无篇题，对照宋本，命名为《文启》。
② "……□乎！何爱何穑，万物皆得"，宋本作"太公曰：何忧何啬，万物皆得"。
③ "何穑何爱，万□皆费"，宋本作"何啬何爱，万物皆道"。

政之所施，【□□□】化。① 时之所在，莫知其移。圣人守此而【□□□】。何穷之有？〈692〉……之游之，展转而求之。② 求而得之，〈693〉不可不藏。既已藏之，不可不行也。既已行之，□□□【□】。③ □地不自明，故能【□□□】弗复明，故名声彰。④ 古者聚人〈694〉为家，聚家为国，聚国为天下。⑤ 分而封贤，以为万，名曰大。⑥ 别其政，政教稍变，法俗不同，群曲曲化，变于形容。⑦〈695〉【□□】不通，⑧ 各乐其所，民忧下止，⑨ 名⑩之曰大定。呜呼！圣人务静之，愚人⑪务正之。愚弗能正，故与〈696〉民争生。⑫ 上劳刑繁，民忧尚流。⑬ 上下不……□世不休，【□□】曰大失。⑭ 天下之人如流水，障〈697〉之则止，启之则行，动之则浊，静之则□⑮〈698〉……之奈何？⑯ 太公望曰：天有恒形，⑰ 民有常生。与天下同生，⑱ 而天下静矣，太上因之，

---

① "政之所施□□□化"，宋本作"政之所施，莫知其化"。
② "圣人守此而□□□。何穷之有？……之游之，展转而求之"，宋本作"圣人守此而万物化，何穷之有，终而复始，优之游之"。整理者认为，宋本自"圣人守此而万物化"至"优之游之"，其间仅"何穷之有，终而复始"八字，简本则有二十字左右之空位，二者出入较大。
③ "既已行之□□□【□】"，宋本作"既以行之，勿复明之"。
④ "□地不自明，故能□□□弗复明，故名声彰"，宋本作"夫天地不自明，故能长生；圣人不自明，故能名彰"。
⑤ "古者聚人为家，聚家为国，聚国为天下"，宋本"古者"作"古之圣人"，三"为"字上皆有"而"字。
⑥ "分而封贤，以为万，名曰大"，宋本作"分封贤人，以为万国，命之曰大纪"。整理者认为，简本"万"字、"大"字下似皆有脱文。
⑦ "别其政，政教稍变，法俗不同，群曲曲化，变于形容"，宋本作"陈其政教，顺其民俗，群曲化直，变于形容"。
⑧ "□□不通"，宋本作"万国不通"。
⑨ "民忧下止"，宋本作"人爱其上"。
⑩ "名"，宋本作"命"。
⑪ "愚人"，宋本作"贤人"。
⑫ "愚弗能正，故与民争生"，宋本作"愚人不能正，故与人争"。
⑬ "上劳刑繁，民忧尚流"，宋本作"上劳则刑繁，刑繁则民忧，民忧则流亡"。
⑭ "上下不……□世不休，□□曰大失"，宋本作"上下不安其生，累世不休，命之曰大失"。
⑮ "障之则止，启之则行，动之则浊，静之则□"，《群书治要》作"鄣之则止，启之则行，动之则浊，静之则清"；宋本同《群书治要》，脱"动之则浊"一句。
⑯ "……之奈何"，宋本作"文王曰静之奈何"。
⑰ "天有恒形"，宋本作"天有常形"。
⑱ "与天下同生"，宋本作"与天下共其生"。

其次化之。夫民化〈699〉……□无以予之而自富。① 是谓顺生。② 以此角圣人之□□□〈700〉……③（银简本）

《顺启》④

文王曰："何如而可以为天下？"太公对曰："大盖天下，然后能容天下；信盖天下，然后可约天下；仁盖天下，然后可以求天下；恩盖天下，然后⑤王天下；权盖天下，然后可以不失天下；事而不疑，然后天下恃。此六者备，然后可以为天下政。故利天下者，天下启之；害天下者，天下闭之；生天下者，天下德之；杀天下者，天下贼之；彻天下者，天下通之；穷天下者，天下仇之；安天下者，天下恃之；危天下者，天下灾之。天下者，非一人之天下。唯有道者得天下也。"（《群书治要》卷三一）

《三疑》⑥

文王问太公望曰：⑦ 余欲功三疑，恐力不能〈701〉……⑧养之使强，哀盈使张。□……⑨□离亲以亲，散众因众。⑩ 凡谋之道，周微为主。⑪ 挚以事，〈702〉啗以利饵，⑫ 争心乃起，其亲乃止。⑬ 欲离其【□□□】爱，⑭ 与其宠人。予之其所欲，示之以利。⑮ 因以疏之，毋使〈703〉……

---

① "夫民化……□无以予之而自富"，宋本作"夫民化而从政，是以天无为而成事，民无与而自富"。

② "是谓顺生"，宋本无此句。

③ "以此角圣人之□□□……"，宋本作"此圣人之德也。文王曰……"

④ 《群书治要》引用，无篇题，对照宋本，命名为《顺启》。

⑤ "后"字下，朱笔校补"可"字。

⑥ 银简本、宋本有此篇题，《路史》卷一二《后纪》卷三注引《六韬·两疑》云云，疑两篇为一篇内容。

⑦ "文王问太公望曰"，宋本作"武王问太公曰"。

⑧ "余欲功三疑，恐力不能……"，宋本作"予欲立功，有三疑，恐力不能攻强、离亲、散众，为之奈何"，简本似有脱误。

⑨ "……养之使强，哀盈使张□……"，宋本作"太公曰：因之慎谋用财。夫攻强必养之使强，益之使张。太强必折，太张必缺"。

⑩ "……□离亲以亲，散众因众"，宋本作"攻强以强，离亲以亲，散众以众"。

⑪ "周微为主"，宋本作"周密为宝"。

⑫ "挚以事，啗以利饵"，宋本作"设之以事，玩之以利"。宋本此句有误。

⑬ "争心乃起，其亲乃止"，宋本"乃起"作"必起"，脱"其亲乃止"句。

⑭ "欲离其□□□□爱"，宋本作"欲离其亲，因其所爱"。

⑮ "予之其所欲，示之以利"，宋本作"与之所欲，示之所利"。

□，□之以味，娱以乐，□之以□……亲，必使远民。① 勿使知谋，扶
而入之，□□〈704〉……后可试。② 敬之哉！施惠〈705〉……③以假
众，众以假贤，④〈706〉……假则又假〈707〉……假则又假，以王天
下。⑤〈708〉……【·】三疑⑥〈709〉（银简本）

三 《龙韬》

《王翼》⑦

武王问太公曰："王者帅师，必有股肱羽翼，以成威神，为之奈
何？"公曰："凡举兵帅师，以将为命。在其通达，不在一术也。"（《太
平御览》卷二七三）

《论将》⑧

有智而精洁者。〈0628〉⑨（银简本）

武王问太公曰："论将之道，奈何？"太公曰："将有五才十过。所
谓五才者，勇、智、仁、信、忠也。勇则不可犯，智则不可乱，仁则爱
人，信则不欺人，忠则无二心。所谓十过者，将有勇而轻死者，有急而
心速者，有贪而喜利者，有仁而不忍于人者，有智而心怯者，有信而喜
信于人者，有廉洁而不爱民者，有智而心缓者，有刚毅而自用者，有懦
心而喜用人者。勇而轻死者，可暴也；急而心速者，可反也；贪而喜利
者，可遗也；仁而不忍于人者，可劳也；智而心怯者，可窘也；信而喜

---

① "毋使……□，□之以味，娱以乐，□之以□……亲，必使远民"，宋本作"无使得
志……淫之以色，啗之以利，养之以味，娱之以乐。既离其亲，必使远民"。
② "扶而入之，□□……后可试"，宋本作"扶而纳之，莫觉其意，然后可成"。简本文
字似乎原较宋本多。
③ "敬之哉！施惠……"，宋本无"敬之哉"句，下作"惠施于民，必无忧财"。
④ "……以假众，众以假贤"，宋本作"财以启众，众以启贤"。
⑤ "……假则又假……假则又假，以王天下"，宋本"众以启贤"句下接"贤之有启，以
王天下"，全文终于此。简本此处文字较宋本为多。
⑥ "三疑"为篇题，按照书写惯例，篇题前应有黑圆点，但"三"字上部及篇题前圆点
已残缺。
⑦ 《太平御览》引用，无篇题，对照宋本，命名为《王翼》。
⑧ 诸书引用，皆无篇题，对照宋本，命名为《论将》。
⑨ 此乃《论将》文，吴九龙《银雀山汉简释文》收在"论政论兵之类"，误。

信于人者，可诳也；廉洁而不爱人者，可侮也；智而心缓者，可袭也；刚毅而自用者，可事也；懦心而喜用人者，可欺也。故兵者，国之大器，存亡之事，命在于将也，先王之所重，故置将不可不审察也。"（《群书治要》卷三一）

武王问太公曰："论将之道奈何？"太公曰："将有五才、十过。五才者，勇、智、仁、信、必也。勇则不可犯，智则不可乱，仁则爱于人，信则不欺人，必则无二心。所谓十过者，将有勇而轻死者，有急而心速者，有贪而喜利者，有仁而不忍于人者，有智而心怯者，有信而喜信人者，有廉而不爱人者，有智而心缓者，有刚毅而自用者，有懦而喜用人者。是故兵者，国之大器，存亡之所由也。"（《太平御览》卷二七三）

《选将》①

武王问太公曰："王者举兵，欲简练英雄，知士之高下，为之奈何？"太公曰："知之有八征，一曰微察问之，以言观其辞；二曰穷之以辞，以观其变；三曰与之间谍，以观其诚；四曰明白显问，以观其德；五曰远使②之以财，以观其贪；六曰试之以色，以观其贞；七曰告之以难，观其勇；③八曰醉之以酒，以观其态。八征皆备，则贤不肖别矣。"（《群书治要》卷三一）

夫王者帅师，必简练英雄，知士高下。④因能授职，各取所长，为其股肱羽翼，以成威神。⑤（《太平御览》卷二九九引《通典·搜才》载《长短经》内容）

武王曰："士高下岂有差乎？"太公曰："有九差。"武王曰："愿闻之。"太公曰："人才参差大小，犹斗不以盛石，满则弃矣。非其人而使之，安得不殆？多言多语，恶口恶舌，终日言恶，寝卧不绝，为众所憎，为人所疾，此可使要问闾里，察奸伺猾，权数好事，夜卧早起，虽遽不

---

① 诸书引用，皆无篇题，对照宋本，命名为《选将》。
② "远"，疑衍。
③ "七曰告之以难，观其勇"，宋本作"七曰告之以难，以观其勇"。
④ 此数句见宋本《龙韬·选将》。
⑤ 此数句见宋本《龙韬·王翼》。

悔，此妻子将也。先语察事，实长希言，赋物平均，此十人之将也。切切截截，不用谏言，数行刑戮，不避亲戚，此百人之将也。讼辨好胜，疾贼侵陵，斥人以刑，欲正一众，此千人之将也。外貌咋咋，言语切切，知人饥饱，习①人剧易，此万人之将也。战战栗栗，日慎一日，近贤进谋，使人以节，言语不慢，忠心诚必，此十万之将也。温良实长，用心无两，见贤进之，行法不枉，此百万之将也。动动纷纷，邻国皆闻，出入居处，百姓所亲，诚信缓大，明于领世，能教成事，又能救败，上知天文，下知地理，四海之内，皆如妻子，此英雄之率，乃天下之主②也。"（《群书治要》卷三一）③

多言多语，恶口恶舌，终日言恶，寝卧不绝，为众所憎，为人所疾，此可使要遮闾巷，察奸伺祸，权数好事，夜卧早起，虽剧不悔，此妻子之将也。先语察事，劝而与食，实长希言，财物平均，此十人之将也。忉忉截截，垂意肃肃；不用谏言，数行刑戮；刑必见血，不避亲戚，此百人之将也。讼辩好胜，嫉贼侵凌，斥人以刑，欲整一众，此千人之将也。外兕作怍，言语时出；知人饥饱，习人剧易，此万人之将也。战战栗栗，日慎一日；近贤进谋，使人知节；言语不慢，忠心诚毕，此十万人之将也。温良实长，用心无两，见贤进之，行法不枉，此百万人之将也。勖勖纷纷，邻国皆闻；出入豪居，百姓所亲；诚信缓大，明于领世；能效成事，又能救败；上知天文，下知地理；四海之内，皆如妻子，此英雄之率，乃天下之主也。（《长短经》卷一）④

武王问太公曰："士高下有差乎？"太公曰："人有九差，恶口舌，为众所憎，夜卧早起，此妻子之将；知人饥渴，习人剧易，此万人之将；战战栗栗，日慎一日，此十万之将；知天文，悉地理，理四海，如妻子，此天下之将。"（《意林》卷一）

太公曰："夜卧早起，虽剧不悔，妻子之将也；长实希言，赋物平

---

① "习"字右旁，朱笔写"念"字。

② "主"字右旁，朱笔写"王"字。

③ 此段是《群书治要·龙韬》第一段文字，讨论士的差等，与判断士的八征内容相关，故接续在《选将》后。

④ 引此作"太公曰"云云。

均，十人之将也；数行刑戮，不避亲戚，百人之将也；讼辩好胜，欲正一众，千人之将也；知人饥饱，念人剧易，万人之将也，战战栗栗，日慎一日，十万人之将也；见贤进之，行法不枉，百万人之将也；知天文，悉地理，四海如妻子，此天师之主也。（《太平御览》卷二七三）

《立将》①

武王问太公曰："立将之道，奈何？"太公曰："凡国有难，君避正殿，召将而诏之曰：'社稷安危，一在将军。'将军受命，乃斋于太庙，择日授斧钺。君入庙，西面而立，将军入，北面立。君亲操钺，持其首，授其柄，曰：'从此以往，上至于天，将军制之。'乃复操斧持柄，授将其刃，曰：'从此以下，至于泉，将军制之。'既受命，曰：'臣闻治国不可从外治，军不可从中御，二心不可以事君，疑志不可以应敌。臣既受命，专斧钺之威，不敢还，请愿君亦垂一言之命于臣，君不许臣，臣不敢将。'君许之，乃辞而行。军中之事，不可闻君命，皆由将②出，临敌决战，无有二心。若此，无天于上，无地于下，无敌于前，无主于后。是故智者为之虑，勇者为之斗，气厉青云，疾若驰骛，兵不接刃，而敌降服。"（《群书治要》卷三一）

军中之事，不闻君命。（《意林》卷一）

武王问太公曰："欲与兵深谋，进必斩敌，退必克全，其略云何？"太公曰："主以礼使将，将以忠受命。③ 国有难，君召将而诏曰：'见其虚则进，见其实则避。勿以三军为贵而轻敌，勿以授命为重而苟进，勿以贵而贱人，勿以独见而违众，勿以辨士为必然，勿以谋简于人，勿以谋后于人。④ 士未坐，勿坐；士未食，勿食；寒暑必同，敌可胜也。⑤'"（《群书治要》卷三一）⑥

---

① 诸书引用，皆无篇题，对照宋本，命名为《立将》。
② "将"字下，朱笔校补"军"字。
③ "武王问太公曰：'欲与兵深谋，进必斩敌，退必克全，其略云何？'太公曰：'主以礼使将，将以忠受命。'"以上云云，不见于宋本。
④ "勿以谋简于人，勿以谋后于人"两句，不见于宋本。
⑤ "敌可胜也"，不见于宋本。
⑥ 此段出自《群书治要》引《犬韬》文，但内容实见于宋本《龙韬·立将》，今姑附于此。

国不可以从外治，兵不可以从中御。(《通典》卷一四八杜注)①

疑志不可以应敌。(《通典》卷一四八杜注)②

凡国有难，君召将以授斧钺。(《文选》卷三张衡《东京赋》李注)

《将威》③

武王问太公曰："将何以为威？何以为明？何以为审？何以为禁止而令行？"太公曰："以诛大为威，以赏小为明，以罚审为禁止而令行。故杀一人而三军振者，杀之；赏一人而万人栗者，杀之；杀一人而千万人恐者，杀之。故杀贵大，赏贵小，杀及贵重当路之臣，是刑上极也；赏及牛马厮养，是赏下通也。刑上极，赏下通，是威将之所行也。夫杀一人而三军不闻，杀一人而万民不知，杀一人而千万人不恐，虽多杀之，其将不重；封一人而三军不悦，爵一人而万人不劝，赏一人〔而〕万人不欣，是为赏无功、贵无能也。若此，则三军不为使，是失众之纪④也。"(《群书治要》卷三一)

武王问："将何为威？"太公曰："杀一人，万人惧者，宜杀之；杀一人，三军不知，虽多杀，其将不重也。"(《太平御览》卷二九六)

《励军》⑤

武王问太公曰："吾欲令三军之众，亲其将如父母，攻城争先登，野战争先赴，闻金声而怒，闻鼓音而喜，为之奈何？"太公曰："将有三礼：冬日不服裘、夏日不操扇、天雨不张盖幕，名曰三礼也。将身不服礼，无以知士卒之寒暑。出隘塞，犯埿涂，将必下步，名曰力将。将身不服力，无以知士卒之劳苦。士卒军⑥皆定次，将乃就舍；炊者皆熟，将乃敢食；军不举火，将亦不火食，名曰止欲；将不身服止欲，无以知

---

① 引此作"太公曰"云云。
② 引此作"太公曰"云云。
③ 诸书引用，皆无篇题，对照宋本，命名为《将威》。
④ "纪"字右旁，朱笔写"化"字。
⑤ 诸书引用，皆无篇题，对照宋本，命名为《励军》。
⑥ "军"字右旁，朱笔写"车"字。

士卒之饥饱。故上将与士卒共寒暑，共饥饱勤苦。故三军之众，闻鼓音而喜，闻金声而怒矣。高城深池，矢石繁下，争①先登，白刃始合，士争先赴，非好死而乐伤，为其将念其寒苦之极，知其饥饱之审，而见其劳苦之明也。"（《群书治要》卷三一）

武王问太公曰："吾欲令三军亲其将如父母，攻城则争先登，野战则争先赴，闻金声而怒，闻鼓音而喜，可乎？"太公曰："作将，冬日不服裘，夏日不操扇，天雨不张盖幔。出隘塞，过泥涂，将先下步。军未举火，将不食。士非好死而乐伤，其将知饥寒劳苦也。"（《意林》卷一）

武王曰："吾欲令三军，亲其将如父母，攻城则争先登，野战则争先赴，闻金声则怒，闻鼓声则喜，为之奈何？"太公曰："出隘塞，犯泥涂，将必先下步。士卒皆定，将乃就舍；军未举火，将亦不食。"（《太平御览》卷二七三）

将冬不服裘，夏不操扇，天雨不张盖。出隘塞，犯泥涂，将必下步。士卒皆定，将乃就舍。炊者皆饱，将乃敢食。（《艺文类聚》卷五九）

将冬不服裘，夏不操扇，天雨不张幔盖，名曰礼将。不知礼，无以知士卒寒暑也。（《艺文类聚》卷六九）

军不举火，将不火食。（《北堂书钞》卷一一五）

军不举火，将亦不食。（《太平御览》卷八六九）

将冬不服裘，夏不操扇，雨不张幔盖，名曰礼将。将不身服礼，无以知士卒之寒暑也。（《北堂书钞》卷一一五）

将冬不服裘，夏不操扇，雨不张盖，名曰礼将。将不身服礼，无以知士卒寒暑也。（《北堂书钞》卷一三二）

夏不操扇，冬不服裘，雨不张盖，名曰礼将。（《太平御览》卷二一）

为将，冬日不衣裘，夏日不操扇，天雨不张盖。（《太平御览》卷二七三）

---

① "争"字前，宋本有"士"字。

将冬不服裘，夏不操扇，天雨不张帐盖，名曰礼将。不躬礼，无以知士卒寒暑也。(《太平御览》卷六九九)

将冬不衣裘，将夏不操扇，名礼将之也。(《太平御览》卷七〇二)

《阴符》①

主与将有阴符，有大胜克敌之符，长一尺。(《北堂书钞》卷一〇三)

有降城得邑之符，长八寸。(《北堂书钞》卷一〇三)

武王问太公曰："欲胜引兵深入诸侯之地，三军卒有缓急，或利或害，吾欲以近通远，从中应外，为之奈何?"太公曰："主与将有阴符，有大胜克敌之符，有破军禽敌之符，有降城得邑之符，有却敌报远之符，有惊众坚守之符，有请粮益兵之符，有败军亡将之符，有失利亡士之符。八符者，将主所以阴通言语，不得漏泄中外相知之道。"王曰："善。"(《北堂书钞》卷一一三)

武王问太公曰："欲引兵深入诸侯之地，三军卒有缓急，或利或害。吾欲以近通远，从中应外，急三军之用，谓之何如?"公曰："主将有阴符：有大胜得敌之符，长一尺；有破军擒敌之符，长九寸；有降城得邑之符，长八寸；有却敌执远之符，长七寸；有反兵惊中坚守之符，长六寸；有请粮食、益兵卒之符，长五寸；有败军亡将之符，长四寸；有卒利亡失之符，长三寸。诸奉使行符稽留，若符事闻，符所告者，皆诛。符者，主将所以阴通信语，不得漏泄中外之道也。"王曰："善。"(《太平御览》卷二七一)

《军势》②

武王问太公曰："攻伐之道奈何?"太公曰："资因敌家之动，变生于两阵之闻（间），奇正传于无穷之源。故至事不语，用兵不言。其事之成者，其言不足听。兵之用者，其状不足见。倏然而往，忽然而来，能独转而不制者也。善战者，不待张军。善除患者，理其未生。善胜敌

---

① 诸书引用，皆无篇题，对照宋本，命名为《阴符》。
② 诸书引用，皆无篇题，对照宋本，命名为《军势》。

者，胜于无形。上战无与战矣。故争于白刃之前者，非良将也。备已失之后者，非上圣也。智与众同，非人师也。伎与众同，非国工也。事莫大于必成，用莫大于必成，用莫贵于^①玄眇，动莫神于不意，胜莫大于不识。夫必胜者，先弱敌而后战者也，故事半而功自倍。兵之害，犹豫最大。兵之灾，莫大于狐疑。善者见利不失，遇时不疑，失利后时，反受其灾。善者从而不择，巧者一决而不犹豫。故疾雷不及掩耳，卒电不及瞬目，起之若惊，用之若枉，^② 当之者破，近之者亡，孰能待之？"武王曰："善。"（《群书治要》卷三一）

用兵之害，犹豫最大。赴之若惊，用之若狂，当之者破，近之者亡，使如疾雷不暇掩耳也。（《意林》卷一）

事莫大于必克，用莫大于玄默。（《通典》卷一五三杜注）^③

动莫神于不意，胜莫大于不识。（《通典》卷一五五杜注）^④

善除患者，虑其未生；善保胜者，出于无形。（《通典》卷一六一杜注）^⑤

太公曰：当之者破，近之者亡。（《文选》卷八扬雄《羽猎赋》李注）

疾雷不及掩耳，疾电不及瞑目。（《通典》卷一六二杜注）^⑥

用兵之道，使如疾雷，令民不及掩耳，卒电不暇瞑目。（《太平御览》卷二七〇）

《奇兵》^⑦

以少击众者，必以日之多少也。（《北堂书钞》卷一一八）

---

① "于"字，系朱笔行首栏外校补。
② "枉"，宋本作"狂"。
③ 引此作"太公曰"云云。
④ 引此作"太公曰"云云。
⑤ 引此作"太公曰"云云。
⑥ 引此作"太公曰"云云。
⑦ 诸书引用，皆无篇题，对照宋本，命名为《奇兵》。

以少击众，必以日之暮；以众击众，必以日之早。(《太平御览》卷三一三)

以少击众，必以日之暮。人操炬火，合则灭之。或鼓呼而行，或衔枚而止。(《太平御览》卷三五七)

夫出甲阵兵，从卒乱行者，所以多为变。(《通典》卷一五四杜注)①

击之如发机，所以破精也。(《通典》卷一五四杜注)②

不能分移，末可语奇。(《通典》卷一六〇杜注)③

将不仁，则三军不亲；将不勇，则三军不为动。(《长短经》卷九)

将不知微，则三军失其机；将不常诫，则三军失其备豫也。(《北堂书钞》卷一一五)

将不精，则三军大倾；将不仁，则三军不亲。(《北堂书钞》卷一一五)

《五音》④

夫律管十二，可以知敌。金、木、水、火、土，各以其胜攻之。其法：以夜半，遣轻骑往致敌人之垒，九百步外，遍持律管，横当耳，大呼惊之。有声应管，其来甚微。角声应管，当以白虎。徵声应管，当以玄舞。商声应管，当以朱雀。羽声应管，当以勾陈。五管尽不应，无有音声，当以青龙。此五行之符，佐胜之征，成败之机也。(《北堂书钞》卷一一二)

武王问太公曰："听律之音声，何以知三军之消息，胜负之决乎？"公曰："深哉，王之问也。夫律管十二，其要以五，宫商角徵羽，此其正声也。万物不易五行之神，道之常也。可以知敌，金木水火，各以其胜攻之。其法：以天清静，无雾、雨、风、云。夜遣轻骑，往至敌人之垒。九百步，偏持律管，横管当耳，大呼惊之，有声应管，其来甚微。角管

① 注引此作"太公曰"云云。
② 注引此作"太公曰"云云。
③ 注引此作"太公曰"云云。
④ 诸书引用，皆无篇题，对照宋本，命名为《五音》。

声应，当以白虎；徵管声应，当以朱雀；羽管声应，当以勾陈；五管尽不应，无有应声，当以青龙。此五行之符，佐胜之征，成败之机。"（《太平御览》卷一六）

三皇之世，虚无之情。以制刚强五行之道，天地自然六甲之分。微妙之神，以天清静。夜半，遣轻骑去敌九百步，持律当耳大呼之，有声应管，随其音应之。此五行之符，佐胜之术。（《路史》卷一〇《后纪》卷一注）①

《兵征》②
三军旌旗皆前指，金铎之声扬以清，鼙鼓之音宛而鸣。此得神明之助，大胜之征也。（《北堂书钞》卷一一三）

三军无故，旌旗皆前指，金铎之声扬以清，鼙鼓之音宛而鸣。此得神明之助，大胜之征也。（《太平御览》卷三二九）

《农器》③
问太公曰：天下大定，国家毋〈2261〉（定简本）

四　《虎韬》
《军用》④
陷坚阵，败强敌，大黄参连弩，飞凫电影自副，飞凫赤茎白羽，以铁为首，电影青茎赤羽，以铜为首。（《艺文类聚》卷六〇）

陷坚阵，败强敌，以将相摘武翼小橹扶苏百三十具。（《北堂书钞》卷一二一）

陷坚阵，攻强敌，以大黄参连弩大扶胥车四十六乘，材士强弩矛戟为翼。（《北堂书钞》卷一二五）

---

① 《路史》引此为"《太公龙韬》"，未言篇题。对照宋本，命名为《五音》。
② 诸书引用，皆无篇题，对照宋本，命名为《兵征》。
③ 宋本篇题，它本无。
④ 诸书引用，皆无篇题，对照宋本，命名为《军用》。

陷坚阵，败强敌，大黄参连弩，飞凫电景自副。（注云：飞凫，矢名；赤茎白羽，以铁为首。）（《初学记》卷二二）

陷坚阵，败强敌，以大黄参连弩，大扶月车三十六乘，才士强弩矛戟为翼。（《太平御览》卷三四八）

陷坚阵强敌，大黄参连弩，飞凫、电景矢自副。（注云：飞凫、电景，矢名。飞凫，尺茎白羽，以□为首。电景，青茎尺羽，以钢为首。钢一作铁。）（《太平御览》卷三四九）

飞凫赤茎白羽，电景青茎赤羽。（《北堂书钞》卷一二五）

电景青茎赤羽，以钢为首。（《初学记》卷二二）

大橹刀重一斤，长四尺三寸。（《北堂书钞》卷一二三）

大橹刀重一斤，长四尺，三百枚。（《太平御览》卷三四五）

方首铁棒重十二斤，柄长五尺以上，千二百枚，一名天棒。（《北堂书钞》卷一二四）

方胥铁棓重十二斤，柄长五尺，千二百枚。一名天棓。（《太平御览》卷三五七）

乃驾骛冥之乘。（《北堂书钞》卷一三）

武王寝疾十日，太公负王，乃驾骛冥之车，周旦为御，至于孟津，大黄参连弩、大才扶胥车（并战具也）、飞凫（赤茎白羽，以铁为首）、雷影（青茎赤羽，以铜为首，副也，昼则为光，夜则为星）、方头铁搥（重八斤，亦军备也）、大柯斧（重八斤，一名铁钺，军备也）、行马（广二丈，二十具）、渡沟飞桥（广五尺，转关鹿卢八具）、天舡（一名天汉，以济丈水也）、① 鹰爪方凶铁把（柄长七尺）、天阵（日、月、斗柄杓，左一右一，仰背天阵）、地阵（丘陵、水泉，有左右前后之利）、人阵（车马文武）、积楹临冲（攻城围邑）、云梯飞楼（视城中也）、武冲大橹（三军所须）、云火万炬（以防火也）、吹鸣箛（威振万里也）。

---

① 《太平御览》卷七六八载："天舡，一名天横，以济大水。"与此近同。

(《太平御览》卷三三六)①

  委环铁弋长三丈，千三百。(《太平御览》卷三三七)

  方凶两枝铁叉，柄长三丈以上，三百枝。(《太平御览》卷三五三)

《三阵》②

  用兵为天阵，星辰、日月、斗杓，一左一右，一迎一背，此为天阵也。(《北堂书钞》卷一一七)

  用兵为地阵者，用丘陵水泉，左右前后之利，地阵也。(《北堂书钞》卷一一七)

  用兵为人阵者，用车马文武，此为人阵也。(《北堂书钞》卷一一七)

  武王问太公曰："凡用兵为天阵奈何？为地阵奈何？为人阵奈何？"太公曰："星辰、日月、斗杓，一左一右，一迎一背，谓之天阵；丘陵水泉，亦有左右前后之利，此谓地阵；用车用马，用文用武，谓之人阵。"武王曰："善。"(《太平御览》卷三〇一)

《疾战》③

  昔周武王将伐纣，问太公曰："若今敌人围我，断后绝粮，吾欲徐以为阵，以败为胜，奈何？"太公曰："不可。此天下之困兵也，暴用之则胜，徐用之则败。可为四冲阵，以骁骑惊其君亲，左军疾左，右军疾右，中军迭前迭后，往敌之空，吾军疾击，鼓呼而当。"(《通典》卷一五九)

  周武王将伐纣，问太公曰："今敌人围我，断后绝粮，吾欲徐以为阵，以败为胜，奈何？"太公曰："不可。此天下困兵也，暴用之则胜，徐用之则败。可为四冲阵，以骁骑惊其亲君，左军疾左，右军疾右，中军迭前迭后，往敌之空。吾军疾击鼓而当之。"(《太平御览》卷三一一)

---

① 《太平御览》此处所引和宋本《军用》不完全对应，但不少表述见于《军用》，姑且附于此。
② 诸书引用，皆无篇题，对照宋本，命名为《三阵》。
③ 诸书引用，皆无篇题，对照宋本，命名为《疾战》。

《军略》①

三军行师令众，旦则有登云梯远望，夜则有云火万炬。（《北堂书钞》卷一二六）

凡三军有大器，攻围邑有橹榅临冲，城中则有云梯飞楼。

凡三军行师领众，旦则有云梯远望，夜则有云火万炬。（《太平御览》卷三三六）

三军有行，临领士众，旦则有云梯远望，夜则设云火万炬。（《太平御览》卷八七〇）

《绝道》②

周武王将伐纣，问太公曰："今引兵深入其地，与敌行阵相守，被敌绝我粮道，又越我前后，吾欲与战则不敢，以守则不固，为之奈何？"太公曰："夫入敌地，必按地形势胜便处之，必依山陵、险阻、水草为固，谨守关梁隘塞。敌若卒去不远，未定而复反，彼用其士卒若太疾则后不至，后不至则行乱而未及阵，急击之，以少克众。"（《通典》卷一五七）

五 《豹韬》

《鸟云山兵》③

武王问曰："引兵入诸侯之地，高山盘石，其避无草木，四面受敌，士卒惑迷，为之奈何？"太公曰："当为云象之阵。"（《太平御览》卷三〇一）

六 《犬韬》

《练士》④

军中有大勇、敢死、乐伤者，聚为一卒（名曰冒将之士）。有勃气、壮勇、暴强者，聚为一卒（名曰陷阵之士）。有学于奇正，长剑雕弧、接武齐列者，聚为一卒（名曰锐骑之士）。有破格舒钩、强梁多力，能溃破金鼓、绝灭旌旗者，聚为一卒（名曰勇力之士）。有能逾高超远、

---

① 诸书引用，皆无篇题，对照宋本，命名为《军略》。
② 《通典》引用，无篇题，对照宋本，命名为《绝道》。
③ 《太平御览》引用，无篇题，对照宋本，命名为《鸟云山兵》。
④ 诸书引用，皆无篇题，对照宋本，命名为《练士》。

轻足善走者，聚为一卒（名曰冠兵之士）。有故王臣失势、欲复见其功者，聚为一卒（名曰死斗之士）。有死罪之人、昆弟为其将报仇者，聚为一卒（名曰死责之士）。有贫穷忿怒、将快其志者，聚为一卒（名曰必死之士）。有故赘婿人虏、欲昭迹扬名者，聚为一卒（名曰厉顿之士）。有辩言巧辞、善毁誉者，聚为一卒（名曰间谍飞言弱敌之士）。有故胥靡免罪之人、欲逃其耻者，聚为一卒（名曰幸用之士）。有材伎过人、能负重行数百里者，聚为一卒（名曰待令之士）。(《长短经》卷九)①

军中有大勇、敢死、乐伤者，聚为一为卒（名曰冒将之士）。有勃气、壮勇、暴强者，聚为一卒（名曰陷阵之士）。有学于奇正、长剑雕弧、接武齐列者，聚为一卒（名曰锐骑之士）。有破格舒钩、强梁多力、能溃破金鼓、绝灭旗旌者，聚为一卒（名曰勇力之士）。有能逾高超远、轻足善走者，聚为一卒（名曰冠兵之士）。有故王臣失势、欲复见其功者，聚为一卒（名曰死斗之士）。有死罪之人，昆弟为其将报仇者，聚为一卒（名曰死责之士）。有贫穷忿怒、将快其志者，聚为一卒（名曰必死之士）。有故赘聟人虏，欲昭迹扬名者，聚为一卒（名曰厉顿之士）。有辩言巧辞、善毁誉者，聚为一卒（名曰间谍飞言弱敌之士）。有故胥靡免罪之人，欲逃其耻者，聚为一卒（名曰幸用之士）。有材伎过人，能负重行数百里者，聚为一卒（名曰待令之士）。(《太平御览》卷二九九"练士"条引《通典·搜才》载《长短经》内容)②

武王问太公曰："陈士之道奈何？"太公曰："军中有大勇、暴强者，聚为一卒，名曰陷陈之士。有枝格、强良多力、能溃破金鼓、绝灭旌旗者，聚为一卒，名曰勇力之士。"(《太平御览》卷四三七)

贫穷忿怒，欲决其志者，名曰必死之士。辩言巧辞，善毁善誉者，

---

① 虽名为《长短经》内容，但与宋本《犬韬·练士》内容极近，故此处录之。
② 《通典》卷一四八"兵一"中有《搜才附》，相关内容如下："词辩纵横，能移夺人之性情，堪辩说者；能往来听言语，览视四方之事，军中之情伪，日列于前者；能得敌之主佐、门庐、请谒之情，堪间谍者；……引强射札，戈铤剑戟，便于利用，挺身捕虏，搴旗斩将，堪陷陈者；趫捷若飞，逾城越堑，出入无形，堪窥觇者；往返三百里不及暮至者；破格舒钩，或负六百斤行五十步，四百斤行百步者；……罪犯者；父子兄弟欲执仇者；贫穷忿怒，将欲快其志者；故赘婿人虏，欲昭迹扬名者。"可以看出文字与此处差别较大。

名曰间谍飞言之士。(《意林》卷一)

辩言巧辞,善毁誉者,曰飞言之士。(《太平御览》卷四六四)

《教战》①

周初,太公曰:"教战之法,必明告吏士,申三五之令,教其操兵,起居进止,旌旗指麾,阵而方之,坐而起之,行而止之,左而右之,列而合之,绝而解之,无犯进止之节,无失饮食之宜,无绝人马之力。令吏士一人学战,教成十人;十人学战,教成百人;百人学战,教成千人;千人学战,教成万人;万人学战,教成三军之众;大战之法,教成令之百万之师,故能成大功也。"(《通典》卷一四九)

教战之法,必明告吏士,三令五申,教其操兵,起居进止,旌旗指麾;阵而方之,坐而起之,行而止之,左而右之,列而合之,绝而解之;无犯进止之节,无失饮食之宜,无绝人马之力;令吏士一人学战,教成十人;十人学战,教成百人;百人学战,教成千人;千人学战,教成万人;万人学战,教成三军之众。大战之法,百万之师,故能成大功也。(《太平御览》卷二九七)

《武车士》②

选车士之法:取年四十以下,长七尺以上,力能彀八石,弩射前后左右,皆便习者,名武车士,遇之不可不厚。(《北堂书钞》卷一二五)

《武骑士》③

选骑士之法:取年三十八已下,长七尺五寸以上,轻健捷疾,力过伦等,能前后左右,周旋进退,越沟堑,驰山陵,出险阻,绝大泽,攻强敌,乱大众者,名曰武骑之士也。(《北堂书钞》卷一一七)

选士之法:取年四十以下,长七尺五寸以上,材轻捷疾,力过伦等,

---

① 诸书引用无篇题,对照宋本,命名为《教战》。
② 《北堂书钞》引用,无篇题,对照宋本,命名为《武车士》。
③ 诸书引用,皆无篇题,对照宋本,命名为《武骑士》。

能驰毂骑射，前后左右，周旋进退，超越沟堑，驰山陵险阻，绝大泽，越强敌，乱大众者，名曰武骑之士，不可不厚也。（《太平御览》卷三〇〇）

《战步》①

太公曰："以步与车马战者，必依丘墓险阻，强弩长兵处前，短兵弱弩居后，更发更止。敌人军马虽众而至，坚阵疾斗，材士强弩以备前后。"武王曰："我无丘墓，又无险阻，敌人之至甚众，以车骑翼我两傍，猎我前后，吾三军恐怖，乱败而走，为之奈何？"太公曰："令我士卒十行布铁蒺藜，遥见敌车骑将来，均置蒺藜，掘地迎广以深五尺，名曰命笼。人持行马进退，阑车以为垒，推而前后，直而为屯，以强弩备我左右。然则命我三军皆疾战，而必胜也。"（《通典》卷一五七）

中编

《葆启》

……文王业之而崩，武王即位〈721〉……严，杀戮无〈722〉常。纵之不义，舍之不仁。愿闻□〈723〉……前行已修矣。今时可，臣固将言之。周公旦□②〈724〉……□之□□。③ 太公望曰：夫纣为无道，忍〈725〉……百姓。君秉明德而诛之，杀一夫而利天〈726〉……之师以东伐纣，至于河上。雨□□疾，武王之乘黄震而死，旗折□□〈727〉……□正而后伐，故功可得而立也。意者我□□〈728〉……官治，其气偖，王姑修身下贤，□须其时。④ 太公〈729〉望曰：四时无穷，人□〈730〉……□⑤时无恒与，道无恒亲，盈□⑥变化，天

---

① 《通典》引用，无篇题，对照宋本，命名为《战步》。
② 整理者称："自'……文王业之而崩'至此一段文字，不见各书所引《六韬》。今据文义、字体编入本篇。自'……严'至'愿闻□……'，当为武王问语。'……前行已修矣。今时可，臣固将言之'，乃太公劝武王伐纣之语。此下为周公旦反对太公意见之语已残去。"
③ "……□之□□"疑为周公旦语。
④ 自"……□正而后伐"至此，整理者认为，似皆为周公劝武王回师之语。
⑤ 整理者认为，此字可能是"故"字。
⑥ 整理者认为，此字残存右半"出"字，在此当读为"绌"。"盈绌"犹言"盈缩"，古书亦作"赢绌"。

□□〈731〉……可，孰为有天？夫天先□之，【□□□□】□之。① 道先非之，而后天下叛之。今夫纣外失天下，内失〈732〉百姓，我秉明德而受之，其不可何也？夫以百姓而攻天子，可哗而舍乎？去必死，进必取□〈733〉……□今日行之。太公〈734〉……□□罪人而□〈735〉……先涉，以造于殷。甲子之日，至牧之野，□②〈736〉……擒纣，系其首于白□……〈737〉（银简本）

……三年而天下二垂归之，③ □□〈738〉……

……曰：吾闻宿善者不□，且日不足〈739〉……④

……之佝。⑤ 凡纣之所佝刑〈740〉……

……□□□殷民□〈741〉……

……□箕子⑥〈742〉……

……行盘庚之政，⑦ 使人人里其里，田其田，□〈743〉……

……后嗣，周有天下以为冢社。允哉！日不足。 ·葆启⑧〈744〉（银简本）

文王问于吕望曰："为天下若何？"对曰："王国富民，霸国富士，仅存之国富大夫，亡道之国富仓府，是谓上溢而下漏。"文王曰："善。"

---

① "□□□□□之"，整理者认为，据下文，似可补为"而后□□□之"。
② 整理者认为，此字右从"青"，左旁已残，不知为何字。
③ 整理者认为，《淮南子·道应》载"文王砥德修政，三年而天下二垂归之"，简文与之相合，所言当为文王之事，疑属于本篇。
④ 整理者认为，此简所载似为太公反驳周公之语，疑当属于本篇，但在篇中位置不易确定。
⑤ 整理者认为，此字似当读为"拘"。
⑥ 整理者注："此残简有'箕子'之名，按《通典》卷二六二引《六韬》：'太公怒曰：今纣刳比干、囚箕子……'（《御览》卷三二八同）。又《史记·殷本纪》：'周武王遂斩纣头，悬之白旗，杀妲己，释箕子之囚，封比干之墓，表商容之闾，封纣子武庚禄父以续殷祀，令修行盘庚之政，殷民大悦'，其文似亦本之《六韬》，二处均言及'箕子'，故疑此残简当属本篇。但此残简文字究竟相当于'囚箕子'句抑'释箕子之囚'句，今不能定。"
⑦ 《史记·殷本纪》有"令修行盘庚之政"语，故疑此简属本篇。
⑧ 今本《六韬》有《发启》《文启》《顺启》等篇名，与《葆启》命名方式相同，皆为"某启"，又《周书》佚篇有《保开》，汉人因避景帝讳改"启"为"开"，"保""葆"古通，整理者据此认为《保开》《葆启》二名实同，但又认为《六韬》的《葆启》与《周书》的《保开》同名而实非一篇。笔者持保留态度，由于二者皆无完帙，同时《周书》与《六韬》关系确实密切，两篇关系待考。

对曰："宿善不祥。"是日也，发其仓府，以振鳏寡孤独。（《说苑》卷七）

卜战，龟兆焦，筮又不吉，太公曰："枯骨朽蓍，不逾人矣。"（《尚书注疏》卷一〇《正义》引）

杀一夫而利天下。（《北堂书钞》卷一三）

太公曰："夫纣恃强无道，流毒诸侯，欺侮群臣，失百姓之心，秉明德以诛之。"（《北堂书钞》卷一一四）

天道无亲，常与善人。（《北堂书钞》卷一四九）

武王伐殷，将行之日，而雨辐重车至轸，太公曰："是洗濯甲兵之象。"兵行之日，帜折为三，太公曰："此军分为三如此，斩讨首之象。"（《北堂书钞》卷一一四）

武王伐纣，悬纣之首于白旗。（《北堂书钞》卷一二〇、《太平御览》卷三四〇）

文王问散宜生："卜伐殷，吉乎？"曰："不吉，钻龟，龟不兆；数蓍，蓍不交而如折。"将行之日，雨辐重车至轸。行之日，帜折为三。散宜生曰："此凶，四不祥，不可举事。"太公进曰："是非子之所知也，祖行之日，雨辐重车至轸，是洗濯甲兵也。"（《艺文类聚》卷二）

文王问散宜生："卜伐纣，吉乎？"曰："不吉，钻龟，龟不兆；数蓍，不交而折。"将行之日，雨辐车至轸。行之日，帜折为三。散宜生曰："此卜四不祥，不可举事。"太公进曰："是非子之所知也，祖行之日，雨辐重车，是洗濯甲兵也。"（《事类赋注》卷三注）

文王问散宜生："卜伐纣，吉乎？"曰："不吉，钻龟，龟不兆，数蓍交加而折。"将行之日，雨辐车至轸。行之日，帜折为三。散宜生曰："此卜，四不祥，不可举事。"太公进曰："是非子之所知也，祖行之日，辐车至轸，是洗濯甲兵也。"（《太平御览》卷一〇）

武王使散宜生卜伐殷，钻龟，龟不兆。下占于地，数蓍，蓍交而折。祖行之日，雨辐车至轸。行至之日，帜折为三。宜王曰："二四凶，不祥，不可举事。"太公进曰："退，非子之所及也。圣人生天地之间，承襄乱而起。龟者，枯骨；蓍者，折草。何足以辩吉凶？祖行之日，雨辒车至轸，是洗濯甲兵也。行之日，帜旗为三，是军分为三。如此，斩纣之首，吉也。"（《太平御览》卷三二八）①

周武王伐纣，师至汜水牛头山，风甚雷疾，鼓旗毁折，王之骖乘惶震而死。太公曰："用兵者，顺天之道未必吉，逆之不必凶，若失人事，则三军败亡。且天道鬼神，视之不见，听之不闻，智将不法，而愚将拘之。若乃好贤而能用，举事而得时，此则不看时日而事利，不假卜筮而事吉，不待祷祀而福从。"遂命驱之前进。周公曰："今时逆太岁，龟灼告凶，卜筮不吉，星变为灾，请还师。"太公怒曰："今纣刳比干，囚箕子，以飞廉为政，伐之有何不可？枯草朽骨，安可知乎！"乃焚龟折蓍，援枹而鼓，率众先涉河，武王从之，遂灭纣。（《通典》卷一六二）

用兵者，顺天道，未必吉，逆之，不必凶。若失人事，三军败亡。且天道鬼神，视之不见，听之不闻，智将不发而愚将拘之。若乃好贤而能用，举事而得，此则不看时日而事利，不暇卜筮而事吉，不祷祝而福从。遂命驱之前进。周公曰："令时逆太岁，龟灼凶，卜筮不吉，星变为灾，请还师。"太公怒曰："今纣刳比干，囚箕子，以飞廉为政，伐之，有何不可？枯草朽骨安可知乎？"乃焚龟，折蓍，援枹而鼓，率众先涉河，武王从之，遂灭纣。（《太平御览》卷三二八）②

武王伐纣，雨甚雷疾，武王之乘，雷震而死。周公曰："天不祐周矣。"太公曰："君秉德而受之，不可如何也。"（《太平御览》卷一三）

周武王伐纣，师至泥水牛头山。风雨甚疾，鼓旗毁折。王之骖乘，惶震而死。（《太平御览》卷三二八）

纣为无道，武王于是东伐纣。至于河上，雨甚雷疾，王之乘黄振而死，旗旌折，阳侯波。周公进曰："天不祐周矣，意者君德行未尽，而百姓疾怨，故天降吾祸。"于是太公援罪人而戮之于河，三鼓之，率众而

① 《太平御览》卷三二八引此段文字，承前作"（太公）又曰"云云。
② 《太平御览》卷三二八引此段文字，作"太公曰"云云。

先，以造于殷，天下从之。甲子之日，至于牧野，举师而讨之，纣城备设而不守，亲擒纣，县其首于白旗。（《太平御览》卷三二九）

武王伐纣，诸侯已至，未知士民何如？太公曰："天道无亲，今海内陆沉于殷久矣，[①] 百姓可与乐成，难与虑始。"伯夷、叔齐曰："杀一人而有天下，圣人不为。"太公曰："师渡孟津，六马仰流，赤乌降，白鱼外入，此岂非天所命也？师到坶野，天暴风电，前后不相见，车盖发越，辕衡摧折，旍旄三折，旗帜飞扬者，精锐感天也；雨以洗吾兵，雷电应天也。"（《太平御览》卷三二九）

文王问散宜生："卜伐殷，吉乎？"钻龟，龟不兆。祖行之日，雨辎至轸。行之日，帜折为三。散宜生曰："此凶，四不祥，不可举事。"太公进曰："非子之所知也。龟不兆，圣人生天地之间，承衰乱而起。龟者，枯骨；蓍者，朽草；不足以辨吉凶。祖行之日，雨辎至轸，是洗濯甲兵也；行之日，帜折为三，此军分为三。如此，斩纣首之象。"（《太平御览》卷七二六）

武王东伐，至于河上，雨甚雷疾。周公旦进曰："天不祐周矣，意者吾君德行未备，百姓疾怨邪？故天降吾灾，请还师。"太公曰："不可。"武王与周公旦望纣之阵，引军止之，太公曰："君何不驰也？"周公曰："天时不顺，龟燋不兆，占筮不吉，妖而不祥，星变又凶，固且待之，何可驱也？"（《楚辞》卷三《天问章句》）

武王问周公曰："诸侯攻天子，胜之有道乎？"公曰："攻礼为贼，攻义为残，失民为匹夫，王攻失民者也？何天子乎？"（《鼠璞》卷下）

《利人》[②]

之必行也，必行者民利。〈0862〉

曰："奈何？"大公曰："法令通□而□□"〈2316〉

未足以大利其民者也。〈0988〉

---

① 《太平御览》卷五六引作"天下之人，陆沉于殷久矣"。
② 唐写本篇题，它本无。

是以法令利民之……〈2318〉（定简本）①

文王曰问太公："愿闻治国之所贵。"太公曰："贵法令之必行，法令之必行则治道通，治道通则人利大，人利大则君得德彰矣。世乱则吏犯法令而为善，② 其人重私而轻公，不敦朴而诈伪。"文王曰："法令而为善之必行，大利人奈何？"太公曰："法令贵犯令而为善者何？"③ 太公曰："其萌生于君。君不法天，随世俗之所善以为法，随世俗之所善以为④（下空）更为法，是以其法令数变，数变则群耶成俗，而君沉于世，是以国不免于危亡⑤。"文王曰："戒哉！"太公曰："不足。"⑥ 太公曰："法者，何图⑦、雒书，礼、乐五经。"（唐写本）

文王问太公曰："愿闻治国之所贵。"太公曰："贵法令之必行，必行则治道通，通则民太利，太利则君德彰矣。君不法天地，而随世俗之所善以为法，故令出必乱，乱则复更为法，是以法令数变，则群邪成俗，而君沈于世，是以国不免危亡矣。"（《群书治要》卷三一）

文王问太公曰："愿闻治国之所贵。"太公曰："贵法令必行，法令必行则治道通，治道通则民大利，民大利则君德彰。"文王曰："法令必行，大利人民，奈何？"太公曰："法令必行则民俗利，民俗利则利天下，是法令必行，大利人也。"（《太平御览》卷六三八）

《趄舍》⑧

不同，喜怒不等。故有旧之□，有〈2233〉

安乐，君世世有国，合于忠者，贤士臣〈0763〉

令远者来，合〈0818〉

---

① 以类相从，将诸简归入《利人》篇，但定简本 2505 简有篇章标题"□□□国所贵第八"，疑诸简为该篇题下内容。
② 句意不通，疑当为"世乱则吏犯法令而为不善"，"善"字前脱"不"字。
③ 语句不太通顺，疑有误，且问话者当为"文王"，不当为"太公"。
④ 此数字与上重复，衍文，且其下有空白。疑抄手意识到为衍文后，留下空白以待校改。
⑤ "亡"，原作"之"，据《群书治要》卷三一引文改。
⑥ 此处语义未完，恐有误。
⑦ "何图"，当作"河图"。
⑧ 唐写本篇题，它本无。

治，而民不比，合于贪者，民〈0838〉（定简本）

文王问太公曰："举贤，天下以为法，不能以为治者，何也?"太公曰："夫人皆有其性，趋舍不同，喜怒不等，故成①夺或赏。"王曰："何谓人性?"太公曰："性有仁、有忠、有信、有义、有贪类、② 有狼戾。仁者好与而不好夺，好赏而不好罚，好生而不好杀。忠者不嫉不妒。信者不欺，少恶而多善，众公而少私。义者喜新爱故。贪戾者好得好夺，不好利人而好败。狼戾者喜刑憙杀。故人君之趋舍，合于仁义，则万人安乐，君伐有国。合于忠，则吏不为奸，而万民殷富。合于信，则君臣稽，而远者亲。合于贪戾，则民人流亡，国必更王。合于狼戾，则杀不治，君失其天下，祸及子孙。"王曰："戒哉!"（唐写本）

夫人皆有性，趣舍不同。（《文选》卷一三潘岳《秋兴赋》李注、卷四一司马迁《报任少卿书》李注）

太公谓武王曰："夫人皆有性，趋舍不同，喜怒不等。"（《文选》卷二五卢谌《赠刘琨诗》李注）

《礼义》③

咸以礼仪为国，而不能〈2374〉

者，何也? 大公曰："礼者〈0997〉

为国不用礼仪，可〈2494〉

之分择也，非所以□□〈0847〉

礼仪之为国也。〈2202〉（定简本）④

文王问太公曰："以礼义为国，而不能大利其民，何也?"太公曰："礼者，明长幼，别贵贱，所以象德；义者，所以辅正治也，故皆未足以大利人也。"文王曰："为国而不用礼义，可乎?"太公曰："不可。失⑤

———————

① "成"似当为"或"字之误。

② 从后文来看，"类"当为"戾"之误。

③ 唐写本篇题，它本无。

④ 定简本1173简有篇章标题"方以礼义为国第十"，可知古本《六韬》有《礼义》篇名，唐写本篇题承古本而来，"义"通"仪"。

⑤ 疑"失"字为"夫"字之误。

礼义者，治国之粉泽也；虽然，非所以定天下，而强国富人也。君无以无以①别贤能，故以礼义明之。"文王曰："礼义为国者何如？"太公曰："以礼义为国者，则也②人臣有能守职尊其君者，进之；不能，退之。是以其群臣万民不出于礼，为上犯难，世俗皆以此为名高；其恭谦谦，辞爵禄，让官位，以礼义之为国已。"文王曰："谨闻命矣。"（唐写本）

礼乐，治之粉泽。（《北堂书钞》卷二七）

（太公）对文王曰："礼义，治国之粉泽也。"（《北堂书钞》卷八〇）

太公对文王曰："礼者，天理之粉泽。"（《初学记》卷二一）

太公对文王曰："礼者，治之粉泽也。"（《太平御览》卷五二三）

礼者，理之粉泽。（《太平御览》卷六一〇）

《大失》③

□，不法邪不亡，不法祸日起，不□〈0767〉
□亡□，不法国且乱，不法民多□〈0814〉
旱至，不法〈0787〉（定简本。）④

武王问于太公曰："为国而数更法令者，何也？"太公曰："为国而数更法令者，不法法，以其所善为法者也，故令出而乱，乱则更为法，是以其法令数更也。"（《说苑》卷七）

文王问太公曰："愿闻为国之大失。"太公曰："为国之大失，作而不法法，国君不寤，是为大失。"文王曰："愿闻不法法，国君不寤大失。"太公曰："不法法则令不行，令不行则主威伤。不法法则耶不正，耶不正则祸乱起。不法法则形妄行，形妄行则赏无功。不法法则国昏乱，

---

① 第二处"无以"为衍文。
② "也"字为衍文。
③ 唐写本篇题。宋本《文启》有"命之曰大失"句，此前所言种种情况，与《大失》内容不同。
④ 定简本2227简有篇章标题"□大失第十四"，疑诸简为该篇题下内容。《大失》为古本《六韬》应有篇章之一，而宋本无此篇题，当为后人所删。

国昏乱则臣为变。不法则水旱发， 水旱发则万人疾。君不寤则兵革起，兵革起则失天下。"文王曰："戒哉。"太公不足师尚曰： "法者，须何图雒书救乱。"（唐写本）

文王问太公曰："愿闻为国之大失。"太公曰："为国之大失，作而不法法，国君不悟，是为大失。"文王曰："愿闻不法法，国君不悟。"太公曰："不法法则令不行，令不行则主威伤。不法法则邪不止，邪不止则祸乱起矣。不法法则刑妄行，刑妄行则赏无功。不法法则国昏乱，国昏乱则臣为变。不法法则水旱发，水旱发则万民病。君不悟则兵革起，兵革起则失天下也。"（《群书治要》卷三一）

"愿闻为国之大失。"太公曰："为国之大失者，为上作事不法，君不觉悟是大失也。"文王曰："愿闻不法。"公曰："不法法则令不行，则主威伤。 不法法则邪不正，邪不正则祸乱起。不法法则刑妄行，刑妄行则赏无功。不法法则国昏乱，国昏乱则臣为变。君不悟则兵革起，兵革起则失天下。"文王曰："诚哉。"（《太平御览》卷六三八）

《救乱》

文王问太公曰："主弱臣强，而百官并乱，万人离散，救之奈何？"太公曰："是蔽而内拥也。若是者，当急通其拥蔽。"文王曰："何谓拥蔽？"太公曰："奸臣在内，贼臣在外，上隔下塞，社稷恐危，国有大事，其发无日。"文王曰："救之奈何？"太公： "无止贤，无下迁，何

依据辞例，"法"字后少"法"字。

此句疑有误，"太公不足"当为"太公曰：不足"，接续"法者"云云，"师尚曰"当为衍文。周凤五认为唐写本"师尚父曰""太公不足师尚曰""太公曰不足太公曰"云云，后人增窜。在这点上，与唐写本《利人》篇中"太公曰：法者，何图、雒书，礼、乐五经"记述一样。此为汉武帝罢黜百家，独尊儒术之后，《六韬》一书中窜入儒家思想内容成分的反映，与汉武帝以后的学术风气，完全一致。（周凤五：《敦煌唐写本太公〈六韬〉残卷研究》，《幼狮杂志》1985年第4期，第55页。）

《群书治要》引此，置于《龙韬》。

依据辞例，"则"字前，少"令不行"三字。

周凤五拟补篇题为"《得贤》"，今不从。细查高清IDP图版，可知此段文字紧接《大失》篇末"法者，须何图雒书救乱"句，有"救乱"二字，然后是此段正文，故定篇题为"《救乱》"。

"太公"后少"曰"字。

如?"太公曰:"无贤无迁,何如?① 止贤则奸臣比周,趋势而争位。下迁则奸臣朋②党,而事争执政。③ 忠者不用,欺者有政。"文王曰:"为止奈何?"〔太〕④ 公曰:"救之在得贤⑤,患贤而不用,患贤而不用,无问求贤矣。"(唐写本)

《别贤》⑥

文王问太公曰:"别贤奈何?"太公曰:"试可乃已。二人变争,则知其曲直;二人论议,则知其道德;二人举重,则知其有力;二人忿斗,则知其勇怯;二人俱行,则知先后;二人治官,则知其贪廉。以此而论人,别贤不肖之道已。"文王曰:"善哉。"

一说,文王问太公曰:"别贤奈何?"太公曰:"将相分职,则以官名选人;案名督实,令实当名,名得其实,能者居位,不能者退,别贤之道。"⑦

以师尚父曰"奸臣在内"者,谓主选举不实,封侯爵赏赐不得其人者也。"贼臣在外"者,谓之下仕典职制狱之臣,恣心妄行,煞戮不辜,延及乎人者也。⑧ (唐写本)

《动应》⑨

□五□不就,□□〈0111〉

□应其声也,如景之象其刑也。〈2207〉(定简本)

文王问太公曰:"人主动作举事善恶,有祸殃之应、鬼神之福,无乎?"太公曰:"有之。人主动作举事,恶则天应之以刑,善则地应之以

---

① "太公曰:无贤无迁何如"与前文"太公:无止贤,无下迁何如"重复,从后文"止贤""下迁"云云来看,当以"无止贤,无下迁何如"为是,此句当删。

② "朋",原作"明",据文意校改。

③ "而事争执政"似乎有误,与"趋势而争位"相对为文,句式当一致。

④ "太"字据文意校补。

⑤ "贤"字下重文符为衍文,今不录。

⑥ 唐写本篇题,它本无。此篇内容不太连贯,分为三部分。

⑦ 此段内容亦见于唐写本《举贤》。

⑧ "奸臣在内""贼臣在外"见于唐写本《救乱》,此处具体解释两句含义。

⑨ 唐写本篇题,它本无。

德，逆则人备之以力，顺则人修之职。故人主好重赋敛、大宫室、多台游，则人多温病，霜露萧杀，五谷丝麻不成；人主好田猎罼弋，不避时，则岁多大风，禾谷无孳；人主好破坏名山，雍塞大川，决通名山，则岁多大水，五谷不孳；人主好武事革兵，则日月薄蚀，太白失行。故人主动作举事，善则天应之，访德地应之，恶则人备之以力。如响之应声，如影之随形。王曰："善戒哉。"（唐写本）

文王问太公曰："人主动作举事善恶，有福殃之应，鬼神之福无？"太公曰："有之。主动作举事，恶则天应之以刑，善则地应之以德，逆则人备之以力，顺则神授之以职。故人主好重赋敛、大宫室、多游台，则民多病温，霜露杀，五谷丝麻不成；人主好田猎罼弋，不避时禁，则岁多大风，禾谷不实；人主好破坏名山，雍塞大川，决通名水，则岁多大水，伤民，五谷不滋；人主好武事，兵革不息，则日月薄蚀，太白失行。故人主动作举事，善则天应之以德，恶则人备之以力，神夺之以职，如响之应声，如影之随形。"文王曰："诚哉。"（《群书治要》卷三一）①

人主举事善，则天应之以德；恶，则天应之以刑。（《五行大义》卷二）

人主好田猎弋，则岁多大风，禾谷不实，纣时如此。（《太平御览》卷九）

人主好田猎，则岁多大风，禾谷不实。（《太平御览》卷八三九）

人主好田猎毕弋，则岁多大风，飘牛马，发屋拔木，民人飞扬数十里。（《太平御览》卷八七六）

人主好聚敛，人则多疫死。（《太平御览》卷八七九）

《事君》②

文王问太公曰："事君之道奈何？"太公曰："戒之。夫人君之在上，不可狎也；货财尽，是不可接也；众庶无所，不可亏也。故善养虎者，

---

① 《群书治要》引此，置于《文韬》。
② 唐写本篇题，它本无，且单独标出"事君"，上以一横道标识，自此以下篇题皆有之。

不敢与之争物，为其使之怒也。时其饥饱，达其憙怒，虎与人灾也，不同类。然见食己者媚之，以其顺也。无违其天心，无违其天德，无言其所匿，无发其所伏。以事贤君则用，以事暴君则免。"（唐写本）

《用人》①

文王问太公曰："用人奈何？"太公曰："人之爱子也，身之故也；人之轻害，利之故也；人之轻贱，贵之故也；人之轻危，安之故也；人之轻死，生之故。五者以德戒无极。"（唐写本）

《主用》②

人主不可以不用贤人，人主不用贤，则君臣乱矣。渊乎无端，孰知其原？开闭而不启，安知所？内外不通，善否无原。循名而督实，案实而定名，名实相生，反相为情。故曰名实相当，则国治；名实不当，则国乱；名生于实，而实生于名。实当则百工备矣。师曰："所谓百官，号也。实者，谓才力能也。当者，谓才宜其官，官得其才也。"（唐写本）

失题③

文王问太公曰："一曰天之，二曰地之，三曰人之。左右前后，四傍上下，营域之安，在主位安徐正静，索节先定，善与而不争，虚心平志，以待须以定。"④（唐写本）

---

① 唐写本篇题，它本无。
② 唐写本篇题，它本无。周凤五将其命名为《主周》，不确，"周"乃"用"之误。他认为，《用人》篇后的主周、主听、主明、远视、赏罚等九节，与《管子·九守》《鬼谷子·符言》两篇内容大致相同。（周凤五：《敦煌唐写本太公〈六韬〉残卷研究》，《幼狮杂志》1985 年第 4 期，第 55～58 页。）笔者今不从是说，它们并不是一组内在关系非常明显的文本，这里把各自相关文本录出。
③ 按照书写惯例，每言"文王问太公曰"，即为一篇，当有篇题，但唐写本此部分失题。
④ "安徐正静，索节先定，善与而不争，虚心平志，以待须以定"，此数句见于宋本《大礼》，为文王所问"主位如何"的太公回答内容。唐写本《大礼》把太公回答文王"主位何如"、"主明何如"的内容单列；宋本未有篇题，唐写本将回答的内容题名为"《启明》"。

《启明》①

目贵其明，耳贵其听，心贵其知。以天下目视者，无不见也；以天下耳听者，无不闻也；以天下智虑者，无不知也。并进辐凑，则明不蔽。（唐写本）

《远视》②

一曰长目，二曰众耳，三曰树明，则知千里之外，隐微之中，是谓动奸。奸动则天下奸莫不阴变更矣，天地见变，必参月运彗虹霓，则桀谋于外，其贼在内，备其所憎，而祸在爱。师曰："树朋者，君也。处神明之堂，照千里之外者也。赏罚，用善者贵必信，用刑者贵法。法刑赏罚，必信于耳目之见，其所见者，莫不阴化矣。畅于天地，通于鬼神，而况于人乎？"（唐写本）

《大诛》③

文王曰："吾闻古者不诛，如何？"太公曰："不闻。""然则其所诛者何如？"答曰："疋夫而害家，百害诸侯者，诛之。诸侯强为百姓诛者昌，为疋夫诛者亡。"（唐写本）

《周维正月》④

周维正月，王在成周，召三公、右史戎夫曰："今昔朕语遂事之志。"戎夫主之，朔如闻舍。志曰："谄谏日近，方正日远，⑤ 则耶人专国政，禁而生乱，辛氏以亡。信行立义成俗，则贞士变君正，禁人生而乱，皮氏以士神祥破国。昔者玄都氏怀鬼道，废人而事神，谋臣不用，龟筮是从，忠臣无位，神巫用国，贞士外出，玄都氏以亡。很而无亲。昔玄原之君，很而无亲，执事不从，守职者疑，君臣解施，国无立功，

---

① 唐写本篇题，它本无。
② 唐写本篇题，它本无。
③ 唐写本篇题，它本无。
④ 此篇在《大诛》后，"周"字前有一横线，依照抄写体例，起标识篇题作用，今按古书篇名特点，用篇首四字命名。
⑤ 此两句说明辛氏灭亡原因，下文提及"某氏以亡"的时候，一般先把总括性的语句放在前面，前后空格或不空格。

县原氏以亡。"（唐写本）

《假权》①

昔巢氏有臣而贵，任之以国，假之以擅权，行国命，主灭断，其君共而夺臣势，臣怒而人乱，巢氏以亡。弱小在强大之间，存将曲之，则无天命矣，不知天之者死。昔有虞氏兴，有扈氏弱而不袭，身死国亡。好变古者亡而常危。昔者阳氏之君自发而好变事，无故弃业，官无常法，仕无贞位，仁违于下，阳氏以亡。小不胜何。② 昔者鲁君质检，灭爵损禄，群臣卑上下临。后君少，禁罚不行，重氏之，③ 鲁氏以亡。武不立者亡。昔者烦原氏用兵无已，诛战不休，并兼而无所立，至于涿鹿之野，诸侯叛之，烦氏以亡。爵重禄轻，此乃不成。昔者林召丽戎之君而骄之，至而不礼，留而不亲，丽戎之君怒而去之，林氏诛之，天下叛之，林氏以亡。好以新而故者危。昔者巢氏好以新，而故者疾怨，新故不知内事，争朋党，阴私而争外权，巢以亡。余薛郊刑复亲者危。

昔有谷平之君，很戾无亲，服国不待臣，繁刑用国，内外相谣，谷平氏以亡。久悬重位者危。昔者共工之君自贤，以为无可臣者，久空大官，下官日乱，人无所安附，庸氏代之，共工氏以亡。犯难争权者死。昔者林氏与上行氏争权，林氏再战与④不胜，上行氏杀之而不克，身死国亡。专权争乐。⑤ 专君者权专，权专则刑专。臣君虞于乐，臣争于权，民尽于刑，有虞以亡。

功大不赏者危。昔者平州之臣功大，而君赏阴臣，日贵，怒而生变，君以出奔，平州以亡。

奉孤专令者，⑥ 谋长必畏其威，而疑其前事，臣侠⑦德而责，数位钧

---

① 唐写本篇题，它本无。就叙述内容和体例上而言，与《周维正月》相同，似不当分为两篇。
② "何"，疑与"荷"通假，担负之意。后文言及"后君"年少，不能承担责任，所以国亡。
③ "之"字前，疑少"伐"字。
④ "与"字，疑为"而"字之误。
⑤ 依前后句式例之，此句似当为"专权争乐者亡"或"专权争乐者危"。
⑥ 依前后句式例之，此句当为"奉孤专令者亡"或"奉孤专令者危"。
⑦ "侠"通"挟"。

而争，平林氏以亡。

大臣有锢去弃诛者危。昔许师氏三卿朝而失礼，君怒而久拘之，诛弃而相加，三卿谋变，许沙①氏亡。

武不立者危。昔者西夏②而排兵，城郭不修，武士无位，惠而好赏，出而无已，唐氏伐之，城不可以守，武士不用，西夏氏以亡。

严疾不信者，其臣慑而不敢忠，则仁不亲其君，而刑刑③加以亲近，远者寒心，殷商以亡。

好货财珍怪，则耶人因财而进，因财而进，则贤良日弊，赏罚无信，随财而行，夏后氏以亡。

嬖子两重者危。昔者义渠有两子，异母背之，君病，大臣分党而争，义渠氏以亡。

收亡粮。昔者典谯之君废知度而争强力，而贱其臣，贤良伏匿，州氏伐之，君孤而无依，典谯氏以亡。

美言日闻于内，恶言日闻于外，外内不相闻，其人无所俯，三鲹氏以亡。

美女破国。昔者青阳氏强力四征，重兵苦之，遗之美女。青阳之君悦之，营域不治，大臣争权，远近不相听，国分为八。知能钧不相亲，并重事君危。唯强臣争权，而下争朋党，君不能禁，南氏以亡。

好为宫室台榭菀池，万人尽饥馁，饿不能食。成南伐之，有雄氏以亡。

右《周志》廿八国。④（唐写本）

昔烦厚氏用兵无已，诛战不休，兼并无所止。至于涿鹿之野，诸侯叛之，烦厚氏之亡也。（《北堂书钞》卷一一三）

共工氏自贤，以为无可臣者，久空大官，天下日乱，民无所附而亡。（《资治通鉴外纪》卷一）

---

① "沙"字，疑为"师"字之误。
② "夏"字后脱"氏"字。
③ 衍一"刑"字。
④ 《路史》卷二九《国名纪》卷六载："右古亡国，见《周书》、《史记解》及《六韬·周志》，凡国三十。皆叙其所以致亡之道，以诏徕世者。"罗泌应见过《周志》，似乎包括唐写本《周维正月》《假权》两篇。

失题①

船没。奇谋非智，正见为智。谏王问贤，受谏为贤。有智非德，任智为圣。（唐写本）

《距谏》②

武王问太公曰："天时水旱，五谷不熟，草木不蕃，万物不遂，是何以然？"太公曰："此大禁逆天机、动地枢也。人主塞大川名山水，凿穿山陵，则水旱不时，五谷不收，人民流亡。桀之时人，瞿山之地水起，桀当十月凿穿山陵，通之于河。民有谏者死。'冬凿地穿山，通之于河，是发天之阴，泄地之气。天子失道，后必有败。'桀以为妖言而煞之。岑山③之民相谓是自其命也。后三年，瞿山崩，及为大泽，水深九尺。④ 纣之时，亦有西土之邑。纣尝六月猎于西土，发民逐禽，民有谏者曰：'六月，天之后生，地之以务，长养之时也。六月逐禽，是逆天道，绝地德，而人行贼。天子失道，后必无福。'纣以为妖言而煞之。西土之人相谓自其命也。后其年，天大暴风，飘牛马，发屋拔木，人飞扬数十里。一人为无道，天加之以咎。残贼不当，必有大……"（唐写本）

桀时有瞿山之地，桀十月，凿山陵，通之于河，民有谏者曰："冬凿地穿山，是发天之阴，泄山之气，天子后必败。"桀以祆言杀之。（《太平御览》卷八二）

失题⑤

武王问太公曰："王君之治国何如乎？"太公〈1170〉⑥（定简本）

---

① 此部分内容，紧接"右《周志》廿八国"抄写，但与其内容无关。"船没"前当有文字，如果说是篇名，但缺乏标识篇名的横线，或空格，存疑。周凤五将其与下文"武王伐殷"内容一起命名为《殷妖》，但该部分与"武王伐殷"并无直接关系，此处单独录出。

② 唐写本篇题，它本无。

③ 此上下文俱作"瞿山"，唯此作"岑山"，恐误。

④ 从"桀之时人"至"水深九尺"云云，《艺文类聚》卷三、《太平御览》卷二七和卷七二皆有多寡不一的引用，但题为《太公金匮》所言。

⑤ 诸本皆无篇题，今以"失题"名之。

⑥ 定简本2392简有篇章标题"方治国之道第六"，疑此简为该篇题下内容。

武王问于太公曰："贤君治国何如?"对曰："贤君之治国,其政平,其吏不苛,其赋敛节,其自奉薄,不以私善害公。法赏赐不加于无功,刑罚不施于无罪,不因喜以赏,不因怒以诛。害民者有罪,进贤举过者有赏。后宫不荒,女谒不听。上无婬懸,下不阴害,不幸①宫室以费财,不多观游台池以罢民,不雕文刻镂以逞耳目。官无腐蠹之藏,国无流饿之民,此贤君之治国也。"武王曰:"善哉!"②(《说苑》卷七《政理》)

文王问于太公曰:"贤君治国何加?"③ 对曰:"贤君之治国,其政平,吏不苛,其赋敛节,其自奉薄,不以私善害公。法赏赐不加于无功,刑罚不施于无罪,不因喜以赏,不因怒以诛。害民者有罪,进贤者有赏。后宫不荒,女谒不听。上无淫匿,下无阴害,不供宫室以费财,不多游观台池以罢民,不雕文刻镂以逞耳目,官无腐蠹之藏,国无流饿之民也。"文王曰:"善哉!"(《群书治要》卷三一)④

失题⑤

武王问太公曰:"桀纣之时,独无忠臣良士乎?"太公曰:"忠臣良士,天地之所生,何为无有?"武王曰:"为人臣而令其主残虐,为后世笑,可谓忠臣良士乎?"太公曰:"是谏者不必听,贤者不必用。"武王曰:"谏不听是不忠,贤而不用是不贤也。"太公曰:"不然。谏有六不听,强谏有四必亡,贤者有七不用。"武王曰:"愿闻六不听、四必亡、七不用。"太公曰:"主好作宫室台池,谏者不听;主好忿怒,妄诛杀人,谏者不听;主好所爱无功德而富贵者,谏者不听;主好财利,巧夺万民,谏者不听;主好珠玉奇怪异物,谏者不听。是谓六不听。⑥ 四必亡:一曰强谏不可止,必亡;二曰强谏知而不肯用,必亡;三曰以寡正强正众邪,必亡;四曰以寡直强正众曲,必亡。七不用:一曰主弱亲强,

---

① "幸"字有误,在此处不词。
② "贤君治国何如"段与前文"治国之道若何"段皆在《说苑·政理》,尽管皆言"治国",但两段文字内容并不交叉。
③ "加"字,朱笔点删,行首栏外校改作"如"字。
④ 《群书治要》引太公《六韬》皆不录"某韬"下的篇名,本段文字在宋本《文韬·上贤》前,《群书治要》卷三一引《太公阴谋》所言内容与此类似。
⑤ 《群书治要》引此,置于《文韬》,今以"失题"题之。
⑥ 此"六不听",而文仅五事,疑有脱误。

贤者不用；二曰主不明，正者少，邪者众，贤者不用；三曰贼臣在外，奸臣在内，贤者不用；四曰法政阿宗族，贤者不用；五曰以欺为忠，贤者不用；六曰忠谏者死，贤者不用；七曰货财上流，贤者不用。"（《群书治要》卷三一）

失题①

□人父，孤人〈2358〉

忠谏者死，臾説者赏。以君子为下，以小人为〈2343〉

马，出入不以时〈2396〉

□风□甚雨，寒暑喜治宫室台池，日□〈2447〉

日夜久□□□〈0586〉

□七十三所，大宫〈0972〉（定简本）

武王伐殷，得二丈夫而问之曰："殷国之将亡，亦有妖灾乎？"其一人曰："有之。殷国常雨血、雨灰、雨石，小者如鸡子，大者箕。常六月雨雪，深丈余。"武王曰："大哉也。"其一人曰："是非殷之大妖卅七章，雨血、灰、雨石，盛夏雨雪，臣不以妖灾。"武王踧然而问卅九章之妖。② 对曰："殷君喜射人，憙以人投餧虎，喜剖人心，喜煞孕妇，憙煞人之父，孤人之子。殷君憙夺、喜诬、喜祸、憙煞，君以信为欺，欺者为贞，以忠为不忠，忠者为忠，③ 忠谏者死，阿谏者赏，以君子为下，少人为上，以佞④辩者为相，以女子为政，急令异取，万万人愁苦无安定。⑤ 殷君好田猎毕弋，走狗试马，出入不时，不避大风、其暑。殷君憙治宫室，修台池，日夜无己，离宫七十三所，大宫百里，宫中有九匝。殷君憙为酒池、肉林、糟丘，而牛饮者三千人，而为辈坐，起金鼓，无长幼之序，贵贱之礼。殷君憙听谗用誉，无功者赏，无德者富，所爱专制而擅令，与公家疑。殷国无礼义，无忠信，无圣人，无圣士，无法度，

---

① 周凤五将唐写本该部分命名为《殷妖》，但唐写本、《群书治要》、宋本皆无此篇题，今以"失题"名之。

② "九"似"七"字之误。

③ 此句第一个"忠"字前，似少"不"字。

④ "佞"为"佞"的讹字。

⑤ 此句似衍一"万"字。

无梗概，无升斛，无尺丈，无锱铢，无称衡，无功者赏，有罪者纵，无罪者诛，此殷国之大妖。"武王曰："大哉，妖！尚①有乎?"对曰："其余不可胜数，臣之言不能尽。"（唐写本）

信者为诬。（《北堂书钞》卷二一）

君子为下，小人为上。（《北堂书钞》卷二一）

女子为政。（《北堂书钞》卷二一）

宫内九市。（《北堂书钞》卷二一）

酒池牛饮。（《北堂书钞》卷二一）

糟为邱。（《北堂书钞》卷二一）

无功者赏。（《北堂书钞》卷二一）

纣以脯肉为林。（《北堂书钞》卷一四五、《初学记》卷二六）

武王伐殷，得二丈夫，而问之曰："殷之将亡，亦有妖乎?"其一人对曰："有，殷国尝雨血、雨灰、雨石，小者如椎，大者如箕。六月雨雪，深尺余。"其一人曰："是非国之大妖也。殷君喜以人餧虎，喜割人心，喜杀孕妇，喜杀人之父、孤人之子。喜夺，喜诬，以信为欺，欺者为真，以忠为不忠，忠谏者死，阿谏②者赏。以君子为下，急令暴取。好田猎，出入不时。喜治宫室，修台池。日夜无已，喜为酒池、肉林、糟丘，而牛饮者三千。饮人无长幼之序、贵贱之礼。喜听谗用举，无功者赏，无德者富。所爱专制而擅令，无礼义，无忠信。无圣人，无贤士。无法度，无升斛，无尺丈，无称衡。此殷国之大妖也。"（《群书治要》卷三一）③

殷君喜为酒池，回船糟丘。（《艺文类聚》卷九）

殷君喜为酒池，回船，牛饮者三千人。（《艺文类聚》卷七一）

---

① "尚"，原作"赏"，涂改。
② 谏字，疑为"谀"字之误。
③ 《群书治要》引此，置于《文韬》末。

纣为酒池，回船糟丘，而牛饮者三千余人为辈。（《史记》卷三《殷本纪》正义）

纣为君，以酒为池，回船糟丘，而牛饮者三千人。（《北堂书钞》卷一四八）

桀、纣王天下之时，积糟为阜，以酒为池，脯肉为山林。（《文选》卷一〇潘岳《西征赋》李注）

武王伐殷，得二夫人，问曰："殷国将亡，亦有妖乎？"曰："殷君喜修宫室，大者宫室九市。"（《初学记》卷二四）

武王伐纣，得二大夫而问之曰："殷国将有妖乎？"对曰："有，殷君陈玉杯、象箸。玉杯、象箸不盛菽藿之羹，必将熊蹯、豹胎。"（《文选》卷三四枚乘《七发》李注）

殷君玉杯象箸不盛菽藿之羹，必将熊蹯豹胎也。（《文选》卷三五张协《七命》李注）

武王伐殷，得二大夫，而问之曰："殷国常雨血、雨灰、雨石，小者如鸡子，大者如箕，常六月雨雪，深丈余。"武王曰："大哉，妖也。"其一人曰："是非大妖也，殷国大妖三十七章，[①] 雨血、雨灰、雨石，盛夏雨雪，臣不为妖灾。"武王蹴然而问三十七章之妖，对曰："殷君好射人，以餧虎，喜割人心，喜杀孕妇，喜煞人父，孤人之子。"（《太平御览》卷二一）

武王伐殷，得二大夫，而问之曰："殷国将亡，亦有妖乎？"其一人对曰："殷国常雨血、雨灰、雨石，小者如鸡子，大者如箕。"武王曰："大哉，妖也。"（《太平御览》卷五一）

武王伐殷，得二大夫，而问之曰："殷国将亡，亦有妖乎？"一人

---

① 《路史》卷三七《发挥》卷六载："昔祖伊始谪于纣也，惟曰淫戏自绝而已。及武王数之，斮涉、剖贤、炙忠、剔孕，斯已甚矣，而史传复有醯鬼、脯鄂之文，《六韬》更出剜心等三十有七章焉。故子贡曰：'纣之不道，不如是之甚也。'"此言"三十有七章"，以及其他引文中的"三十七章"，不当是《六韬》篇名，应为纣王所作的三十七件事，"章"是量词，与"件""种""个"意思相等。

曰："殷国常雨血、雨灰、雨石,小者如鸡子,大者如箕。尝六月而雨雪,深尺余。"武王曰："大哉,妖也。"一人对曰："非殷国之大妖也,殷国大妖三十七章。殷君喜射人,喜以人食馁(餧)虎,喜剖人心,喜杀孕妇。以信者为不信,以诬者为真,以忠者为不忠,忠谏者死,阿谀者赏。以君子为下,以小人为上。以佞辩为相,以女子为政。急令暴取,万民愁苦。喜田弋走狗试马,出入不时。不避大风甚雨,不避寒暑。喜修治池台,日夜无已。喜为酒池、糟丘,饮者三千,饮人为辈坐,起之以金鼓,无长幼之序、贵贱之礼。听谗用誉,无功者赏,无德者富,所爱专制擅令。无礼义,无圣人,无贤士。无衡概,无升斛,无尺寸,无锱铢。有罪放,无罪诛。此殷国之大妖者,其余不可胜数,臣言不能尽。"(《太平御览》卷八三)

武王伐殷,得二丈夫,而问之曰："殷国将亡,亦有妖灾乎?"其一人对曰："殷君善治宫室,大者百里,中有九市。"(《太平御览》卷八二七)

武王伐殷,得二大夫,而问之:"殷国将亡,亦有妖乎?"其一人对曰："殷国常雨血、雨灰、雨石。"武王曰："大灾妖也。"其一人曰："是非大妖也。殷国大妖三十七章,雨血、雨灰、雨石,臣不为妖灾。"武王蹴然而问三十七章之妖,对曰："殷君好射人,喜以人餧虎,喜割人心,喜杀妇,喜杀人父,孤人之子。"(《太平御览》卷八七一)

武王伐殷,得二丈夫,而问之曰："殷国之将亡,亦有妖灾乎?"其一人对曰："有,殷国尝雨血、雨石,大者如瓮,小者如箕。尝六月雨雪,深尺余。"其一人对曰："是非殷国之大妭也,殷国之大妭四十七章,殷君喜杀人,喜以人饴虎,喜割人心,喜杀孕妇,喜杀人之父,孤人之子,喜刑祸,喜以信欺,欺者为忠,忠谏者不赏,以君子为下,小人为上,以佞辩为相,子为政,急令暴取,万民愁苦,好田猎毕弋,走狗饰马,喜修池台宫,七十有三所,大宫百里,善为酒池、糟丘,而牛饮者三千人,喜听谗用誉,无功者赏,无尺丈,无锱铢,无秤衡,无功赏,无罪诛,此殷国之妭也。"(《太平御览》卷八七四)

殷君为酒池,可游舡。(《太平御览》卷七六八)

殷君喜治宫室七十三所，大宫百里，宫中九市。（《太平御览》卷一七三）

太公曰："古之乱君夏桀、殷纣，积糟为丘，以酒为池，饮者常三千人。"（《太平御览》卷八五四）

纣时，雨肉、血、灰、石沙尘。（《路史》卷三三《发挥》卷二注）

失题①

……得天下【□□】王曰：吾地小而人寡，吾何以得之？太公望曰：可。〈710〉……之，唯圣人取之。□〈711〉……曲直，何人不〈712〉……②（银简本）

文王在岐周，召太公曰："争权于天下者，何先？"太公曰："先人，人与地称，则万物备矣。今君之位尊矣，待天下之贤士，勿臣而友之，则君以得天下矣。"文王曰："吾地小而民寡，将何以得之？"太公曰："可。天下有地，贤者得之；天下有粟，贤者食之；天下有民，贤者收之。天下者，非一人之天下也。莫常有之，唯贤者取之。夫以贤而为人下，何人不与？以贵从人曲直，何人不得？屈一人之下，则申万人之上者，唯圣人而后能为之。"文王曰："善，请著之金板。"于是文王所就而见者六人，所求而见者七十人，所呼而友者千人。（《群书治要》卷三一。）③

太公曰："天下有粟，圣人食之；天下有民，圣人收之；天下有物，圣人裁之；利天下者取天下，安天下者有天下，爱天下者久天下，仁天下者化天下。"（《群书治要》卷三一）④

文王在岐，召太公曰："吾地小，奈何？"太公曰："天下有粟，贤者食之；天下有民，贤者牧之。屈一人下，伸万人上，惟圣人能行之。"（《意林》卷一）

---

① 诸书引用，皆无篇题，今以"失题"名之。
② 整理者认为，此二简与下引《群书治要》一段相合。
③ 《群书治要》引此，置于《武韬》。
④ 《群书治要》引此，置于《龙韬》末，今以内容相近，暂置此处。

履虽敝，岂加于首；冠虽新，不践于地。（《北堂书钞》卷一二七）

冠虽敝，加于首；履虽新，履于地。（《意林》卷一）

冠虽敝，礼加之于首；履虽新，法践之于地。（《太平御览》卷六八四）

崇侯虎曰："今周伯昌怀仁而善谋，冠虽弊，礼加于首；履虽新，法以践地。可及其未成而图之。"（《太平御览》卷六九七）

屈一人之下，伸万夫之上，唯圣人能焉。（《文选》卷三六任昉《宣德皇后令》李注）

失题①

武王问太公曰："凡用兵之极，天道、地利、人事，三者孰先？"太公曰："天道难见，地利、人事易得。天道在上，地道在下，人事以饥饱、劳逸、文武也。故顺天道，不必有吉，违之，不必有害。失地之利，则士卒迷惑；人事不和，则不可以战矣。故战不必任天道，饥饱、劳逸、文武最急，地利为宝。"王曰："天道鬼神，顺之者存，逆之者亡，何以独不贵天道？"太公曰："此圣人之所生也，欲以止后世，故作为谲书，而寄胜于天道，无益于兵胜，而众将所拘者九。"王曰："敢问九者奈何？"太公曰："法令不行，而任侵诛；无德厚，而用日月之数；不顺敌之强弱，幸于天道；无智虑，而候氛气；少勇力，而望天福；不知地形，而归过敌人；怯弗敢击，而待龟筮；士卒不募，而法鬼神；设伏不巧，而任背向之道。凡天道鬼神，视之不见，听之不闻，索之不得，不可以治胜败，不能制死生，故明将不法也。"（《群书治要》卷三一）②

天无益于兵胜，而众将所居者九。曰：法令不行，而任侵诛；无德厚，而用日月之数；不顺敌之强弱，而幸于天；无智虑，而候氛气；少勇力，而望天福；不知地形，而归过于时；敌人怯弱，不敢击，而信龟策；士卒不勇，而法鬼神；设伏不巧，而任背向之道。凡天地鬼神，视之不见，听之不闻，不可以决胜败，故明将不法。（《长短经》卷三）③

---

① 诸书引用，皆无篇题，今以"失题"名之。

② 《群书治要》引此，置于《龙韬》。

③ 《长短经》引此作"太公谓武王曰"云云。

失题①

·武王□〈713〉……②□也，名曰三机。③ 民之于利也，□之如冬日之□，④〈714〉……民怨生。明罚则民〈715〉……⑤所从，不知所去。⑥ 使民各得其生，【□□□】□。乐哉⑦〈716〉……其时。⑧ 称贤使能而官有才，则贤者归之。⑨ 故赏于民生，而罚于无罪。⑩ 是以刑〈717〉……⑪

……冬之必□也。思之如大暑之于〈718〉□也，如大冬【之于□也】〈719〉……⑫

……□风行，天下迎之，迎【之】而会，会□〈720〉……⑬（银简本）

武王胜殷，⑭召太公问曰："今殷民不安其处，奈何使天下安乎？"

---

① 诸书引用，皆无篇题，今以"失题"名之。
② "武王□……"，《群书治要》作"武王胜殷"。
③ "……□也名曰三机"，《群书治要》无此文，但下文有"民有三几"等语。
④ "民之于利也，□之如冬日之□"，《群书治要》作"夫民之所利，譬之如冬日之阳，夏日之阴"。
⑤ "……民怨生。明罚则民……"，《群书治要》作"明赏则不足，不足则民怨生。明罚则民摄（慑）畏，民摄（慑）畏则变故出"。
⑥ "……所从，不知所去"，《群书治要》作"故明王之民，不知所好，不知所恶，不知所从，不知所去"。
⑦ "使民各得其生□□□乐哉……"，《群书治要》作"使民各安其所生，而天下静矣。乐哉……"。
⑧ "……其时"，《群书治要》作"……无夺民之所利，而农顺其时矣"。
⑨ "称贤使能而官有才，则贤者归之"，《群书治要》作"任贤使能，而官有材，而贤者归之矣"。
⑩ "故赏于民生，而罚于无罪"，《群书治要》作"故赏在于成民之生，罚在于使人无罪"。
⑪ "是以刑……"，《群书治要》作"是以赏罚施民，而天下化矣"。
⑫ "……冬之必□也。思之如大暑之于□也，如大冬之于□也……"，整理者认为，此数句与本篇"□之如冬日之……"语甚为相似，有可能属于本篇，其位置当在714号简后。
⑬ 《群书治要》引《虎韬》有以下文字："太公曰：圣人守无穷之府，用无穷之财，而天下御之，天下仰之，而天下治矣。"整理者疑简文即与上引《虎韬》文相当。
⑭ 定简本2223简有篇章标题"方武王胜殷第十六"，古本《六韬》当有《武王胜殷》篇。定简本2226简载："王问太公曰：吾胜殷□呼？胡为胡□□"。2223简与2226简相隔两简，两简前后相连竹简内容，当与《群书治要》此处内容有关。

太公曰:"夫民之所利,譬之如冬日之阳,夏日之阴。冬日之从阳,夏日之从阴,不召自来。故生民之道,先定其所利,而民自至。民有三几,不可数动,动之有凶。明赏则不足,不足则民怨生;明罚则民摄畏,民摄畏则变故出;明察则民扰,民扰则不安其处,易以成变。故明王之民不知所好,不知所恶,不知所从,不知所去。使民各安其所生,而天下静矣,乐哉!圣人与天下之人皆安乐也。"武王曰:"为之奈何?"太公曰:"圣人守无穷之府,用无穷之财,而天下御之,天下仰之,而天下治矣。神农之禁,春夏之所生,不伤不害,谨修地利,以成万物。无夺民之所利,而农顺其时矣。任贤使能,而官有材,而贤者归之矣。故赏在于成民之生,罚在于使人无罪,是以赏罚施民,而天下化矣。"(《群书治要》卷三一)①

明罚则人畏慑,人畏慑则变故出;明察则人扰,人扰则人徙,人徙则不安其处,易以成变。(《长短经》卷三)②

明赏则不足,不足则怨长。明王理人,不知所好,而知所恶;不知所归,而知所去。使人各安其所生,而天下静矣。(《长短经》卷三注)③

明罚则人畏慑,人畏慑则变故出;明赏则不足,不足则怨长。故明王之理人,不知所好,不知所恶。(《长短经》卷三)④

圣人与天下之人皆安乐。(《艺文类聚》卷二〇)

圣人守无穷之府,用无穷之才,天下仰之而治。(《艺文类聚》卷二〇)

夫圣人者,与天下之人皆安乐。(《初学记》卷一七)

民怨者,伤国。(《北堂书钞》卷二七)

太公曰:圣人守无穷之府,用无穷之财,而天下治。(《太平御览》卷四〇一)

---

① 《群书治要》引此,置于《虎韬》。
② 引此作"太公曰"云云。
③ 引此作"太公曰"云云。
④ 引此作"太公曰"云云。

神农以为赏在于成民之生，然赏不施于人，而天下化，则非无制令矣。(《路史》卷一二《后纪》卷三注)

失题①

武王至殷，将战。纣之卒，握炭流汤者十八人，以牛为礼以朝者三千人，举百石重沙者二十②四人，趋行五百里而矫矛杀百步之外者五千人，介士亿有八万。武王惧曰："夫天下以纣为大，以周为细；以纣为众，以周为寡；以周为弱，以纣为强；以周为危，以纣为安；以周为诸侯，以纣为天子。今日之事，以诸侯击天子，以细击大，以少击多，以弱击强，以危击安，以此五短，击此五长，其可以济功成事乎？"太公曰："审天子不可击，审大不可击，审众不可击，审强不可击，审安不可击。"王大恐以惧。太公曰："王无恐且惧，所谓大者，尽得天下之民；所谓众者，尽得天下之众；所谓强者，尽用天下之力；所谓安者，能得天下之所欲；所谓天子者，天下相爱如父子，此之谓天子。今日之事，为天下除残去贼也。周虽细，曾残贼一人之不当乎？"王大喜曰："何谓残贼？"太公曰："所谓残者，收天下珠玉、美女、金钱、彩帛、狗马、谷粟，藏之不休，谓残也；所谓贼者，收暴虐之吏，杀天下之民，无贵无贱，非以法度，此谓贼也。"(《群书治要》卷三一)③

昔武王至殷，将战。纣之卒，甚盛。武王惧曰："夫天下以纣为大，以周为细；以纣为众，以周为寡；以周为弱，以纣为强；以周为危，以纣为安；以周为诸侯，以纣为天子。以此五短，击彼五长，其可以济功成事乎？"太公曰："王无恐且惧。所谓大者，尽得天下之人；所谓众者，尽得天下之众；所谓强者，尽用天下之力；所谓安者，能得天下之欲；所谓天子者，天下相爱如父如子，此之谓天子。今日之为天下除残去贼也，周虽细，曾残贼一人不当乎？"武王大喜曰："何谓残贼？"太公曰："收天下珠玉、美女、金银、彩帛，藏之不休，此谓残也；收暴虐之吏，杀无罪之人，非以法度，此谓贼也。"由此言之，苟为残贼之行，

---

① 诸书引用，皆无篇题，今以"失题"名之。
② "二十"，朱笔点删，"二"字右旁写"廿"字。
③ 《群书治要》引此，置于《犬韬》。

虽大，亡也。故知王者之势，不在众寡，有自来矣。① （《长短经》卷七注）

收天下珠玉、美女、金银、彩帛，谓之残；收暴虐之吏，杀无罪之人，非以法度，谓之贼；贤人不至，谓之蔽；忠臣不至，谓之塞；色取人而实违之，谓之虚；不以诚待其臣，而望其臣以诚事己，谓之愚；分于道，谓之性；形于一，谓之命。(《长短经》卷八)②

纣之卒，绾矛杀百步之外者五十人。(《北堂书钞》卷一二三)

纣之卒，握炭流汤者十八人，以牛为礼。(《文选》卷五六陆倕《石阙铭》李注)

纣之卒，握炭流汤者十八人，绾矛杀百步之外者千人。(《太平御览》卷三五三)

纣之卒，握炭流汤者十八人，崇侯虎等举五百石重沙二十四人。(《太平御览》卷三八六)

《大明》③

人皇虚无。(《北堂书钞》卷一五)

未使民化，未赏民劝。(《北堂书钞》卷一五)

太公云："伏羲神农教而不诛，黄帝尧舜诛而不怒。"(《意林》卷一)

昔柏皇氏、栗陆氏、骊连氏、轩辕氏、赫胥氏、尊卢氏、祝融氏，此古之王者也。未使民，民化；未赏民，民劝。此皆古之善为政者也。

---

① 《长短经》卷七注引此段文字，起首有"议曰"二字，未言出自何书，今与《群书治要》卷三一相关内容对照，应当为《六韬》佚文。"由此言之，苟为残贼之行，虽大，亡也。故知王者之势，不在众寡，有自来矣"，可能是《长短经》作者的议论，姑且附于此。
② 引此作"太公曰"云云。
③ 简本、唐写本、宋本均不见篇题《大明》，但中古时期《资治通鉴外纪》和《路史》多次提及该篇。《路史》卷三二《发挥》卷一"辨葛天氏"条载："《六韬·大明》所叙，复有共工氏、浑沌氏、昊英氏、有巢氏、朱襄氏、葛天氏、阴康氏、无怀氏，而无大庭、中皇、赫胥，此学者之所疑也。"今据前述文献记载，归其类为《大明》。

至于伏牺氏、神农氏，教民而不诛。黄帝、尧、舜，诛而不怒。古之不变者，有苗有之，尧化而取之。尧德衰，舜化而受之。舜德，[①] 禹化而取之。（《太平御览》卷七六）

柏皇氏、栗陆氏、黎连氏、轩辕氏、共工氏、宗卢氏、祝融氏、庸成氏、混沌氏、昊英氏、有巢氏、朱襄氏、葛天氏、阴康氏、无怀氏。（《资治通鉴外纪》卷一注）[②]

召公对文王曰："天道净清，地德生成，人事安宁；戒之勿忘，忘者不祥，盘古之宗，不可动也，动者必凶。"（《路史》卷一《前纪》卷一注）[③]

柏皇氏、桌陆氏、骊连氏、轩辕氏、赫胥氏、尊卢氏、祝融氏，古之王者也；伏羲氏、神农氏，教民而不诛；黄帝、尧、舜，诛而不怒。（《路史》卷七《前纪》卷七注）

赫胥氏、尊卢氏、祝融氏，此古之王者也。未使民，民化之；未赏民，民劝之；皆古之善为政者也。（《路史》卷八《前纪》卷八注）

禹之德流三十一世，至桀，为无道。汤得伊尹，一举而放之。（《路史》卷二三《后纪》卷一四注）[④]

《决大疑》[⑤]

甲子，武王封汤后于犁，殷后于宋，三百以为殷社。（《路史》卷一九《后纪》卷一〇注）

下　编

……□力不能为奈何？"太公望曰："苍苍上天，莫知极。霸王〈748〉之君，孰为法则？往者不可及，来者不可待。能明其世者，谓之

---

① "德"后似脱"衰"字。
② 引此作"《六韬·大明》"云云。
③ 引此作"《六韬·大明》"云云。
④ 引此作"《六韬·大明》"云云。
⑤ 引此作"《六韬·决大疑》"云云。可知唐宋时期《六韬》有篇名"《决大疑》"。

天子。夫汤之伐桀也，非其战□修也〈749〉……①（银简本）

【·】文王问太公望曰："□②〈750〉……

　·文王问太公望曰："呜呼！□□□〈751〉……

　·文王问太公望曰："黄帝〈752〉……

　·文王问于〈753〉

　……文王曰："□□□□〈754〉……

　……□鸟□□□文王再拜③〈755〉……

　……□民以仁义之言使广不知道极之所旦。文王再拜〈756〉……

　……□□召太公望曰〈757〉……

　……召太公望曰："呜呼！〈758〉……

　……□□今□□□□□□为之奈何？"太公望〈759〉……

　……正奈何？"太公望〈760〉……

　……□太公望〈761〉……

　……太公〈762〉……

　……□□□□□毋□□文王再拜〈763〉……

　……再拜曰："余闻在□□曰：唯天唯人，申申在〈764〉……

　……人当衢而立。文王曰："何途之从？"太公望曰："从上途往而〈765〉毋顾。上途不远，戒之毋返。其往〈766〉……④（银简本）

　……□如雷如霆，振振冥冥，天下□□，〈745〉……（银简本）

　大人之兵，如虎如狼，如雷如电，震震冥冥，天下尽惊，然后乃成。

---

① 整理者指出，此处所录内容，形制、字体与简本《六韬》相似，简文又有"太公望曰"，当属简本《六韬》无疑。《吕氏春秋·听言》载："《周书》曰：往者不可及，来者不可待。贤明其世，谓之天子。"《汉书·晁错传》载："传曰：往者不可及，来者犹可待。能明其世者，谓之天子。"《尉缭子·治本》载："苍苍之天，莫知其极。帝王之君，谁为法则？往世不可及，来世不可待，求己者也。"文字亦与此处所录简文相近，当是袭用《六韬》之文。"修"上一字不清，疑是"豫"字，读为"预"。

② 整理者指出，《文韬·赏罚》首句为"文王问太公曰：赏所以存劝"，此简"曰"下一字颇似"赏"字上半，可能为《赏罚》残简。

③ 整理者指出，"鸟"上一字可能为"冯"字，读为"凤"。

④ 整理者认为，750～766号各简形制、字体与简本《六韬》相似，又皆提及文王或太公望，当属《六韬》无疑。其中一部分简，如"文王问于""召太公望曰"之类，残缺过甚，无法确定属于何篇；另一部分保存文字数量较多，但文字不见于今本《六韬》及佚文，暂汇列此处。

（《北堂书钞》卷一一七）

大人之兵，如虎如狼，如雨如风，如雷如电，天下尽惊，然后乃成。
（《太平御览》卷二七一）

……□□□曰：以地取人谓之〈746〉……谓之备，以禄取人谓之
交，以义取人谓之友。友之友谓之朋，朋之朋谓之党，党之党谓之群。
群党朋友皆〈747〉……①（银简本）

太公谓武王曰："圣人兴兵，为天下除患去贼，非利之也，故役不再
籍，一举而毕。"（《文选》卷四三孙楚《为石仲容与孙皓书》李注）

文身朱鬣，眼若黄金，项若鸡尾，名曰鸡斯之乘。（《山海经》卷七
《海内北经》注）

崇侯曰："今夫周伯昌怀人□□"，犬戎氏有文马，毫毛朱鬣，目如
黄金，名鸡斯之乘。（《北堂书钞》卷三一）

商王拘周伯昌于羑里，太公与散宜生以金十镒，求天下珍物，以免
君之罪。于是得犬戎氏文马，毫毛朱鬣，目如黄金，名鸡斯之乘，以献
商王。（《艺文类聚》卷九三）

商王拘西伯昌于羑里，太公谓散宜生求珍物，以免君罪。之九江，
得大贝百冯。（《艺文类聚》卷八四）

商王拘周西伯昌于羑里，太公谓散宜生求物，以免君罪。九江得大
贝百朋。（《太平御览》卷八〇七）

商王拘周伯昌于羑里，太公与散宜生金十镒，求天下珍物，以免君
之罪。于是得犬戎氏文马，毫毛朱鬣，目如黄金，项如鸡尾，名鸡斯之
乘，以献商王。（《太平御览》卷八九三）

---

① 《长短经》卷四注："太公说文王曰：'虽屈于一人之下，则申于万人之上。唯贤人而
后能为之。'于是文王所就而见者六人，求而见者十人，所呼而友者千人。友之友谓之
朋，朋之朋谓之党，党之党谓之群。以此友天下贤人者二人而归之，故曰三分天下有
其二以服事殷，此之谓者也。"所言与此类似。《太平御览》卷一五七引《六韬》载
"友之友谓之朋，朋之朋谓之党，党之党谓之群"，卷四三七引《六韬》载"以死取人
谓之勇"，与此当同属一篇。

商王拘周西伯昌于羑里，太公与散宜生金千镒，求珍物，以免君罪，九江之浦有大贝百冯。(《太平御览》卷九四一)

散宜生得黄熊，而献之纣。(《文选》卷四张衡《南都赋》李注)

文王囚羑里，散宜生得黄熊而献之于纣。(《艺文类聚》卷九五)

文王囚羑里，散宜生受命而行，宛怀、条涂之山有黄熊，得而献于纣。(《太平御览》卷九〇八)

纣囚文王于羑里，散宜生受命而行，宛怀、条涂之山有玉女三人，宜生得之，因费仲而献之于纣，以免文王。(《太平御览》卷三八一)

因其所喜，以顺其志。

文王拘羑里，求天下珍怪而献之。纣贪其币，大喜，杀牛而赐之。(《太平御览》卷四六七)

文王既出羑里，召周公旦筑为灵台。(《太平御览》卷五三四)

文王闻杀崇侯虎，归至鄸，令具汤沐。(《太平御览》卷三九五)

文王祖父寿百二十而没，王季百年而没，文王寿九十七而没。(《太平御览》卷三八三)

禹三十一世至桀。(《资治通鉴外纪》卷一注)

太王寿百二十年。(《资治通鉴外纪》卷一注)

王季寿百年。(《资治通鉴外纪》卷一注)

纣作琼室、鹿台，饰以美玉。(《文选》卷二张衡《西京赋》李注)

纣患刑轻，乃更为铜柱，以膏涂之，加于然炭之上，使有罪者缘焉，滑跌堕火中，纣与妲己笑以为乐，名曰炮烙之刑。(《文选》卷五六陆倕《石阙铭》李注)

坐文绮之席，衣绫纨之衣。(《北堂书钞》卷二〇)

桀纣之时，妇女坐以文绮之席，衣绫纨之衣。(《艺文类聚》卷六九)

夏殷桀纣之时，妇人锦绣文绮之坐席，衣以绫纨，常三百人。(《艺

文类聚》卷八五）

纣时，妇人以文绮为席，衣以绫纨者三千人。（《文选》卷五六陆倕《石阙铭》李注）

纣之时，妇人坐之绮席。（《太平御览》卷三九三）

桀纣之时，妇人坐文绮之席，衣以纨绮之衣。（《太平御览》卷七〇九）

夏桀、殷纣之时，妇人锦绣文绮之坐席，衣以绫纨，尝三百人。（《太平御览》卷八一五）

武王伐纣，雪深丈余，五车二马，行无辙迹，诣营求谒。武王怪而问焉，太公对曰："此必五方之神，来受事耳。"遂以其名召入，各以其职命焉。既而克殷，风调雨顺。①（《旧唐书》卷二一《礼仪一》）

欲伐大国，行且有期。王寝疾，十日不行。太公负之，而起之曰："行已有期，君不发，天子闻之，国亡身死，胡不勉之？"王允焉，如无病者。（《太平御览》卷七三九）

武王伐殷，乘舟济河。兵车出，坏船于河中。太公曰："太子为父报仇，今死无生，所过津梁，皆悉烧之。"（《太平御览》卷四八二）

武王伐殷，先出于河，吕尚为后将，以四十七艘船济于河。（《艺文类聚》卷七一）

武王伐纣，出于河，吕尚为右将，以四十七艘舫逾于河。（《文选》卷二七王粲《从军诗》李注）

武王伐殷，先出于河，吕尚为将，以四十七艘舡济于河。（《太平御览》卷七六八）

兵入殷郊，见太公。曰："是吾新君也。"而商容曰："非也，其人虎据而鹰峙，威怒自副，见利欲发，进不顾前后。"见武王曰："是新君也，见敌不怒。"（《太平御览》卷二七六）

---

① 其他古书引用这个故事，当作《太公金匮》的记载，见后文。

武王伐殷，丁侯不朝。太公乃画丁侯于策，三箭射之。丁侯病困，卜者占云："祟在周。"恐惧，乃请举国为臣。太公使人甲乙日拔丁侯着头箭，丙丁日拔着口箭，戊己日拔着腹箭。丁侯病稍愈。四夷闻，各以来贡。①（《太平御览》卷七三七）

武王伐纣，蒙宝衣，投火而死。（《文选》卷五六陆倕《石阙铭》李注、《太平御览》卷六八九）

武王入殷，释纣之所拘，刑罪皆免之，归瑶台之珠。（《初学记》卷二七）

武王入殷，散鹿台之金钱，以与殷民。（《艺文类聚》卷六六）

发巨桥之粟，散鹿台之金钱，以与殷民。（《艺文类聚》卷八五）

武王入殷，发巨桥之粟，以与殷民。（《太平御览》卷八四〇）

武王登夏台，以临殷民。周公旦曰："臣闻之，爱其人者，爱其屋上乌；憎其人者，憎其余胥。"（《艺文类聚》卷九二）

武王登忧台，以临殷民。周公旦曰："臣闻之，爱其人者，爱其屋上乌，憎其人除胥。"（《太平御览》卷九二〇）

武王登夏台，以临殷民。周公旦曰："臣闻：爱其人者，爱其屋上乌；憎其人者，憎其除胥。"（《事类赋注》卷一九）

武王平殷，还，问太公曰："今民吏未安，贤者未定，何以安之？"太公曰："无故，如天如地。"②（《太平御览》卷三二七）

周初，武王问太公曰："敌人先至，已据便地，形势又强，则如之何？"对曰："当示怯弱，设伏佯走，自投死地。敌见之，必疾速而赴，

---

① 此部分内容亦为它书所引，作《太公金匮》之文，见后文。《战国策·燕策二》载："秦欲攻安邑，恐齐救之，则以宋委於齐曰：'宋王无道，为木人以为寡人，射其面，寡人地绝兵远，不能攻也。王苟能破宋有之，寡人如自得之'。"又载："今宋王射天笞埊，铸诸侯之象，使侍屏匽，展其臂，弹其鼻，此天下之无道不义，而王不伐，王名终不成。"《史记·殷本纪》载："武乙无道，为偶人，谓之天神。与之博，令人为行。天神不胜，乃僇辱之。为革囊盛血，仰而射之，命曰射天。"其事相类。

② 《意林》卷一、《太平御览》卷三六六亦引相关内容，只是作《太公金匮》之文而已。

扰乱失次，必离故所，入我伏兵。齐起，急击前后，冲其两旁。"（《通典》卷一五三）

武王问太公曰："敌人先至，已据便地，形势又强，则如之何？"对曰："当示以怯弱，设伏徉走，自投死地。敌见之，必疾而赴，扰乱失次，必离固所，[1] 入我伏兵，齐起急击前后，冲其两旁。"（《太平御览》卷二九四）

（武王）又问曰："敌疏其阵，又远其后，跳我流矢，以弱我弓弩，劳我士卒，为之奈何？"太公曰："发我锐士，先击其前，车骑猎其左右，引而分队，以随其后，三军疾战。凡以少击众，避之于易，要之于险；避之以昼，取之于夜。故曰：以一击十，莫善于阨；以十击百，莫善于险；以千击万，莫善于阻。用众者务易，用少者务阨也。"（《通典》卷一五九）

（武王）又曰："敌疏其阵，又远其后，跳我流矢，以弱我弓弩，劳我士卒，为之奈何？"太公曰："发我锐士，先击其前，车骑猎其左右，引而分队，以随其后。三军疾战，凡以少击众，避之于易，要之于险，避之以昼，取之于夜。故曰：以一击十，莫善于阨；以十击百，莫善于险；以千击万，莫善于阻。用众者务易，用少者务阨也。"（《太平御览》卷三一一）

从孤击虚，高人无余，一女子当百夫。风鸣气者，贼存在十里；鸣条，百里；摇枝，四百里。雨，沾衣裳者谓润兵；不沾者，谓泣兵。金器自鸣及焦气者，军疲也。[2]（《太平御览》卷三二八）

春以长矛在前，夏以大戟在前，秋以弓弩在前，冬以刀楯在前；此四时应天之法也。（《太平御览》卷三三九）

车骑之将，军马不具、鞍勒不备者诛。（《太平御览》卷三五八）

天之为天远矣，地之为地久矣，万物在其间，各自利，何世莫之有

---

[1] 宋本《虎韬·金鼓》有"扰乱失次，离其处所"句，与此近同。

[2] 类似记载，亦见于它书。《长短经》卷九载："太公曰：天文三人，主占风气，知天心去就。故经曰：能知三生，临刃勿惊，从孤击虚，一女当五丈夫。"

乎？夫使世俗皆能顺其有，是乃溟涬濛鸿之时为王，故莫之能有。七十六圣发起，其所系天下而有之，岂一日哉！（《太平御览》卷一）

黄帝七十战而定天下。（《孙子》卷九《行军篇》张预注）

战于丹水之浦。（《北堂书钞》卷一三）

尧与有苗战于丹水之浦。（《文选》卷二〇沈约《应诏乐游苑饯吕僧珍诗》李注）

尧伐有扈，战于丹水之浦。（《太平御览》卷六三）

尧伐有扈，战于丹浦。（《路史》卷二〇《后纪》卷一一注）

圣人恭天静地，和人敬鬼。（《意林》卷一）

器满则倾，志满则覆。（《礼记正义》卷一《曲礼上》）

不知喜怒。（《北堂书钞》卷一五）

二十七大夫者，为筋脉之臣。（《北堂书钞》卷五六）

冬冰可折，夏条可结。（《艺文类聚》卷八八，《太平御览》卷二一）

为将者受命忘家，当敌忘身。（《文选》卷一〇潘岳《西征赋》李注）

赏如高山，罚如深溪。（《文选》卷二七王粲《从军诗》李注）

先涂民耳目。（《文选》卷四八扬雄《剧秦美新》李注）

利害相臻，犹循环之无端。（《文选》卷四九干宝《晋纪总论》李注）

此所谓磐石之安也。（《史记》卷一〇《孝文本纪》索隐）

成王问太公："贫富岂有命乎？将理不得其意。"太公曰："盗在其室。计之不熟，一盗；收种不时，二盗；取得①无能，三盗；养女太多，四盗；弃事就酒，五盗；衣服过度。"（《艺文类聚》卷三五）

武王问太公曰："夫贫富岂有命乎？将治生不得其意。"太公曰：

---

① 从其他古书引文来看，"得"字当是"妇"字之误。

"盗在其室。计之不熟,一盗;收种不时,二盗;取妇无能,三盗;养女太多,四盗;弃事就酒,五盗;衣服过度,六盗;封藏不谨,七盗;井灶不便,八盗;举息就利,九盗;无事烧火,十盗。安得富也?"(《初学记》卷一八)

武王问太公曰:"贫富岂有命乎?"太公曰:"为之不密,密而不富者,盗在其室。"武王曰:"何谓盗也?"公曰:"计之不熟,一盗也;收种不时,二盗也;取妇无能,三盗也;养女太多,四盗也;弃事就酒,五盗也;衣服过度,六盗也;封藏不谨,七盗也;井灶不利,八盗也;举息就礼,九盗也;无事燃灯,十盗也。取之安得富哉?"武王曰:"善。"(《太平御览》卷四八五)

天下攘攘,皆为利往;天下熙熙,皆为利来。(《太平御览》卷四九六)

第二部分　《太公》三书

《太公阴谋》①

武王问太公曰："愿闻治乱之要。"太公曰："其本在吏。"武王曰："吏者，治也，所以为治，其乱者何?"② 太公曰："故吏重罪有十。"武王问"吏之重罪"。太公曰："一、吏苛刻；二、吏不平；三、吏贪污；四、吏以威力迫胁于民；五、吏与史合奸；六、吏与人亡情；七、吏作盗贼，使人为耳目；八、吏贱买卖贵于民；九、吏增易于民；十、吏振惧于民。夫治者有三罪，则国乱而民愁，尽有之，则民流亡而君失其国。"武王曰："民亦有罪乎?"太公曰："民有十大于此，除者则国治而民安。"武王曰："十大何如?"太公曰："民胜吏，厚大臣，一大也。民宗强，侵陵群下，二大也。民甚富，倾国家，三大也。民尊亲其君，天下归慕，四大也。众暴寡，五大也。民有百里之誉，千里之交，六大也。民以吏威为权，七大也。恩行于吏，八大也。民服信，③ 以少为多，夺人田宅，赘人妻子，九大也。民之基业畜产为人所苦，十大也。所谓一家害一里，一里害诸侯，诸侯害天下。"武王曰："绝吏之罪，塞民之大，奈何?"太公曰："察民之暴吏，明其赏，审其诛，则吏不敢犯罪，民不敢大也。"武王曰："是民吏相伺，上下不和而结其仇。"太公曰："为君守成，为吏守职，为民守事。如此，各居其道则国治，国治则都治，都治则里治，里治则家治，家治则善恶分明。善恶分明则国无事，国无事则吏民外不怀怨，内不徼事。"（《后汉书》志第二十八《百官五》注引《太公阴符》）

---

① 为行文方便，取通称"太公阴谋"，但亦包括《太公阴符》与《太公阴秘》之文。

② 定简本中，被整理者命名为《六韬逸文》的内容，有与此类似的记载。2282 简载：

王问太公："治乱奈何?"太公曰："其本"。

2277 简载：

武王曰："为吏，治也。□□安在?"

此在《太公阴谋》中，《六韬逸文》内容掺杂《太公》，可见早期《太公》三书关系复杂。

③ 严可均云"疑当作民无信"，是也。

武王衣之铭曰："桑蚕苦，女工难，得新捐故，后必寒。"镜铭曰："以镜自照者，见形容；以人自照者，见吉凶。"觞铭曰："乐极则悲，沈湎致非，社稷为危也。"（《后汉书》卷四三《朱乐何传》注）

武王曰："吾欲造起居之诫，随之以身。"笔书曰："马不可极，民不可剧。马极则蹶，民剧则败。"（《太平御览》卷三五九）

笔之书曰："毫毛茂茂，陷水可脱，陷文不活。"（《文房四谱》卷一、《困学纪闻》卷五）

武王问太公曰："贤君治国教民，其法何如？"太公对曰："贤君治国，不以私害公，赏不加于无功，罚不加于无罪，法不废于仇雠，不避于所爱。不因怒以诛，不因喜以赏。不高台深池以役下，不雕文刻画以害农，不极耳目之欲以乱政。是贤君之治国也。不好生而好杀，不好成而好败，不好利而好害，不好与而好夺，不好赏而好罚。妾孕为政，使内外相疑，君臣不和。拓人田宅，以为台观；发人丘墓，以为苑囿。仆媵衣文绣，禽兽犬马与人同食，而万民糟糠不厌，裋褐不完。其上不知而重敛，夺民财物，藏之府库。贤人逃阴①于山林，小人任大职。无功而爵，无德而贵。专恣倡乐，男女昏乱。不恤万民，违阴阳之气。忠谏不听，信用邪佞。此亡国之君治国也。"（《群书治要》卷三一）

武王问太公曰："吾欲轻罚而重威，少其赏而劝善多，简其令而众皆化，为之何如？"太公曰："杀一人，千人惧者，杀之；杀二人，而万人惧者，杀之；杀三人，三军振者，杀之。赏一人，而千人喜者，赏之；赏二人，而万人喜者，赏之；赏三人，三军喜者，赏之。令一人，千人得者，令之；禁二人，而万人止者，禁之；教三人，而三军正者，教之。杀一以惩万，赏一而劝众，此明君之威福也。"（《群书治要》卷三一）②

武王问太公曰："吾欲以一言与身相终，再言与天地相永③，三言为诸侯雄，四言为海内宗，五言传之天下无穷，可得闻乎？"太公曰："一

① "阴"字，朱笔点删，行首栏外校改作"隐"字。
② 宋本《龙韬·将威》载："夫杀一人而三军震者，杀之；赏一人而万民悦者，赏之"。《太平御览》卷六三三、六四七引并作《太公金匮》文，与此段文字有重合。
③ "永"字，朱笔点删，行首栏外写"羕"字。

言与身相终者①，内宽而外仁也；再言与天地相永②者，是言行相副，若天地无私也；三言为诸侯雄者，是敬贤用谏，谦下于士也；四言为海内宗者，敬接不肖，无贫富，无贵贱，无善恶，无憎爱也；五言传之天下无穷者，通于否泰，顺时容养也。"（《群书治要》卷三一）

武王伐纣，都洛邑，天大阴寒，雨雪十余日。甲子朝，五车骑止王门之外，欲谒武王。师尚父使人出北门，而道之，曰："天子未有出时。"武王曰："诸神各有名乎？"师尚父曰："南海神名祝融，北海神名玄冥，东海神名勾芒，西海神名蓐收，河伯名冯修。"使谒者各以名召之，神皆警而见武王。王曰："何以教之？"神曰："天伐殷立周，谨来受命，各奉其使。"武王曰："予岁时亦无废礼焉。"③（《初学记》卷二引《太公伏符阴谋》）

并我勇力，重坚壁垒。（《文选》卷三四枚乘《七发》李注引《太公·阴符》）

无坚不陷也。（《文选》卷五左思《吴都赋》李注引《太公·阴符经》）

四辅不存，若济河无舟矣。（《文选》卷一五张衡《思玄赋》李注引《周书·阴符》）

太公曰："春道生，万物荣；秋道成，万物零。"（《文选》卷四二应璩《与侍郎曹长思书》李注引《周书·阴符》）

太公曰："步贵知变动，车贵知地形，骑贵知别径奇进，故三军同名异用。可往而无以还者，车之死地。越险绝阻，乘敌远行者，车之竭地。前易后险者，车之困地。容车贯阻，出而无返者，车之患地。左险右易，上陵仰坂者，车之逆地。深堑黏土者，车之劳地。殷草横亩，犯历深泽者，车之拂地。车少地易，与步不辞者，车之败地。后有沟渎，左有深山，右有峻坂者，车之坏地。日夜霖雨，旬月不止，泥淖难前者，车之

---

① "者"下，朱笔校补"是"字。

② "永"字，朱笔校改作"兼"字。

③ 此段文字在其他引文中题为"《太公金匮》"，见后文。

陷地。凡骑以陷敌，而不能破敌，敌人佯走，以步骑反击我后，此骑之败地也。追背逾限，长驱不止，敌伏我两傍，又绝我后，此骑之困地也。往无以返，人①无以出，陷于天井，填于地牢，此骑之死地也。所由入者隘，所由去者远，彼弱可以击我强，少可以击我众，此骑之没地。大涧深谷，翳秽林草，此骑之竭地也。左右有水，前有大阜，后有高山，战于两水之间，乘敌过邑，是谓表里相合，左有深沟，右有峭坑，高下与地平，睹之广易，进退相敌，此并骑之陷地。污下沮泽，进退渐洳者，骑之患地。拙将之所以见擒，明将之所务避也。"（《通典》卷一五九"按地形知胜负"引《周书·阴符》）

六庚为白兽，在上为客星，在下为害气。（《晋书》卷九五《戴洋传》）

明君不明，臣不忠，故日无光，月不明。见变不救，殃祸生。臣欲反，主失名。安百姓，用贤人。弱者扶，则无害。九曰：时受旺之日，日月常清明，五星顺度。（《开元占经》卷五引《太公阴秘》）②

日中乌见者，君咎。双乌见者，将相逆。入斗者，主出。多为动者，大饥，水旱不时，人民流在他乡。救之法，实仓库，举贤士，远佞邪，察后宫，任有道，赦不从，则灾消矣。（《开元占经》卷六引《太公阴秘》）

日中有黑气，若一若二至四五者，无阳中伏阴，君害臣。上出者，臣谋君。旁出者，君诛臣。不出者，宫女有忧，昏见在臣，晨见在君。救之法，轻刑罚，出无罚，节威权，安百姓，贷不足，则灾与祸消矣。（《开元占经》卷六引《太公阴秘》）

日中有黑气者，若一若二若三四五者，教令不行，三公为乱，爵赏不平。不救者，臣诛君，子谋父。救之法，任贤直，信道德，退贪邪，

---

① "人"字疑为"入"字之误，字形相近而误。
② 《四库全书》本《开元占经》文字较详，亦较准确，以资校勘，今录如下："（《太公阴秘》）又曰：'凡四时，受王之日，日月当清明，五星顺度，润泽有光。凡此，君臣和同。或昼不见日，夜不见月，五星失度，阴蔽日光，乱风连日。此国君迷荒，不顺时。令疾病虫霜，忠臣受诛，谗言者昌，兵火欲起，民人惶惶，盗贼满道，死者不葬。'"

轻刑罚，察奏纠，思刑戮，则无害。(《开元占经》卷六引《太公阴秘》)

日中有黑气，见君有过而臣不掩，故日不明。见变不救者，主有疲。救之法，承顺天地，中用明堂，则无害矣。(《开元占经》卷六引《太公阴秘》)

日晕明分，中赤外青，外人胜。中青外赤，中人胜。中黄外青黑，中人胜。外黄中青黑，外人胜。外白内青，外人胜。内白外青，中人胜。中黄外青，外人胜。中青外黄，内人胜。(《开元占经》卷八引《太公阴秘》)

日晕黄白，不斗，兵未解。青黑，和解分地。色黄，土工动，民不安。色黑，有水，阴图盛胜。色白，有丧。色青，疾病。色赤，大旱，流血千里。(《开元占经》卷八引《太公阴秘》)

日晕有背，大臣有叛者。或曰：左右欲有走。(《开元占经》卷八引《太公阴秘》)

日晕有五色云，如杵贯日，从外入，外人胜，从内出，内人胜。欲知姓字，白者商，赤者徵，青者角，黑者羽，黄者宫。(《开元占经》卷八引《太公阴秘》)

日晕有聚云在左右，色黄白，吉；青白，兵；黑白，内乱；青赤，和解；青黑，流血；俱明者，未解；兵不归，明者大胜。(《开元占经》卷八引《太公阴秘》)

君不明，臣不忠，故月无光。不明见变，不救，殃祸生，臣欲返，主失名。其救也，安百姓，用贤人，则害除，无则灾。(《开元占经》卷一一引《太公阴秘》)

凡出军击贼，见大流星所指向者，将之用兵，顺之行则胜。

流星下入，军营必空，主时①无功，避之则吉。(《开元占经》卷七一引《太公阴秘》)

---

① "时"，疑为"将"之误，四库本作"将"。

纣常以六月，猎于西土，西土之老少相与谋曰："君王逆人，此其命固不寿也。"后数日，而暴风大雨发屋拔木，漂杀人民六畜。明年诸侯谋合，四海兵起。(《太平御览》卷一一)

武王伐殷，兵至牧野，晨举脂烛，推掩不备。(《艺文类聚》卷五九)

武王伐殷，兵至牧野，晨举脂烛。(《太平御览》卷三一六)

武王入商都，前歌后舞，甲子进兵，乙丑而雨。① (《太平御览》卷一一)

武王曰："三皇之治毋礼义，而民利之，何也?"太公曰："三皇之时，近之则利，去之则病。所谓上圣神德而治，其次教而化之，近圣赏罚之。"(《太平御览》卷七六引《太公伏符阴谋》)

凡治国有三常，一曰君以举贤为常，二曰官以任贤为常，三曰士以敬贤为常。夫然，虽百代可知也。(《太平御览》卷四〇二引《周书·阴谋》)

武王伐纣，食小儿以丹金，身纯赤。长大，教云："殷王亡。"民见儿身赤，以为天神。(《太平御览》卷九八五引《论衡》)

好用小善，不得真贤。(《玉海》卷八五引《周书·阴符》)

《太公金匮》

帝唐克有苗，问人曰："吾闻有苗时，天雨血，沾衣，② 有此妖乎?"人曰："非妖也，有苗诛谏者，尊无功，退有能，遇人如仇，故亡耳。"(《开元占经》卷三)

三苗时有日斗也。(《开元占经》卷六)

三苗之时，三月不见日。③ (《太平御览》卷四)

---

① 《太平御览》卷四六七引《礼记》佚文载："武王承命，兴师诛商，万国咸喜，军发盟津，前歌后舞。"又《论衡·感虚》载："武王渡孟津时，士众喜乐，前歌后舞，天人同应。"与此略同。

② 定简本0745简载："□曰:吾闻有苗雨血沾朝衣，是非有苗"。与此相合。

③ 定简本2228简载："有苗三日不见日，是非有苗之□耶? 对"。与此相合。

桀怒汤，以谀臣赵梁计，召而囚之均台，置之种泉，嫌于死。汤乃行赂，桀遂释之，而赏之赞茅。① （《绎史》卷一四）

纣尝以六月猎于西土，发民逐禽。民谏曰："今六月，天务覆施，地务长养。今盛夏发民逐禽，而元元悬于野，君践一日之苗，而民百日不食。天子失道，后必无福。"纣以为妖言而诛之。后数月，天暴风雨，发屋折树。（《艺文类聚》卷三）

纣以六月猎于西土，发民逐禽。或谏曰："今六月，天务覆施，地务长养。而发民逐禽，元元悬于野，君践一日之苗，则民百日不食。天子失道，后必无福。"纣以妖言而诛之，天暴风雨，拔屋拆木。（《事类赋注》卷四）

纣以六月猎于西土，发民逐禽。民谏曰："今六月，天务覆施，地务长养。今盛夏发民逐禽，而元元悬于野。君残一日之苗，则民百日不食。天子失道，后必无福。"纣以为妖言而诛之。后数月，天暴风雨，发屋折木。（《太平御览》卷二一）

纣常以六月猎于西土，发人逐禽。民谏曰："天务覆施，地务长养。今盛夏发民逐禽，而元元命悬于野。民践之，百日不食。"纣以为妖，杀之。（《太平御览》卷八三二）

夏桀之时，以十月发民，凿山穿陵，通于河。民谏曰："孟冬凿山穿陵，是泄天气，发地之藏。天子失道，后必有败。"桀杀之。期年，岑山崩为大泽。汤率诸侯伐之。（《艺文类聚》卷三）

夏桀之时，有芩山之水，桀常以十月发民，凿山穿陵，通于河。民谏曰："孟冬凿山穿陵，是泄天气，发地之藏。天子失道，后必有败。"桀杀之。期年，芩山崩为大泽。汤率诸侯伐之。（《太平御览》卷二七）

夏桀之时，有芩山之水，桀常以十月发民，凿山穿陵，通于河。民谏曰："孟冬凿山穿陵，是泄天气，发藏。天子失道，后必有败。"桀杀

---

① 《史记·夏本纪》载："桀召汤而囚之夏台，已而释之。"同样的文辞，又见《尚书大传》《帝王世纪》。《楚辞·天问》载："汤出重泉。"洪兴祖补注："言桀拘汤于重泉，而复出之。"与此相合。

之。期年,芩山一旦崩为天泽。(《太平御览》卷七二)

赏一人,而千人喜者,赏之;赏二人,而万人喜者,赏之;赏三人,而三军劝者,赏之。(《太平御览》卷六三三)

杀一人,而千人恐者,杀之;杀二人,而万人动者,杀之;杀三人,而君振者,杀之。(《太平御览》卷六四七)

文王问太公曰:"天下失道,忠谏者死,^① 予子伯邑考为王仆御,无故烹之,因予于羑里,以其羹歠予。"^②(《太平御览》卷六四二)

武王问太公:"今民吏未安,贤者未定,何以安之?"太公曰:"不须兵器,可以守国。耒耜是其弓弩,锄杷是其矛戟,簦笠是其兜鍪,镰斧是其攻具。"(《太平御览》卷三三六)

武王曰:"五帝之时,无守战之具,国存者何?"大公曰:"守战之具,皆在民间。耒耜者,是其弓弩也;锄爬者,是其矛戟也。簦笠者,是其兜鍪也;镰斧者,是其攻战之具也;鸡狗者,是其钲鼓也。"(《太平御览》卷三三九)

武王问太公曰:"天下精神甚众,恐后有试予者也,将何以待之?"师尚父曰:"请树槐于王门内,王路之右,起西社,筑垣坛,祭以酒脯,食以牺牲,尊之曰礼。^③ 客有非常,先与之语。"乃命太公祝社曰:"如有山客,敕享有益者,距。^④ 岁告以水旱与其风雨,泽流悉行,除民所苦。"(《北堂书钞》卷八七)

武王问太公曰:"天下神来甚众,恐有试者,何以待之?"太公曰:"请树槐于王门内,有益者入,无益者距之。"(《艺文类聚》卷八八)

武王问太公曰:"天下精神甚众,恐后复有试余者也,何以待之?"

---

① 定简本 2343 简载:"忠谏者死,臾說者赏。以君子为下,以小人为"。与此类似。
② 定简本 2264 简"质子于殷,周文王使伯邑巧"与 2263 简"死,有诏必王食其肉,□免其血。文王食其肉,□免其"所载与此类似。所言比《太平御览》详细。《帝王世纪》卷五载:"纣既囚文王,文王之长子曰伯邑考,质于殷,为纣御,纣烹以为羹,赐文王。"与此内容略相合。
③ "礼"疑为"社"之误。
④ "距"句有脱文。

师尚父曰："请树槐于王门内，王路之右，起国社，筑垣墙，祭以酒脯，食以牺牲，尊之曰社。客有非常，先与之语。客有益者入，无益者距。岁告以水旱与其风雨，泽流悉行，除民所苦。"（《太平御览》卷五三二）

武王问太公曰："天下神来甚众，恐有识者，何以待之？"太公曰："请树槐于王门内，有益者入，无益者距之。"（《太平御览》卷九五四）

武王问尚父曰："五帝之戒，可闻乎？"尚父曰："黄帝之时，戒曰：'吾之居民上也，摇摇恐夕不至朝'；尧之居民上，振振如临深川；舜之居民上，兢兢如履薄冰；禹之居民上，栗栗恐不满日；汤之居民上，战战恐不见旦。"王曰："寡人今新并殷，居民上，翼翼惧不敢怠。"（《群书治要》卷三一）①

武王问："五帝之戒，可得闻乎？"太公曰："黄帝云：'予在民上，摇摇恐夕不至朝。'故金人三缄其口，慎言语也。尧居民上，振振如临深渊；舜居民上，兢兢如履薄冰；禹居民上，栗栗如恐不满；汤居民上，翼翼惧不敢息。"（《意林》卷一）

黄帝居人上，惴惴若临深渊；舜居人上，矜矜如履薄冰；禹居人上，栗栗如不满日。敬胜怠则吉，义胜欲则昌。日慎一日，寿终无殃。（《后汉书》卷一上《光武帝纪》注）

师尚父谓武王曰："舜之居人上，矜矜乎如履薄冰；汤之居人上，翼翼乎惧不敢息。"（《文选》卷五六张茂先《女史箴》李注）

武王问师尚父曰："五帝之戒，可得闻乎？"师尚父曰："舜之居民上，矜矜如履薄冰；禹之居民上，栗栗如恐不满；汤之居民上，翼翼乎惧不敢息。"又曰：吾闻道自微而生，祸自微而成。（《艺文类聚》卷二三）

禹居人上，栗栗如不满日，乃立建鼓。（《路史》卷一四《后纪》卷五）

---

① 《群书治要》卷三一引作《太公阴谋》之文。《太平御览》卷五九〇引《皇览》"记阴谋黄帝金人器铭"云云，与此亦相差不大。由此可见，在后世流传过程中，《太公》三书界限并非壁垒森严。蔡邕《铭论》载"黄帝有巾几之法"（见《蔡中郎外集》卷二），《后汉书》卷四三《朱穆传》载"古之明君……铭书成败，以防遗失"，李注"黄帝作巾机之法"。《墨子·天志中》载："尧舜禹汤……书于竹帛，镂之金石，琢之槃盂。"殆其事也。

黄帝曰："予之居上，摇摇恐夕不至朝。"（《太平御览》卷四三〇）

武王问师尚父曰："五帝之戒，可复得闻乎?"师尚父曰："舜之居民上，兢兢如履薄冰；禹之居民上，栗栗如恐不满；汤之居民上，翼翼乎惧不敢息。"（《太平御览》卷四五九）

武王曰："五帝之诫，可得闻乎?"太公曰："黄帝曰：'余君民上，摇摇恐夕不至朝。'故为金人，三缄其口，慎言语也。"（《太平御览》卷五九三）

道自微而生，祸自微而成。慎终与始，完如金城。（《意林》卷一）

"行必虑正，无怀侥倖。"（书履）"忍之须臾，乃全汝躯。"（书锋）"刀利皑皑，无为汝开。"（书刀）"源泉滑滑，连旱则绝。取事有常，赋敛有节。"（书井）（《意林》卷一）

德行则福，德废则覆。（《太平御览》卷四〇三）

武王曰："吾欲造起居之诫，随之以身。"几之书曰："安无忘危，存无忘亡。孰惟二者，必后无凶。"杖之书曰："辅人无苟，扶人无咎。"（《后汉书》卷五二《崔骃列传》注）

武王曰："吾随师尚父之言，因为慎书铭，随身自诫。"其冠铭曰："宠以着首，将身不正，遗为德咎。"书履曰："行必虑正，无怀侥倖。"书剑曰："常以服兵而行道德，行则福，废则覆。"书镜曰："以镜自昭，则知吉凶。"书车曰："自致者急，载人者缓，取欲无度，自致而反。"（《太平御览》卷五九〇）

武王曰："吾随师尚父之言，因为书铭，随身自诫。"其冠铭曰："宠以着身，不正为咎。"书履曰："行必虑正，无怀侥幸。"书剑曰："常以服兵而行道德。"镜①曰："以镜自照，则知吉凶。"书车曰："自致者急，载人者缓，取欲无度，自致而反。"书锋曰："忍之须臾，乃全汝躯。"书刀曰："刀利皑皑，无为汝开。"书井曰："原泉滑滑，连旱则绝，取事有常，赋敛有节。"砚之书曰："邪心谗言，无得污白。"牖之

---

① "镜"字后脱"铭"字。

书曰："窥望审，且念所得，可思所忘。"（《玉海》卷三一）

门之书曰："敬遇宾客，贵贱无二。"（《太平御览》卷一八三）

户之书曰："出畏之，入惧之也。"（《太平御览》卷一八四）

牖之书曰："窥望端审，且念所得，可思所忘。"（《太平御览》卷一八八引《五行数》）

钥之书曰："昏慎守，深察讹也。"（《太平御览》卷一八八）

砚之书曰："石墨相著而黑，邪心谗言，无得污白。"（《初学记》卷二一、《文房四谱》卷三）①

砚之书曰："石墨相著，邪心谗言，无得污白。"（《艺文类聚》卷五八、《太平御览》卷六〇五）

弩之戟为翼，弩之书见奔远行，在才者与任武者也。②（《北堂书钞》卷一二五）

屈一人之下，申万人之上，③武王曰："请著金版。"（《文选》卷五五刘孝标《广绝交论》李注）

武王问太公曰："殷已亡其三人，今可伐乎？"太公曰："臣闻之，知天者不怨天，知己者不怨人。先谋后事者昌，先事后谋者亡。且天与不取，反受其咎；时至不行，反受其殃；非时而生，是为妄成。故夏条可结，冬冰可释，时难得而易失也。"④（《意林》卷一）

天道无亲，常与善人，今海内陆沉于殷久矣，⑤何乃急急于元元哉。

---

① 《初学记》引此，"无"作"元"，是讹字。
② 孔广陶案："此条有脱讹，陈俞本删之。"
③ 《战国策·韩策三》载："是我免于一人之下，而信于万人之上也。"《汉书·萧何传》载："夫能诎于一人之下，而信于万人之上者，汤武是也。"诸文与此大致相同。
④ 《国语·越语下》载："得时无殆，时不再来，天予不取，反为之灾。"《汉书·萧何传》引《周书》云："天予不取，反受其咎。"《淮南子·说林》载："冬冰可折，夏木可结，时难而易失。"诸文略同。
⑤ 《老子》第七十九章载："天道无亲，常与善人。"又见《史记·伯夷列传》《后汉书·郎𫖮传》。《太平御览》卷三二九引《六韬》载："太公曰：天道无亲，今海内陆沉于殷久矣。"诸文略同。

（《文选》卷四四陈琳《为袁绍檄豫州》李注）

夫人可以乐成，难以虑始。①（《文选》卷四三刘歆《移书让太常博士（并序）》李注）

武王伐纣，至凤凰陂，袜系解。②（《太平寰宇记》卷二五）

武王都洛。雪深丈余。尚父乘马车，使人持一器粥出，开门而进曰："天寒，故进热粥却寒也。"（《北堂书钞》卷一四四）

武王伐纣，都洛邑。海内神相谓曰："今周王圣人，得心乎？当访之。"随四时，而风雨阴寒，雪十余日，深丈余。甲子，平旦，五大夫乘马车，从雨，骑止门外。尚父问武王曰："客可见矣。"五车两骑，四海之神与河伯雨师耳。（《北堂书钞》卷一五二）

武王伐纣，都洛邑，未成。阴寒，大雪深丈余。甲子旦，不知何五大夫乘马车，从两骑，止门外。王使太师尚父谢宾，幸临之。尚父使人持一器粥出，进五车两骑。军使者具以告，尚父曰："五车两骑，四海之神与河伯雨师耳。"尚父各以其名进之，五神皆惊，相视而叹。（《艺文类聚》卷二）

武王伐纣，都洛邑，未成。雨雪十余日，深丈余。（《初学记》卷二、《文选》卷一三谢惠连《雪赋》李注）

武王伐纣，都洛邑。寒，雨雪一十余日，深丈余。甲子朔旦，有五丈夫乘马车，从两骑，上王门外，欲谒武王。武王出见之，太公曰："不可，雪深丈余，五丈夫车骑无迹，恐是圣人。"太公乃持一器粥出门，而进五车骑，曰："王方未出，天寒，故进热粥以御寒，而不知长幼从何来？"两骑曰："先进南海君，次进东海君，次北海君，次西海君。"河伯、雨师、风伯既粥毕，使者告太公，太公谓武王曰："此四海之神，王可见之。南海神曰祝融，东海神曰勾芒，北海神曰玄冥，西海神曰蓐收。

---

① 《商君书·更法》载："语曰：民不可与虑始，而可与乐成。"又见于《新序·善谋》。《太平御览》卷三二九引《六韬》载："百姓可与乐成，难与虑始。"诸文略同。
② 《韩非子·外储说左下》载："文王伐崇，至凤黄虚，袜系解，因自结。"《吕氏春秋·不苟》载："武王至殷郊，系堕。"其事略同。

河伯名为冯夷，雨师名咏，风伯名。① 请以名前。"五神皆惊，相视而叹，祝融等皆拜焉。武王曰："天阴远来，何以教之？"四海②曰："天伐③立周，谨来授命，请动风伯等，各使奉其职。"（《开元占经》卷一一三）

武王伐纣，都洛邑。明年阴寒，雨雪十余日，深丈余。甲子平旦，五丈夫乘马车，从两骑，止王门外。师尚父使人持一器粥出，曰："大夫在内，方对天子，未有出时。且进热粥，以知④寒。"粥皆毕，师尚父曰："客可见矣，五车两骑，四海之神与河伯、风伯、雨师耳。南海之神曰祝融，东海之神曰勾芒，北海之神曰颛顼，西海之神曰蓐收，河伯、风伯、雨师。请使谒者，各以其名召之。"武王乃于殿上，谒者于殿下门内，引祝融进，五神皆惊，相视而叹。祝融等皆拜，武王曰："天阴乃远来，何以教之？"皆曰："天伐殷立周，谨来授命，顾敕风伯雨师，各使奉其职也。"（《太平广记》卷二九一）

武王伐纣，都洛邑。阴寒，雨雪十余日，深丈余。甲子平旦，不知何五大夫乘马车，从两骑，止门外。王使太师尚父谢五大夫，宾幸临之，失不先门。方修法服，太师尚父使人持一器粥出，进五车两骑，曰："先生大夫在内，方对天子。寒，故进热粥却寒。"粥皆毕，使者具以告尚父。尚父问武王曰："客可见矣，五车两骑，四海之神与河伯、雨师耳。"王曰："不知有名乎？"曰："南海神曰祝融，东海曰勾芒，北海曰玄冥，西海曰蓐收。河伯，雨师。"⑤ 请使谒者于殿下门内引祝融，五神皆惊，相视而叹。（《太平御览》卷一二）

武王伐纣，纣驻洛邑。天阴寒，雨雪十余日。（《太平御览》卷三四）

武王伐纣，都洛邑，而雪深丈余。不知何五大夫乘马车，从两骑，止王门外。师尚父使人持一器粥出，开门而进，曰："先生大夫在内，方对天子，未有出时。天寒，故进热粥以御寒。"（《太平御览》卷八

---

① "名"字后有脱文。
② "海"字后脱"神"字。
③ "伐"字后脱"殷"字。
④ "知"字，疑为"却"字之误。
⑤ 河伯、雨师名字疑脱。

五九）①

武王都洛邑，未成。阴寒，雨雪十余日，深丈余。甲子旦，有五丈夫乘车马，从两骑，止王门外，欲谒武王。武王将不出见，太公曰："不可，雪深丈余，而车骑无迹，恐是圣人。"太公乃持一器粥出，开门而进五车两骑，曰："王在内，未有出意。时天寒，故进热粥以御寒，未知长幼从何起？"两骑曰："先进南海君，次东海君，次西海君，次北海君，次河伯、雨师。"粥既毕，使者具告太公。太公谓武王曰："前可见矣。五车两骑，四海之神与河伯、雨师耳。南海之神曰祝融，东海之神曰勾芒，北海之神曰玄冥，西海之神曰蓐收。请使谒者各以其名召之。"武王乃于殿上，谒者于殿下门内，引祝融进。五神皆惊，相视而叹。祝融拜，武王曰："天阴乃远来，何以教之？"皆曰："天伐殷立周，谨来受命。愿敕风伯、雨师，各使奉其职。"（《太平御览》卷八八二）

武王师到牧野，阵未毕，而暴风疾雨，雷电幽冥，前后不见。太公曰："善，雷电者，是吾军动应天也。"（《太平御览》卷一一）

武王伐殷，丁侯不朝，尚父乃画丁侯，射之。丁侯病，遣使请臣。尚父乃以甲乙日拔其头箭，丙丁日拔目箭，戊己日拔腹箭，庚辛日拔股箭，壬癸日拔足箭，丁侯病乃愈。四夷闻，乃惧，越裳氏献白雉。（《艺文类聚》卷五九）

武王伐殷，四夷闻，各以来贡。越裳献白雉，重译而至。（《文选》卷四二吴质《答东阿王书》李注）

武王伐殷，丁侯不朝，尚父乃画丁侯，三旬射之。丁侯病，遣使请臣。尚父乃以甲乙日拔其头箭，丙丁日拔其目箭，戊己日拔其腹箭，庚辛日拔其股箭，癸亥日拔其足箭，丁侯病乃愈。四夷闻，皆惧，越常氏

---

① 以上诸段文字记述其事相同，详略不同而已。《五行大义》卷五引《周书》佚文云："武王营洛邑未成，四海之神皆会，曰：'周王神圣，当知我名，若不知，水旱败之。'明年，雨雪十余旬，深丈余。五丈夫乘车，从两骑止王门。太公曰：'车骑无迹，谓人之变。'乃使人持粥进之曰：'不知客尊卑何？'从骑曰：'先进南海御，次东海御，次北海御，次西海御，次河伯，次风师，次雨师。'武王问太公并何名。太公曰：'南海神名祝融，东海神名勾芒，北海神名玄冥，西海神名蓐收。'"其事略同，但出处不作《太公金匮》。

献白雉。(《太平御览》卷三四九)

武王伐殷,丁侯不朝,尚父乃引画丁侯,射之。丁侯病,遣使请臣。尚父乃以十干日别去箭,丁侯病乃愈。四夷闻,皆惧,越裳氏献白鸟也。(《太平御览》卷三七二)

丁侯不朝,武王乃画丁侯,三旬射之。丁侯病大剧,使人卜之,祟在周。恐惧,乃遣使者,请之于武王,愿举国为臣虏。武王许之,归为。① 太师尚父谓使曰:"归矣,吾已告诸神,言丁侯前畔义,今已遣人来降,勿复过也。"使者辞去,归至,丁侯病稍愈。四夷闻之,皆惧,各以其职来贡。(《太平御览》卷七三九)

武王伐殷,四夷来贡,越裳白雉。成王以归周公,曰:"德不加,君子不飨其质,不施君子,不臣其人,吾何以获此赐?"其使请曰:"吾受命国之黄耇日久矣,天之无烈风雷雨,意者中国有圣人乎?盍往朝之?"周公乃归之于王,荐于宗庙。(《玉海》卷一五四)

武王平殷,还,问太公曰:"今民吏未安,贤者未定,如何?"太公曰:"无故无新,如天如地。得殷之财,与殷之民共之,则商得其贾,农得其田也。一目视则不明,一耳听则不聪,一足步则不行,选贤自代,上下各得其所。"(《意林》卷一)

一目视则不明,一耳听则不聪。(《太平御览》卷三六六)

宰相不富国安主,调阴阳,和群臣,乐万民,非吾宰相也。② (《北堂书钞》卷四九)

明者见兆于未萌,③ 智者避危于无形。(《文选》卷三九司马相如《上书谏猎》、卷四二阮瑀《为曹公作书与孙权》、卷四四钟会《檄蜀文》李注)

---

① "为"字,疑似"焉"字之误。

② 宋本《文韬·上贤》载:"相不能富国强兵,调和阴阳,以安万乘之主,正群臣,定名实,明赏罚,乐万民,非吾相也。"文与此同。

③ 阮瑀《为曹公作书与孙权》李注引无"兆"字,钟会《檄蜀文》李注引"兆"作"危"。

春三月斗星为天关，战背天关，向天梁，敌不可当。

冬月奎星为天关。（《初学记》卷七）

金人铭曰："周大庙右阶之前，有金人焉，三缄其口。"而铭其背曰："我古之慎言人也，戒之哉。无多言，无多事。多言多败，多事多害。"①（《太平御览》卷三九〇）

日斗者，人君内无明，听邪臣争权。日斗者，无精，众人见乌其中。无咎救，②期六十六日，王者亡其土地。其救，辟四门，来仁贤，授分职责，躬则斗，不为伤。（《开元占经》卷六）

良弓非勑檠不张。（《文选》卷六左思《魏都赋》李注）

使其目可以见，不学其见，不若盲。③（《永乐大典》卷一九六三六）

《太公兵法》

坎名大刚风，乾名折风，兑名小刚风，艮名凶风，坤名谋风，巽名小弱风，震名婴儿风，离名大弱风。大刚风者，大阴之气，好杀，故刚。折风者，金强能摧折物也。小刚风者，亦金杀故也。凶风者，艮在鬼门，凶害之所也。谋风者，坤为地，大阴之本多阴谋也。小弱风者，巽为长女，故称弱也。婴儿风者，震为长男，爱之，故曰儿。大弱风者，离为中女，又弱于长女也。大刚、小刚客胜，大弱、小弱主人胜。凶有凶害之事，谋有谋逆之人，折为将死，婴儿风主人强。④（《五行大义》卷四）

将有三礼，武王曰："敢问三礼。"太公曰："将冬日不服裘，夏日

---

① 旧注："《皇览》云：出《太公金匮》、《家语》（引者按：指《孔子家语》）、《说苑》又载。"
② "无咎救"之"咎"，与"救"音近而衍。
③ 《吕氏春秋·尊师》载："使其目可以见，不学，其见不若盲。"断句较《永乐大典》合理。
④ 《吕氏春秋·有始览》载："东北曰炎风，东方曰滔风，东南曰熏风，南方曰巨风，西南曰凄风，西方曰飂风，西北曰厉风，北方曰寒风。"高诱注："炎风，艮气所生，一曰融风。""震气所生，一曰明庶风。""巽气所生，一曰清明风。""离气所生，一曰凯风。""坤气所生，一曰凉风。""兑气所生，一曰阊阖风。""乾气所生，一曰不周风。""坎气所生，一曰广莫风。"类似语句，也见于《淮南子·地形》。八风之名，与此不同。

不操扇，天雨不张幔盖，名将礼。"①（《太平御览》卷一一）

武王问太公："胜负如何。"太公对曰："夫纣之行不由理，精兵酒池，赋敛甚数，百姓苦之。"（《太平御览》卷六二七）

张军处将必避七殃，武王曰："何谓七殃？"太公曰："张军勿居天社，勿居地舍，勿居器虚，勿居宿死，勿居吞害，勿居蚩锋，勿居潮泉。"武王曰："何谓天社？"太公曰："地高而仰者。""何谓地舍？""地卑而下者。""何谓器虚？""败邑，人莫居之者也。""何谓宿死？""冢墓丘陵间也。""何谓潮泉？""枯泽无水者也。""何谓吞害？""人所聚五谷处。""何谓蚩锋？""斥卤秃不生草木也。"所谓七舍七殃，不可张军处将也。（《北堂书钞》卷一一三）

张军处将必避七舍七殃。武王曰："何谓七舍七殃？"太公曰："张军勿居天社，勿居地社，勿居虚器，勿居宿死，勿居吞害，勿居蚩锋，勿居湖泉。"武王曰："何谓天社？"太公曰："地高而仰者也。""何谓地社？""卑而下者也。""何谓虚器？""故败邑，人莫居之者也。""何谓宿死？""冢墓丘陵间也。""何谓湖泉？""枯泽无水者也。""何谓吞害？""即人所聚五谷处也。""何谓蚩锋？""地斥卤秃，不生草木也。"所谓七舍七殃，不张军处将也。（《太平御览》卷三三五）

出军征战，安营置阵，以六为法。将军自居九天之上，竟一旬复徙。开牙门，常背建向破。不饮死水，不居死地，不居地柱，不居地狱。无休天灶，无当龙首。（《长短经》卷九）②

夫出军征战，安营阵，以六为法，亦可方六百步，亦可六十步，量人地之置表十二辰，将军自居九天之上，竟一旬，复徙开牙门，常背建向破太岁太阴太阴大将军。③ 凡军不欲饮死水，不欲居死地，不居地柱，不居地狱。（《通典》卷一五七）

---

① "名"字下疑脱"曰"字。宋本《龙韬·励军》载："太公曰：'将有三。'武王曰：'敢问其目。'太公曰：'将冬不服裘，夏不操扇，雨不张盖，名曰礼将。'"文与此同。

② 引此作"太公曰"云云。

③ 与《长短经》卷九相比，此句有误。《长短经》卷九"常背建向破"句下注："不向太岁、太阴。"

凡兴军动众陈兵，天必见其云气，示之以安危，故胜败可逆知也。其军中有知晓时气者，厚宠之，常令清朝若日午，察彼军及我军上气色，皆须记之。若军上气不盛，加警备守，辄勿轻战，战则不足，守则有余。察气者，军之大要，常令三五人参马登高若临下察之，进退以气为候。（《通典》卷一六二）①

兵当居生土之上，无居死土之下。所谓土独高，而上生草，有堤防。若陷甲者，死土也。

当饮生水，无食死水。所谓生水，长流者，冬夏有水，不地虚也。死水不流，夏有冬竭也。（《北堂书钞》卷一一三）

武王曰："休息士众，皆有处乎？"太公曰："休兵顿息，如从九天之上，还向九地之下，通于天下，藏于九野，独往独来，有莫见之者也。"（《北堂书钞》卷一一三）

帝尧王天下之时，金银珠玉弗服也，锦绣文绮弗衣也，奇怪异物弗视也，玩好之器弗宝也，淫佚之乐弗听也，宫垣室屋弗垩色也，榱桷柱楹弗藻饰也，茅茨之盖弗剪齐也，滋味重累弗食也，温饭暖羹酸餧（餒）不易也。②（《后汉书》卷六三《李杜列传》注）

（日戴光）天下凶期，不出三年。（《开元占经》卷五）

日未入两竿而无光曜，其月必主死，一曰主忧。（《开元占经》卷五）

日四背见，军在外有反者。（《开元占经》卷七）

日晕始起，前灭后匝而后成者，败面之胜。（《开元占经》卷八）

日晕周匝，东北偏厚，厚为福，东军在东北胜，西南战败。（《开元占经》卷八）

日晕而珥，主有谋，十日不雨起。（《开元占经》卷八）

---

① 《通典》引此作"太公曰"云云，今暂入《太公兵法》。
② 宋本《文韬·盈虚》载："帝尧王天下之时，金银珠玉不饰，锦绣文绮不衣，奇怪珍异不视，玩好之器不宝，淫泆之乐不听，宫垣屋室不垩，甍桷椽楹不斫，茅茨遍庭不剪。"文与此同。

日晕，冠，三珥，天子有喜，或为大赦，或拜大将晕①军。(《开元占经》卷八)

日晕抱珥，有喜气。日晕黄者，主人有喜事。日一晕一抱一背为不和，信者更逆，不信者顺。(《开元占经》卷八)

日中蚀，海内之兵大起，主公忧。(《开元占经》卷九)

两乌夹日，名为天鸡守日。人君妻家谋夺君处，先数视君动静，欲行其志，天先见变，戒之也。②(《开元占经》卷九)

神后加四仲者，以为明堂宫，时天一出游八极之外，行窈冥之中，日照其前，月照其后。当此之时，天一自持玉弩，执法承相，刻不道者。(《太平御览》卷三四八)

夫军出，逢天无云而雨，此天泣也，军没不还。③(《太平御览》卷一一)

刀之神名曰脱光。④(《艺文类聚》卷六〇、《太平御览》卷三四五)

弩之神名远望也。⑤(《北堂书钞》卷一二五、《艺文类聚》卷六〇、《太平御览》卷三四八)

箭之神名续长。(《艺文类聚》卷六〇、《太平御览》卷三四九)

戟之神名大将。⑥(《北堂书钞》卷一二四、《太平御览》卷三五二)

矛之神名趹跄。⑦(《北堂书钞》卷一二三、《太平御览》卷三五三)

---

① "晕"字衍。
② 李淳风《乙巳占》卷一载："凡日蚀之时，或有云气风冥晕珥，似有群乌守日，名曰天鸡，后妃谋易主位，夺其君，数视动静，欲行其志。"与此略同。
③ 《太平御览》卷一一引此称"太公对敌权变逆顺法"。
④ 《太平御览》卷三四五引"刀"字下无"子"字。《北堂书钞》卷一二三引《龙鱼河图》云："有脱光刀。"《初学记》卷二二引梁简文帝《谢敕赉善胜刀启》云："神号脱光。"
⑤ 《艺文类聚》卷六〇、《太平御览》卷三四八无"也"字。
⑥ 《北堂书钞》卷一二四无"之"字。
⑦ 《太平御览》卷三五三引作"趹跄"。

弓神名曲张。①（《太平御览》卷三四七）

致慈爱之心，立武威之战，以卑其众；练其精锐，砥砺其节，以高其气；分为五选，异其旗章，勿使冒乱，坚其行阵，连其什伍，以禁淫非，垒阵之次，车骑之处，勒兵之势，军之法令，赏罚之数，使士赴火蹈刃，陷阵取将，死不旋踵者，多异于今之将者也。（《说苑》卷一五《指武》）

践尔兵革，审权矩，应诈纵谋，出无孔。（《毛诗正义》卷一六《大明》引"太公授兵钤之法"）

覆军诫法曰："诸军出行，将令百官士卒曰：某日出某门，吏士不得刈稼稿，伐树木，杀六畜，掠取财物，奸犯人妇女，违令者斩。"又曰："凡行军，吏士有死亡者，给其丧具，使归邑墓，此坚军全国之道也。军人被疮，即给医药，使谨视之。医不即治视，鞭之。军夜惊，吏士坚坐阵，将持兵，无灌哗动摇，有起离阵者斩。军门常交戟，谨出入者；若近敌，当讯呵出入者。"（《通典》卷一四九）②

诸出军行将，屯营置陈，必法天之圆，法北辰为上将，角为冲车，觜为鈇钺，敌当冲车者败，当鈇钺者乱。

诸出军行将，屯守攻陈，设坛祠祷，戎器皿涂金鼓神攻具，③ 必以斗加四季时令，朱雀所居神，与今日日上神，王相而克。（《太平御览》卷三三六引"太公覆车拭法"）

日中不彗，是谓失时，操刀不割，失利之期。执斧不伐，贼人将来。涓涓不塞，将为江河。荧荧不救，炎炎奈何。两叶不去，将用斧柯。④

---

① 《北堂书钞》卷一二五引《龙鱼河图》云："弓之神名曰曲张。"
② 《通典》引此作"（又）覆军诫法曰"云云，"又"为承前文省略语，而"覆军诫法曰"前为"太公曰"云云，即前文《通典》卷一四九引《教战》内容。此处"覆军诫法曰"云云是否一定为《太公兵法》内容，不能遽然而定，今姑附于此。
③ 此句恐有讹误，不强行断句。
④ 《升庵外集》卷六五引止于此。宋本《文韬·守土》载："日中不彗，是谓失时。操刀不割，失利之期，执斧不伐，贼人将来。涓涓不塞，将为江河，荧荧不救，炎炎奈何。两叶不去，将用斧柯。"文与此同。《汉书》卷四八载："黄帝曰：日中必赍，操刀必割。"贾谊《新书·宗首》载："日中必慧，操刀必割。"惟作黄帝之语。

为虺弗摧，行将为蛇。（《升庵外集》卷六五与卷八〇）

　　兢兢惕惕，^① 日慎一日，人莫踬于山，而踬于垤。^②（《升庵外集》卷一五、八〇）

----

① 　《升庵外集》卷八〇引"惕惕"作"业业"。

② 　《韩非子·六反》载："先圣有谚曰：不踬于山，而踬于垤。"《战国策·秦策一》载："且臣闻之：战战栗栗，日慎一日。"《淮南子·主术》载："战战栗栗，日慎一日。"《人间》载："尧戒曰：战战栗栗，日慎一日，人莫躓于山，而躓于垤。"文与此同。

第三部分　疑似《太公》之内容

按：此部分内容被定州汉墓竹简整理小组命名为《六韬佚文》，也可能含有《太公》的内容。属于《六韬》的内容，已酌加引用，见前文。出于辑佚完备性考虑，剩余内容一并录之。即便银雀山汉墓出土的《六韬》也未必就是《六韬》，或全部是《六韬》。[①] 为便于核检，简号统一置于简文前。

2224　王盘庚之正。武王曰："于呼般

2300　曰："礼贤敬士□

2286　听，独断，而

0172　言凡不□

2478　凡治国，主务举贤，故昔者汤之治

2506　问太公曰："为国而能更法令者不

1118　曰章矣

0807　塞奸不得，上下惑。不法□

1087　草木不羊，日月传蚀，列星数

0805　之□乎？"对曰："未有日月断蚀，有始

2395　□以欢为□□

0304　喜□不予，而喜夺此妾为正，臣房明□

0793　贵胥馀，大宫室，旧以复多

1025　熊狼，月食□

0745　□曰："吾闻有苗雨血沾朝衣，是非有苗

1175　有苗月蚀日断，三日不解，是非□

2228　有苗三日不见日，是非有苗之□耶？对

0302　□曰："然则有苗何以亡？"对曰："有

0789　之□右□蠡之水建土险也．

---

① 李零：《简帛古书与学术源流》，北京：三联书店，2004 年，第 372 页。

1040　有苗是谓所①

2362　□□□之□也，一曰君

0927　而害其国，二曰臣移者

0969　害其君，三

0608　大者害其本，四曰枝盛者

1634　五

0677　者害其□

1164　□八曰□□

1030　□□□曰□②

2282　王问太公："治乱奈何？"太公曰："其本"。③

2277　武王曰："为吏，治也。□□安在？"太

2425　吏者重能

0655　者□之□□也，□者吏之□□也□

2483　乃失其国

2344　曰："□吏之□观民之□奈何乎？"太公

2239　吏□任，吏与民通，吏与民谓合，吏□

2433　吏□□可以

0823　吏毋奸，段段而众人于□

0408　□土者臣吏也，快志当

2429　曰□□吏公

0994　上好淫□

2222　□鬼不乡，天必降央，风雨不时，□□不□

0238　之所国，敢问□

0831　所泥，不用所爱，不用

2279　重赋敛夺万民，而腐之于府库。所

2399　□康，不得声严，而行贤者反佻伏

---

①　定简本 2230 简有篇章标题"第十三　舜伐有苗武"，疑 0745 简至 1040 简为该篇题下内容，与《开元占经》卷三引《太公金匮》内容相关。

②　定简本 2257 简有篇章标题"右方国有八禁第卅"，疑 2362 简至 1030 简为该篇题下内容。

③　定简本 1125 简有篇章标题"乱之要第七·吏十重罪·民十"，疑此简为该篇题下内容。

2393 其君不更不诲，使下人任大官而□

2284 亡，比君之治国也，

0555 □翼之臣，所

0241 臣有羽翼

0209 之□比为腹心之臣，王不事而不□

0928 四曰义，五曰权，六

2256 □其权，守其德，不以荡□。·故王人之

2330 厚其禄，毋亲毋故，吏贞而平者上之不

2328 □者表其间，君自至其家，君唯有善有□

2264 质子于殷，周文王使伯邑巧

2263 死，有诏必王食其肉，□免其血。文王食其肉，□免其

2398 太公曰："人

0577 闻其穷也，恒人之请，其所好恶同也。

0305 □昔亲合在真者，贞者急而刑使国□

2226 王问太公曰："吾胜殷□呼？胡为胡□□"

2237 阳殷，问太公曰："于乎殷民从从□□"

0542 为在建国立国□

2484 事者用明知，工疑者

0746 而御之则焉辟瘫去犹知

2203 曰："二也，波王良之御也，使

2441 民乎！故民心一也，有道者□之则

2276 马也，马心一也，有术者御之，则马正

2285 □取其国不得，免于危亡，武王

2347 □曰："□以别能？"太公曰："廛之以名□疢

2337 能。武王曰："何以

2342 "远者毋法，为之奈何？"太公曰："□刑利国□"

2348 问太公曰："为国□□□□□□□"

2351 文王召大公

0817 "□之乏乎？"大公曰：

1000 下□。武王曰："何谓？"大公曰：

1129 也。武王曰："其□□□□"

2406　□而何?"大公

1167　大公曰:"正不平,民不令,其令不行。"

2449　如□,文王大警走门□□至□□□□□

2334　□之士,拾君之□,扬君之善美,养君之□

2453　其民甚苦之毋所

0605　使诚为事以功,击为作祸福,不可

2480　有王。太公曰:"人有仁

2332　武王曰:"何谓

2335　大公曰:"上大夫皆得取其官爵,莫不

0790　乎?"武王曰:"为之奈何?"大公曰:"□上

0816　"□果何如而政,何如而顷?"大公曰

2370　"□□安在?"大公曰:"安不

2307　"奈何?"大

1884　靡草如□

2299　贵□□人而以为善者,故其民□

2295　"善而不为恶矣。"武王曰:"分善恶奈何,□众□□"

0878　已故为国能知分善恶之分

2250　官以治为常,三曰士,以修身为常,四曰

参考文献

基本古籍

1. （魏）王弼等注，（唐）孔颖达等正义《周易正义》，《十三经注疏》，上海：上海古籍出版社，1997年。

2. （汉）孔安国传，（唐）孔颖达等正义《尚书正义》，《十三经注疏》，上海：上海古籍出版社，1997年。

3. （汉）郑玄笺，（唐）孔颖达等正义《毛诗正义》，《十三经注疏》，上海：上海古籍出版社，1997年。

4. （汉）郑玄注，（唐）贾公彦疏《周礼注疏》，《十三经注疏》，上海：上海古籍出版社，1997年。

5. （汉）郑玄笺，（唐）孔颖达等正义《礼记正义》，《十三经注疏》，上海：上海古籍出版社，1997年。

6. （晋）杜预注，（唐）孔颖达等正义《春秋左传正义》，《十三经注疏》，上海：上海古籍出版社，1997年。

7. （汉）何休注，（唐）徐彦疏《春秋公羊传注疏》，《十三经注疏》，上海：上海古籍出版社，1997年。

8. （晋）郭璞注，（宋）邢昺疏《尔雅注疏》，《十三经注疏》，上海：上海古籍出版社，1997年。

9. （汉）赵岐注，（宋）孙奭疏《孟子注疏》，《十三经注疏》，上海：上海古籍出版社，1997年。

10. （清）孙星衍撰，陈抗、盛冬铃点校《尚书今古文注疏》，北京：中华书局，1986年。

11. （清）皮锡瑞撰，盛冬铃、陈抗点校《今文尚书考证》，北京：中华书局，1989年。

12. 曾运乾：《尚书正读》，北京：中华书局，1964年。

13. 杨筠如著，黄怀信标校《尚书覈诂》，西安：陕西人民出版社，

2005 年。

14.（汉）焦延寿：《焦氏易林》,《四部丛刊》影印北平图书馆藏元刊残本,上海：涵芬楼,1919～1922 年。

15.（清）刘宝楠撰,高流水点校《论语正义》,北京：中华书局,1990 年。

16. 程树德撰《论语集释》,北京：中华书局,1990 年。

17.（清）郝懿行撰《尔雅义疏》,上海：上海古籍出版社,1983 年。

18.（清）王聘珍撰,王文锦点校《大戴礼记解诂》,北京：中华书局,1983 年。

19.（汉）宋衷注,（清）秦嘉谟等辑《世本八种》,北京：中华书局,2008 年。

20. 黄怀信、张懋镕、田旭东撰,黄怀信修订,李学勤审定《逸周书汇校集注》（修订本）,上海：上海古籍出版社,2007 年。

21. 方诗铭、王修龄撰《古本竹书纪年辑证》（修订本）,上海：上海古籍出版社,2005 年。

22. 徐元诰撰,王树民、沈长云点校《国语集解》,北京：中华书局,2002 年。

23. 高明：《帛书老子校注》,北京：中华书局,1996 年。

24.《四部要籍注疏丛刊·老子》,北京：中华书局,1998 年。

25. 王卡点校《老子道德经河上公章句》,北京：中华书局,1993 年。

26.（汉）严遵撰,王德有点校《老子指归》,北京：中华书局,1994 年。

27.（战国）尹文：《尹文子》,《诸子集成》第 6 册,上海：上海书店出版社,1986 年。

28.（清）钱熙祚校《慎子》,《诸子集成》第 5 册,上海：上海书店出版社,1986 年。

29.（清）孙诒让撰,孙启治点校《墨子间诂》,北京：中华书局,2001 年。

30. 岑仲勉：《墨子城守各篇简注》,北京：中华书局,1958 年。

31.（清）王先谦撰《庄子集解》（与刘武《庄子集解内篇补正》合刊）,北京：中华书局,1987 年。

32. （清）焦循撰，沈文倬点校《孟子正义》，北京：中华书局，1987年。

33. （清）王先谦撰，沈啸寰、王星贤点校《荀子集解》，北京：中华书局，1988年。

34. 杨伯峻撰《列子集释》，北京：中华书局，1979年。

35. （宋）陆佃解《鹖冠子解》，《四部丛刊》据江阴缪氏艺风堂藏明翻宋本影印，上海：涵芬楼，1919～1922年。

36. 黄怀信撰《鹖冠子汇校集注》，北京：中华书局，2004年。

37. （东周）鬼谷子：《鬼谷子》，《四部丛刊初编》据无锡孙氏小渌天藏乾隆己酉年（1789）石研斋刊本影印，上海：涵芬楼，1919～1922年。

38. 陈鼓应：《黄帝四经今注今译》，北京：商务印书馆，2007年。

39. 蒋礼鸿：《商君书锥指》，北京：中华书局，1986年。

40. 陈奇猷校注《韩非子新校注》，上海：上海古籍出版社，2000年。

41. 陈奇猷校释《吕氏春秋新校释》，上海：上海古籍出版社，2002年。

42. 黎翔凤撰，梁运华整理《管子校注》，北京：中华书局，2004年。

43. 李定生、徐慧君校释《文子校释》，上海：上海古籍出版社，2004年。

44. 《六韬》，《四部丛刊》据常熟瞿氏铁琴铜剑楼影宋抄本，上海：涵芬楼，1919～1922年。

45. 《百子全书》，杭州：浙江人民出版社，1984年。

46. 袁珂校注《山海经校注》（增补修订本），成都：巴蜀书社，1993年。

47. （宋）洪兴祖撰，白化文等点校《楚辞补注》，北京：中华书局，1983年。

48. （汉）司马迁撰，（南朝宋）裴骃集解，（唐）司马贞索隐，（唐）张守节正义《史记》，北京：中华书局，1959年。

49. （汉）班固撰，（唐）颜师古注《汉书》，北京：中华书局，1962年。

50. （南朝宋）范晔撰，（唐）李贤等注《后汉书》，北京：中华书局，1965年。

51. （晋）陈寿撰，（南朝宋）裴松之注《三国志》，北京：中华书局，1959年。

52. 许维遹校释《韩诗外传集释》，北京：中华书局，1980 年。

53. 管振邦译注，宙浩审校《颜注〈急就篇〉译释》，南京：南京大学出版社，2009 年。

54. （汉）贾谊撰，阎振益、钟夏校注《新书校注》，北京：中华书局，2007 年。

55. 刘文典撰，冯逸、乔华点校《淮南鸿烈集解》，北京：中华书局，1989 年。

56. 何宁撰《淮南子集释》，北京：中华书局，1998 年。

57. 王叔岷撰《列仙传集释》，北京：中华书局，2007 年。

58. （汉）刘向集录《战国策》，上海：上海古籍出版社，1998 年。

59. （汉）刘向编著，石光瑛校释，陈新整理《新序校释》，北京：中华书局，2001 年。

60. 向宗鲁校证《说苑校证》，北京：中华书局，1987 年。

61. 中华书局编辑部：《曹操集》，北京：中华书局，1959 年。

62. （汉）应劭撰，吴树平校释《风俗通义校释》，天津：天津人民出版社，1980 年。

63. 王利器撰《风俗通义校注》，北京：中华书局，1981 年。

64. （汉）仲长统撰，孙启治校注《昌言校注》，北京：中华书局，2012 年。

65. 上海古籍出版社编《纬书集成》，上海：上海古籍出版社，1994 年。

66. （汉）许慎撰，（清）段玉裁注《说文解字注》，杭州：浙江古籍出版社，1998 年。

67. （清）朱骏声编著《说文通训定声》，北京：中华书局，1984 年。

68. （汉）王符著，（清）汪继培笺，彭铎校正《潜夫论笺校正》，北京：中华书局，1985 年。

69. （东汉）袁康、吴平辑录，乐祖谋点校《越绝书》，上海：上海古籍出版社，1985 年。

70. 黄晖撰《论衡校释》，北京：中华书局，1990 年。

71. （汉）张仲景著，（宋）成无己注《注解伤寒杂病论》，上海：商务印书馆，1955 年。

72. （晋）皇甫谧：《针灸甲乙经》，《丛书集成初编》，北京：中华书局，

1991 年。

73. （东晋）葛洪撰，胡守为校释《神仙传校释》，北京：中华书局，2011 年。

74. 王明撰《抱朴子内篇校释》，北京：中华书局，1985 年。

75. 王明编《太平经合校》，北京：中华书局，1960 年。

76. （晋）崔豹：《古今注》，《丛书集成初编》，上海：商务印书馆，1937 年。

77. （晋）陶渊明著，杨勇校笺《陶渊明集校笺》，上海：上海古籍出版社，2007 年。

78. 王利器撰《颜氏家训集解》，北京：中华书局，1993 年。

79. （梁）萧统编，（唐）李善注《文选》，北京：中华书局，1977 年。

80. （梁）萧统编，（唐）吕延济、刘良、张铣、吕向、李周翰、李善注《日本足利学校藏宋刊明州本六臣注〈文选〉》，北京：人民文学出版社，2008 年。

81. （南朝）刘勰著，范文澜注《文心雕龙》，北京：人民文学出版社，1958 年。

82. （南朝宋）刘义庆撰，（南朝梁）刘孝标注，余嘉锡笺疏，周祖谟、余淑宜、周士琦整理《世说新语笺疏》，北京：中华书局，2008 年。

83. （唐）杨上善撰注，（清）萧延平校正，王洪图、李云重订《黄帝内经太素》，北京：科学技术文献出版社，2013 年。

84. （唐）陆德明：《经典释文》，《丛书集成初编》，北京：中华书局，1985 年。

85. （唐）魏徵等编《群书治要》，日本元和二年（1616）古活本，现藏日本公文书馆。

86. （唐）徐坚等著《初学记》，北京：中华书局，1962 年。

87. （唐）欧阳询撰，汪绍楹校《艺文类聚》，上海：上海古籍出版社，1999 年。

88. （唐）虞世南：《北堂书钞》，清光绪十四年（1888）南海孔广陶三十有三万卷堂校注重刊陶宗仪传钞宋本，董治安主编《唐四大类书》第 1 册，北京：清华大学出版社，2003 年。

89. （唐）魏徵、令狐德棻撰《隋书》，北京：中华书局，1973 年。

90. （后晋）刘昫等撰《旧唐书》，北京：中华书局，1975年。

91. （宋）欧阳修、宋祁撰《新唐书》，北京：中华书局，1975年。

92. （清）彭定求等编《全唐诗》，北京：中华书局，1960年。

93. （唐）李白著，（清）王琦注《李太白全集》，北京：中华书局，1977年。

94. （唐）杜甫著，（清）杨伦笺注《杜诗镜铨》，上海：上海古籍出版社，1981年。

95. 马其昶校注，马茂元整理《韩昌黎文集校注》，上海：上海古籍出版社，1986年。

96. （唐）柳宗元：《柳宗元集》，北京：中华书局，1979年。

97. （唐）林宝撰，岑仲勉校记《元和姓纂（附四校记)》，北京：中华书局，1994年。

98. 〔日〕丹波康赖著，沈澍农等校注《医心方校释》，北京：学苑出版社，2001年。

99. （宋）释普济著，苏渊雷点校《五灯会元》，北京：中华书局，1984年。

100. （宋）李昉等编《太平御览》，北京：中华书局，1960年。

101. （宋）李昉等编《太平广记》，北京：中华书局，1961年。

102. （宋）释文莹撰，郑世刚、杨立扬点校《湘山野录》（与《续录》和《玉壶清话》合刊），北京：中华书局，1984年。

103. （宋）欧阳修著，李逸安点校《欧阳修全集》，北京：中华书局，2001年。

104. （宋）曾慥辑《类说》，《北京图书馆古籍珍本丛刊》第62册，据明天启六年（1626）岳钟秀刻本影印，北京：书目文献出版社，1988年。

105. （宋）洪适：《隶释》（与《隶续》合刊），北京：中华书局，1986年。

106. （宋）刘敞：《公是集》，《丛书集成初编》，北京：中华书局，1985年。

107. （宋）高似孙：《子略》，《丛书集成初编》，上海：商务印书馆，1939年。

108. （宋）高承撰，（明）李果订，金园、许沛藻点校《事物纪原》，北京：中华书局，1989 年。

109. （宋）王楙撰，王文锦点校《野客丛书》，北京：中华书局，
     1987 年。

110. （宋）姚勉：《雪坡舍人集》卷四〇，《全宋文》（第 352 册），上海
     辞书出版社，合肥：安徽教育出版社，2006 年，第 67 页。

111. （宋）黄休复：《益州名画录》，北京：人民美术出版社，1964 年。

112. （宋）洪迈撰，孔凡礼点校《容斋随笔》，北京：中华书局，
     2005 年。

113. （宋）费衮撰，金圆校点《梁溪漫志》，上海：上海古籍出版社，
     1985 年。

114. （宋）黎靖德编，王星贤点校《朱子语类》，北京：中华书局，
     1986 年。

115. （宋）郑樵：《通志》，北京：中华书局，1987 年。

116. （宋）晁公武撰，孙猛校证《郡斋读书志校证》，上海：上海古籍
     出版社，1990 年。

117. （宋）陈振孙撰，徐小蛮、顾梅华点校《直斋书录解题》，上海：
     上海古籍出版社，1987 年。

118. （宋）王应麟著，（清）翁元圻等注，栾保群、田松青、吕宗力校
     点《困学纪闻》，上海：上海古籍出版社，2008 年。

119. （宋）王应麟：《小学绀珠》，《丛书集成初编》，上海：商务印书
     馆，1935 年。

120. （元）马端临撰《文献通考》，北京：中华书局，1986 年。

121. （元）李冶：《敬斋古今黈》（附拾遗），《丛书集成初编》第 216
     册，北京：中华书局，1985 年。

122. （明）胡应麟：《少室山房笔丛》，上海：上海书店出版社，2001 年。

123. （明）焦竑：《俗书刊误》，清文渊阁《四库全书》珍本初集经部小
     学类，上海：商务印书馆，1935 年。

124. （明）方以智：《通雅》，据清康熙姚文燮浮山此藏轩刻本影印，北
     京：中国书店出版社，1990 年。

125. （明）庄元臣：《叔苴子》，《丛书集成初编》（补印本），上海：商
     务印书馆，1959 年。

126. （明）陆深：《玉堂漫笔》，《丛书集成初编》，上海：商务印书馆，1936 年。

127. （明）杨慎：《升庵全集》，《万有文库》，上海：商务印书馆，1937 年。

128. （明）《正统道藏》，台北：艺文印书馆，1977 年。

129. （明）叶子奇：《草木子》，北京：中华书局，1959 年。

130. （明）宋濂撰《宋学士全集》，《丛书集成初编》，北京：中华书局，1985 年。

131. （明）程荣校辑《汉魏丛书》，长春：吉林大学出版社，1992 年。

132. （清）熊赐履：《学统》，《丛书集成初编》，北京：中华书局，1985 年。

133. （清）姚际恒：《古今伪书考》，《丛书集成初编》，北京：中华书局，1985 年。

134. （清）严可均校辑《全上古三代秦汉三国六朝文》，北京：中华书局，1958 年。

135. （清）徐松辑《宋会要辑稿》，北京：中华书局，1957 年。

136. （清）顾栋高辑，吴树平、李解民点校《春秋大事表》，北京：中华书局，1993 年。

137. （清）章学诚，叶瑛校注《文史通义校注》，北京：中华书局，1994 年。

138. （清）卢文弨缀辑《经典释文考证》，《丛书集成初编》第 1201 册，北京：中华书局，1985 年。

139. （清）洪颐煊：《读书丛录》（据《史学丛书》本排印），《丛书集成初编》第 359 册，北京：中华书局，1985 年。

140. （清）王鸣盛，黄曙辉点校《十七史商榷》，上海：上海书店出版社，2005 年。

141. （清）陈澧：《东塾读书记》（外一种），北京：三联书店，1998 年。

142. （清）孙星衍，骈宇骞点校《问字堂集　岱南阁集》，北京：中华书局，1996 年。

143. （清）魏禧著，胡守仁、姚品文、王能宪校点《魏叔子文集》，北京：中华书局，2003 年。

144. （清）冯班著，（清）何焯评《钝吟杂录》，《丛书集成初编》，北京：中华书局，1985 年。

145. （清）卢文弨撰，王文锦点校《抱经堂文集》，北京：中华书局，1990 年。

146. （清）王念孙撰，钟宇讯点校《广雅疏证》，北京：中华书局，2002 年。

147. （清）王念孙撰《读书杂志》，南京：江苏古籍出版社，2000 年。

148. （清）王引之撰《经义述闻》，南京：江苏古籍出版社，2000 年。

149. （清）刘廷玑撰，张守谦点校《在园杂志》，北京：中华书局，2005 年。

150. （清）沈涛：《铜熨斗斋随笔》，中华书局编辑部编《清人考订笔记》（七种），北京：中华书局，2004 年。

151. （清）朱一新著，吕鸿儒、张长法点校《无邪堂答问》，北京：中华书局，2000 年。

152. （清）孙诒让撰，梁运华点校《札迻》，北京：中华书局，1989 年。

近现代论著

1. 马克思：《反杜林论》，中共中央马克思恩格斯列宁斯大林著作编译局译《马克思恩格斯全集》（第二十卷），北京：人民出版社，2014 年。

2. 江瑔：《读子卮言》，上海：华东师范大学出版社，2011 年。

3. 〔日〕高楠顺次郎、渡边海旭主编《大正新修大藏》，东京：大正一切经刊行会，1925 年。

4. 〔日〕金受申：《稷下学派之研究》，上海：商务印书馆，1933 年。

5. 金天羽著，周录祥校点《天放楼诗文集》，上海：上海古籍出版社，2007 年。

6. 章太炎：《章太炎学术史论集》，北京：中国社会科学出版社，1997 年。

7. 章炳麟著，徐复注《訄书详注》，上海：上海古籍出版社，2000 年。

8. 〔美〕劳费尔著，林筠因译《中国伊朗编》，北京：商务印书馆，2001 年（初版于 1919 年）。

9. 章鸿钊：《石雅》，上海：上海古籍出版社，1993 年（初版于 1921 年）。

10. 梁启超：《饮冰室合集》，北京：中华书局，1989 年。

11. 梁启超：《中国历史研究法》，北京：东方出版社，1996 年。

12. 梁启超：《清代学术概论》，北京：东方出版社，1996 年。

13. 王国维：《王国维遗书》，上海：上海书店出版社，1983 年。

14. 刘师培：《刘申叔遗书》，南京：江苏古籍出版社，1997 年。

15. 胡适：《胡适学术文集》，北京：中华书局，1991 年。

16. 钱穆：《国史大纲》，北京：商务印书馆，1994 年。

17. 钱穆：《先秦诸子系年》，北京：商务印书馆，2001 年。

18. 罗焌著，罗书慎点校《诸子学述》，上海：华东师范大学出版社，2008 年。

19. 罗根泽：《罗根泽说诸子》，上海：上海古籍出版社，2001 年。

20. 郭沫若：《青铜时代》，北京：人民出版社，1954 年。

21. 郭沫若等：《管子集校》，《郭沫若全集》（历史编）第 7 卷，北京：人民出版社，1984 年。

22. 郭沫若：《两周金文辞大系考释》，《郭沫若全集》（考古编）第 8 卷，北京：科学出版社，2002 年。

23. 郭沫若：《郭沫若全集》（考古编）第 10 卷，北京：科学出版社，1992 年。

24. 玄珠（茅盾）：《中国神话研究 ABC》，上海：世界书局，1929 年。

25. 钟敬文：《楚词中的神话与传说》，广州：国立中山大学语言历史研究所，1930 年。

26. 杜国庠：《先秦诸子的若干研究》，北京：三联书店，1955 年。

27. 刘节：《古史考存》，北京：人民出版社，1958 年。

28. 张心澂：《伪书通考》，上海：商务印书馆，1957 年。

29. 严灵峰：《周秦汉魏诸子知见书目》第 1 册，北京：中华书局，1993 年。

30. 钱锺书：《管锥编》，北京：中华书局，1979 年。

31. 顾颉刚：《中国上古史研究讲义》，北京：中华书局，1988 年。

32. 顾颉刚：《秦汉的方士与儒生》，上海：上海世纪出版集团，2005 年。

33. 闻一多：《闻一多全集》，北京：三联书店，1982 年。

34. 傅斯年：《战国子家叙录》，北京：中国人民大学出版社，2004 年。

35. 蒙文通：《古史甄微》，成都：巴蜀书社，1999 年。

36. 蒙文通：《经学抉原》，上海：上海人民出版社，2006 年。

37. 蒙文通：《蒙文通文集》（第六卷），成都：巴蜀书社，2001 年。

38. 杨树达：《积微居金文说》（增订本），北京：中华书局，1997 年。

39. 杨树达：《汉书窥管》，上海：上海古籍出版社，2006 年。

40. 杨树达：《淮南子证闻》（与《盐铁论要释》合刊），上海：上海古籍出版社，2006 年。

41. 杨树达：《积微居小学金石论丛》，上海：上海古籍出版社，2007 年。

42. 杨树达：《积微居小学述林全编》，上海：上海古籍出版社，2007 年。

43. 朱希祖：《朱希祖文存》，上海：上海古籍出版社，2006 年。

44. 高亨：《高亨著作集林》，北京：清华大学出版社，2004 年。

45. 丁山：《中国古代宗教与神话考》，上海：上海文艺出版社，1988 年。

46. 文崇一：《楚文化研究》，台北：精华印书馆股份有限公司，1967 年。

47. 徐旭生：《中国古史的传说时代》，桂林：广西师范大学出版社，2003 年。

48. 金岳霖主编《形式逻辑》，北京：人民出版社，1979 年。

49. 牟宗三：《理则学》（修订版），南京：江苏教育出版社，2006 年。

50. 徐复观：《中国人性论史》（先秦篇），上海：上海三联书店，2001 年。

51. 徐复观：《中国思想史论集续编》，上海：上海书店出版社，2004 年。

52. 余嘉锡：《四库提要辨证》，北京：中华书局，2007。

53. 余嘉锡：《目录学发微 古书通例》，北京：中华书局，2007 年。

54. 姚名达：《中国目录学史》，上海：上海古籍出版社，2002 年。

55. 陈梦家：《尚书通论》，北京：中华书局，2005 年。

56. 陈梦家：《汉简缀述》，北京：中华书局，1990 年。

57. 陈梦家：《殷虚卜辞综述》，北京：中华书局，1988 年。

58. 陈梦家：《陈梦家学术论文集》，北京：中华书局，2016 年。

59. 刘咸炘：《刘咸炘学术论集》（子学编），桂林：广西师范大学出版社，2007 年。

60. 冯友兰：《中国哲学史》，上海：华东师范大学出版社，2000 年。

61. 冯友兰：《中国哲学史新编》，北京：人民出版社，1983 年。

62. 任继愈：《中国哲学史论》，上海：上海人民出版社，1981 年。

63. 任继愈主编《中国哲学史》（先秦），北京：人民出版社，1983 年。

64. 蒙文通：《中国史学史》，上海：上海世纪出版集团，2006 年。

65. 杨宽：《西周史》，上海：上海人民出版社，2003 年。

66. 林剑鸣：《秦史稿》，上海：上海人民出版社，1981 年。

67. 杨宽：《战国史》，上海：上海人民出版社，2003 年。

68. 侯外庐主编《中国思想史纲》，北京：中国青年出版社，1980 年。

69. 蒋锡昌：《庄子哲学》，上海：商务印书馆，1937 年。

70. 张尔田著，黄曙辉点校《史微》，上海：上海书店出版社，2006 年。

71. 吕思勉：《吕思勉读史札记》，上海：上海古籍出版社，2005 年。

72. 吕思勉：《先秦学术概论》，昆明：云南人民出版社，2005 年。

73. 陈钟凡：《诸子通谊》，上海：商务印书馆，1935 年。

74. 蒋伯潜：《诸子通考》，杭州：浙江古籍出版社，1985 年。

75. 王明：《老子河上公章句考》，《国立北京大学五十周年纪念文集》，
    北京大学出版部，1948 年。

76. 鲁迅：《鲁迅全集》，北京：人民文学出版社，2005 年。

77. 钱锺书：《谈艺录》（补订本），北京：中华书局，1984 年。

78. 郭沫若：《卜辞通纂》，北京；科学出版社，2002 年。

79. 于省吾：《甲骨文字释林》，北京：中华书局，1979 年。

80. 于省吾：《泽螺居诗经新证》，北京：中华书局，1982 年。

81. 〔日〕岛邦男，濮茅左、顾伟良译《殷墟卜辞综类》，上海：上海古
    籍出版社，2006 年。

82. 赵诚编著《甲骨文简明词典——卜辞分类读本》，北京：中华书局，
    1988 年。

83. 中国科学院自然科学史研究所：《钱宝琮科学史论文选集》，北京：
    科学出版社，1983 年。

84. 张光直：《中国青铜时代》，北京：三联书店，1999 年。

85. 陈槃：《古谶纬研讨及其书录解题》，台北：编译馆，1991 年。

86. 饶宗颐：《老子想尔注校笺》，上海：上海古籍出版社，1991 年。

87. 饶宗颐：《饶宗颐史学论著选》，上海：上海古籍出版社，1993 年。

88. 饶宗颐：《梵学集》，上海：上海古籍出版社，1993 年。

89. 饶宗颐：《中国宗教思想史新页》，北京：北京大学出版社，2000 年。

90. 童书业著，童教英增订《先秦七子思想研究》（增订本），北京：中
    华书局，2006 年。

91. 朱德熙：《朱德熙文集》，北京：商务印书馆，1999年。

92. 周祖谟：《问学集》，北京：中华书局，1966年。

93. 王叔岷：《先秦道法思想讲稿》，北京：中华书局，2007年。

94. 顾实：《重考古今伪书考》，上海：上海大东书局，1926年。

95. 顾实：《庄子天下篇讲疏》，台北：台湾商务印书馆，1980年。

96. 顾实：《汉书艺文志讲疏》，上海：上海古籍出版社，2009年。

97. 徐文助：《〈汉书艺文志〉诸子略与兵书略通考》，台北：广东出版社，1976年。

98. 陈国庆编《汉书艺文志注释汇编》，北京：中华书局，1983年。

99. 张舜徽：《广校雠略 汉书艺文志通释》，武汉：华中师范大学出版社，2004年。

100. 侯仁之主编《中国古代地理学简史》，北京：科学出版社，1962年。

101. 侯仁之：《历史地理学四论》，北京：中国科学技术出版社，2005年。

102. 谭其骧：《长水集续编》，北京：人民出版社，1994年。

103. 谭其骧著、葛剑雄编《求索时空》，天津：百花文艺出版社，2000年。

104. 史念海：《河山集》（六），太原：山西人民出版社，1997年。

105. 祝瑞开：《先秦社会和诸子思想新探》，福州：福建人民出版社，1981年。

106. 张岱年：《中国哲学史史料学》，北京：三联书店，1982年。

107. 杨向奎：《中国古代史论》，济南：齐鲁书社，1983年。

108. 吴光：《黄老之学通论》，杭州：浙江人民出版社，1985年。

109. 孙机：《汉代物质文化资料图说》（修订本），上海：上海古籍出版社，2008年。

110. 朱伯崑：《朱伯崑论著》，沈阳：沈阳出版社，1998年。

111. 朱伯崑：《易学哲学史》，北京：昆仑出版社，2005年。

112. 李学勤：《走出疑古时代》，沈阳：辽宁大学出版社，1994年。

113. 李学勤：《古文献丛论》，上海：上海远东出版社，1996年。

114. 李学勤：《重写学术史》，石家庄：河北教育出版社，2001年。

115. 李学勤：《简帛佚籍与学术史》，南昌：江西教育出版社，2001年。

116. 李学勤：《中国古代文明研究》，上海：华东师范大学出版社，

2005 年。

117. 李学勤：《东周与秦代文明》，上海：上海人民出版社，2007 年。

118. 李学勤：《文物中的古文明》，北京：商务印书馆，2008 年。

119. 李学勤：《古文献论丛》，北京：中国人民大学出版社，2010 年。

120. 李学勤主编《字源》，天津：天津古籍出版社，2012 年。

121. 裘锡圭：《古文字论集》，北京：中华书局，1992 年。

122. 裘锡圭：《古代文史研究新探》，南京：江苏古籍出版社，1992 年。

123. 裘锡圭：《文史丛稿——上古思想、民俗与古文字学史》，上海：上海远东出版社，1996 年。

124. 裘锡圭：《中国出土古文献十讲》，上海：复旦大学出版社，2004 年。

125. 朱凤瀚：《商周家族形态研究》（增订本），天津：天津古籍出版社，2004 年。

126. 李零：《楚帛书研究（十一种）》，上海：中西书局，2013 年。

127. 李零：《李零自选集》，桂林：广西师范大学出版社，1998 年。

128. 李零：《简帛古书与学术源流》，北京：三联书店，2004 年。

129. 李零：《花间一壶酒》，北京：同心出版社，2005 年。

130. 李零：《兵以诈立——我读〈孙子〉》，北京：中华书局，2006 年。

131. 李零：《〈孙子〉十三篇综合研究》，北京：中华书局，2006 年。

132. 李零：《中国方术正考》，北京：中华书局，2006 年。

133. 李零：《中国方术续考》，北京：中华书局，2006 年。

134. 李零：《丧家狗——我读〈论语〉》，太原：山西人民出版社，2007 年。

135. 李零：《郭店楚简校读记》（增订本），北京：中国人民大学出版社，2007 年。

136. 李零：《上博楚简三篇校读记》，北京：中国人民大学出版社，2007 年。

137. 李零：《去圣乃得真孔子：〈论语〉纵横读》，北京：三联书店，2008 年。

138. 李零：《人往低处走——〈老子〉天下第一》，北京：三联书店，2008 年。

139. 李零：《何枝可依》，北京：三联书店，2009 年。

140. 李零：《唯一的规则：〈孙子〉的斗争哲学》，北京：三联书店，2010 年。

141. 李零：《待兔轩文存》（读史卷），桂林：广西师范大学出版社，2011 年。

142. 李零：《兰台万卷：读〈汉书·艺文志〉》，北京：三联书店，2011 年。

143. 唐兰：《西周青铜器铭文分代史征》，上海：上海古籍出版社，2016 年。

144. 李家浩：《著名中年语言学家自选集·李家浩卷》，合肥：安徽教育出版社，2002 年。

145. 李家浩：《安徽大学汉语言文字研究丛书·李家浩卷》，合肥：安徽大学出版社，2013 年。

146. 余英时：《士与中国文化》，上海：上海人民出版社，2003 年。

147. 严耕望：《严耕望史学论文选集》，北京：中华书局，2006 年。

148. 李泽厚：《中国古代思想史论》，北京：三联书店，2008 年。

149. 何炳棣：《有关〈孙子〉〈老子〉的三篇考证》，台北：中研院近代史研究所，2002 年。

150. 何炳棣：《何炳棣思想制度史论》，北京：中华书局，2017 年。

151. 葛兆光：《中国思想史》，上海：复旦大学出版社，2007 年。

152. 逯耀东：《抑郁与超越——司马迁与武帝时代》，上海：三联书店，2008 年。

153. 劳幹：《居延汉简考证》，台北：中研院历史语言研究所，1960 年。

154. 陈直：《居延汉简研究》，天津：天津古籍出版社，1986 年。

155. 李均明：《简牍文书学》，南宁：广西教育出版社，1999 年。

156. 甘肃省文物工作队、甘肃博物馆编《汉简研究文集》，兰州：甘肃人民出版社，1984 年。

157. 〔日〕大庭脩著，徐世虹译《汉简研究》，桂林：广西师范大学出版社，2001 年。

158. 沈刚：《居延汉简语词汇释》，北京：科学出版社，2008 年。

159. 郑良树：《竹简帛书论文集》，北京：中华书局，1982 年。

160. 郑良树：《诸子著作年代考》，北京：北京图书馆出版社，2001 年。

161. 王明：《道家和道教思想研究》，北京：中国社会科学出版社，1984 年。

162. 谭德睿：《灿烂的中国古代失蜡铸造》，上海：上海科学技术文献出版社，1987年。

163. 刘起釪：《古史续辨》，北京：中国社会科学出版社，1991年。

164. 张秉楠辑注《稷下钩沉》，上海：上海古籍出版社，1991年。

165. 任继愈主编，钟肇鹏副主编《道藏提要》（第三次修订），北京：中国社会科学出版社，1991年。

166. 〔德〕黑格尔著，贺麟译《小逻辑》，北京：商务印书馆，1980年。

167. 〔日〕阿部正雄，王雷泉、张汝伦译《禅与西方思想》，上海：上海译文出版社，1989年。

168. 叶舒宪：《中国神话哲学》，北京：中国社会科学出版社，1992年。

169. 叶维廉：《中国诗学》（增订版），北京：人民文学出版社，2006年。

170. 高正：《〈荀子〉版本源流考》，北京：中国社会科学出版社，1992年。

171. 皮道坚：《楚艺术史》，武汉：湖北教育出版社，1995年。

172. 陈鼓应：《易传与道家思想》，北京：三联书店，1996年。

173. 陈鼓应、白奚著《老子评传》，南京：南京大学出版社，2001年。

174. 陈鼓应：《管子四篇诠释——稷下道家代表作解析》，北京：商务印书馆，2006年。

175. 陈鼓应：《老庄新论》（修订版），北京：商务印书馆，2008年。

176. 高亨纂著，董治安整理《古今通假会典》，济南：齐鲁书社，1989年。

177. 林沄：《林沄学术文集》，北京：中国大百科全书出版社，1998年。

178. 何琳仪：《战国文字通论》（订补），南京：江苏教育出版社，2003年。

179. 何琳仪：《战国古文字典》，北京：中华书局，1998年。

180. 徐在国：《隶定"古文"疏证》，合肥：安徽大学出版社，2002年。

181. 徐在国：《战国文字论著目录索引》，北京：线装书局，2007年。

182. 黄天树：《殷墟王卜辞的分类与断代》，北京：科学出版社，2007年。

183. 刘昭瑞编《汉魏石刻文字系年》，台北：新文丰出版公司，2001年。

184. 黄征：《敦煌俗字典》，上海：上海教育出版社，2005年。

185. 张勋燎、白彬：《中国道教考古》，北京：线装书局，2006年。

186. 冯时：《中国天文考古学》，北京：中国社会科学出版社，2007 年。

187. 江晓原：《天学真原》，沈阳：辽宁教育出版社，2007 年。

188. 蒲慕州：《追寻一己之福——中国古代的信仰世界》，上海：上海古籍出版社，2007 年。

189. 陈丽桂：《战国时期的黄老思想》，台北：联经事业出版公司，1991 年。

190. 〔日〕藤枝晃著，翟德芳、孙晓林译《汉字的文化史》，北京：北京知识出版社，1991 年。

191. 赵逵夫《六韬评议》手批，白本松主编《十大兵书》，郑州：河南人民出版社，1996 年。

192. 白奚：《稷下学研究：中国古代的思想自由与百家争鸣》，北京：三联书店，1998 年。

193. 胡文辉：《中国早期方术与文献丛考》，广州：中山大学出版社，2000 年。

194. 刘彬徽：《楚系青铜器研究》，武汉：湖北教育出版社，1995 年。

195. 张正明：《楚史》，武汉：湖北教育出版社，1995 年。

196. 赵辉：《楚辞文化背景研究》，武汉：湖北教育出版社，1995 年。

197. 郑昌琳编著《楚国史编年辑注》，武汉：湖北人民出版社，1999 年。

198. 胡家聪：《稷下争鸣与黄老新学》，北京：中国社会科学出版社，1998 年。

199. 胡家聪：《管子新探》，北京：中国社会科学出版社，2003 年。

200. 张亚初、刘雨撰《西周金文官制研究》，北京：中华书局，1986 年。

201. 邢文：《帛书周易研究》，北京：人民出版社，1997 年。

202. 丁原明：《黄老学论纲》，济南：山东大学出版社，1997 年。

203. 张固也：《〈管子〉研究》，济南：齐鲁书社，2006 年。

204. 池万兴：《〈管子〉研究》，北京：高等教育出版社，2004 年。

205. 崔仁义：《荆门郭店竹书〈老子〉研究》，北京：科学出版社，1998 年。

206. 庞朴：《语丛臆说》，《郭店楚简研究》，沈阳：辽宁教育出版社，1999 年。

207. 丁四新：《郭店楚墓竹简思想研究》，北京：东方出版社，2000 年。

208. 魏启鹏：《马王堆汉墓帛书〈黄帝书〉笺证》，北京：中华书局，2004 年。

209. 刘钊：《郭店楚简校释》，福州：福建人民出版社，2005 年。

210. 季旭昇：《上海博物馆藏战国楚竹书（三）读本》，台北：万卷楼图书股份有限公司，2005 年。

211. 北京大学历史系考古教研室：《战国秦汉考古》（上），内部发行本，1973 年。

212. 俞伟超：《古史的考古学探索》，北京：文物出版社，2002 年。

213. 陈锽：《古代帛画》，北京：文物出版社，2005 年。

214. 刘昭瑞：《考古发现与早期道教研究》，北京：文物出版社，2007 年。

215. 王尔敏：《先民的智慧：中国古代天人合一的经验》，桂林：广西师范大学出版社，2008 年。

216. 〔前苏联〕A. B. 捷斯尼切卡娅著，劳允栋译，岑麒祥校《印欧语亲属关系研究中的问题》，北京：科学出版社，1960 年。

217. 〔法〕丹纳著，傅雷译《艺术哲学》，北京：人民文学出版社，1963 年。

218. 〔英〕麦克斯·缪勒著，陈观胜等译《宗教学导论》，上海：上海人民出版社，1989 年。

219. 〔加拿大〕秦家懿、〔瑞士〕孔汉思著，吴华译《中国宗教与基督教》，北京：三联书店，1990 年。

220. 〔日〕金谷治：《汉初道家的派别》，《日本学者研究中国史论著选译》第 7 卷，北京：中华书局，1993 年。

221. 夏铸九、王志弘编译《空间的文化形式与社会理论读本》，台北：明文书局有限公司，1994 年。

222. 〔德〕伽达默尔著，洪汉鼎、夏镇平译《真理与方法：补充和索引》，台北：时报文化出版企业股份有限公司，1995 年。

223. 〔英〕艾·阿·瑞恰慈著，杨自伍译《文学批评原理》，南昌：百花洲文艺出版社，1997 年。

224. 〔比〕戴卡琳著，杨民译《解读〈鹖冠子〉——从论辩学的角度》，沈阳：辽宁教育出版社，2000 年。

225. 〔美〕米尔恰·伊利亚德著，晏可佳、吴晓群、姚蓓琴译《宗教思想史》，上海：上海社会科学院出版社，2004 年。

226. 〔美〕赫伯特·芬格莱特著，彭国翔、张华译《孔子：即凡而圣》，南京：江苏人民出版社，2002 年。

227. 〔美〕本杰明·史华兹著，程钢译，刘东校《古代中国的思想世界》，南京：江苏人民出版社，2004 年。

228. 〔美〕柯文著，杜继东译《历史三调：作为事件、经历和神话的义和团》，南京：江苏人民出版社，2000 年。

229. 许纪霖、宋宏编《史华兹论中国》，北京：新星出版社，2006 年。

230. 〔英〕约翰·托什著，吴英译《史学导论——现代历史学的目标、方法和新方向》，北京：北京大学出版社，2007 年。

231. 杜维运：《史学方法论》，北京：北京大学出版社，2006 年。

232. 〔英〕柯林伍德著，何兆武、张文杰译《历史的观念》，北京：商务印书馆，1997 年。

233. 〔英〕路德维希·维特根斯坦著，（芬）冯·赖特、海基·尼曼编，许志强译《维特根斯坦笔记》，上海：复旦大学出版社，2008 年。

234. 刘建国：《先秦伪书辨正》，西安：陕西人民出版社，2004 年。

235. 缪文远：《战国史系年辑证》，成都：巴蜀书社，1997 年。

236. 王晖、贾俊侠：《先秦秦汉史史料学》，北京：中国社会科学出版社，2007 年。

237. 孙启治、陈建华编《古佚书辑本目录》（附考证），北京：中华书局，1997 年。

238. 张大超：《〈太公书〉与〈六韬〉》，北京大学中文系硕士学位论文，2000 年。

239. 张富海：《郭店楚简〈缁衣〉篇研究》，北京大学中文系硕士学位论文，2002 年。

240. 张铁：《语类古书研究》，北京大学中文系硕士学位论文，2003 年。

241. 丁元：《黄帝书研究》，北京大学中文系硕士学位论文，2003 年。

242. 田天：《定州汉墓竹简〈六韬〉之初步研究》，北京大学中文系本科毕业论文，2005 年。

243. 杨芬：《上博简〈彭祖〉、〈亘先〉、〈中弓〉集释》，武汉大学历史学院硕士学位论文，2006 年。

244. 宋璐璐：《〈六韬〉西夏译本研究》，中国社会科学院研究生院硕士学位论文，2004 年。

245. 林志鹏：《宋钘学派遗著考论》，台北：万卷楼图书股份有限公司，2009 年。

246. 黄怀信：《〈逸周书〉源流考辨》，西安：西北大学出版社，1989 年。

247. 刘信芳：《荆门郭店竹简老子解诂》，台北：艺文印书馆，1999 年。

248. 刘信芳：《子弹库楚墓出土文献研究》，台北：艺文印书馆，2002 年。

249. 徐勇主编《先秦兵书通解》，天津：天津人民出版社，2002 年。

250. 孙以楷、陈广忠等著《道家文化寻根——安徽两淮道家九子研究》，合肥：安徽人民出版社，2001 年。

251. 孙福喜：《〈鹖冠子〉研究》，西安：陕西人民出版社，2002 年。

252. 徐苹芳等：《中国文明的形成》，北京：新世界出版社，2004 年。

253. 刘乐贤：《简帛数术文献探论》，武汉：湖北教育出版社，2003 年。

254. 刘乐贤：《马王堆天文书考释》，广州：中山大学出版社，2004 年。

255. 许建平：《敦煌文献丛考》，北京：中华书局，2005 年。

256. 赵益：《古典术数文献述论稿》，北京：中华书局，2005 年。

257. 赵雅丽：《〈文子〉思想及竹简〈文子〉复原研究》，北京：北京燕山出版社，2005 年。

258. 葛刚岩：《〈文子〉成书及其思想》，成都：巴蜀书社，2005 年。

259. 张丰乾：《出土文献与文子公案》，北京：社会科学文献出版社，2007 年。

260. 罗家湘：《〈逸周书〉研究》，上海：上海古籍出版社，2006 年。

261. 刘笑敢：《老子古今：五种对勘与析评引论》（上卷），北京：中国社会科学出版社，2006 年。

262. 陈松长：《帛书史话》，北京：中国大百科全书出版社，2000 年。

263. 陈松长：《马王堆帛书〈刑德〉研究论稿》，台北：台湾古籍出版有限公司，2001 年。

264. 骈宇骞、段书安：《二十世纪出土简帛综述》，北京：文物出版社，2006 年。

265. 陈美东：《中国古代天文学思想》，北京：中国科学技术出版社，

2007 年。

266. 陈絜：《商周姓氏制度研究》，北京：商务印书馆，2007 年。

267. 解文超：《先秦兵书研究》，上海：上海古籍出版社，2007 年。

268. 廖群：《先秦两汉文学考古研究》，北京：学习出版社，2007 年。

269. 邵鸿：《张家山汉简〈盖庐〉研究》，北京：文物出版社，2007 年。

270. 朱大星：《敦煌本〈老子〉研究》，北京：中华书局，2007 年。

271. 陈斯鹏：《简帛文献与文学考论》，广州：中山大学出版社，
2007 年。

272. 郭永秉：《帝系新研——楚地出土战国文献中的传说时代古帝王系
统研究》，北京：北京大学出版社，2008 年。

273. 梁云：《战国时代的东西差别——考古学的视野》，北京：文物出版
社，2008 年。

274. 〔韩〕金晟焕：《黄老道探源》，北京：中国社会科学出版社，
2008 年。

275. 〔德〕瓦格纳，杨立华译《王弼〈老子注〉研究》，南京：凤凰出
版社，2008 年。

276. 张昌平：《曾国青铜器研究》，北京：文物出版社，2009 年。

277. 马庆洲：《淮南子考论》，北京：北京大学出版社，2009 年。

278. 晏昌贵：《简帛数术与历史地理论集》，北京：商务印书馆，2010 年。

279. 〔英〕鲁惟一著，王浩译《汉代的信仰、神话和理性》，北京：北
京大学出版社，2009 年。

280. 〔美〕牟复礼著，王立刚译《中国思想之渊源》，北京：北京大学
出版社，2009 年。

281. 顾颉刚主编《古史辨》第 1 册，上海：上海古籍出版社，1982 年。

282. 罗根泽主编《古史辨》第 4 册，上海：上海古籍出版社，1982 年。

283. 顾颉刚主编《古史辨》第 5 册，上海：上海古籍出版社，1982 年。

284. 吕思勉、童书业主编《古史辨》第 7 册（上），上海：上海古籍出
版社，1982 年。

285. 吕思勉、童书业主编《古史辨》第 7 册（中），上海：上海古籍出
版社，1982 年。

286. 毛子水先生九五寿庆编委会主编《毛子水先生九五寿庆论文集》，

台北：台湾幼狮文化事业公司，1987 年。

287. 国家文物局古文献研究室编《出土文献研究续集》，北京：文物出版社，1989 年。

288. 江侠庵编译《先秦经籍考》（中册），上海：上海文艺出版社，1990 年。

289. 中国大百科全书总编辑委员会《地理学》编辑委员会、中国大百科全书出版社编辑部编《中国大百科全书·地理卷》，北京：中国大百科全书出版社，1990 年。

290. 王秋桂主编《中国神话与传说学术研讨会论文集》，台北：台湾中央图书馆汉学研究中心印行，1996 年。

291. 孙钦善编《北京大学古文献研究所集刊 1》，北京：北京燕山出版社，1999 年。

292. 湖南省博物馆主编《湖南省博物馆四十周年纪念论文集》，长沙：湖南教育出版社，1996 年。

293. 武汉大学中国文化研究院编《郭店楚简国际学术研讨会论文集》，武汉：湖北人民出版社，2000 年。

294. 郭店楚简研究（国际）中心编《古墓新知——纪念郭店楚简出土十周年论文专辑》，香港：国际炎黄文化出版社，2003 年。

295. 张政烺先生九十华诞纪念文集编委会编《揖芬集：张政烺先生九十华诞纪念文集》，北京：社会科学文献出版社，2002 年。

296. 曾宪通：《曾宪通学术文集》，汕头：汕头大学出版社，2002 年。

297. 李孝聪主编《唐代地域结构和运作空间》，上海：上海辞书出版社，2003 年。

298. 丁四新主编《楚地出土简帛文献思想研究》（一），武汉：湖北教育出版社，2002 年。

399. 艾兰、邢文编《新出简帛研究》，北京：文物出版社，2004 年。

300. 邢文编译《郭店老子与太一生水》，北京：学苑出版社，2005 年。

301. 楚文化研究会编《古文字与古文献》试刊号，1999 年。

302. 烟台市文物管理委员会、烟台市博物馆编《胶东考古研究文集》，济南：齐鲁书社，2004 年。

303. 咸阳市文物考古研究所编《文物考古论集——咸阳文物考古研究所

成立十周年纪念》，西安：三秦出版社，2006年。

304. 谢维扬、朱渊清主编《新出土文献与古代文明研究》，上海：上海大学出版社，2004年。

305. 庆祝钱存训教授九五华诞学术论文集编辑委员会编《南山论学集——钱存训先生九五生日纪念》，北京：北京图书馆出版社，2006年。

306. 〔美〕夏含夷主编《远方的时习——〈古代中国〉精选集》，上海：上海古籍出版社，2006年。

307. 张光裕、黄德宽编《古文字学论稿》，合肥：安徽大学出版社，2008年。

308. 林静茉：《帛书〈黄帝书〉研究》，台北：花木兰文化出版社，2008年。

309. 金仕起：《中国古代医学、医史与政治：以医史文本为中心的一个分析》，台北：台湾政大出版社，2010年。

310. 何志华、沈培等编《先秦两汉古籍国际学术研讨会论文集》，北京：社会科学文献出版社，2011年。

311. 李锐：《战国秦汉时期的学派问题研究》，北京：北京师范大学出版社，2011年。

312. 刘娇：《言公与剿说——从出土简帛古籍看西汉以前古籍中相同或类似内容重复出现现象》，北京：线装书局，2012年。

313. 陈剑：《甲骨金文考释论集》，北京：线装书局，2007年。

314. 陈剑：《战国竹书论集》，上海：上海古籍出版社，2013年。

315. 林志鹏：《北京大学藏西汉竹书〈周训〉研究二题》，复旦大学历史系等编《简帛文献与古代史》，上海：中西书局，2015年。

316. 李春桃：《古文异体关系整理与研究》，北京：中华书局，2016年。

317. 张显成、王玉蛟：《秦汉简帛异体字研究》，北京：人民出版社，2016年。

318. 秦公、刘大新编著《碑别字新编》（修订本），北京：文物出版社，2016年。

319. 黄德宽主编《古文字谱系疏证》，北京：商务印书馆，2017年。

320. 曹峰：《老子永远不老：〈老子〉研究新解》，北京：中国人民大学出版社，2018 年。

321. 郑邦宏：《出土文献与古书形近讹误字校订》，上海：中西书局，
2019 年。

322. 王睿、林仙庭、聂政主编《"八主"祭祀研究》，北京：文物出版
社，2020 年。

323. 邢义田：《画外之音：汉代孔子见老子画像研究》，北京：三联书
店，2020 年。

324. 杜晓：《道法为民：〈鹖冠子〉研究》，北京：中国社会科学出版社，
2021 年。

考古报告及出土文献

1. 郭沫若主编，中国社会科学院历史研究所编《甲骨文合集》第 9 册，
北京：中华书局，1981 年。

2. 郭沫若主编，中国社会科学院历史研究所编《甲骨文合集》第 10 册，
北京：中华书局，1982 年。

3. 郭沫若主编，中国社会科学院历史研究所编《甲骨文合集》第 11 册，
北京：中华书局，1982 年。

4. 中国社会科学院考古所编《小屯南地甲骨》（上册第一分册），北京：
中华书局，1980 年。

5. 中国社会科学院考古所编《小屯南地甲骨》（下册第一分册），北京：
中华书局，1983 年。

6. 中国科学院考古研究所编著《甲骨文编》，北京：中华书局，1965 年。

7. 徐中舒主编《甲骨文字典》，成都：四川辞书出版社，1989 年。

8. 容庚编著，张振林、马国权摹补《金文编》，北京：中华书局，
1985 年。

9. 董莲池编著《新金文编》，北京：作家出版社，2011 年。

10. 马承源主编《上海博物馆藏战国楚竹书》（一），上海：上海古籍出
版社，2001 年。

11. 马承源主编《上海博物馆藏战国楚竹书》（二），上海：上海古籍出
版社，2002 年。

12. 马承源主编《上海博物馆藏战国楚竹书》（三），上海：上海古籍出

版社，2003 年。

13. 马承源主编《上海博物馆藏战国楚竹书》（七），上海：上海古籍出版社，2008 年。

14. 清华大学出土文献研究与保护中心编《清华大学藏战国竹简（伍）》，上海：中西书局，2015 年。

15. 清华大学出土文献研究与保护中心编、李学勤主编《清华大学藏战国竹简》（陆），上海：中西书局，2016 年。

16. 马王堆汉墓帛书整理小组编《经法》，北京：文物出版社，1976 年。

17. 国家文物局古文献研究室编《马王堆汉墓帛书》［壹］，北京：文物出版社，1980 年。

18. 马王堆汉墓帛书整理小组编《马王堆汉墓帛书》［肆］，北京：文物出版社，1985 年。

19. 傅举有、陈松长编著《马王堆汉墓文物》，长沙：湖南出版社，1992 年。

20. 银雀山汉墓竹简整理小组编《银雀山汉墓竹简》［壹］，北京：文物出版社，1985 年。

21. 银雀山汉墓竹简整理小组编《银雀山汉墓竹简》［贰］，北京：文物出版社，2010 年。

22. 吴九龙释《银雀山汉简释文》，北京：文物出版社，1985 年。

23. 甘肃文物考古研究所编，薛英群、何双全、李永良注《居延新简释粹》，兰州：兰州大学出版社，1988 年。

24. 甘肃省文物考古研究所编《敦煌汉简》，北京：中华书局，1991 年。

25. 中国文物研究所、甘肃省文物考古研究所编《敦煌悬泉月令诏条》，北京：中华书局，2001 年。

26. 张家山二四七号汉墓竹简整理小组编著《张家山汉墓竹简〔二四七号墓〕》（释文修订本），北京：文物出版社，2006 年。

27. 甘肃简牍博物馆、甘肃省文物考古研究所、出土文献与中国古代文明研究协同创新中心中国人民大学分中心编《地湾汉简》，上海：中西书局，2017 年。

28. 湖北省荆州地区博物馆编《江陵雨台山楚墓》，北京：文物出版社，1984 年。

29. 河南省文物研究所、河南省丹江库区考古发掘队、淅川县博物馆编《淅川下寺春秋楚墓》,北京:文物出版社,1991年。

30. 湖北省宜昌地区博物馆、北京大学考古系编《当阳赵家湖楚墓》,北京:文物出版社,1992年。

31. 襄樊市考古队、湖北省文物考古研究所、湖北孝襄高速公路考古队编著《枣阳郭家庙曾国墓地》,北京:科学出版社,2005年。

32. 黄永武主编《敦煌宝藏》,台北:新文丰出版公司,1983~1986年。

33. 睡虎地秦墓竹简整理小组编《睡虎地秦墓竹简》,北京:文物出版社,1990年。

34. 张守中撰集《睡虎地秦简文字编》,北京:文物出版社,1994年。

35. 张守中编撰《张家山汉简文字编》,北京:文物出版社,2012年。

36. 骈宇骞编《银雀山汉简文字编》,北京:文物出版社,2001年。

37. 故宫博物院编,罗福颐主编《古玺文编》,北京:文物出版社,1981年。

38. 张颔编纂《古币文编》,北京:中华书局,1986年。

39. 滕壬生编著《楚系简帛文字编》(增订本),武汉:湖北教育出版社,2008年。

40. 徐在国编《传抄古文字编》,北京:线装书局,2006年。

41. 王辉主编《秦文字编》,北京:中华书局,2015年。

42. 刘信芳、梁柱编著《云梦龙岗秦简》,北京:科学出版社,1997年。

43. 荆门市博物馆编《郭店楚墓竹简》,北京:文物出版社,1998年。

44. 湖北省文物考古研究所、北京大学中文系编《九店楚简》,北京:中华书局,2000年。

45. 北京大学出土文献研究所编《北京大学藏西汉竹书》[贰],上海:上海古籍出版社,2012年。

46. 北京大学出土文献研究所编《北京大学藏西汉竹书》[叁],上海:上海古籍出版社,2015年。

47. 白于蓝编著《简牍帛书通假字字典》,福州:福建人民出版社,2008年。

48. 烟台市博物馆编《考古烟台》,济南:齐鲁书社,2006年。

49. 洛阳区考古发掘队:《洛阳烧沟汉墓》,北京:科学出版社,1959年。

50. 何介钧主编《长沙马王堆二、三号汉墓》第 1 卷，北京：文物出版社，2004 年。

连续出版物及会议文献

1. 〔日〕狩野直喜：《旧钞本老子河上公注跋》，《支那学》1924 年第 3 卷第 8 号，又载《中山大学语历研究所周刊》1929 年第 10 集。

2. 傅增湘：《跋唐人写〈鹖冠子〉上卷卷子》，《国立北平图书馆月刊》1929 年第 3 卷第 6 号。

3. 唐文播：《河上公老子章句作者考》，《东方杂志》1943 年第 39 卷第 9 号。

4. 陈槃：《先秦两汉简牍考》，《学术季刊》1953 年第 4 期。

5. 凌纯声：《台东的吐舌人像及其在太平洋区的类缘》，《民族所集刊》1956 年第 2 期。

6. 陈世骧：《"想尔"老子道经燉煌残卷论证》，《清华学报》1957 年新一卷第二期。

7. 王毓彤：《荆门出土一件铜戈》，《文物》1963 年第 1 期。

8. 马承源：《关于"大武戚"的铭文及图像》，《考古》1963 年第 10 期。

9. 马承源：《再论"大武舞戚"的图像》，《考古》1965 年第 8 期。

10. 王海航：《石家庄市东岗头村发现汉墓》，《考古》1965 年第 12 期。

11. 商承祚：《战国楚帛书述略》，《文物》1964 年第 9 期。

12. 山东省文物管理处：《山东临淄齐故城试掘简报》，《考古》1961 年第 6 期。

13. 李家浩等：《座谈长沙马王堆汉墓帛书》，《文物》1974 年第 9 期。

14. 凌襄：《试论马王堆汉墓帛书〈伊尹·九主〉》，《文物》1974 年第 11 期。

15. 唐兰：《马王堆汉墓帛书〈老子〉乙本卷前古佚书的研究——兼论其与汉儒法斗争的关系》，《考古学报》1975 年第 1 期。

16. 《云梦秦简释文（二）》，《文物》1976 年第 7 期。

17. 《烟台市芝罘岛发现一批文物》，《文物》1976 年第 8 期。

18. 俞伟超、高明：《周代用鼎制度研究（上）》，《北京大学学报》（社会科学版）1978 年第 1 期。

19. 俞伟超、高明:《周代用鼎制度研究（中）》,《北京大学学报》（社会科学版）1978 年第 2 期。

20. 俞伟超、高明:《周代用鼎制度研究（下）》,《北京大学学报》（社会科学版）1979 年第 1 期。

21. 潘富恩、施昌东:《论宋尹学派形而上的思想特征》,《复旦学报》（社会科学版）1980 年第 5 期。

22. 吴荣曾:《镇墓文中所见到的东汉道巫关系》,《文物》1981 年第 3 期。

23. 刘泽华、刘景泉:《战国时期的食邑与封君述考》,《北京师范学院学报》（社会科学版）1982 年第 3 期。

24. 胡家聪:《稷下学宫史钩沉》,《文史哲》1981 年第 4 期。

25. 姜亮夫:《殷周三巨臣考》,王仲荦主编《历史论丛》1981 年第 2 辑。

26. 陈奇猷:《伊尹的出身及其姓名》,《中华文史论丛》1981 年第 3 辑。

27. 王维堤:《关于伊尹的姓氏名号及其他》,《中华文史论丛》1982 年第 2 辑。

28. 李零:《上博楚简〈恒先〉语译》,《中华文史论丛》2006 年第 1 辑。

29. 蔡伟:《据汉简校读〈文子〉一则》,《中华文史论丛》2011 年第 1 辑。

30. 何浩:《春秋时楚灭国新探》,《江汉论坛》1982 年第 4 期。

31. 何浩:《战国时期楚封君初探》,《历史研究》1984 年第 5 期。

32. 何浩:《论楚国封君制的发展与演变》,《江汉论坛》1991 年第 5 期。

33. 胡家聪:《稷下道家从〈老子〉推衍并继承了什么——〈心术上〉和〈内业〉的研究》,《社会科学战线》1983 年第 4 期。

34. 赵超:《释"天齑"》,《考古》1983 年第 1 期。

35. 孙机:《汉镇艺术》,《文物》1983 年第 6 期。

36. 禚振西:《陕西户县的两座汉墓》,《考古与文物》创刊号。

37. 王继光:《唐写本〈六韬〉残卷校释》,《敦煌学辑刊》1984 年第 11 期。

38. 张家山汉墓竹简整理小组:《江陵张家山汉简概述》,《文物》1985 年第 1 期。

39. 张政烺:《释它示——论卜辞中没有蚕神》,吉林大学古文字研究室编《古文字研究》第 1 辑,1979 年。

40. 陈邦怀:《战国楚帛书文字考证》,中国古文字研究会、中山大学古文字研究室编《古文字研究》第 5 辑,1981 年。

41. 陈邦怀:《战国〈行气玉铭〉考察》,中国古文字研究会、四川大学历史系古文字研究室编《古文字研究》第 7 辑,1982 年。

42. 郑良树:《从帛书老子论严遵道德指归之真伪》,中国古文字研究会、四川大学历史系古文字研究室编《古文字研究》第 7 辑,1982 年。

43. 李零:《战国鸟书箴铭带钩考释》,中国古文字研究会、中华书局编辑部编《古文字研究》第 8 辑,1983 年。

44. 黄盛璋:《试论战国秦汉铭刻中的"酉"诸奇字及其相关问题》,山西省文物局、中国古文字研究会、中华书局编辑部合编《古文字研究》第 10 辑,1983 年。

45. 罗福颐:《偻翁一得录》(节选),中国古文字研究会、中华书局编辑部编《古文字研究》第 11 辑,1985 年。

46. 裘锡圭:《释殷墟甲骨文里的"远""狱"(迩)及有关诸字》,中国古文字研究会、中华书局编辑部编《古文字研究》第 12 辑,1985 年。

47. 柯昌济:《〈殷墟卜辞综类〉例证考释》,中国古文字研究会、中华书局编辑部编《古文字研究》第 16 辑,1989 年。

48. 陈松长:《郭店楚简〈语丛〉小识八则》,安徽大学古文字研究室编《古文字研究》第 22 辑,2000 年。

49. 裘锡圭:《〈太一生水〉"名字"章解释——兼论〈太一生水〉的分章问题》,安徽大学古文字研究室编《古文字研究》第 22 辑,2000 年。

50. 陈伟:《〈太一生水〉校读并论与〈老子〉的关系》,安徽大学古文字研究室编《古文字研究》第 22 辑,2000 年。

51. 赵平安:《战国文字的"遊"与甲骨文"羍"为一字说》,安徽大学古文字研究室编《古文字研究》第 22 辑,2000 年。

52. 徐宝贵:《战国玺印文字考释》,吉林大学古文字研究室编《古文字研究》第 20 辑,2000 年。

53. 白于蓝：《释"歔"》，中国古文字研究会、中山大学古文字研究所编《古文字研究》第 24 辑，2002 年。

54. 刘钊：《利用郭店楚简字形考释金文一例》，中国古文字研究会、中山大学古文字研究所编《古文字研究》第 24 辑，2002 年。

55. 蔡哲茂：《释殷墟卜辞中的"见"字》，中国古文字研究会、中山大学古文字研究所编《古文字研究》第 24 辑，2002 年。

56. 徐在国：《释楚简"敔"及相关字》，中国古文字研究会、浙江省文物考古研究所编《古文字研究》第 25 辑，2004 年。

57. 臧克和：《楚简𦘔𦘔与"割申""周田"联系及相关问题》，中国文字研究会、华南师范大学文学院编《古文字研究》第 26 辑，2006 年。

58. 刘彬徽：《楚帛书"女娲"字释考论》，《古文字研究》第 27 辑，2008 年。

59. 单育辰：《〈清华简（陆）·管仲〉释文商榷》，中国古文字研究会、河南大学甲骨学与汉字文明研究所编《古文字研究》第 33 辑，2020 年。

60. 周凤五：《敦煌唐写本太公〈六韬〉残卷研究》，《幼狮杂志》1985 年第 4 期。

61. 刘宏章：《六韬初探》，《中国哲学史研究》1985 年第 2 期。

62. 陈锦松：《〈六韬〉是部黄老道家的兵书》，《上海第二工业大学学报》1994 年第 1 期。

63. 王洪生、何凤奇：《唐人写本〈鹖冠子〉残卷跋附校勘记》，《黑龙江图书馆》1987 年 S1 期。

64. 阎文儒：《关于唐代残卷〈鹖冠子〉及其他》，《文献》1987 年第 4 期。

65. 胡家聪：《〈管子〉中道家黄老之作新探》，《中国哲学史研究》1987 年第 4 期。

66. 李零：《〈管子〉三十时节与二十四节气》，《管子学刊》1988 年第 2 期。

67. 何琳仪：《长沙帛书通释》，《江汉考古》1988 年第 2 期。

68. 华林甫：《近年来〈禹贡〉研究述略》，《中国史研究动态》1989 年第 10 期。

69. 黄正林：《近年来〈禹贡〉研究进展综述》，《中国史研究动态》1990 年第 8 期。

70. 牛淑贞：《近 20 年来〈禹贡〉研究综述》，《云南师范大学学报》（哲学社会科学版）2009 年第 4 期。

71. 容天伟、汪前进：《民国以来〈禹贡〉研究综述》，《广西民族大学学报》（自然科学版）2010 年第 1 期。

72. 阎鸿中：《试析〈黄老帛书〉的理论体系》，《台湾大学历史系学报》1990 年第 15 期。

73. 周世荣：《马王堆汉墓的"神祇图"帛画》，《考古》1990 年第 10 期。

74. 伯利·布莱克勒、黑德·派特著，浩波译，张昌耀审校《西方的楚文化研究》，《江汉考古》1990 年第 1 期。

75. 李学勤：《〈管子·心术〉等篇的再考察》，《管子学刊》1991 年第 1 期。

76. 王育成：《东汉道符释例》，《考古学报》1991 年第 1 期。

77. 连劭名：《长沙楚帛书与中国古代的宇宙论》，《文物》1991 年第 2 期。

78. 李学勤：《"兵避太岁"戈新证》，《江汉考古》1991 年第 2 期。

79. 江达智：《由东汉时期的丧葬制度看道与巫的关系》，《道教学探索》1991 年第 5 号。

80. 林沄：《读包山楚简札记七则》，《江汉考古》1992 年第 4 期。

81. 荆州博物馆：《江陵张家山两座汉墓出土大批竹简》，《文物》1992 年第 9 期。

82. 黄海德：《伦敦不列颠博物院藏敦煌 S. 二〇六〇写卷考察》，《四川师范大学学报》（社会科学版）1992 年第 3 期。

83. 李零：《马王堆汉墓的"神祇图"应属避兵图》，《考古》1991 年第 10 期。

84. 李零：《湖北荆门"兵避太岁"戈》，《文物天地》1992 年第 3 期。

85. 李零：《北大汉简中的数术书》，《文物》2011 年第 6 期。

86. 陈松长：《马王堆汉墓帛画"神祇图"辨正》，《江汉考古》1993 年第 1 期。

87. 李学勤：《古越阁所藏青铜兵器选萃》，《文物》1993 年第 4 期。

88. 王永波：《成山玉器与日主祭——兼论太阳神崇拜的有关问题》，《文物》1993 年第 1 期。

89. 刘昭瑞：《墨者行为与道教法术》，《中国史研究》1993 年第 2 期。

90. 李家浩：《论〈太一避兵图〉》，袁行霈主编《国学研究》1993 年第 1 卷。

91. 〔英〕葛瑞汉，杨民译《〈鹖冠子〉：一部被忽略的汉前哲学著作》，葛兆光主编《清华国学研究》1994 年第 1 辑。

92. 河北省文物研究所定州汉简整理小组：《定州西汉中山怀王墓竹简〈文子〉释文》，《文物》1995 年第 12 期。

93. 河北省文物研究所定州汉简整理小组：《定州西汉中山怀王墓竹简〈文子〉校勘记》，《文物》1995 年第 12 期。

94. 〔日〕藤枝晃，徐在全、李树清译，荣新江校《敦煌写本概述》，《敦煌研究》1996 年第 2 期。

95. 陈尚君：《喜读〈杜诗赵次公先后解辑校〉》，《杜甫研究学刊》1996 年第 2 期。

96. 王博：《关于〈文子〉的几个问题》，《哲学与文化》1996 年第 8 期。

97. 李定生：《韩非读过〈文子〉——论〈文子〉的年代与原始道家的关系》，《哲学与文化》1996 年第 9 期。

98. 信立祥：《孔望山摩崖造像中的道教人物考》，《中国历史博物馆馆刊》1997 年第 2 期。

99. 王传福、汤学峰：《荆门郭店一号楚墓》，《文物》1997 年第 7 期。

100. 李学勤：《荆门郭店楚简所见关尹遗说》，《中国文物报》1998 年 4 月 8 日，第 3 版。

101. 李学勤：《〈庄子·杂篇〉竹简及相关问题》，陕西省历史博物馆馆刊编辑部编：《陕西省历史博物馆馆刊》1998 年第 5 辑。

102. 胡家聪：《道家黄老学"推天道以明人事"的思维方式》，《管子学刊》1998 年第 1 期。

103. 裘锡圭：《古文献中读为"设"的"埶"及其与"执"互讹之例》，香港大学亚洲研究中心《东方文化》1998 年 36 卷 1、2 号合刊，此刊实际出版年份为 2002 年。

104. 赵建伟：《郭店竹简〈忠信之道〉、〈性自命出〉校释》，《中国哲学史》1999 年第 2 期。

105. 潘建国：《"稗官"说》，《文学评论》1999 年第 2 期。

106. 何晋：《秦称"虎狼"考》，《文博》1999 年第 5 期。

107. 裘锡圭：《马王堆〈老子〉甲乙本卷前后佚书与道法家》，《中国哲学》第 2 辑，1980 年。

108. 王利器：《道藏本〈道德真经指归〉提要》，《中国哲学》第 4 辑，1980 年。

109. 金春峰：《也谈〈老子河上公章句〉之时代及其与〈抱朴子〉之关系——与谷方同志商榷》，《中国哲学》第 9 辑，1983 年。

110. 廖名春：《〈庄子·盗跖〉篇探原》，《中国哲学》第 19 辑，1998 年。

111. 李学勤：《荆门郭店楚简所见关尹遗说》，《中国哲学》第 20 辑，1999 年。

112. 邢文：《论郭店〈老子〉与今本〈老子〉不属一系——楚简〈太一生水〉及其意义》，《中国哲学》第 20 辑，1999 年。

113. 陈松长：《帛书〈刑德〉乙本释文订补》，西北师范大学文学院历史系、甘肃省文物考古研究所编《简牍学》1998 年第 2 辑。

114. 李学勤：《马王堆帛书〈刑德〉中的军吏》，李学勤主编，中国社会科学院简帛研究中心编辑《简帛研究》1996 年第 2 辑。

115. 陈松长：《帛书〈刑德〉丙篇试探》，李学勤、谢桂华主编，中国社会科学院简帛研究中心编辑《简帛研究》1998 年第 3 辑。

116. 金荣权：《〈山海经〉两千年研究述评》，《信阳师范学院学报》（哲学社会科学版）2000 年第 4 期。

117. 王博：《〈黄帝四经〉和〈管子〉四篇》，陈鼓应主编《道家文化研究》第 1 辑，1992 年。

118. 张岱年：《〈管子〉的〈心术〉等篇非宋尹著作考》，陈鼓应主编《道家文化研究》第 2 辑，1992 年。

119. 裘锡圭：《马王堆帛书〈老子〉乙本卷前古佚书并非〈黄帝四经〉》，陈鼓应主编《道家文化研究》第 3 辑，1993 年。

120. 陈鼓应：《〈系辞传〉的道论及太极、大恒说》，陈鼓应主编《道家文化研究》第 3 辑，1993 年。

121. 余明光：《帛书〈伊尹·九主〉与黄老之学》，陈鼓应主编《道家文化研究》第3辑，1993年。

122. 魏启鹏：《前黄老形名之学的珍贵佚篇》，陈鼓应主编《道家文化研究》第3辑，1993年。

123. 蒙文通：《略论黄老学》，陈鼓应主编《道家文化研究》第14辑，1998年。

124. 王叔岷：《读庄论丛》，陈鼓应主编《道家文化研究》第10辑，1996年。

125. 姜伯勤：《道释相激：道教在敦煌》，陈鼓应主编《道家文化研究》第13辑，1998年。

126. 陈鼓应：《论〈文子·上德〉的易传特色》，陈鼓应主编《道家文化研究》第13辑，1998年。

127. 〔韩〕吴相武：《关于〈河上公注〉成书年代》，陈鼓应主编《道家文化研究》第15辑，1999年。

128. 李学勤：《太一生水的数术解释》，陈鼓应主编《道家文化研究》第17辑，1999年。

129. 裘锡圭：《郭店〈老子〉简初探》，陈鼓应主编《道家文化研究》第17辑，1999年。

130. 韩自强、韩朝：《阜阳出土的〈庄子·杂篇〉汉简》，陈鼓应主编《道家文化研究》第18辑，2000年。

131. 李缙云：《〈文子·道德篇〉传世本与八角廊竹简校勘记》，陈鼓应主编《道家文化研究》第18辑，2000年。

132. 赵建伟：《〈文子〉六论》，陈鼓应主编《道家文化研究》第18辑，2000年。

133. 曾达辉：《今本〈文子〉真伪考》，陈鼓应主编《道家文化研究》第18辑，2000年。

134. 骈宇骞：《简帛"道家"文献述略》，陈鼓应主编《道家文化研究》第22辑，2007年。

135. 刘乐贤：《谈张家山汉简〈盖庐〉的"地橦""日橦"和"日白"》，武汉大学简帛研究中心主编《简帛》2006年第1辑。

136. 孙玉珍：《〈山海经〉研究综述》，《山东理工大学学报》（社会科学版）2003 年第 1 期。

137. 庞朴：《〈恒先〉试读》，姜广辉主编《中国古代思想史研究通讯》
2004 年第 2 辑。

138. 聂鸿音：《〈六韬〉的西夏文译本》，《传统与现代化》1996 年第
5 期。

139. 林英津：《西夏语译〈六韬〉释文札记》，《辽夏金元史教研通讯》
2002 年第 2 期。

140. 宋璐璐：《西夏译本中的两篇〈六韬〉佚文》，《宁夏社会科学》
2004 年第 1 期。

141. 贾常业：《西夏文译本〈六韬〉解读》，《西夏研究》2011 年第
2 期。

142. 邵鸿、张海涛：《西夏文〈六韬〉译本的文献价值》，《文献》2015
年第 6 期。

143. 湖南省文物考古研究所、怀化市文物处、沅陵县博物馆：《沅陵虎
溪山一号汉墓发掘简报》，《文物》2003 年第 1 期。

144. 晁福林：《定州汉简〈文子·道德〉篇臆测》，《中国历史博物馆馆
刊》2000 年第 2 期。

145. 辽宁省文物考古研究所：《辽宁辽阳苗圃墓地西汉砖室墓发掘简
报》，《文物》2014 年第 11 期。

146. 刘晓东：《郭店楚简〈缁衣〉初探》，《兰州大学学报》2000 年第
4 期。

147. 甘肃省文物考古研究所：《敦煌悬泉汉简释文选》，《文物》2000 年
第 5 期。

148. 江世荣：《先秦道家言论集、老子古注之一——〈文子〉述略：兼
论〈淮南子〉与〈文子〉关系》，《文史》第 18 辑，1983 年。

149. 张书岩：《试谈"刑"字的发展》，《文史》第 25 辑，1985 年。

150. 严军：《上古地名中的"有"字结构》，《文史》2000 年第 2 辑。

151. 刘宗汉：《卜辞伊尹𥄂示考》，《文史》2000 年第 4 辑。

152. 〔法〕马克：《先秦岁历文化及其在早期宇宙生成论中的功用》，
《文史》2006 年第 2 辑。

153. 胡文辉：《〈文子〉的再考辨》，王元化主编《学术集林》2000 年卷

一七。

154. 侯甬坚：《"历史地理"学科名称由日本传入中国考——附论我国沿革地理向历史地理学的转换》，《中国科技史料》2000 年第 4 期。

155. 陈桥驿：《学论与官论——关于历史地理学的学科属性》，《学术界》2001 年第 2 期。

156. 王三峡：《〈文子〉韵读所显示的方言时代特点》，《荆州师专学报》（社会科学版）1993 年第 1 期。

157. 王三峡：《竹简〈文子〉释文的标点商榷》，《荆州师范学院学报》（社会科学版）2000 年第 6 期。

158. 王三峡：《"日有八胜"与"天之八时"——汉简〈盖庐〉词语训释二题》，《长江大学学报》（社会科学版）2008 年第 5 期。

159. 河北省文物研究所定州汉墓竹简整理小组：《定州西汉中山怀王墓竹简〈六韬〉释文及校注》，《文物》2001 年第 5 期。

160. 河北省文物研究所定州汉墓竹简整理小组：《定州西汉中山怀王墓竹简〈六韬〉的整理及其意义》，《文物》2001 年第 5 期。

161. 邵磊、周维林：《江苏江宁出土三枚古印》，《文物》2001 年第 7 期。

162. 张增田：《〈黄老帛书〉研究综述》，《安徽大学学报》2001 年第 4 期。

163. 李零：《从简帛发现看古书的体例和分类》，《中国典籍与文化》2001 年第 1 期。

164. 晁福林：《子华子考析》，《史学月刊》2002 年第 1 期。

165. 许学仁：《战国楚简文字研究的几个问题——读战国楚简〈语丛四〉所录《庄子》语暨汉墓出土〈庄子〉残简琐记》，中国古文字研究会、安徽大学古文字研究室主编《古文字研究》2002 年第 23 辑。

166. 王明珂：《论攀附：近代炎黄子孙国族建构的古代基础》，《中研究历史语言研究所集刊》2002 年第 73 本第 3 分。

167. 晏昌贵、钟炜：《九店楚简〈日书·相宅篇〉研究》，《武汉大学学报》（人文科学版）2002 年第 4 期。

168. 张固也：《八角廊简〈文子·圣知〉的复原及其思想》，《文献》2002 年第 4 期。

169. 曹锦炎：《论张家山汉简〈盖庐〉》，《东南文化》2002 年第 9 期。

170. 朱大星：《〈文子〉敦煌本与竹简本、今本关系考论》，《敦煌研究》2003 年第 2 期。

171. 刘钊：《〈张家山汉墓竹简〉释文注释商榷（一）》，《古籍整理研究学刊》2003 年第 3 期。

172. 王贵元：《张家山汉简字词释读考辨》，《盐城师范学院学报》2003 年第 4 期。

173. 〔法〕马克，方玲译《马王堆帛书〈刑德〉试探》，饶宗颐主编《华学》1995 年第 1 辑。

174. 赵平安：《楚竹书〈容成氏〉的篇名及其性质》，饶宗颐主编《华学》2003 年第 6 辑。

175. 朱渊清：《〈金人铭〉研究——兼及〈孔子家语〉编定诸问题》，饶宗颐主编《华学》2003 年第 6 辑。

176. 陈伟武：《读上博藏简第三册零札》，《华学》2004 年第 7 辑。

177. 林清源：《马王堆帛书〈十大经〉解题》，《中国文哲研究集刊》2003 年第 22 期。

178. 钱超尘：《仲景论广〈伊尹汤液〉考》，《江西中医学院学报》2003 年第 2 期。

179. 钱超尘：《仲景论广〈伊尹汤液〉考》（续完），《江西中医学院学报》2003 年第 3 期。

180. 刘乐贤：《虎溪山汉简〈阎氏五胜〉及相关问题》，《文物》2003 年第 7 期。

181. 李学勤：《楚简〈恒先〉首章释义》，《中国哲学史》2004 年第 3 期。

182. 李学勤：《释楚帛书中的女娲》，《湖南省博物馆馆刊》2006 年第 3 期。

183. 李学勤：《出土文物与〈周易〉研究》，《齐鲁学刊》2005 年第 2 期。

184. 李学勤：《清华简关于秦人始源的重要发现》，《光明日报》2011 年 9 月 8 日，第 11 版。

185. 〔日〕佐藤将之：《中国古代“变化”观念之演变暨其思想意义》，《政大中文学报》2005 年第 3 期。

186. 汤志彪：《上博简（三）〈彭祖〉篇校读琐记》，《江汉考古》2005
　　　年第 3 期。

187. 李家浩：《读张家山竹简〈盖庐〉笾记一则》，北京大学中国古文
　　　献研究中心编《北京大学中国古文献研究中心集刊》2005 年第
　　　5 辑。

188. 〔日〕工藤元男：《"卜筮祭祷简"所见战国楚的王权与世族、封
　　　君》，楚文化研究会编《楚文化研究论集》2005 年第 6 集。

189. 陈松长：《马王堆帛书"物则有形图"初探》，《文物》2006 年第
　　　6 期。

190. 廖名春：《上博藏楚竹书〈恒先〉新释》，《中国哲学史》2004 年第
　　　3 期。

191. 张增田：《道何以生法——关于〈黄老帛书〉道生法命题的追问》，
　　　《管子学刊》2004 年第 2 期。

192. 连劭名：《张家山汉简〈盖庐〉考述》，《中国历史文物》2005 年第
　　　2 期。

193. 叶岗：《中国小说发生期现象的理论总结——〈汉书·艺文志〉中
　　　的小说标准与小说家》，《文艺研究》2005 年第 10 期。

194. 曹峰：《谈〈恒先〉的编连与分章》，《清华大学学报》（哲学社会
　　　科学版）2005 年第 3 期。

195. 曹峰：《〈三德〉所见"皇后"为"黄帝"考》，《齐鲁学刊》2008
　　　年第 5 期。

196. 饶宗颐：《由尊卢氏谈到上海竹书（二）的〈容成氏〉——兼论其
　　　与墨家关系及其他问题》，《九州学林》2006 年第 11 辑。

197. 吴荣曾：《汉辟兵、千金钱小考》，内蒙古自治区钱币学会编《〈内
　　　蒙古金融研究〉钱币文集》2006 年第 7 辑。

198. 谢维扬：《古书成书和流传情况研究的进展与古史史料学概念——
　　　为纪念〈古史辨〉第一册出版八十周年而作》，《文史哲》2007 年
　　　第 2 期。

199. 李锐：《上博简〈慎子曰恭俭〉管窥》，《中国哲学史》2008 年第
　　　4 期。

200. 陈松长：《马王堆帛书"空白页"及相关问题》，《文物》2008 年第

5 期。

201. 田旭东：《从〈汉志〉著录及出土文献看战国秦汉间的黄帝之学》，
西北大学文化遗产与考古学研究中心编著《西部考古》2008 年第
3 辑。

202. 林志鹏：《马王堆帛书"物则有形图"考论——兼说〈鹖冠子〉
"夜行"》，台湾大学中文系主办"先秦文本与出土文献国际学术研
讨会"会议论文，2008 年 12 月 27 日。

203. 徐晓东：《中国古代琥珀艺术——商至元》，《故宫博物院院刊》
2009 年第 6 期。

204. 唐晓峰：《地理学中的两个世界》，《书城》2009 年第 9 期。

205. 王爱和：《中国宇宙观与西方理论模式》，刘笑敢主编《中国哲学与
文化》2007 年第 1 辑。

206. 李锐：《文子问题后案》，华东师范大学中国现代思想文化研究所主
办《思想与文化》2009 年第 9 辑。

207. 刘笑敢：《"六经注我"还是"我注六经"：再论中国哲学研究中的
两种定向》，刘笑敢主编《中国哲学与文化》2009 年第 5 辑。

208. 曹峰：《上博竹简〈凡物流形〉的文本结构与思想特征》，《清华大
学学报》（哲学社会科学版）2010 年第 1 期。

209. 张世超：《居、尻考辨》，华东师范大学中国文字研究与应用中心编
《中国文字研究》2010 年第 13 辑。

210. 韩巍：《北京大学藏西汉楚竹书本〈老子〉的文献学价值》，《中国
哲学史》2010 年第 4 期。

211. 李零：《"地理"也有"思想史"——读〈从混沌到秩序〉》，《中华
读书报》2010 年 3 月 31 日，第 9 版。

212. 丁四新：《郭店楚竹书〈老子〉甲编校考四则》，台湾大学中文系主
办"先秦文本与思想"国际学术研讨会会议论文，2010 年 8 月 7 日
至 8 日。

213. 阎步克：《北大竹书〈周驯〉简介》，《文物》2011 年第 6 期。

214. 郑威：《吴起变法前后楚国封君领地构成的变化》，《历史研究》
2012 年第 1 期。

215. 曾恺珊：《论〈淮南子〉与今本〈文子〉之关系》，《能仁学报》

2013 年第 12 期。

216. 程少轩：《谈谈北大汉简〈周训〉的几个问题》，复旦大学出土文献
与古文字研究中心编《出土文献与古文字研究》2013 年第 5 辑。

217. 袁青：《论北大汉简〈周训〉的黄老学思想》，《中国哲学史》2017
年第 3 期。

218. 苏建洲：《论〈北大汉简（叁）·周驯〉的抄本年代、底本来源以
及成篇过程》，清华大学出土文献研究与保护中心编《出土文献》
2017 年第 11 辑。

219. 廖群：《简帛"说体"故事与中国古代"训语"传统——以北大简
〈周驯〉为例》，《中南民族大学学报》（人文社会科学版）2018 年
第 4 期。

220. 公柏青：《对"避兵符"的再认识》，《中国钱币》2015 年第 3 期。

221. 李守奎：《汉代伊尹文献的分类与清华简伊尹诸篇的记载》，《深圳
大学学报》（人文社会科学版）2015 年第 3 期。

222. 刘成群：《清华简与先秦时代的黄老之学》，《人文杂志》2016 年第
2 期。

223. 刘国忠：《清华简〈管仲〉初探》，《文物》2016 年第 3 期。

224. 程少轩：《肩水金关汉简中的端午节》，《文汇报》2016 年 6 月 3
日，第 15 版。

225. 曹峰：《清华简〈汤在啻门〉与"气"相关内容研究》，《哲学研
究》2016 年第 12 期。

226. 曹峰：《清华简〈三寿〉、〈汤在啻门〉二文中的鬼神观》，《四川大
学学报》（哲学社会科学版）2016 年第 5 期。

227. 曹峰：《从"食烹之和"到"和民"：清华简〈汤处于汤丘〉"和"
思想研究》，《中国文化》2018 年第 2 期。

228. 连邵名：《楚简〈汤处于汤丘〉与〈汤在啻门〉考述》，《殷都学
刊》2018 年第 3 期。

229. 李锐：《清华简〈管仲〉初探》，清华大学出土文献研究与保护中心
编《出土文献》2018 年第 13 辑。

230. 张兵：《通变、动态视角下的清华简〈管仲〉文本考察》，《济南大
学学报》（社会科学版）2019 年第 4 期。

231. 袁青：《20 世纪以来黄老学研究的回顾与反思》，《史学月刊》2018
    年第 1 期。

232. 袁青：《伊尹与早期黄老之学》，《中州学刊》2019 年第 8 期。

233. 徐政：《辽宁省苗圃墓地出土的蚩尤纹铜带钩图案释读》，《东北史
    地》2016 年第 2 期。

234. 邓联合：《"阴谋家"：老子何以被诬?》，《中国哲学史》2016 年第
    1 期。

235. 丁四新：《〈老子〉的分章观念及其检讨》，《学术月刊》2016 年第
    9 期。

236. 张瀚墨：《心气时节：〈左传〉一则医案与东周思想变革的思考》，
    《中国文化》第 45 期，2017 年。

237. 张瀚墨：《〈汤在啻门〉、十月怀胎与早期中国术数世界观》，《饶宗
    颐国学院院刊》2017 年第 4 期。

238. 尹志华：《〈老子〉通行本分章问题再探讨》，《哲学研究》2017 年
    第 7 期。

239. 杨兆贵、潘雪菲：《论〈鹖冠子〉与管子、〈管子〉的关系》，《管
    子学刊》2018 年第 1 期。

240. 白奚：《〈文子〉的成书年代问题———由"太一"概念引发的思
    考》，《社会科学》2018 年第 8 期。

241. 萧旭：《〈文子〉解诂四十八则》，《文津学志》2018 年第 11 辑。

242. 成桉：《汉辟兵、千金钱再考》，《中国钱币》2018 年第 6 期。

243. 杜新宇：《校读〈鹖冠子〉二则》，《中国典籍与文化》2019 年第
    2 期。

244. 纪婷婷、李志芳：《胡家草场汉简 1039 号简所记辟兵术考》，《文
    物》2020 年第 8 期。

245. 汪韶军：《雌柔之道抑或阴谋权术？——〈老子〉第三十六章经义
    抉原》，《四川大学学报》（哲学社会科学版）2021 年第 1 期。

246. 杨杰：《今本〈文子〉成书年代再探——以"自然""无为"为线
    索的讨论》，《中国哲学史》2021 年第 3 期。

247. 程浩：《清华简〈五纪〉中的黄帝故事》，《文物》2021 年第 9 期。

248. 方辉、田钟灵：《稷下学宫考》，《中国文化研究》2021 年冬之卷。

249. 何义军:《读清华简第九册札记》,《出土文献》2022 年第 3 期。

250. 屈彤:《读玺札记五则》,《出土文献》2022 年第 3 期。

外文文献

1. T. L. Papillon and A. E. Haigh, eds. , Bucolics and Georgic, Oxford: Clarendox, 1891.

2. Bentdetto Croce, Teoria e storia della storiografia, Bari: G. Laterza & figli, 1920.

3. Marcel Grannet, La pensée chinoise, Paris: La Renaissance du Livre, 1934.

4. E. Erkes, "The God of Death in Ancient China," *T'ung Pao*, Vol. 35. 1935.

5. V. Gordon Childe, *Man Makes Himself*, London: Watts, 1941.

6. Homer Dubs, *The Date and Circumstances of the Philosopher Lao-Dz*, Journal of the American Oriental Society, Vol. 61, No. 4, 1941.

7. Giambattista Vico, La Scienza nuova, Bari: G. Laterza & figli, 1942.

8. M. Soymie, L'entrevue de Confucius et de Hiang T'o, Journal Asiatique, Vol. 242, No. 4. 1954.

9. G. P. Gooch, *History and Historians in the Nineteenth Century*, NewYork: Langmans, 1952.

10. Joseph Needham and Wang Ling, *Science and Civilisation in China*, Vol. 2, Cambridge: Cambridge University Press, 1956.

11. Robert Redfield, *Peasant Society and Culture Ⅲ: The Social Organization of Tradition*, Chicago: The University of Chicago Press, 1956.

12. H. Stuart Hughes, *Consciousness and Society: The Reorientation of European Social Thought*, 1890 – 1930, New York: Vintage books, 1958.

13. D. Hawkes, *Ch'u Tz'u: The Songs of the South*, Oxford: Clarendon Press, 1959.

14. A. C. Graham, *The Book of Lieh-tzǔ*, London: John Murray, 1960.

15. A. C. Graham, "Chuang-Tzu's Essay on Seeing Things as Equal (齐物论)," *History of Religious* 9 (1969/1970).

16. A. C. Graham, *Chuang-Tzu: Textual Notes to aPartial Translation*, London: School of Oriental and African Studies, 1982.

17. Robert Moc Adams, *The Evolution of Urban Society*, Chicago: Aldine, 1966.

18. FujiedaAkira, "The Tunhuang Manuscripts: A General Description Ⅰ," *Zinbun* 9 (1966).

19. FujiedaAkira, "The Tunhuang Manuscripts: A General Description Ⅱ," *Zinbun* 10 (1970).

20. Herbert Fingarette, *Cofucius: The Secular as Scared*, New York: Harper&Row, 1972.

21. Jean Hyppolite, *Genesis and Structure of Hegel's Phenomenology*, Evanston: North Western University Press, 1974.

22. John E. Pfeiffer, *The Emergence of Society*, New York: McGraw-Hill, 1977.

23. Yi-fu Tuan, *Space and Place: The Perspective of Experience*, Minneapolis: University of Minnesota Press, 1977.

24. P. M. Thompson, *The Shen Tzu Fragments*, London: Oxford University Press, 1979.

25. Jan Yun-hua, "Tao, Principle and Law: The Three Key Concepts in the Yellow Emperor Taoism", *Journal of Philosophy*, Vol. 7, No. 3, 1980.

26. Benjamin L. Schwartz, *The World of Thought in Ancient China*, Cambridge: Belknap Press, 1985.

27. Tu Weiming, *Confucian Thought: Selfhood as Creative Transformation*, NewYork. : State University Press of New York, 1985.

28. A. C. Graham, *Disputers of the Tao*, La Salle: Open Court, 1989.

29. Charles Le Blanc, "A Re-examination of the Myth of Huang-ti," *Journal of Chinese Religions* 13/14, 1985 – 86.

30. Federcick W. Mote, *Intellectual Foundation of China*, New York: McGraw-Hill. Inc. , 1989.

31. Harold David Roth (罗皓), *The Textual History of the Huai-nan Tzu*, Ann Arbor: The Association for Asian Studies, 1992.

32. Lothar von Falkenhausen，"Sources of Taoism：Reflection on Archaeological Indicators of Religious Change in Eastern Zhou China," *Taoist Resources*，Vol. 5，No. 2，1994.

33. David B. Honey（韩大伟），"Philology，Filiation，and Bibliography in the Textual Criticism of the Huainanzi：A Review Article," *Early China* 19（1994）.

34. Kidder Smith，"SimaTan and the Invention of Daoism，'Legalism,' et cetera," *Journal of Asian Studies*，Vol. 62，No. 1，2003.

35. Walter Harding Maurer，*The Sanskrit Language：An Introductory Grammar and Reader*，Surrey：Curzon Press，1995.

36. Donald Harper，*Early Chinese Medical Literature：The Mawangdui Medical Manuscripts*，New York：Columbia University Press，1998.

37. Geoffrey N. Leech and Michael H. Short，*Style in Fiction：A Linguistic Introduction to English Fictional Prose*，北京：外语教学与研究出版社，2001 年。

38. Laura Wright and Jonathon Hope，*Stylistic：A Practical Coursebook*，北京：外语教学与研究出版社，2000 年。

39. Tore Janson，*A Natural History Of Latin*，Translated and adapted into English by Merethe Damsgård Sørensen and Nigel Vicent，Oxford：Oxford University Press，2004.

40. Puett J. Michael，*To Become a God：Cosmology，Sacrifice and Self-Divinization in Early China*，MA：Harvard University Press，2004.

41. Michael Loewe，*Faith，Myth and Reason in Han China*，Cambridge：Hackett Pub. Co.，2005.

42. Edward L. Shaughnessy，*Rewriting Early Chinese Texts*，New York：State University Of New York Press，2006.

网络文献

1. 杨泽生：《〈语丛四〉札记》，简帛研究网，2002 年 3 月 23 日。

2. 姜广辉：《上博竹简〈容成氏〉的思想史意义——上海博物馆藏战国楚竹书（二）〈容成氏〉初读印象札记》，简帛研究网，2003 年 1 月

9 日。

3. 庞朴：《试读〈恒先〉》，简帛研究网，2004 年 4 月 26 日。

4. 顾史考：《上博竹简〈恒先〉简序调整一则》，简帛研究网，2004 年 5 月 8 日。

5. 吴根友：《上博简〈恒先〉哲学思想探析》，简帛研究网，2004 年 5 月 8 日。

6. 董珊：《楚简〈恒先〉初探》，简帛研究网，2004 年 5 月 12 日。

7. 季旭昇：《〈上博三·恒先〉"意出于生，言出于意"说》，简帛研究网，2004 年 6 月 22 日。

8. 曹峰：《从"自生"到"自为"——〈恒先〉政治哲学探析》，简帛研究网，2005 年 1 月 4 日。

9. 曹峰：《释〈凡物流形〉中的"箸不与事"》，简帛研究网，2009 年 5 月 19 日。

10. 孟蓬生：《〈彭祖〉字义疏证》，简帛研究网，2005 年 6 月 21 日。

11. 李锐：《〈彭祖〉补释》，简帛研究网，2004 年 4 月 9 日。

12. 李锐：《〈慎子曰恭俭〉学派属性初探》，武汉大学简帛网，2007 年 7 月 9 日。

13. 李锐：《〈凡物流形〉释文新编（稿）》，孔子 2000 网，2008 年 12 月 31 日。

14. 何有祖：《〈凡物流形〉札记》，武汉大学简帛网，2009 年 1 月 1 日。

15. 王中江：《〈凡物流形〉编联新见》，简帛研究网，2011 年 3 月 9 日。

16. 徐在国：《谈上博七〈凡物流形〉中的"䌶"》，复旦大学出土文献与古文字研究网，2009 年 1 月 6 日。

17. 顾史考：《上博七〈凡物流形〉下半篇试解》，复旦大学出土文献与古文字研究中心网，2009 年 8 月 24 日。

18. 朱赟斌：《地湾汉简〈文子〉残章初探》，武汉大学简帛网，2018 年 6 月 20 日。

我打那些日子里走过

——代后记

在博士学位论文及博士后出站报告基础上，深加工而成本书。如果借用一部影片描述它的诞生，形制特征如下——

影片名称：简帛道家文献研究

导演：李零先生

制片人：北京大学、南开大学

主演：黄帝及其群臣（概念上的存在）、伊尹、太公、老子、庄子、文子、鹖冠子等

友情演出：先秦儒家、墨家、法家、纵横家、兵家、杂家、方士代表等

编剧：苏晓威（主要秉承导演意图加工）

出品人：社会科学文献出版社

总监制：全国哲学社会科学工作办公室

片长：74.8 万字

拍摄地点：北京、天津

剧情：见前面正文

以下为拍摄花絮及心路历程——

一

如果这里的文字算是批判和反思四年博士、两年博后生活的话，那么一直在写，只不过在心里写。现在好了，小书写完，质量好坏先不讲，咱伸伸胳膊、舒舒腿儿，从积累几年的陈芝麻烂谷子堆里，挑几粒秕糠，讲讲。

小书引论和前三章在 2008 年的北京写就，第四章、第五章、第六

章、第七章、附录以及各种修改在 2010 年后的天津写成。2008 年，同一个世界，同一个梦想。但我的梦想很小，就像裹过脚的老太婆脚后跟那么大——抓紧时间写完小书，找个喜欢的工作，做个自食其力的劳动者，毕竟已是三十不立的人了，男儿当自强，此时不立何时立？但实现起来很难。我，一介书生，尽管翻过不少书，看到的总是字，也没见到黄金屋，没钱，也没人，能有什么门道儿？求学生涯中，也怪我少年不努力，"三代"不太好（其实博士毕业前夕，在等以色列希伯来大学东亚文明系的博士后申请结果，找工作不太积极，简历倒是投了，不过给我回音的单位具体拿这点说事的还没有，同学中倒遇到过这样的情况，我有一种兔死狐悲的感觉）。

在北京找工作的感觉，就好比北京是一件华丽的衣袍，自己只是这件衣袍上的跳蚤。整天跳来跳去，还以为天天向上，其实脚下没有停留的根儿。心里也清楚：首都者，首堵也，天下第一堵。挤在北京，给首都人民添堵，心里也怪不好意思的。心想，要不咱换个活法，不做学术。不过写作过程中，以上感觉倒还不算太强烈。逼人太甚的感觉是跌跌撞撞的感觉，老感觉时间不够用，多么希望能够铜打钥匙铁打锁，锁住太阳不让落；打更的和尚死断种，架上的公鸡让猫咬定。做梦！

同时，写作环境不太好，住的畅春新园三楼宿舍，紧靠厕所和水房。睡的那张床和厕所抽水马桶只隔一道墙，每次冲厕所哗啦哗啦的声音，很结实饱满地擂在耳边，然后又是回水声音"咯喽"一声，宛若兽吟，半天方去。又，黈夜，寝室门口外左侧的两台饮水机制水过程中，轰然作响，同时伴随着不断过来接水的拖鞋趿拉声、水房的洗漱声，真可谓声声入耳。所以我睡得很晚，很长一段时间里，每天深夜，从西门进校园，沿着未名湖走一圈，再从西门回来，期间，听着 MP3，练习英语和意大利语听力。回来时，整栋楼上，只有少许房间的灯光亮着，努力地撑破沉沉的黑夜，从另一个角度告诉我：绝大部分人都已睡了。

而写作中，又有多少次枯坐在电脑前，盯着屏幕，半天敲不进一个字。感觉在房间里被焦虑的时间凝固，变成琥珀，艰于呼吸视听，动弹不得。走在大街上，感觉看到的人脸怎么都是液晶屏幕呀。有时，打了些字，不行，删；再写，再删。写写删删，这种感觉令我烦躁不安，急火攻心，抓耳挠腮。到卫生间洗把脸，看着那张脸，疑问道：这张脸是谁呀？它只是要返回房间，接着从小书暂时停下的地方再开始写起的票根而已。

　　因此，伴随我的是失眠盗汗、眼睛发涩、口腔溃疡，或许由此而致的头童齿豁，也就不难理解了。每天半上午起来，对着镜子刮胡子时，不禁感叹：那忧郁的眼神、稀疏的胡茬，手中再拎把菜刀或多块板砖，将会彻底暴露我的身份——一个惶惶不可终日的流窜犯。心里纳闷：周围的人和我一样，年纪轻轻，咋就这么大差别呢？人家生龙活虎，我怎么就成了一代痿人？小伙儿睡凉炕，全靠火力壮，那是我很久很久以前的传说。

二

　　到北大读书后，那是蚂蚁爬到大象身上浩瀚的感觉，能上北大的都是人中龙凤，我除外。开始两年，自视甚低的我见人说话哆哆嗦嗦。尤其第一年"有幸"经人提议通过民主选举的办法，拿了古文献专业两千块钱额度的奖学金后（四年下来，这个专业每个全日制的同学都拿了这个奖，和平均分配无异），不知道做错了什么，又不是我主动要的，这么招人忌恨，很快感到周围一堵无形的墙，如影随形。都说未名湖是个海洋，还容不下你我等外来的虾米？名利于我如浮云，不挡任何人的道，还不行吗？吓得自认与人为善的我经常做自我批评。随后明白，北大的"民主"就是选你拿奖学金，然后给你"自由"：以别人对你的冷漠而得到。说是直接摧毁对人心的信任，有点严重，但至少今后人生中，对人心不再有满满的信任。见过在北大读博的各类人，如同专业某狂徒，以锥指地，以管窥天；窝头里翻筋斗，碟子里扎猛子，说"我是我们那届硕士研究生中最优秀的"，"李零老师做的，哪能叫学问？"我读书少，还胆小，吓死了。活这么大，第一次见人这么迷之自信。从小到大，对这种口不道人之善，什么都是自己好的做法，烦。长大后，才明白在我们以谦虚为美德的文化背景下，真诚的鼓励向来是奢侈品。一向认为鼓励、帮助别人不是你的责任和义务，但肆意轻佻地贬低、批评别人也绝对不是你的权利，所以对学界中老认为自己学术如何如何好，领地意识极强，和人矫情，不尊重人的行为，恨之入骨！在我看来，学术研究绝不是打擂、踢场子，也不是打架斗狠。打败或比下去一个人，这样的学术目标太小，绝不是学术研究的全部。谁的学问好坏，谁比谁学问好或坏，我从不关心。也见过这样的人，饱食终日，无所事事，不学无术，闲得哇呜哇呜。我不敢，这四年心无旁骛地读点儿书，一是因北大而膨胀的虚荣心，怕将来走向社会，社会给你一记闷棍，让你半天站不起来；二是我不愿意荒废时间，是因为怕时间废了我。所以很感谢北大，尽管一有什么风吹草动，全国人民都盯着她，但北大的高度以及老师们的教育给我无尽的想象力，这是今后成长的最大动力；感谢图书馆丰富的藏书，让有点"语言控"的我，有机会学习拉丁语、意大利语（曾下定决心，要在 35 岁之前，学会英、法、德、意、梵、古希腊、拉丁语，现在看来只是一个遥不可及的梦）；感谢百周年纪念讲堂，来自世界各地的精彩纷呈的节目，让紧张、压抑的我时不时得到放松。

当然，更感激我的老师——李零先生。

一方面，学界不是人傻钱多令人乐于投奔的胜地，更像个江湖，跑马的，圈地的，为了项目心醉的；祭孔的，拜神的，手似耙子搂钱的；得道的，成仙的，登上讲坛扯淡的；闷骚的，实干的，牛皮吹得委婉动人的；复制的，粘贴的，文章抄袭振振有词的。——现在的学术环境把人变成了鸟人，而当周围都是鸟人的时候，我们才知道真人的重要性。

另一方面，江湖上山头林立，每个山头都有山大王，也都有虾兵蟹将为之摇旗呐喊。而现在做的出土文献，更像武林秘籍（李零先生转述清华大学历史系沈建华老师的说法是"疯狂的简帛"，与电影《疯狂的石头》很像），一经发现，天下各路人马蜂拥而至。少林武当，气势汹汹；华山峨眉，急赤白脸。这些武林秘籍又成了抢粮、抢钱、抢地盘的借口，从此江湖又多了刀光剑影，岁月沧桑，本来就不平静的江湖又有了更多的故事和传说，正是天下英雄出我辈，一入江湖岁月催。虽说先生多年来独来独往于江湖（先生最烦拉帮结派、忙公关、跑项目、做工程；挡谁的道，立刻让路，从不主动争取各种机会，故书房名为"待兔轩"），但江湖各路英雄人马未曾因此而忽略先生泥多佛大的地位和成就。浅薄如我辈者，不敢佛头着粪。只想说说，作为跟随先生读书的学生，在这短短四年的一些感受。如果用一句话来说我对先生的感受，它就是——亦儒亦道亦英雄，有笔有梦有肝胆。仔细说来，话长。

人的成长需要契机，这种契机在于在一个超越的过程中，如何给予未来比过去更多的尊重。德国哲学家尼采（Friedrich Wilhelm Nietzsche）《苏鲁支语录》中说道"还有多少事可能！不妨学着超过自己而笑吧！提起你们的心情，你们善跳舞者，高起！要更高起！而且不要给我忘记了善笑"。很庆幸成为先生的学生，先生给我人生超越和"善笑"的契机，让我看到一颗令人肃然起敬的心。

　　首先，先生对人负责、真诚和平等的态度，让我感受至深。先生常说，写书是替人读书，带研究生是帮人读书。跟随先生读书的四年，每学期的每一周，先生和我们都有一场两三个小时的固定谈话。我敢大胆地说，相比于绝大多数所谓的博导，这种负责态度已经成为一种稀缺。先生口头表达，和他的书一样风趣，花说柳说，如秋水芙蕖，倚风自笑。在我而言，这也是另一种形式的读书。我们都知道先生不给人写序，现在的序多有溢美之词，甚至阿谀之言，说批评的话，几乎没有；他不喜欢这种捧人捧上天或者"毁人不倦"的说话方式，也说不出来，干脆不写。所以先生一再说明他喜欢平等、尊重的说话态度。在与人交往中，也是这种态度。曾谈到与北大季羡林老先生的交往，说有次召开会议，他在前排坐着，季老正要登主席台，看见他后，就停下来和他说了几句话，然后才上主席台。当时有十几个人争着要扶季老，先生站也不是，坐也不是，因为当时先生离季老最近。先生最后还是没去扶。先生给我们说道，不喜欢这种献媚式的做法。在评价自己的老师时，也以平等、真诚的态度为标准。2009年下半年先生开课，讲述近百年来古文字学发展史时，认为陈梦家、胡厚宣、张政烺三位先生是罗王之学的第三代学者，成就最大的是陈梦家先生，而不是张政烺先生（先生每次提起他的老师，言必称张先生）。张先生人好学问大，但东西留下的不多。陈梦家先生留下的东西多，也集中，整体性较强，尽管也有些"粗耳朵"，但想象力丰富，甚至能从错误的材料或者前提得出正确的结论，如果不是走得早，成就更大。这种态度还见于其他方面，面对《丧家狗——我读〈论语〉》一书遭遇的不同声音时，先生在《去圣乃得真孔子》的序末写道："我无意说，所有赞成我的人都是好人，所有反对我的人都是坏人。因为我不能以个人好恶为衡量一切的尺度——我对当裁判毫无兴趣。"其实就是日常生活中的先生，"同于我者，何必可爱；异于我者，何必可憎"（东汉仲长统《昌言》），后生佩服！

其次，先生对名利的淡泊。2007 年，学术经费开支事宜，先生让我负责。到年底，还有一大笔钱结余，等元旦一过，就冻结了，不能再使用。我给先生说了几次，先生每次都说，冻结就冻结，无所谓。要花的话，你们几个商量一下，看如何花。2008 年暑假某天，我在楼下等先生下来，见到先生后，先生说，对不起（先生在和我们的交往中，比我们对他还要有礼貌，但绝不让人感到拘束。至少在我，先生第一次向我说谢谢或对不起的时候，我很惶恐，因为之前从没有长辈对我说过如此的话，况且学生为老师做点事，那还不是天经地义的事儿吗？）下来晚了，刚接完一个电话，要他参加一个讲座。其实每天都接到类似电话，对方提出钱不是问题，但先生都婉拒了。做人难，做个淡泊名利的名人更难。参加工作后，知道更多学界怪现状，比如某些老师学问寒酸得有腿没裤子，做的学问猪不嚼狗不啃，学生辛辛苦苦三四年写出博士学位论文，最后出版时，老师也以第一作者的身份出现。此类占学生便宜的行为，"夺泥燕口，削铁针头，刮金佛面细搜求，无中觅有。鹌鹑嗉里寻豌豆，鹭鸶腿上劈精肉，蚊子腹内剜脂油，亏老先生下手！"（元无名氏《醉太平·夺泥燕口》）如俗语所说，瘫子掉在井里，捞起来也是坐，没得救了。如果让这些学者做演员，那他只能扮演邋遢的骗子瘪三，因为他演起来很自然！思及此，我骄傲！岂不可慨也夫？

但是先生绝不是单纯的埋首书斋的学者，在对外部世界的关注中透露出的真和仗义，学生也有深刻体会。《丧家狗——我读〈论语〉》一书出版后，各种声音都有。在和先生通电话的过程中，先生谈了他的态度。"我不能发明一种药，来治人们的病。但是如果说有一种药，不能治病，却说成能治病，我知道它是假的，我就绝不说它是真的，坚决不做揣着明白装糊涂的人。"先生常常说，他做人，有一条基本原则就是坚决反对欺负人。某次，在蓝旗营万圣书园二楼喝咖啡，师徒二人言谈甚欢，外面收银台传来一阵争吵声，越来越大。先生说，什么事，看看去。起身就走。原来是一垂垂老者与书店的一男员工，为某事吵起来。我们过去的时候，已被拉开。其实以先生的个性，如果事情进一步发展，先生肯定会挺身而出，仗义执言。先生写过反战的文章，学界往往以此来给先生立场定性。其实以我与先生的交往来看，和先生做人原则一致，用事实说话，同情弱者，反对恃强凌弱，这就是先生写反战文章的出发点。

非常肤浅的理解，不知对不对，也没有求证于先生。先生的真，还表现在一件事上，令我难以忘记。2008 年，山东济宁中华文化标志城修建与否闹得沸沸扬扬。那一学期，先生正好讲授《论语》，顺便谈到这个问题。先生说："全国有多少真古董不去好好保护，把这些真古董保护好，留给子孙，就是一大笔财富。我坚决反对建造假古董！全国有多少人吃不上饭，穿不暖衣，把 300 亿花在他们身上，比建个文化城有意义多了。"先生说得慷慨激昂，把经常穿的左掖都已裂口、线头都已露出的黑色夹克衫（对生活，先生没有什么要求，常说衣能蔽体就行，三年还不进超市买一次衣服；吃的方面，也很简单，最喜家常豆腐）都敞开了，额头上都是汗，手放在先生经常用的那个白色的布包上，抖得厉害（手抖是先生家族病，年纪大了，一激动，一上楼，就表现得厉害些）。先生没有言语，显然在平息自己的情绪，半晌，才又开始说话，周围静悄悄的。

　　就学术自身而言，以下几个方面对我有重要影响——

　　对学术的忠诚和孤往态度。先生知道自己是做什么的，作为一名学者，就要把它全力以赴地做好。给我们常说的一句话是，你们一定要有志气，先生肯定也用这种态度要求自己。对学术的诚意，并不是每一个学者都有，但要做一个成功的学者，它则是必需的。而先生强调的"孤往"，是某次在万圣书园二楼咖啡厅与我长达五六个小时谈话中提到的。我这样理解：一是对学术独立思考的强调，二是因学术忠诚而产生的对学术气魄的强调，"虽千万人，吾往矣"（《孟子·公孙丑上》）；"进不求名，退不避罪"（《孙子·地形》）。先生置身于《丧家狗——我读〈论语〉》的争论中的态度，很好地说明了这个问题。那次先生也强调读书的穿透力，但并没有展开叙说。我的浅薄理解是这样的，学术研究可分为有我之研究与无我之研究两种。有些专业的研究很实，比如古文献、历史研究客观性很强，可称为无我之研究。哲学专业，虚。前提假设，主题先行，引用材料以成吾意，材料有寄托、有深意，"我"可以灵活自由地厕身其中，可称为有我之研究。当然，这个划分并不绝对，大致而言而已。学术研究，实中有虚，虚中有实，颇为不易，二者如何结合？古文献专业很实，读书过程中的穿透力如何体现？这种穿透力是二重的。借他人那杯酒，浇自己心中之块垒，是穿透力的表现。陈寅恪所言"了解之同情"(《冯友兰〈中国哲学史〉(上册)审查报告》),也是穿透力的表现。只是二者所占位置不同罢了。这种穿透力,让人思接千载,万事悠悠,天涯同此凉热;即便飞鸿踏雪,鸿已远,雪已化,但鸿音犹在耳;即便敲响昨天的铃,但也能响彻今天。这种穿透力,让我们共享着不同时空的生活及生命体验。它的作用,让我们的学术研究成为确定学术史上坐标位置的要素,我们在多大程度上对现实有所理解,我们就能在多大程度上体现出学术研究过程中的穿透力,反之亦然。

先生戏言,生于旧社会(只待过一年多点),长于红旗下,如崔健唱的,"红旗下的蛋"。1949 年后的历次运动,差不多都经历过。小学时候,"大跃进"过——种过小麦,捐献过家里铜盆,大炼钢铁;中学时候,下乡插过队。以无我之研究为主导的"三古"(古文献、考古、古文字)研究中,家国之事,笔底沧澜,处处透出先生对读书的孤往态度和带有穿透力的理解,又可谓是"有我之研究"了。这一方面是先生学术方法的思考,另一方面也是先生学术自身气质的体现。是的,可以不同意先生的具体观点,甚至不同意先生的学术路子,但如果以一己之穿透性经验,做到学术知识及经验的增量积累(这点对很成熟的、封闭性又很强的传统文史研究而言,尤其重要),并且能在学术史上成为一家之言,那么对学术史而言,又未尝不是一件幸事。

而在我看来,引起很大争议的《丧家狗——我读〈论语〉》一书,包含的一切,与先生做人做事逻辑完全一致,即对孔子不捧也不摔的平等态度,不跟知识分子起哄,也不跟人民群众拍彩色马屁的孤往精神,以自身生活经验穿透性地看待这个世界的独立思考。古往今来,成大学问者,著书立说的诚意,皆系于自我意识及经验与所立思想的一致性,无关乎强权、暴力、时势、名利等,它是独立、坚强、真挚的浩然之气。试看今日之宇内,有此浩然之气者几人?

先生富有激情的学术想象能力。治学领域之广、之大,学界对此有目共睹,自然不容小子赘言。"观山则情满于山,观海则情溢于海"(南朝刘勰《文心雕龙·神思》)。文学创作以直觉、感性思维与形象思维为主导要求;学术研究虽然强调理性思维,但并不排斥感性思维和形象思维,往往促使我们发现稍纵即逝但又重大的问题。先生主攻学术,但又兼擅杂文写作,说明先生富有激情的想象力。他常戏言一直在逃,不断地从一个圈逃到另一个圈，然后就骂原来那个圈。在我看来，这正是先生丰富的想象力不断超越学科领域的表现。在和我们的谈话中，先生思维跳跃性很强，常常从一个领域跳到另一个领域。开始的时候，知识面很狭窄的我，听着很费力，也很惭愧。必须承认，先生谈话中启发思维的闪光点，随时都有。可惜我手懒，有些启发性问题，我应该写成文章。

对学术重要性问题的判断能力。先生常说——有很多值得做的学术，我年纪大了，精力不济，你们还可以做。研究有很多种，看从哪个角度切入。要分清一线研究和二线研究的区别。一线基础研究，很有意义，但人的精力有限，比如古文字研究，我也很喜欢，但是撅着屁股认字，认出一字而洋洋得意于他人，似乎也不必要。况且地下文物层出不穷，古文字释读，有时是后知后觉之学。纯粹以释读古文字为目的，有点小，释读应该为古文献、历史研究服务。你们每人兴趣不一，从事古文字研究固然可以，但要注意目的导向。即便不从事一线古文字研究，也无所谓，在别人古文字释读基础上，从事二线的古文献、考古、历史研究嘛。搞学术还要分清研究层次，很多人终其一生，如农民种田，牧民放牧，工人上班一样，做类似于在学术工厂流水线上拧螺丝钉的活儿，自己不知道自己在做什么，写出的文章，多一篇不多，少一篇不少。希望你们都有能力做些发现性研究，别老跟在别人身后跑，研究一定要有孤往精神。

先生为我指定这本小书的题目，理由是，出土简帛道家文献不少，但目前学界作单篇分析的多，作综合研究的少。把这些文献集中起来，结合传世的道家文献，综合研究它们的文本和思想，这样比单篇文献研究有意义。在这个过程中，对古文字会有感性认识，提升古文字研究能力，这个意义很大。将来还可以考虑，通过出土遣册的内容记载，和礼学中的名物研究结合起来，为礼学研究开辟新的道路。也可进一步提升相关文献的整理与排比能力，为再进行其他诸子研究提供借鉴，让你少走弯路。我在写这本小书的过程中，体会到学界不少论文，尤其是出土文献方面的论文，往往只研究一个个小问题，比如对单个字的释读，或者对以往某个小问题认识的深化，或者对传世文献某个认识再打上一个"补丁"等等，它们只是一个个萝卜占着一个个坑儿，标明这个地方曾经有人来过，某某到此一游，如此而已；在研究类型上，只是把一个问题切开的横断面研究，比如切开一个苹果，看到果皮、果肉、果核，仅此而已。它长在果树上什么样子，而这棵果树在果园中什么位置，这些研究也很重要，那么果、树、园也不仅仅是果、树、园了。

极为优秀的学术表达能力。有了富有激情的学术想象力和对重要性问题的判断能力，还不行，怎么把这些表达出来，先生也给我有益的启示。先生常说，要做一个问题，要选择一个好的撬棍，选择一个好的支点，这就是你的学术表达。支点是问题的切入口，它的位置很关键。撬棍是你的表达方式，要足以撼动要撬的内容。比如要是一块大石头，你用细铁丝做撬棍，肯定不行，所以表达方式很重要。做人要做老实人，说大实话。学术表达也差不多，要简单易晓，一定要让别人明白你说的是什么事情。把复杂问题说得简单易懂，这是本事。把简单问题复杂化，不叫聪明。

至于先生的文章，就不多说了。先生的口头表达其实和文章一样明快，谈话风格，牙白口清，爽爽利利，"如坠重于高，如滗水于地"（《管子·七主七臣》），春风风人，夏雨雨人。谈话内容，无所不包，鸢飞鱼跃，触处生春。谈话效果，花听花怒放，石闻石点头。刚入学的时候，先生要装修房子，让我们去他家帮忙搬书。先生指着客厅的天花板说，不装修不行，一下雨就漏（先生住在顶楼），你们看这上面的和平路线图。搬完书，先生要请我们吃饭，伸出手说，我们还要洗个手，你看，我们几个都是黑手。令人忍俊不禁。又一次，在图书馆南门外的东西路上——这是我在北大最喜欢的一条路，不长——先生刚听一个讲座回来，我接先生回办公室。先生说，写作和口头交流，表达一定要清晰，要让别人知道你在说什么。纯用一种语言讲，可以；怕就怕在用一种语言讲的时候，还时不时夹杂其他外语，这影响听众思路，东不东，西不西，结果变成不是东西。言毕，师徒二人相视大笑。记得那天，路两旁的银杏树，树叶尽脱，峥嵘枝柯，漫指天空；一树高颠，鸟巢有二，一高一低。秋日的斜阳，绵软无力地洒在铺满银杏叶的路上，路似变成初恋少女的舌头，热烈而又羞涩着——银杏叶像鹅黄的毯子，精致地罩着那条路，阳光本来就柔，再经银杏叶的反照，叶片上就呈现暖暖的光滑的黄，像打散的蛋清与蛋黄混在一起的颜色，一片又一片的黄温柔地平铺在地上。单单注视着一个叶片上那黄色的光斑，亲切得像凝脂垒在你的眼睑上，近在眼前，触手可及。刺眼？不，完全谈不上，这时叶片温柔、可亲，像少女动情的小腹。路边深秋的小花开着，小风吹着，行人也不断蹚着树叶，这个毯子也被搓得厚薄不均，再加上光的跳跃，路越发不像路了，它流动起来，是一条不断闪光的河面。脚底板踏上去，先是接触到厚厚的银杏叶，耳中听到的，是扑簌扑簌的声音，然后才是脚踩大地的坚实；只是触及的这种坚实，被包上一层层滑软的外壳，心中漾起一阵麻酥酥的颤。师徒二人，踏着那条金黄的河，行进，行进。此情此景，此时此地，多年之后，彼情彼景，彼时彼地。"桃李春风一杯酒，江湖夜雨十年灯"（宋黄庭坚《寄黄几复》），我又该怎样想念先生以及先生的教诲呢？

以上先生教给学生的有形和无形东西，必将在学生未来留下深深的烙印，学生虽不敏，唯以身奉之。

三

白衣飘飘，天涯寂寥，醉剑挑灯，高台吹箫；
三丈龙鸣，七寸鱼肠，青锋拭尽，谁人天骄？
白驹过隙，匆匆六载，京津烟云，转眼风飘。

我的大半时光（以目前的年龄来算，确实是大半时光）就这样耗在上学读书上。其间，青春小鸟扑楞楞地飞走了，现在连青春尾巴也见不到，当然更见不到代表青春和岁月顽强战斗，在脸上留下战斗标志的青春痘，只留下一个不聪明偏要学别人秃顶的男人以及这本小书。正如《老男孩》歌词所言"春天啊，你在哪里？青春如同奔流的江河，一去不回，来不及道别，只剩下麻木的我没有当年的热血"。除去读书写论文的日子，其他日子繁杂、紧张、潦草，正如聋人听见哑巴说盲人见到鬼一样荒诞，生活里有时都是病句，没有主语；有的是好像经过锋利的刀剔除肉后，发出青光的骨头的纯粹绝望和压抑。

玩的不是学术，是无涯的寂寞和沧桑；对学术操的是淘宝的心，在现在浮躁环境下，有的却是卖白菜价的凄凉。朱大可先生在《流氓的盛

宴：当代中国的流氓叙事》一书中认为"知识民工"或"知识游民"是
构成广义流氓社会的群体之一，这个称呼甚得我心；但我还没有成为他
所言的流氓精英，就自身学术现状来看，是学术道路上的知识盲流、"丧
家狗"、永无乡的流浪者，甚至不知道脸在那儿，也丢了钥匙，打不开回
家的门，无家可归！喝口老酒，顺势挽把火焰，化成漫天大雪的豪情
（此处化用北岛《青灯》诗句），早已没有了。这时最喜欢晃，双肩扛着
脑袋，脚拖着我，漫无目的地走。

　　人的生命是一条线，它的两端都是哭声：出生时，是自己的哭；离
开时，是别人的哭。人生历程不过是从一个哭声走向另外一个哭声。这
中间，花开着开着，就谢了；人走着走着，就散了——许许多多面孔的
升起和消失，就构成我们的人生。不断地告诉自己——Aquila non capit
muscas（拉丁谚语：老鹰不攫小鸡。《史记·田敬仲完世家》所言"狐
裘虽敝，不可补以黄狗之皮"与之意思类似），对人世的名利、苦难以
及琐碎和平庸持一种超越的气魄，但我的疑惑也屡屡让我自不量力——
Come il cane abbaia alla luna（意大利谚语：就如同是对着月亮狂吠的
狗），但和以下这些老师和朋友的交往，让这几年的生活变得温润和愉
快。我将不断复制这段记忆，走向无尽的远方。或在将来某个夏日的午
后，半躺在椅子里，看着透过纱窗筛下来的细细的阳光；或在冬日的深
夜，在台灯揭开房间一角黑暗给我的光亮下，在翻书的那一刻，暖暖地
想起他们亲切而熟悉的脸。从来都没有忘记，是因为一直在惦记。

　　是的，除了李零先生，小书写作与出版也凝聚着其他人的力量。

　　非常感谢我的硕士生导师力之先生。先生是至情至性至真之人，对
生活和追求有过人之处。三年读研生活，受教之处甚多，学问的高度和
深度给了我深深的震撼，受此感染，读研期间基本上把先秦典籍读了个
遍，尤其是对厚厚的两大册《十三经注疏》的通读，更是受先生通读
《十三经注疏》后朱墨灿然批注的激励才得以完成。即便后来身在北京
及天津，背后仍然有先生默默关注的目光。先生经常打电话，询问我的
生活及学习情况。另外，受赐于张明非、胡大雷二位先生的教诲也很多，
只是由于生性问题，平时很少向二位先生问学。还必须感谢曾于中国社
会科学院文学所工作的蒋寅先生，小子不才，承蒙先生青眼相看。读研
之前，先生就告诉我一定要下苦功夫读书，读书是一辈子的事，不要心

慌。到桂林之后，与先生多次通信中，先生不厌其烦地告诉我，写论文时，观察问题的方式、切入问题的角度、怎样提炼并证明观点、文献材料的舍弃和组织、自身位置的确定等等，这些问题的解决得益于蒋寅先生的教诲。本以为到北京，联系会很多，然而我生性懒散，联系倒少了，但我对先生给予我求学之路上的帮助，没齿难忘；虽然现在做的研究偏于古文字、历史、考古、哲学，但希望有一天还能回到自己最初的学术兴奋点——古代文学的研究，继续向蒋先生讨教。博士后出站，找工作时，先生也给予大力帮助，这份情义，永远铭记在心。以此来看我在苏州上大学的日子，我要感谢杨军、黄维华、高文超三位先生，没有他们对我的发现和鼓励，也不会有今天，尤其杨军先生当是我走向学术道路的启蒙恩师，引导我对追求的定位。

非常感谢参加我博士中期考核，博士学位论文预答辩、外审及答辩的北大城市与环境学院的唐晓峰先生，考古文博学院的林梅村先生，中文系的张鸣先生和刘玉才先生，中国社会科学院考古所的赵超先生，北京市文物考古研究所的陈平先生，中国人民大学历史系的孙家洲先生，中国社会科学院历史所的王艺师姐，以上诸位给我提的修改意见让这本小书增色不少。参加工作后，由于研究方向接近，向素未谋面的中国人民大学哲学院曹峰先生发过邮件，得到先生热情回应，以各种形式帮助后学，高情厚谊，永记心头。只是这几年身体亚健康，加之右眼视网膜脱落，手术后，视力受到不小影响，读书写文章用力程度缓了下来，愧对先生厚望，深感不安。

又承长我数十岁的吴雪君不弃，引为小友（但在我心里，一直以师事之）。我也记不得喝过他多少咖啡。谈天说地，论人道玄，所举甚小，所发甚大。他不是学术圈里的人，却因为圈外，所以纯粹；因为懂得，所以执着。不是学术圈里的人，却有即便圈里人也很难拥有的开阔视野，广博的学术背景，以及"翻盘子"的学术气魄，反观这些我备感对自己的失望。而他待人接物的豪爽大气，更是如夏日清风，冬日暖阳，让人惬意和舒服，也映出我自身的浅薄。与他的交往，是我自身人格及学术的另一种成长方式。

非常感谢现于陕西师范大学文学院工作的朋友任竞泽一家的照顾。我俩硕士同屋三年，斜对床而睡，朝夕相处，买彩票，喝小酒，侃大山，半夜桂林街上游；又北京三年，春去春又来，花开花又落，期间又有多少故事，不思量，自难忘。他为人豪爽洒脱，待人实诚和敦厚，我永远铭记在心。非常感谢现于山东大学文学院工作的朋友程鸿彬，我们两个是天生一对酒鬼。酒，装在瓶里像水，喝到肚里闹鬼，说起话来走嘴，走起路来闪腿，半夜起来找水，早上起来后悔，深夜酒杯一端还是挺美，我喜欢！已经记不得多少次在一起喝酒的日子了，也记不得多少次夺门而出，扶墙而进的情形。或清风明月，或月黑风高，酿资黄垆；"白菜腌菹，红盐煮豆"（清郑板桥《满庭芳·赠郭方仪》），老醋花生，皮蛋黄瓜；把酒临风，书生意气，吊古攀今，神侃海聊。他极高禀赋的艺术才能以及优秀的专业素质，给我紧张的生活添了不少乐趣。非常感谢现于中国政法大学人文学院工作的朋友徐文贵，我们俩是书鬼，买书成为我们共同的兴趣和爱好；他对语言和读书的执着，激励了我；对西方哲学的稔熟，挑战着我的知识边界，刺激我不断超越自己狭隘的知识结构；还有他的仗义和达观，都成为我怀念这个地方的理由。感谢现于南方医科大学工作的朋友张慧丽，她的率性、自然、善良，也成为我怀念这段时光的原由。

非常感谢我的同门！他们使得这段日子显得饱满、充盈及动人。感谢现于故宫博物院工作的王睿姐对我的照顾，她的豪爽大气以及幽默，学术上的扎实和视野的开阔，让我从她身上学到很多。感谢现在远在美国的师妹孙莹莹，初入北大，她对我鼓励和帮助甚多。感谢现于复旦大学历史系工作的林志鹏兄从台湾带回我急需的论文资料，帮助我参与学术会议，扩大眼界。感谢现于香港岭南大学工作的徐刚师兄、北大历史系工作的韩巍师兄、国家图书馆工作的曹菁菁、武汉大学文学院工作的梁静、北大考古与文博学院工作的田天、辽宁师范大学中文系工作的李政富，他们对我点点滴滴的帮助，既考虑到我的实际情况，也照顾到我的自尊，与他们的相处，喜笑欢颜，此乐何极！

感谢参加工作后认识的学术同道，和北京师范大学历史学院李锐老师、中国政法大学人文学院王威威老师萍水相逢，只是学术兴趣相近，他们热情相邀我参与他们主办的各类会议。还要感谢我少年时期结识的朋友王熙文，当时18岁的他以远远超过同龄人的深刻带给我对这个世界惊喜的认识，他给了我心狂野的自由，引导我对自身和世界的认识。也感谢苏州和桂林的朋友们，缪丽君、丁雪艳、郭洪涛，她们对我的恩情，永远铭记在心。

另外，小书出版过程中，责任编辑胡百涛老师尽心尽力，兢兢业业。耐心处理编校过程中的各类事务，一遍又一遍修改格式、字词问题，小书引用各类文献较多，他一一核对原文，让我得以避免不少错误。他的负责令我感动，永记他的善行！

感谢我的家人。感谢已经远走的爷爷和奶奶，他们带给我幼时生活宁静和温暖的体验，他们只是在这条路上先行一步，很多年之后，我还会静静地躺在他们脚边，就像我小时候睡在他们身边一样，沉入这黑黑的夜，再也不怕雷电交加的夜晚。在苍茫大地上，每一个人都在向死而生的过程中，无论身在何处，最终都会通过相连的土地和祖先永恒地相会，他们古老的昨天和我们年轻的未来汇合在一起，那时我们彼此目光交融。还要感谢仍然为我操劳的日益年迈的父母，心里一直很愧疚，我的漫长读书生涯是对他们的"苦刑"，"绑架"他们一起陪我度过。如果没有小时候父亲每天"强迫"我背《千家诗》《古文观止》的那几年时光，暗地播下种子，也不会走上今天的道路。20 世纪 80～90 年代，物质贫乏，我还是一个少年，他给我书法、美术、音乐、体育等多方面的熏陶，以至于让我自己有机会为这本小书题写书名，完全没有想到。还告诉我生活不止眼前的苟且，还有诗和远方。即便现在 70 多岁了，看书写诗外，他还在玩各种民族乐器，常说"我不能什么事都不做，等死"。一直到今天，促使我成为一个极度理想主义者，两眼带刀，不肯求饶。感谢母亲的善良、忠厚、博大，一直默默地教我做人。血浓于水，感谢姐姐和妹妹对我求学生涯中的点点滴滴帮助。感谢小叔一家多年来对我的帮助，让我走到今天。还要感谢岳父岳母对我无微不至的关心和照顾，自然其中也有妻子任婕的辛苦，小书修订和完善也伴随着小女苏上的出生和成长，她现在常常"埋汰"我，"你看看你，整天干什么了？你书架上摆了不少李零爷爷的书，有你写的吗？这篇文章，改，改，多少年了，什么时候完成？"我很惭愧。

如果感谢仅仅出于后记写作的必要才出现，从而流于形式的应付，那么不说也罢。但正如米兰·昆德拉（Milan Kundera, 1929－2023）在《不能承受的生命之轻》中所说"我不能对过去所发生的一切视而不见，从而忽视我生命中的美丽",生活首先是活着,然后才是一种经验和意义的获得,我无法忘记,但是感谢二字又太轻了,我推之于天。如南北朝庾信(字子山,513—581)《谢明皇帝赐丝布等启》中所言:"是知青牛道士,更延将尽之命;白鹿真人,能生已枯之骨。虽复拔山超海,负德未胜;垂露悬针,书恩不尽。蓬莱谢恩之雀,白玉四环;汉水报德之蛇,明珠一寸。某之观此,宁无愧心。直以物受其生,于天不谢。"一种特殊的虔诚让我认为给予他人恩惠的人犹如上帝,这又怎么一个谢字了得?

四

小书更是凝聚了我自身的经验。除了前面所言身体及心理经验,更多的是学术思想和情感上的,这些经验将伴随我的一生。

如台湾作家林清玄所言,我们带着一壶酒、一份爱及一腔热血来到这个世上。除了他所说的东西,我还带把剑磨炼意志;但这世上还是有样东西——时间,令我感到恐惧。斗转星移中,她摧毁伟大的文明,不断让世界变换着格局,人类正好被夹在她上下颚之间。在我们的人生盛宴上,她如妖艳的魔女,我们用无聊、放纵为她佐餐,被她含着笑吞下去,然后在她魔幻的酒窝里睡死,醒来一看,我们光滑的皮肤变成鸡皮,顶着一头白发,来不及悔恨,她又以我们的肚皮为鼓,为我们送葬,然后她又找下一个目标。这就是时间的魔力,古往今来,有多少人对她又爱又恨。这种感觉一直强烈地折磨着我,令我难受。她像条狗似的扑向我,让我在前面张皇失措地跑。我必须做些事情才能心安——在看不见的时间之流中插上能够让我记忆的"我的"标志,这本小书就是我蹚过时间的河留下的标志。甚为喜欢的意大利作家卡尔维诺(Italo Calvino)于《看不见的城市》(*Le città invisibili*)中说道:"生命中有一个时刻,你认识的人中死去的人多过活着的。"(Si arriva a un momento nella vita in cui tra la gente che si è conosciuta i morti sono piú dei divivi.)在它之前我们靠展望过日子,之后靠回忆,这本小书注定成为我今后人生回忆的"关键词"。

这个题目的写作,常常使我产生"我欲乘风归去"(宋苏轼《水调歌头·明月几时有》)的念头,亦如英国历史学家汤因比(A. Toynbee,

1889－1975)《历史研究》引用罗琳莎德·默里的诗:"天地悠悠,不会让我茕茕孑立/无论是我喜极而狂,还是悲惨地被人遗弃,/大千世界中有无数之人,/与我一起欢歌,与我一起悲泣。/这些不曾谋面的无名朋友/在我出世的一千年前已然故去。"先秦秦汉道家文献像悬在那个时空上方的眼睛,通过它,我每每惊叹于古人超越自身局限的努力,他们奋力告诉这个世界解决自身困惑的办法,希望以此得到存在的确定性。这种困惑从来就没有消失,至少在我身上还有。是的,传统文史研究材料有限,但研究积累丰富,使我们对它的研究相对保守,有时做的更多的是一种描述和解释,尽管人文社会科学研究的本质不必如卡尔·波普尔(Karl Popper, 1902－1994)所言在于评判的检验,或者在于有被经验证伪的可能性。在我们千年回眸的那一刻,应该以什么样的经验潜入研究的过程呢?又应该以怎样的方式去看待它们,从而看清我们自身的位置呢?因此,与其说我在写这个题目,倒不如说这个题目向我提出自身存在的问题。"天地与我并生,而万物与我为一。"(《庄子·齐物论》)今天与昨天其实也没什么不同,今天面临的精神上的困境,很难说一定与古人的困境有根本差别,形式不同而已,所以很感谢先生让我做这个题目。很喜欢做这个题目的原因,还在于我碰见这样的时代:不是我不小心,而是这个世界变化太快。相对于 20 世纪某些年代对传统文化的"杀"(其实这一百年来,在欧风美雨的吹打下,我们对传统文化进行着不同角度的打量,不同的人心中对它都有个拼图。就我个人而言,对传统文化有认同感,也深爱古代文史研究),现在唱着春天的故事,走进新时代,又有多少人在"捧",整个颠倒个儿。他们形色各异——或到处走穴,中饱私囊;或跳大神,吃香灰,装神弄鬼。

　　——杀,还是捧;大声疾呼,或是愤世嫉俗。我们只是在"招魂",而"魂"的形态各异,千奇百怪。中外历史上,每个时代都有文化招魂者,脚步向前,目光却温情脉脉地向后,此点正如汤因比所言,"人文主义者仅仅是把招魂者的意识形态的必要信条应用于他们的招魂活动中,召唤幽灵的动机是借此改变活人的观念与行为","但是如果招魂者把自身融入他所召唤出来的亡灵中,只能导致失败。幽灵毕竟是完全透明的,一个血肉之躯要想躲在这种幽灵背后,就会被一眼看破"。我们对传统文化"杀"或"捧",只是更希望看清自己现在的位置而已。我该拿什么来爱您？传统文化！

——完全的破碎与绝对的信仰，都是一样的盲目。破碎的东西就让它破碎吧，不必刻意锻炼求全，即便香火再怎么旺盛，它还只是静静地躺在过去的时光里；再怎么涂脂抹粉，也只是我们一厢情愿。焚烧，再拿来，经过质疑之后的信仰，在灰烬中，我们依稀看到它奋力朝前的身影，则是可以接受的。然后我们不仰望，也不俯视，心平气和地对看，少些急躁，多份踏实，耐心地朝前走。我的写作及思考，至少在心中，也是这样惊心动魄。然而我却越来越倾向于把这种惊心动魄予以沉默，这种沉默是源于自己追求的坚定从而无须再费口舌探讨它的意义吗？事情不是这样。在我看来，一块没有路的草坪蕴涵着无数成为路的或然性，而如果草坪上有一条美丽的鹅卵石铺就的小路，无论它怎样别具匠心地装扮，都可能是对其他多种可能的路的阻隔，换句话说，这条成形的路对自己的肯定是对其他诸多可能的路的否定。所以很佩服庄子的高明——"至言去言，至为去为"（《庄子·知北游》），不着力于目的性的诉求，从而获得众多的价值期待。我的沉默也是这样的全悖式命题，那是源于到目前为止我对这个纷杂世界的茫然以及学术认识的模糊。书到底该怎么读？从甲骨文中读出"全球化"（李零先生戏译为"一球样"），您信吗？无论何时何地，在这个浮躁、追求实利的世界里，我愿意做个为读书而活着的"守灵人"，不求闻达，亦不求富贵，自食其力，不倚不靠。该是什么书就怎么读，现在学界还有多少人束书不观，比如研究经学的人，没通读过《十三经注疏》，在我不是不服，而是不屑了。正如秋天来了，该南飞的南飞，该换毛的换毛，实在不行的就冬眠，等着春天，然后发情，那样自然。思想给予我们什么？思想的位置又在哪里？我的读书是哪一种？就是喜欢这么简单吗？

追求是源于某种偶然性的缺失而进行的必然性询问，正如普罗米修斯（Prometheus）盗火源于人类对火的渴望，而火的不存在陷人类于可怜的境地，进一步说，盗火源于人类对处于没火境地可怜的清醒和挣扎。正如一把刀钝到极处变成一根棍，不要说追求显示我们的强大，追求证明我们的优秀，追求反而显示我们的弱小和可怜，它最大的好处是给我们要改变这种状况的必需意识——追求只是一种高傲的自卑。法国思想家德里达（Derrida，1930－2004）在《声音与现象》中说过："意义的源泉总是被规定为一种生命的活动，一个活生生的存在的活动和动力。"我的思考、追求由此出发，更多的是一种低伏姿态的前行，寻找一种心灵的启示，做一个"能思想的苇草——我应该追求自己的尊严，绝不是求之于空间，而是求之于自己思想的规定。我占有多少土地都不会有用；由于空间，宇宙便囊括了我并吞没了我，有如一个质点；由于思想，我却囊括了宇宙"〔帕斯卡尔（Blaise Pascal，1623 - 1662）《思想录》〕。希望这种思考能够首先救自己，真诚但不自恋、独立而不盲从、有担当地活着。不麻烦别人和社会，也是帮助别人和社会。

　　以上认识，伴随我过去、现在和将来的读书和研究生活。

　　所有的一切，都过去了。无论何时何地，都感谢这段过去的日子，它们再也不会回来，却是经过检验的激烈生活。小书或许在我之后片纸不留，只如一阵风吹去，但在我却是不曾向自己屈服、顺从的证明。我追求一个粒子的最大意义，本身就没有延展性，不惮于表达的幸存与否。但我必须把这段生活变成一段充满回味的岁月，这是它的另种幸存。正如爷爷都是从孙子走来，现在和将来的我从这些日子里走过，也会从弱小走向强大。现在嘴里念着最喜欢的诗句："六朝文物草连空，天淡云闲今古同。鸟来鸟去山色里，人歌人哭水声中。深秋帘幕千家雨，落日楼台一笛风。惆怅无因见范蠡，参差烟树五湖东。"（唐杜牧《题宣州开元寺水阁，阁下宛溪，夹溪居人》）离开北大，走了，走在苍茫大地上，走在茫茫人世间……

　　　　　2009 年 4 月 1 日初稿于北大老化学楼李零先生书房待兔轩

　　　　　　　　　2012 年元旦改于天津博士后公寓

　　　　　　　　　　2018 年 4 月 15 日改于天津家中

　　　　　　　　　　2023 年 5 月 15 日写定于天津家中

附　记

　　2009 年 4 月 1 日，在"国学数典论坛"上首发后记小文后，没想到闹出不小的动静，承众多网友们抬爱，在 BBS、博客、豆瓣、微博、微信朋友圈等各类平台，受到文字不一的大量转发。这种文字不一的情况除转发者的原因，还因为我也在该论坛上不断地修改原先的帖子。2015 年初，曾应友人要求，将其中第二部分单独抽出来，以《在李零先生身边读书的日子》为题，发表于当年《传记文学》第 2 期。现在考虑到这部分与其他部分文字为统一整体，就没有单独删减这部分文字。另外，还有些文字曾经在硕士学位论文后记里出现过，现在整合到这里。

　　博士学位论文答辩之后，将后记呈奉给北大中文系张鸣先生，得先生"高才雄文"的谬赞。张先生认为答辩时应该附上它，但另一方面也认为年少为文，气浮可以，随着年龄，应该沉淀下来（大意如此）。其间，李零先生也向我说过，像曹操、毛泽东那样，文字还是转求平易为好。但我没有大改，一是以宋代苏轼所言"凡文字，少小时须令气象峥嵘，彩色绚烂，渐老渐熟，乃造平淡；其实不是平淡，绚烂之极也"（《与二郎侄》）聊以自慰，二是考虑到写作是一定时期特定经验的表达，情境变了，写什么说什么也就不一样了，尽管过去的几年里思想也渐渐沉淀下来，但考虑到毕竟是过去心境的记录，还是没有大改。出版前，只改了些有碍观瞻的话，以往所有的文字（包括网上的文字）均以这里的为准。

　　写后记小文之前，看过太多论著后记。当时下定决心和别人的不一样，要写一篇酣畅淋漓、气势磅礴的后记，里面要有种种心路历程。多少带有试验的性质，玩似的写下以上文字，压根没有把它当作通常意义上的后记来写，但先生们的教诲是将来努力的方向。无论何时何地，都喜欢沉着、痛快、真诚、有穿透力和想象力的文字——这也是希冀后记呈现出的文字；至于这本小书，则在语言风格上，意欲借助从诙谐、油滑到严肃认真的游移，达到一种在舞台上演出的戏剧效果。当然，这只是执于一己之见而已。

2011 年 8 月 22 日附记于天津博士后公寓

2018 年 4 月 15 日改于天津家中

2023 年 5 月 15 日写定于天津家中